普通外科
腹腔镜手术精要

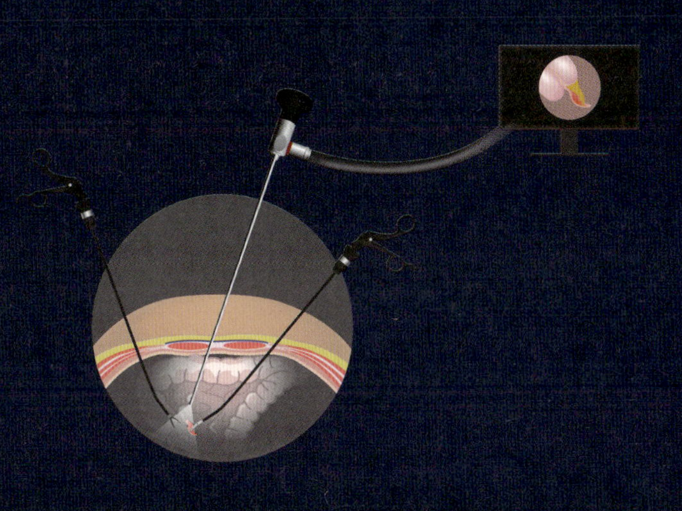

主 编 胡三元 张光永

副主编 于文滨 王延磊

编 委（按姓氏笔画排序）

于文滨 王 磊 王延磊 朱健康[1] 仲明惟[1] 刘 南 刘 腾
刘少壮 刘崇忠[2] 闫治波 孙 栋 杜 刚 李 波[1] 李 峰
李 涛 李临川[1] 张光永[1] 陈 波 胡三元 胡春晓 徐建威
展翰翔 逯景辉 智绪亭 程玉刚[1] 程志强 戴 勇 魏 猛

1编委单位为山东第一医科大学第一附属医院，2编委单位为山东大学第二医院，其余编委单位为山东大学齐鲁医院。

人民卫生出版社
·北 京·

图书在版编目（CIP）数据

普通外科腹腔镜手术精要 / 胡三元，张光永主编
. -- 北京：人民卫生出版社，2023.9
ISBN 978-7-117-34292-6

Ⅰ. ①普… Ⅱ. ①胡… ②张… Ⅲ. ①腹腔镜检 — 泌尿系统外科手术 Ⅳ. ① R699

中国版本图书馆 CIP 数据核字（2022）第 245181 号

普通外科腹腔镜手术精要
Putong Waike Fuqiangjing Shoushu Jingyao

主　　编：胡三元　张光永
出版发行：人民卫生出版社（中继线 010-59780011）
地　　址：北京市朝阳区潘家园南里 19 号
邮　　编：100021
E - mail：pmph @ pmph.com
购书热线：010-59787592　010-59787584　010-65264830
印　　刷：人卫印务（北京）有限公司
经　　销：新华书店
开　　本：787 × 1092　1/16　　印张：22
字　　数：534 千字
版　　次：2023 年 9 月第 1 版
印　　次：2023 年 11 月第 1 次印刷
标准书号：ISBN 978-7-117-34292-6
定　　价：198.00 元
打击盗版举报电话：010-59787491　E-mail：WQ @ pmph.com
质量问题联系电话：010-59787234　E-mail：zhiliang @ pmph.com
数字融合服务电话：4001118166　E-mail：zengzhi @ pmph.com

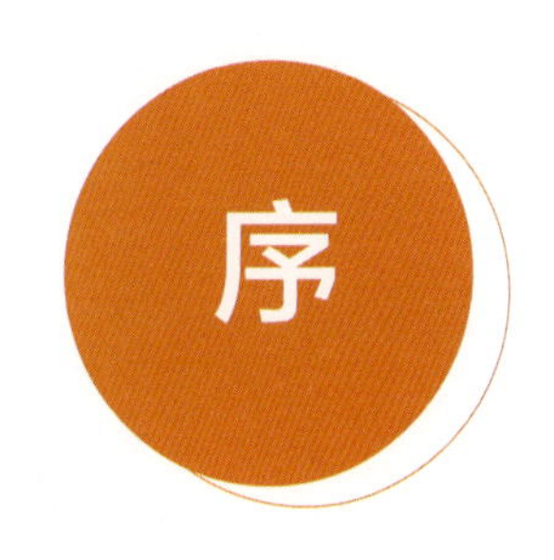

自 1987 年，法国医生 Mouret 完成世界首例腹腔镜胆囊切除术以来，外科微创化、精准化、规范化已成为现代外科医生不断追求的目标。20 世纪 90 年代初，腹腔镜技术引入我国，在外科同行的努力推动下，该技术从摸索尝试到广泛普及，对普通外科疾病的诊断、治疗发挥了重要作用。

如今，虽然腹腔镜技术得到了不断创新应用，然而各级医疗单位在手术规范化方面仍然有所欠缺。为普通外科医生提供系统化、专业化的手术指导，是强化卫生健康人才队伍建设，提高医疗质量的前提。

胡三元教授作为国内腹腔镜外科的开拓者之一，近 30 多年致力于普通外科腹腔镜诊疗技术的创新及推广。其领衔编写的这本《普通外科腹腔镜手术精要》汇集了山东大学齐鲁医院、山东第一医科大学第一附属医院及山东大学第二医院普通外科教授的实践经验，是集体智慧的结晶。该书是一部讲解腹腔镜技术在普通外科应用的实践手册，文字约 15 万字，配有 800 余幅高清插图，涵盖了腹腔镜设备及腹腔镜普通外科手术操作的绝大部分内容。通过文字和图片的结合，从全景的角度介绍了手术设计、手术步骤和手术技巧，突出了系统、全面和实用的特色。对于对这些技术感兴趣的普通外科医生来说，这是一本很好的参考书。

中国工程院院士
北京大学人民医院院长
2023 年 8 月

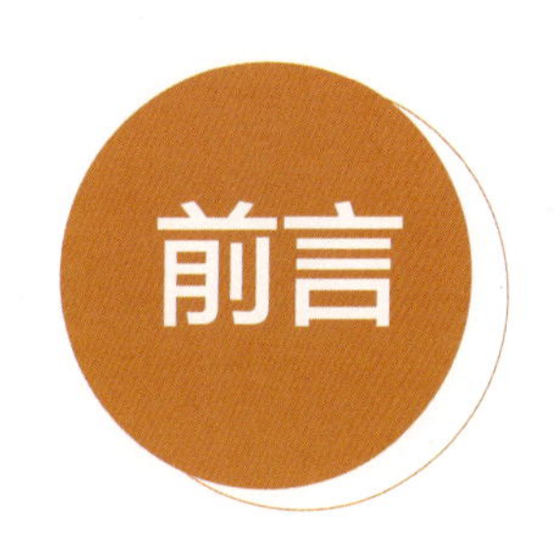

前言

腹腔镜技术因其创伤小、恢复快等优点，经过我国医务工作者 30 多年不懈的探索创新和推广，目前该技术已在我国二级以上医院得到了普遍开展，成为新时代外科医生的必备技能，也被国家卫生健康委纳入国家二、三级公立医院绩效考核指标之一。由于腹腔镜下视觉、触觉及手术器械的使用与开腹手术有较大的差异，因此从事腹腔镜手术的医生需要经过培训才能开展这项工作。随着医疗机构腹腔镜手术量的增长，腹腔镜技术的规范化、标准化也显露出诸多不足，甚至对患者的健康造成不利影响。

《"十四五"国民健康规划》明确指出，把提高卫生健康服务供给质量作为重点，加快优质医疗卫生资源扩容和区域均衡布局。为帮助广大普通外科医生更系统、更规范地掌握腹腔镜技术，提高整体医疗水平和质量，我们组织普通外科各专业领域内的知名专家编写了这本《普通外科腹腔镜手术精要》。

本书共由 12 章构成，内容涵盖了普通外科腹腔镜基础手术操作到高难度复杂手术的新进展，系统地对患者的腹腔镜手术适应证及禁忌证、术前评估、手术操作要点与难点，以及术后处理予以总结。书中不仅介绍了腹腔镜下器官解剖、影像三维重建的图像，还增加了功能腹腔镜（荧光腹腔镜）技术在腹腔镜外科应用的有关内容。在编写过程中，我们着力突出腹腔镜下操作的难点与对策。腹腔镜手术的开展需要外科医生对手术细节有更深入的认识，本书不仅强调在腹腔镜视野下对正确解剖结构的识别，更详尽阐述了各种手术的具体步骤和关键技术难点，为保障腹腔镜手术的安全性、规范性提供了指导。在本书的撰写过程中，编者参考了大量的国内外文献，并将其中较新、较为重要的文献列于各章之后，供读者参考，以求起到抛砖引玉的作用。

本书内容虽然介绍得较全面、具体，但由于编者的知识有限，在手术思路及手术技术方面难免存在不足与缺陷，敬请读者们提出宝贵的意见，以便再版时予以补充和改正。

胡三元
山东大学齐鲁医院
2023 年 8 月 24 日

目录

第一章　腹腔镜技术简介

第一节　腹腔镜设备及连接

腹腔镜手术离不开腹腔镜设备，随着科学技术的发展和腹腔镜技术的不断完善，有关设备的发展和改良也日新月异。腹腔镜设备一般包括：CO_2 气腹机（CO_2-insufflator）、内镜电视摄像系统（colour digital camera system for endoscopy）、冷光源（cold light source）、电外科止血设备、冲洗吸引系统。

一、CO_2 气腹机

腹腔镜手术的良好显露除了应用手术器械暴露手术视野外，CO_2 气腹也是非常重要的。气腹机有手动和半自动、全自动两种，而手动和半自动气腹机有如下缺陷：①充 CO_2 气体速度慢、充气时间长；而且若术中不断排出有烟雾的气体或操作过程中漏气，气腹机不能及时补充气体，手术操作空间变小，影响手术。②台下有专人操作，使用不方便。由于上述原因，目前手动和半自动气腹机已基本被淘汰，临床使用的均为全自动气腹机。连接方式为 CO_2 钢瓶与气腹机通过高压管连接，经气腹机处理后的 CO_2 气体通过消毒的 CO_2 导管经气腹针或套管针（trocar）注入腹腔。

全自动 CO_2 气腹机可以显示 CO_2 注入腹腔的流速、流量，带有压力报警系统（图 1-1-1），在钢瓶内 CO_2 贮量不足时引起报警，在 CO_2 气腹压力达到手术设定压力时，气腹机自动停止充气。如手术过程中，患者麻醉变浅，腹肌紧张，腹腔内压力超过预设值，则气腹机发出报警声音。CO_2 流速可在 1～30L/min 之间调整，以适应术中气腹的需要，在气腹压力低于设定腹腔压力时，气腹机可以自动充气，直到达到设定压力为止。多数气腹机带有 CO_2 加温装置，可将注入腹腔的 CO_2 加温，以防冷 CO_2 气体进入腹腔影响患者体温及大的温差引起镜头起雾，影响图像清晰度。

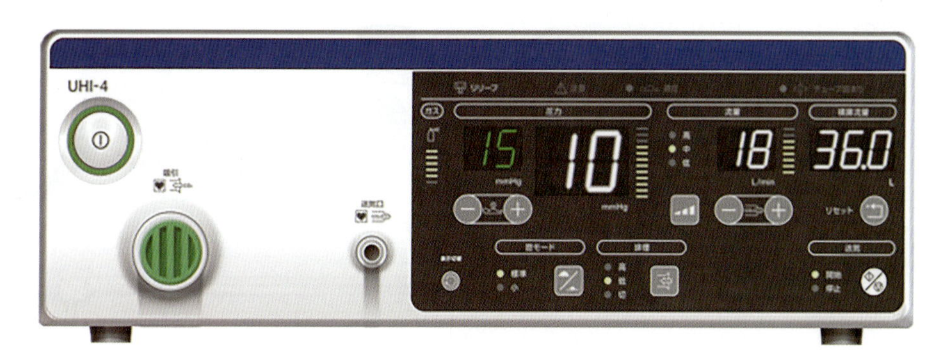

图 1-1-1　CO_2 气腹机

二、内镜电视摄像系统

本系统由内镜[腹腔镜(laparoscope)]、摄像头、光纤、信号转换器及监视器组成,在保存手术图像资料时可附加录像机、刻录机、图像工作站等图像或视频采集设备。

内镜(腹腔镜):常用外径为10mm、5mm和3mm,长度多为300～335mm,据视角不同,分为0°、15°、25°、30°、45°角镜,0°镜视野小,无须转动镜身调整视野,适用于初学者应用,有角度内镜视野较0°镜大,可转动镜身从不同角度观察,从而达到扩大观察视野的效果。因此建议购置腹腔镜时,选择30°角镜。内镜有防水功能,可通过高压蒸汽、低温等离子、浸泡等方式消毒。镜视深度为10～100mm,最佳距离为10～50mm(图1-1-2)。

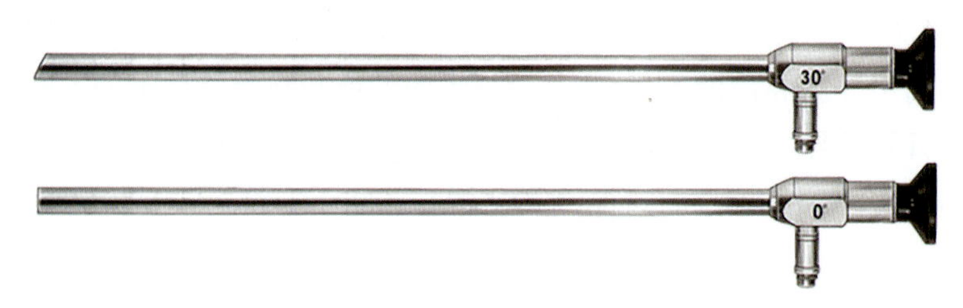

图1-1-2　0°及30°内镜

摄像头:20世纪80年代以来,由于摄像技术的进步,腹腔镜摄像头的体积越来越小,重量也越来越轻(图1-1-3)。而且,图像的清晰度也逐渐改善,清晰度由最初的标清,发展到现在主流的高清。近年新近上市的超高清腹腔镜设备,更是实现了图像质量新的飞跃。摄像头与内镜镜头相连接,将物镜端的图像以电讯号的方式通过线缆输入到信号转换器。线缆在使用时勿折成锐

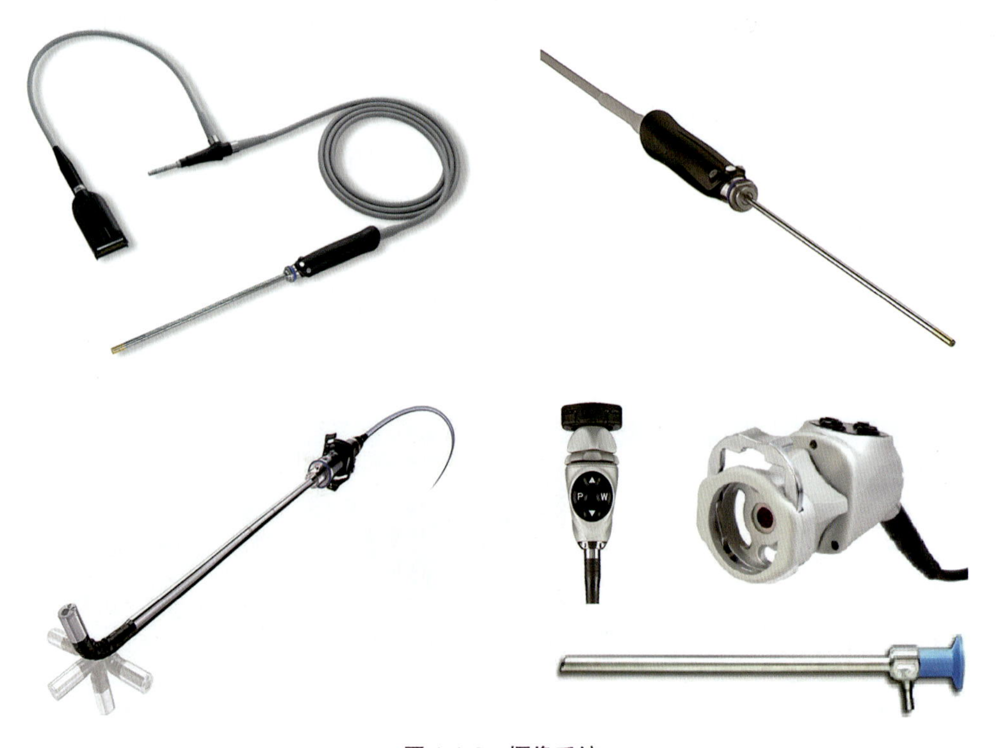

图1-1-3　摄像系统

角，以免断裂，影响图像传输。摄像头多带焦距调节和变焦功能，调整焦距以使图像更加清晰；变焦功能可调节景深和画面大小。摄像头也有防水功能，可采用低温等离子、浸泡等方式消毒。但长期浸泡消毒可能会影响摄像头的清晰度，因此建议常规用低温等离子方式消毒，或手术时将摄像头及光纤应用无菌套包裹以达到无菌目的。

除了传统的摄像头连接光学镜头的成像方式外，近年还出现了一体化的电子腹腔镜。其光学成像系统和摄像头都被集成于腹腔镜镜身内，采用一体化设计，从而避免了光学信号在传统镜头内的衰减。但是电子一体镜价格相对较高，每使用一次必须消毒后才能再次使用，无法使用无菌套实现连台手术。

信号转换器：将摄像头输入的电讯号转换为彩色视频信号，输出到监视器或视频采集设备。信号转换器面板配有色彩调谐和增强功能，术前可通过白平衡功能达到理想的图像色彩效果（图1-1-4）。

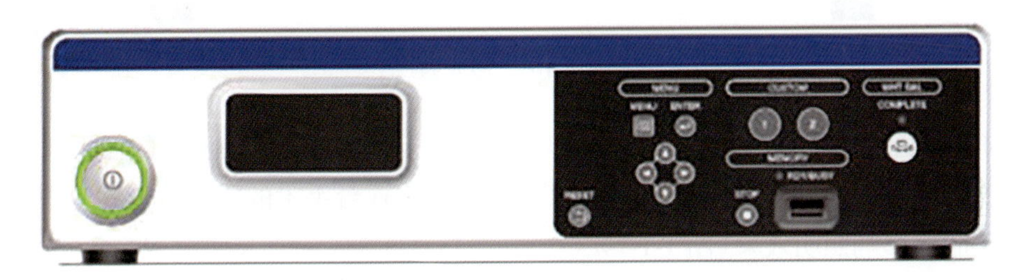

图 1-1-4 信号转换器

监视器：接收摄像头和信号转换器输入的信号，将术野图像显示在监视器上，术者通过观看显示的图像进行手术操作。腹腔镜手术要求监视器具有高于一般民用显示器的分辨率和色彩还原度，大小 36～54cm（14～21 英寸）为宜，显示器图像一般比肉眼图像放大 2～3 倍，监视器过大会造成图像失真，过小容易引起视觉疲劳。监视器的放置高度可与术者视平线平行或略低，以减少视觉疲劳（监视器可参见图 1-1-5）。模拟训练用监视器在资金不足时可用普通电视机代替。

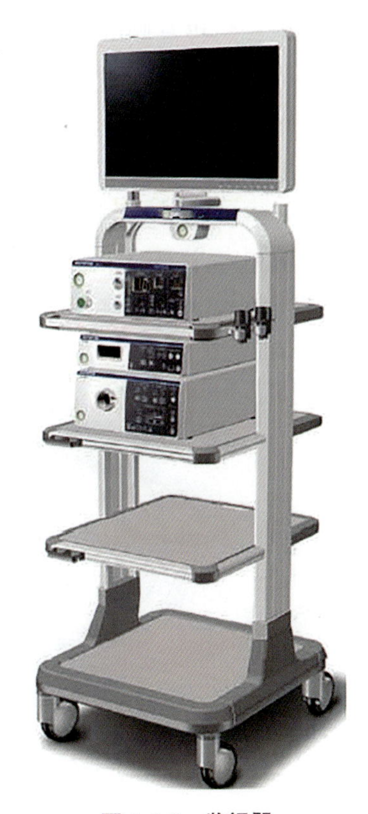

图 1-1-5 监视器

图像采集设备：为了保存手术资料，便于教学、科研工作或术后回顾手术过程中的情况，可将监视器所观察到的视频完整记录，数据记录介质有光盘、硬盘和闪存等。而图像采集设备可作为单独的设备连接信号转换器或监视器获得视频信号，也可以集成于信号转换设备之中。

三、冷光源系统

在光源和光纤之间应用一块隔热玻璃将进入光纤的热成分隔离，将光成分最大限度地传至腹腔，这种光源系统所产生的光称为“冷光”。目前应用的光源都装有两盏卤素灯或氙气灯，以备当一只灯损坏时可立即调换至备用灯，便于手术顺利进行。因此，腹腔镜手术前应常规检查备用灯情况，以便在应急状态（如止血）时应用。一般卤素灯泡的使用寿命在250小时左右，可根据手术量多少估计卤素灯泡的更换频率，光源控制面板有手动和自动控制按钮（图1-1-6）。由于卤素灯光线暗，现已很少使用。

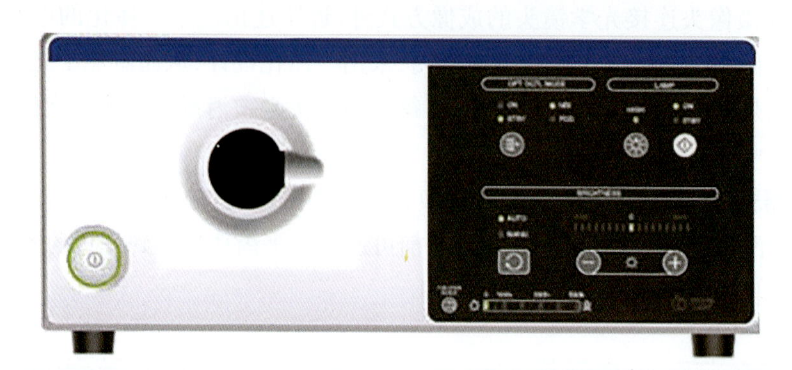

图1-1-6 冷光源

光源的光线通过导光光纤传导至镜头实现腹腔内的照明。光纤可通过高压蒸汽、低温等离子、浸泡等方式消毒，也可通过套置无菌套来实现短时间内连台手术的要求。光纤严禁折成锐角，以免光导束断裂，影响照明效果（图1-1-7）。

四、单（双）极高频电刀

单（双）极高频电刀（monopolar/bipolar electrosurgical generator）由电刀主机、负极板、脚踏开关、高频电缆线组成。电刀输出功率一般为150～200W，手术常用的输出功率在60～80W，最大输出功率不应超过200W，以保证患者安全，负极板应贴在患者肌肉丰富、距手术部位较近处，以便缩短安全回路距离。电凝、电切功能由脚踏开关控制完成，非切割状态下避免踩脚踏开关，以免引起组织或器官电灼误伤，电极导线带有绝缘层，使用前应消毒。电刀主机通过电极导线与手术器械相连，普外科手术常用单极电切及电凝两种功能。电凝有点凝、面凝和喷凝三种模式，腹腔镜手术时，喷凝效果好，器械头不易产生焦痂（图1-1-8）。

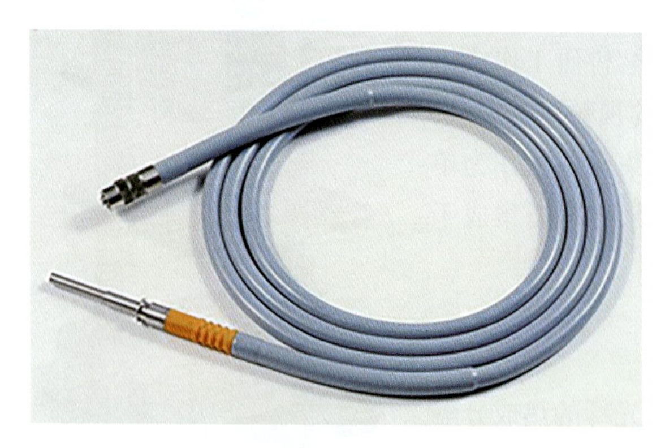

图1-1-7 光纤

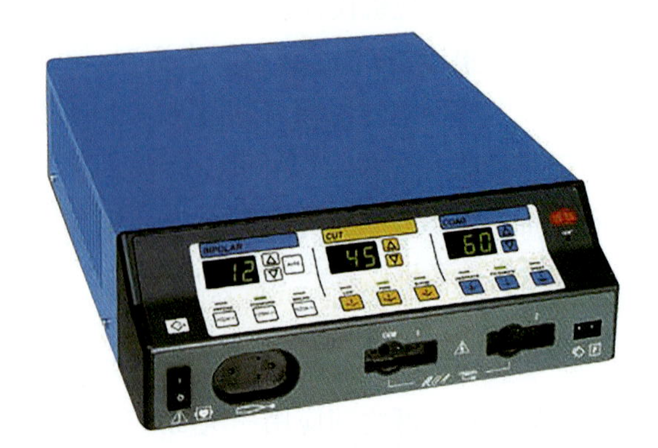

图1-1-8 高频电刀

五、冲洗、吸引装置

各种品牌的腹腔镜成套设备均带有冲洗、吸引装置(suction-irrigation instrument),冲洗时的作用原理本质上都是将无菌生理盐水经过无菌管道注入腹腔,经冲洗机器或手术室中央吸引吸出冲洗液,可在短时间内进行快速大量冲洗(图 1-1-9),冲洗过程可由脚踏开关控制,但应避免腹腔内进入大量空气。由于上述冲洗过程中管道与机器间的连接较复杂,在手术部位无须大量冲洗时,也可应用简易的冲洗法,即将无菌生理盐水经输液器管或大号空针滴入或注入需冲洗部位,再经手术室负压吸引装置吸出冲洗液,也可达到冲洗目的。

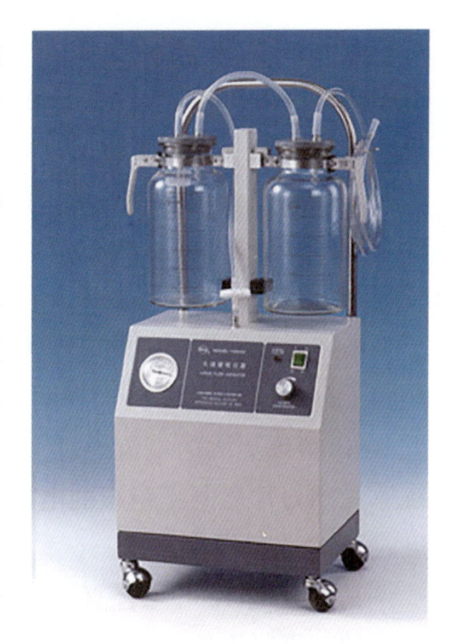

图 1-1-9　吸引装置

六、超声刀

超声刀(ultrasonic scalpel)在腹腔镜手术中比高频电刀具有更大的优越性:①组织热传导作用较小,可以降低刀头工作时周围组织热损伤的风险;②不产生烟雾,对手术视野影响小;③直径 3mm 内血管可直接切割(图 1-1-10)。目前广泛应用于胃肠、脾脏、肝脏、胰腺及甲状腺手术。

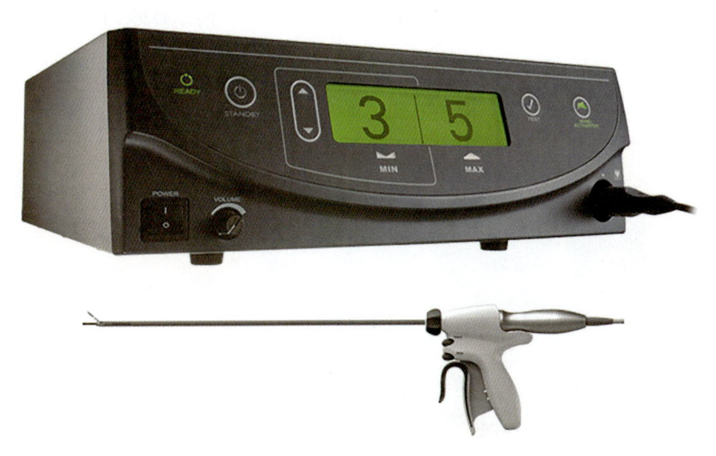

图 1-1-10　超声刀主机、刀头

七、氩气刀

氩气刀(argon-beam coagulator)是一种具备高频电切和电凝功能的手术设备,利用氩气通过电极时,产生高能电弧离子束来使创面组织结痂、炭化,形成焦痂,并能凝固小血管。由于其刀头不接触组织,而且氩气束可吹走创面的血液和组织液,因此有凝血快,止血效果可靠,组织损伤小,创面易愈合,操作简单,应用安全等优点(图 1-1-11)。

八、血管结扎束

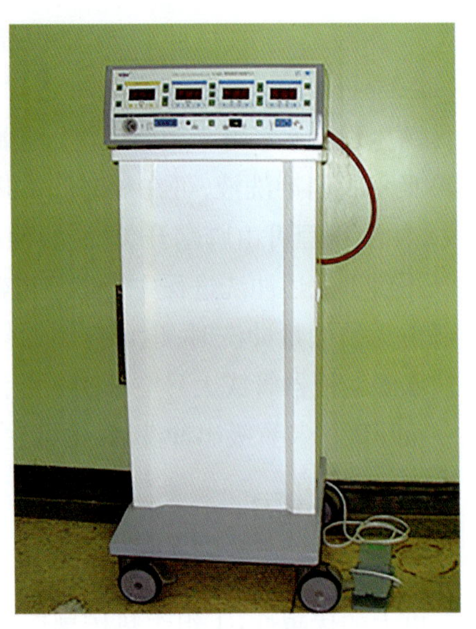
图 1-1-11 氩气刀

血管结扎束又称为电脑反馈控制双极电刀系统(feedback-controlled bipolar),是对双极电刀系统改进的成果。血管结扎束应用实时反馈和智能主机技术,输出高频电能,结合电刀片之间的压力,使要切割的血管胶原蛋白和纤维蛋白熔解变性,血管壁熔合形成一透明带,产生永久性管腔闭合。

虽然通过刀片之间的电压大大低于传统双极电刀的电压,但刀片与组织接触的面积明显大于传统的双极电刀,因此,可以容许更大的电流通过。主机可以通过反馈控制系统感受到刀片之间靶组织的电阻抗,当组织凝固到最佳程度时,系统自动断电。

其优点是:①可闭合直径 7mm 以内的血管;②闭合组织中的血管时无须过多分离;③形成的闭合带可以抵御超过 3 倍正常人体收缩压的压力;④闭合速度较快,无烟雾,不影响手术视野;⑤闭合时无异味、不产生炭化,故闭合后无缝线、钛夹等异物残留;⑥闭合时局部温度不高,热扩散少,热传导距离仅 1.5～2.0mm,对周围组织无损伤。

由于有以上优点,血管结扎束特别适用于腹腔镜普外科、泌尿外科、妇科等手术的血管凝闭与切断(图 1-1-12)。

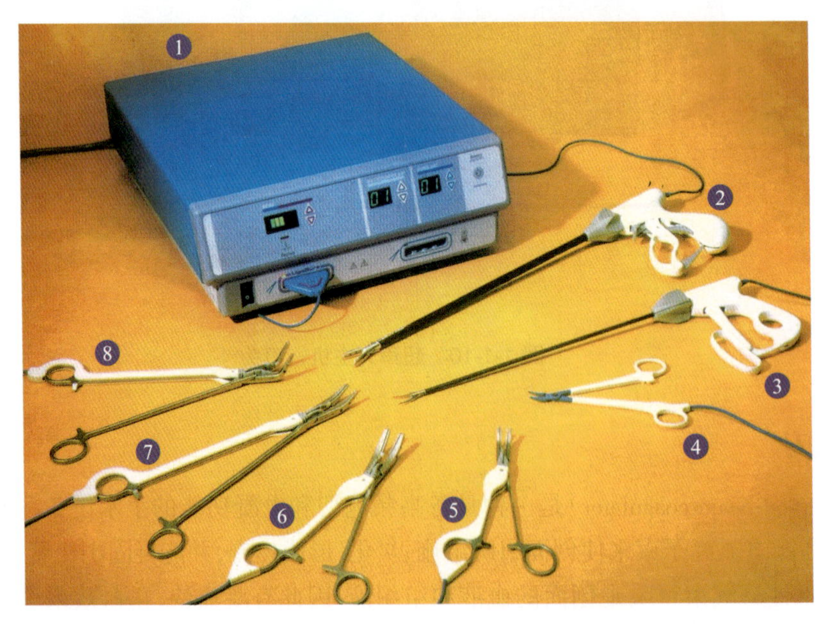

图 1-1-12 血管结扎束

九、外科能量平台集成系统

一般看来，超声刀的优势在于安全、精细、凝闭效果好、副损伤小，但速度较慢；单极电凝优势在于速度快、操作方便、可以切断或凝闭，但凝闭效果欠佳；而高频双极电凝优势则介于两者之间，速度较超声刀快但不及单极电凝，凝闭效果优于单极电凝，而凝闭效果方面与超声刀的比较尚无定论，但对于非常大块的组织和血管，高级电凝还是比较有优势的。

能量平台其实就是整合了多种能量于一身的设备（图 1-1-13）。其中有整合了超声和高频双极电凝于一体的设备，也有整合了单极和双极于一体的设备。当然以后也不排除出现集更多能量于一身的设备。

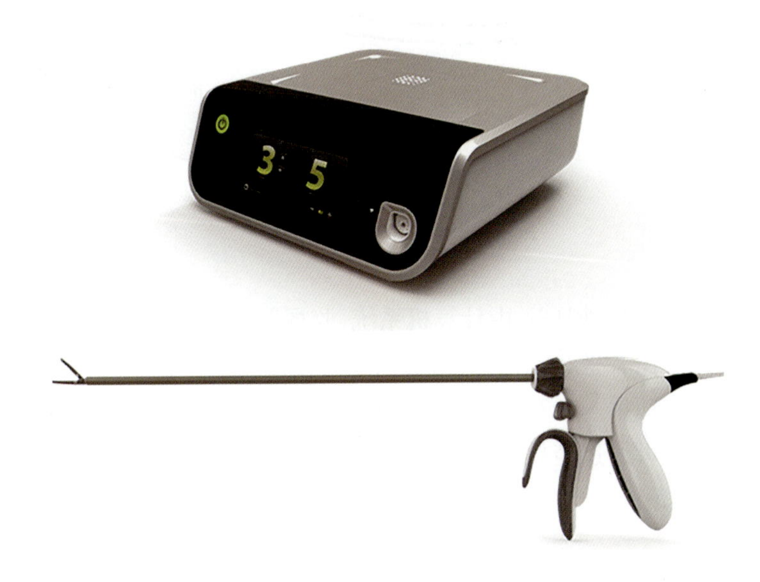

图 1-1-13 能量平台主机、刀头

十、手辅助器

手辅助器是做手助腹腔镜手术时，把手放入腹腔后配合使用来防止手腕部漏气的装置。该装置既能防止漏气，又能保护切口。但是，随着腹腔镜手术技术的普及和提高，手助腹腔镜手术开展得越来越少，因而手助装置的应用也越来越少（图 1-1-14）。

十一、腹腔镜机器人手术系统

腹腔镜机器人手术系统是指在手术过程中，手术者通过观察监视器操作控制系统，医生的动作通过计算机传递给手术台边的机械手，机械手的前端安装各种微创手术器械模拟医生的技术动作。医生控制台装有三维视觉系统和动作定标系统，医生手臂、手腕和手指的运动通过传感器在电脑中记录下来，并同步翻译给机器手臂。

达芬奇手术机器人系统主要分为 3 部分：医生控制系统，机械臂、摄像臂和手术器械组成的床旁机械臂系统，三维成像视频系统。

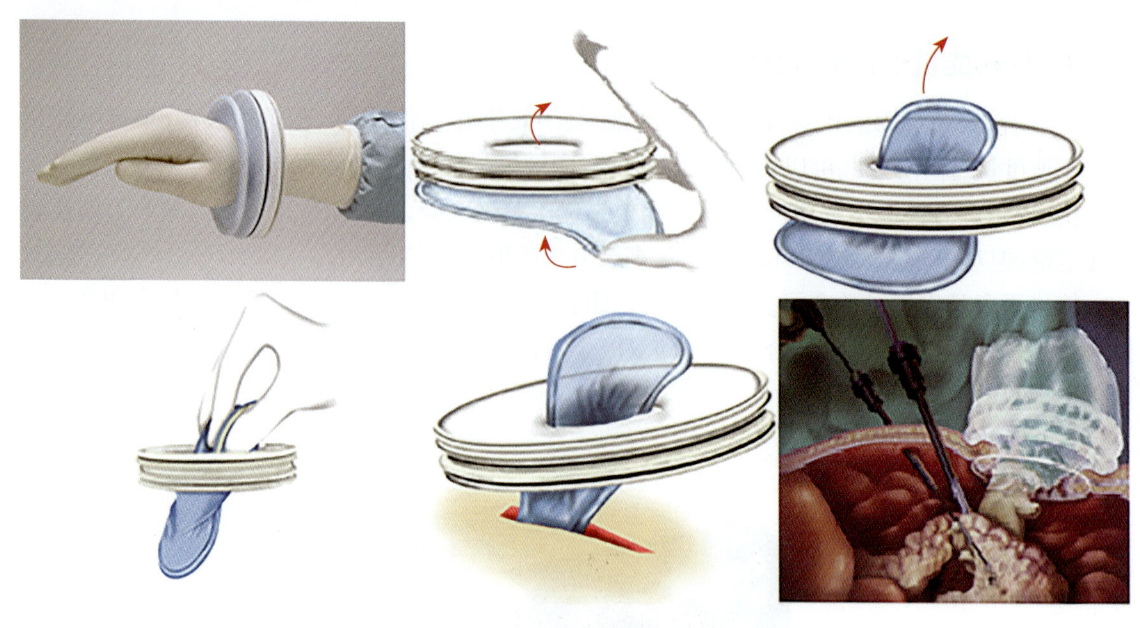

图 1-1-14　手辅助器

(1)医生控制系统

医生控制系统是系统的控制中心,由计算机系统、监视器、控制手柄、脚踏控制板及输出设备组成。医生控制系统的操作者坐在消毒区域以外,通过使用控制手柄来控制手术器械和立体腔镜。术者通过双手动作传动手术台车上的仿真机械臂完成各种操作,从而达到术者的手在患者体内做手术的效果。同时可通过声控、手控或踏板控制腹腔镜。术者双脚置于脚踏控制板上配合完成电切、电凝等相关操作。

(2)床旁机械臂系统

床旁机械臂系统是系统的运转部分,上面安装有工作臂和持镜臂。手术车的基本功能是支撑手术器械臂和镜头臂。工作臂装上各种手术器械(电子仿真手),用于完成各种复杂的手术操作,持镜臂用于术中握持腹腔镜物镜,可提供更加稳定的图像,避免了传统腹腔镜术中助手疲劳导致手部抖动出现视野不稳定的现象。

仿真机械手可以模拟人手各种操作,可以完成包括臂关节上下、前后、自由运动与仿真手腕左右、旋转、开合、末端关节弯曲等动作,并可做沿垂直轴和水平轴旋转。尤其在行深部操作时,机械手动作灵活,体积小巧,与开放手术的人手操作相比具有显著优势。

仿真机械手配置了各种类型的手术器械,可满足抓持、钳夹、缝合等各项操作要求;同时机械臂具有计算机辅助位置记忆功能,更换器械后机械臂可迅速回复至更换前位置。

(3)三维成像视频系统

腹腔镜机器人手术系统常规配备三维高清影像系统,为术者提供了一个真实的手术视野。另外,借助数码放大技术,无须移动腹腔镜即可将手术部位放大,有利于进行更加精细的手术操作(图 1-1-15)。

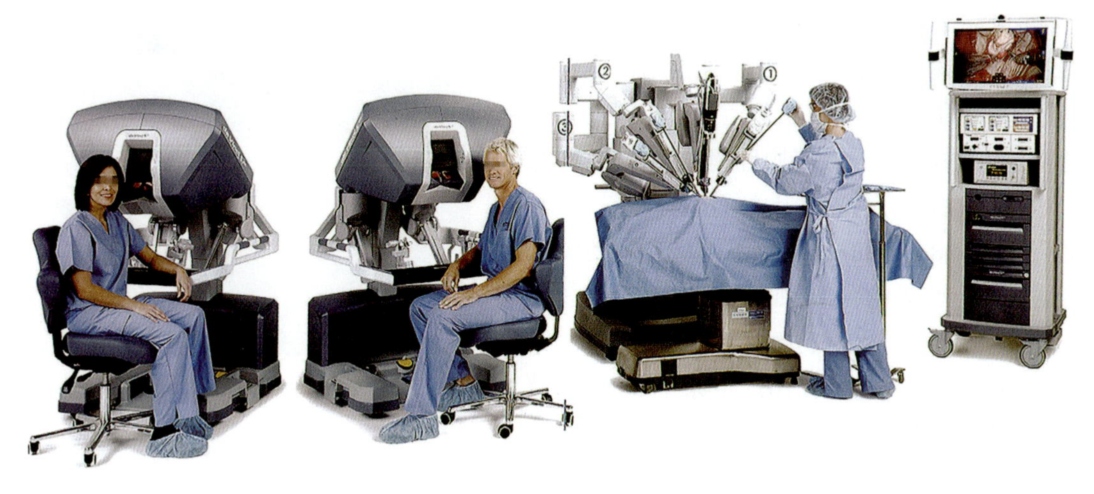

图 1-1-15 腹腔镜机器人

十二、内镜外科平台设备

内镜外科平台设备是指在进行腹腔镜手术过程中，通过两种或两种以上的腔镜或内镜设备联合应用来共同完成手术过程所使用的各种设备。其中，有腹腔镜与胆道镜联合，腹腔镜与食管镜、胃镜、肠镜联合，腹腔镜与宫腔镜联合，腹腔镜与膀胱镜、输尿管镜联合，腹腔镜与气管镜联合等方式。其目的是在脏器的腔内与腔外同时了解术中情况，从而为腹腔镜手术进行定位、导引、标记、治疗等联合操作。近些年，出现了整合多种内镜设备的内镜外科平台系统（图 1-1-16），该系统可以通过一体化的影像系统实现多种腔镜及内镜的联合使用，提高了手术效率，为手术者提供了便利。

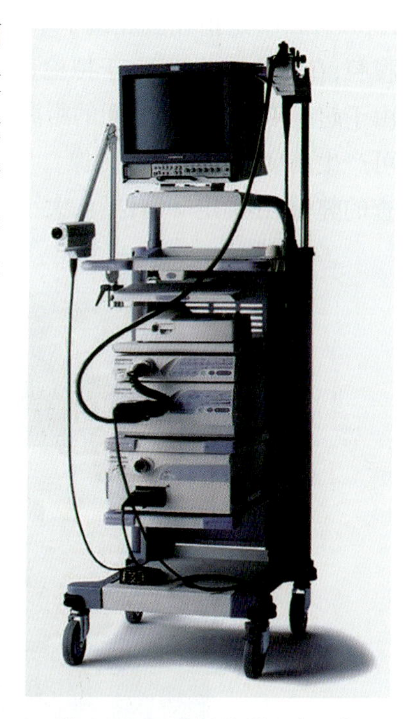

图 1-1-16 内镜外科平台设备

十三、3D 腹腔镜系统

3D 腹腔镜是与传统腹腔镜手术系统仅能显示二维平面的手术视野相对的概念，3D 腹腔镜手术系统通过电子系统，还原了真实视觉中的三维立体手术视野，在三维视野下，医生眼中的手术画面变得立体，与普通视野下的开放手术一样真切，有助于准确辨认解剖结构和平面，使术者对手术路径的判断更精准（图 1-1-17）。

十四、荧光腹腔镜

荧光腹腔镜就是利用荧光标记物与组织、血液或其他体液的结合，通过荧光腹腔镜设备发射的特定波长的光，激发荧光标记物产生荧光信号，通过荧光腹腔镜摄像头采集图像后，通过数字化处理将传统可见光图像与荧光信号相结合，从而生成带有荧光标记的腹腔镜手术图像。通过该技术可以完成：腔镜下对肿瘤边界的精确定位，前哨淋巴结的标记，进展期恶性肿瘤的淋巴引流导航，术中各种吻合口血供的评估，以及胆道显影等。荧光腹腔镜技术由荧光标记物及荧光腹腔镜设备两部分构成。现有荧光标记物可分为以下几类：①原生的荧光物质，如吲哚菁绿（indocyanine green，ICG）；②与其他荧光物质相结合产生荧光的物质，如抗体荧光染料；③本身无荧光，但其代谢产物为荧光物质，如5－氨基酮戊酸（5-ALA），5-ALA经强光敏作用产生原卟啉Ⅸ（Pp Ⅸ），Pp Ⅸ为光敏物质。目前市场上成熟的荧光腹腔镜设备多采用吲哚菁绿标记近红外（near infrared，NIR）成像荧光腹腔镜技术。

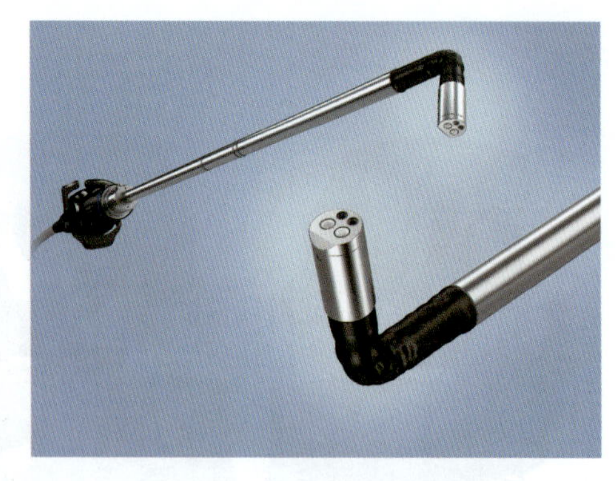

图1-1-17　3D腹腔镜系统

十五、腹腔镜超声设备

腹腔镜术中超声影像技术（laparoscopic intraoperative ultrasonography），简称腹腔镜超声（LIOU/LapUS/LUS），是指在腹腔镜手术中，将腹腔镜超声专用探头经10mm标准穿刺套管（10mm）插入腹腔，在腹腔镜监视下，于拟检查器官表面直接进行扫描的超声检查方法（图1-1-18、图1-1-19）。由于超声传感器与病变间的距离缩短，同时避免了腹壁和肠内气体等对超声波声束的干扰，所以可产生高度清晰的扫描图像。与此同时，腹腔镜术中超声也弥补了腹腔镜手术本身缺乏触觉探查的弊端，在确定肿瘤位置、大小及边界方面有着独特的优势。因此，腹腔镜与超声的结合，既能

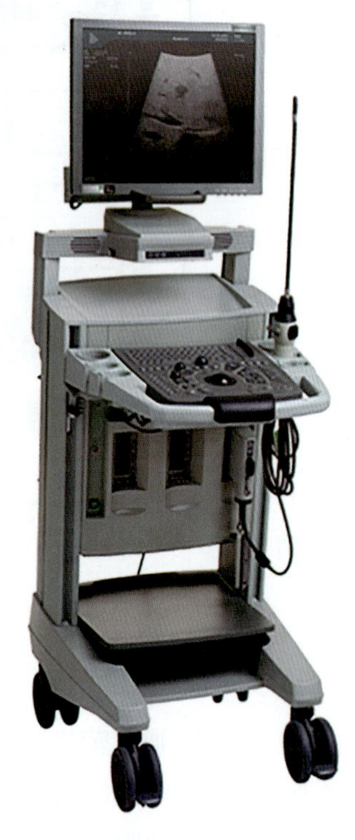

图1-1-18　腹腔镜术中超声主机＋探头

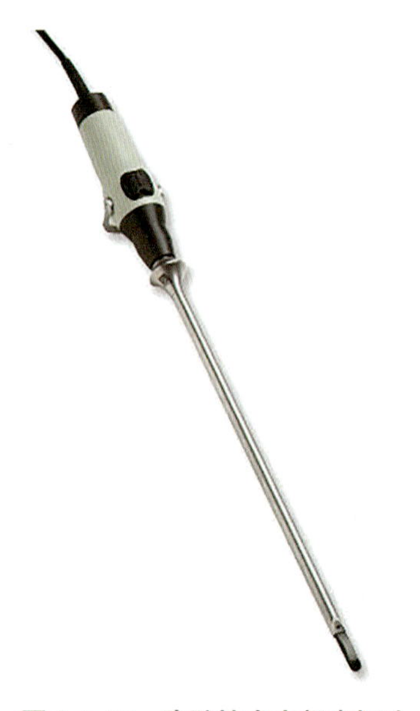

图1-1-19　腹腔镜术中超声探头

弥补腹腔镜缺乏触觉体验的不足，又能提高超声检查的质量，具有十分重要的临床应用价值和广阔的应用前景。

十六、经肛门内镜微创手术设备

经肛门内镜微创手术（transanal endoscopic microsurgery，TEM）是一种经肛门切除肿瘤的微创手术方法。它通过一种特殊设计的直肠镜将高清腔镜系统与压力调节充吸气装置相结合，将各种设备和装置固定于手术台，通过操作孔插入各种特殊器材进行手术操作。

TME 系统主要由特制的直肠镜、一套长柄器械及配置装置组成，在手术中，直肠镜及操作器械均经配置入路装置插入，配合可自动控制压力且有自动泄压功能的全自动气腹机建立直肠腔内的操作空间，从而完成手术操作（图 1-1-20）。

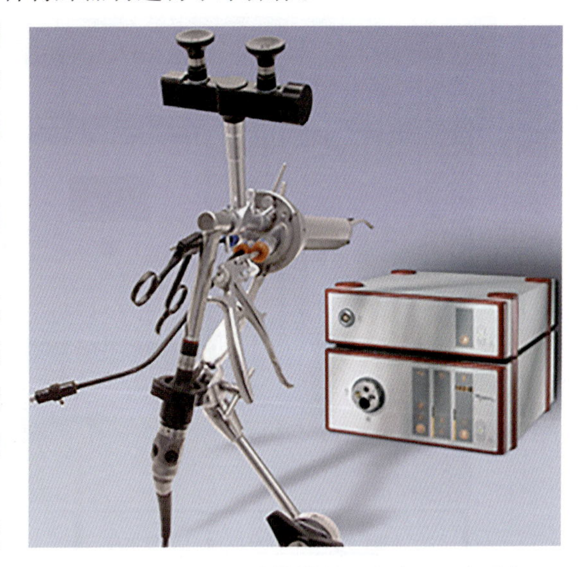

图 1-1-20　经肛门内镜微创手术（TEM）设备

TEM 与经肛门手术相比其优点为：手术范围能达到直肠中、上段部位；经放大及充气后视野暴露清晰；能进行精确操作；直肠壁的止血缝合精确，能避免肠腔狭窄；对于肿瘤性病变，TEM 能使肿块完整切除，避免了肿瘤的污染。

TEM 与经腹手术相比其优点为：创伤小、恢复快，显著减少患者痛苦并降低住院时间。

第二节　一体化手术室

一、一体化手术室的定义及组成部分

一体化手术室是以提高手术室的效率、安全性以及提升手术室对外交流平台为目的而出现的综合系统。其涉及多个学科［如医学、工控、互联网技术（IT）、通信、数码等］技术的综合运用。一体化手术室主要由以下四部分组成：①医疗设备的集中控制系统；②患者信息调阅及手术数据管理系统；③手术过程的会议示教以及远程会诊系统；④设备悬吊系统，包括吊臂、吊塔等，从而使设备悬吊于天花板，节约地面空间的同时，也方便调整设备位置（图 1-2-1、图 1-2-2）。

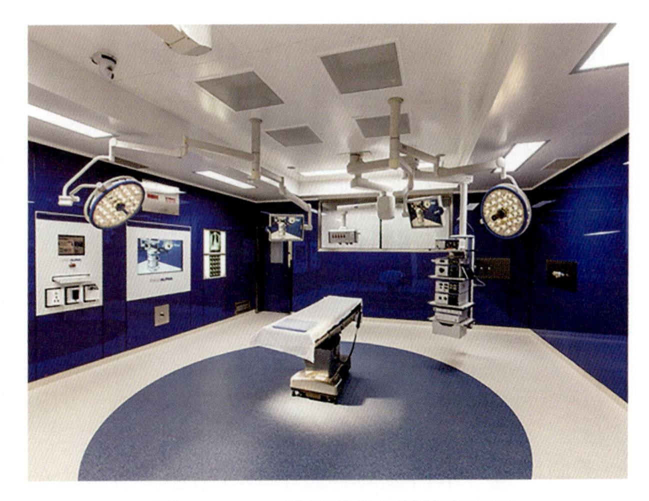

图 1-2-1　一体化手术室整体效果图

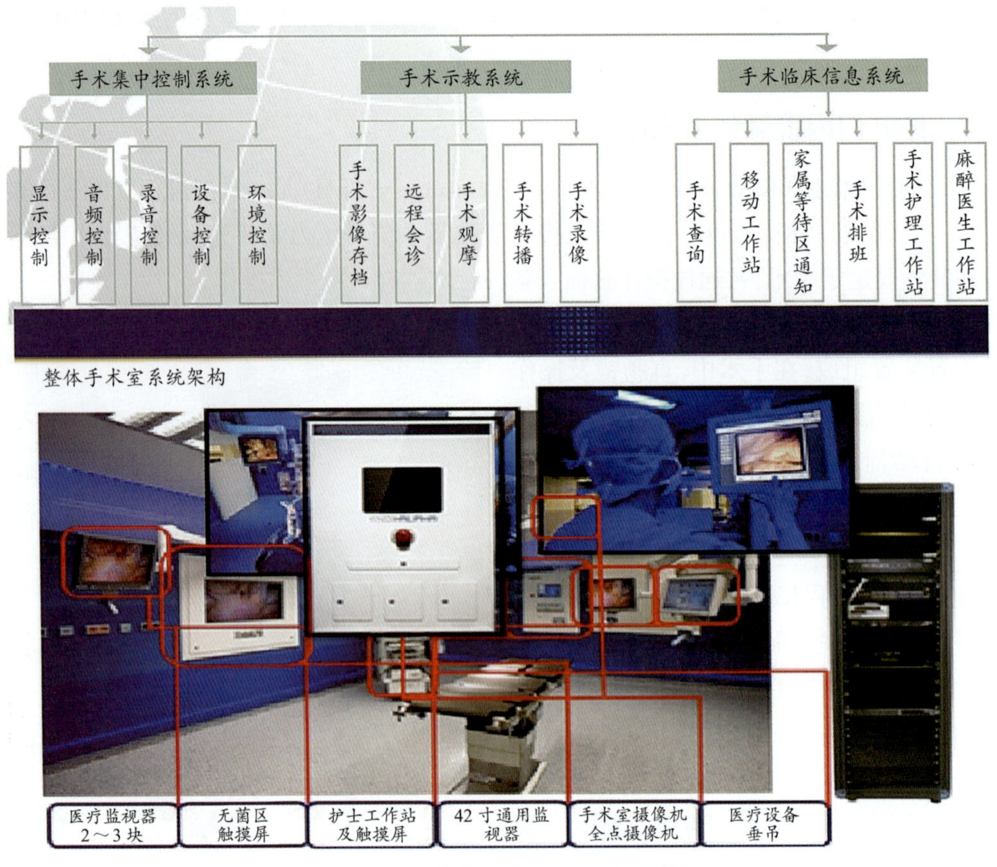

图 1-2-2　一体化手术室组成部分示意图

二、一体化手术室的优势

1. 通过全手术室集中控制系统管理与控制内镜设备及外围设备，查看、显示、保存和传输不同的视频以及来自手术室内外的其他数据信息。

2. 实时共享手术视频和医学影像资料，实现远程教学和远程会诊，实现医院信息管理系统（HIS）、实验室（检验科）信息系统（LIS）、影像存储与传输系统（PACS）中患者信息的共享。

3. 可以通过各种视频终端显示设备，实现术者、助手、护士和麻醉医师对手术图像的实时观看，从而规范和优化手术室及麻醉科工作流程，提高工作效率。

4. 实现手术安排及进展状况透明化，可对患者手术过程进行全程追踪。

5. 自动记录、存储术中大量的患者信息，并生成各种医疗文书报表，以备科研统计和医疗举证之用。

第三节　腹腔镜器械及用途

腹腔镜手术器械与开腹手术所用器械有极大的不同，术者及器械护士应掌握不同器械的特点及使用方法，以保证手术顺利进行。腹腔镜手术器械种类较多，便于适应不同的操作及不同种类手术，随着腹腔镜技术的不断提高，对手术器械也在不断进行改良和完善，新型腹腔镜手术器械不断出现，精细度及耐用程度也大大提高，直径从 1.7mm 到 20mm 不等，各种器械常规采用高压蒸汽灭菌进行灭菌，少数器械采用低温等离子方法灭菌，而少数紧急情况下，也可采用浸泡等方法进行灭菌。器械在使用后应注意维护与保养，以延长使用寿命。

一、常用腹腔镜手术器械

1. 气腹针

闭合性造气腹时应用。气腹针不但用于造气腹，也可在胆囊减压抽吸时及穿刺囊肿时减压应用。外径 2mm，长度有 100mm、120mm、140mm 几种，穿刺端针芯圆钝、中空、有侧孔（图 1-3-1）。尾端有弹簧及保护装置，当穿刺时针芯遇阻力缩回鞘内，在针鞘头进入腹腔后，阻力消失，针芯因尾端弹簧力量弹入腹腔，保护腹腔内组织免受损伤，但这种保护作用是有限的，术者穿刺时应根据气腹针进入深度、阻力大小、落空感等综合判断，避免气腹针穿刺时造成的并发症。穿刺成功后可将二氧化碳导管连接至气腹针，充气造气腹。

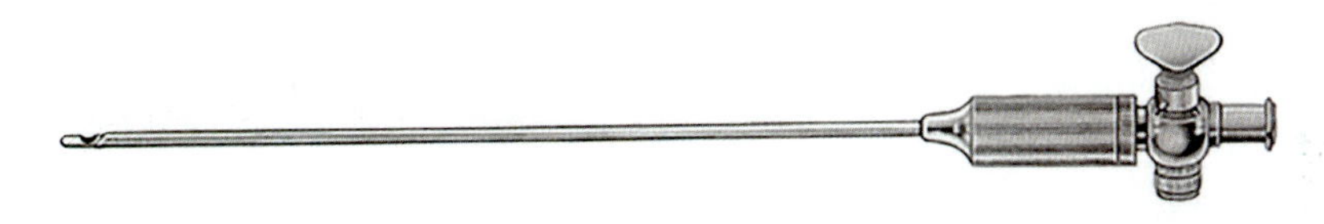

图 1-3-1　气腹针

2. 套管针

由穿刺套管及针芯（穿刺锥）组成，规格较多，内径 3～33mm 不等，手术中常用 3mm、5mm、10mm（图 1-3-2）。其长度可有 96mm、100mm、120mm，长度主要根据患者体型及肥胖程度选择。套管针种类很多，如活塞型、弹簧翻板型、磁球型、磁片型、手动翻动板型、橡胶活瓣型等，以防止漏气。针栓尖端分圆锥形、三棱形和具有保护装置的针栓。活塞型套管针，在手术操作过程中器械的进出需另一只手按压活塞，不但给操作者带来不便，而且易磨损器械和腹腔镜。目前许多厂家已不再生产这种套管针。弹簧翻板型、磁球型、磁片型虽然器械进出方便，但从腹腔取出组织、小的纱布时翻板、球或片易阻挡、嵌卡取出物。手动翻动板型和橡胶活瓣型使用起来较方便，是首选的套管针鞘。圆锥形针栓穿刺时稍费力，但对腹壁的创伤较小；三棱形针栓虽然穿刺时较省力，但三个棱相当于三个刀片，对腹壁切割伤较大，易导致腹壁出血。同样有保护装置的针栓大部分是刀片，穿刺腹壁时把穿刺部位的组织离断，易损伤血管

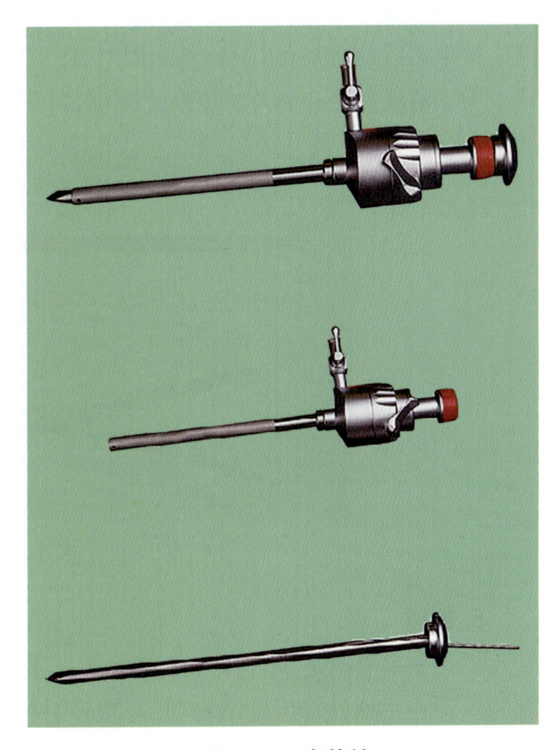

图 1-3-2　套管针

导致腹壁出血。因此，建议最好选用具有保护装置的橡胶活瓣型或手动翻动板型圆锥形套管针。

3. 电凝钩

电凝钩是腹腔镜手术中非常有用的器械，用于术中解剖分离组织，尾端连接电极导线，其连接方式有两种：第一种是连接电极接头与电凝钩平行，第二种是连接电极接头与电凝钩垂直。在使用时，电凝钩可能朝不同方向旋转，其后面的连接导线也跟着旋转，因此，与连接电极接头垂直的电凝钩使用起来很不方便，不推荐使用。在手术操作中，电凝钩由脚踏或受控型开关控制，既可电凝止血，也可切割组织，常用电凝钩为直角或“L”型，外径 5mm。电凝钩绝大部分被绝缘材料包裹，只有直角端少部分裸露，电凝钩在长期使用后，近直角端绝缘层被破坏，应及时更换，以免电凝切割时造成邻近组织灼伤（图 1-3-3）。

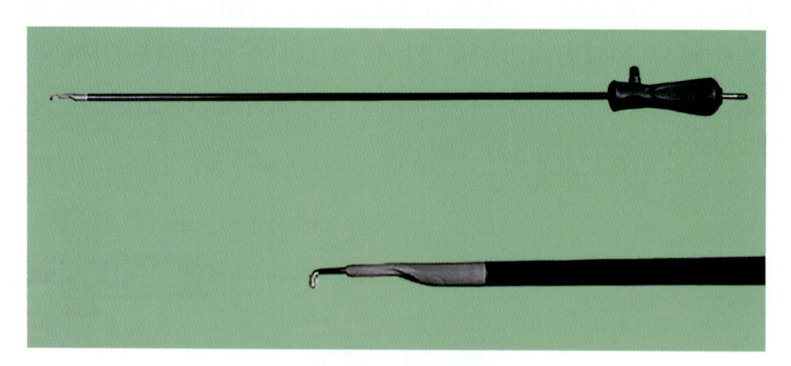

图 1-3-3　电凝钩

4. 分离钳

分离钳有弯头、直头和直角 3 种，钳杆及柄均为绝缘部分，有的分离钳在尾端带有电极接头，可连接电刀线，在进行组织分离的同时，还可进行电凝止血。分离外径 5mm 或 10mm，可 360° 旋转。为了清洗方便和能及时更换损坏部，目前许多抓钳、分离钳均能拆卸（图 1-3-4）。

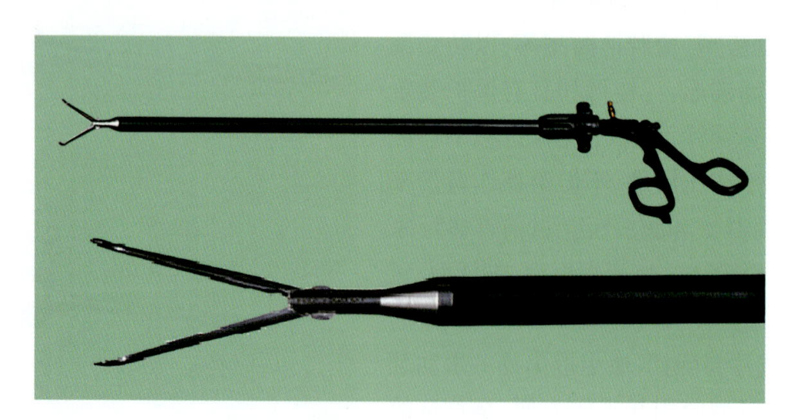

图 1-3-4　分离钳

5. 抓钳

抓钳主要有固定、牵引作用，有绝缘层，能进行电凝止血，可 360° 旋转，外径为 5mm 或 10mm，有的抓钳在手柄处带齿轮结构扣，可减轻手控的疲劳。根据抓钳齿形不同可分为齿形抓钳、锯齿形抓钳、匙形抓钳和无创伤抓钳（图 1-3-5）。

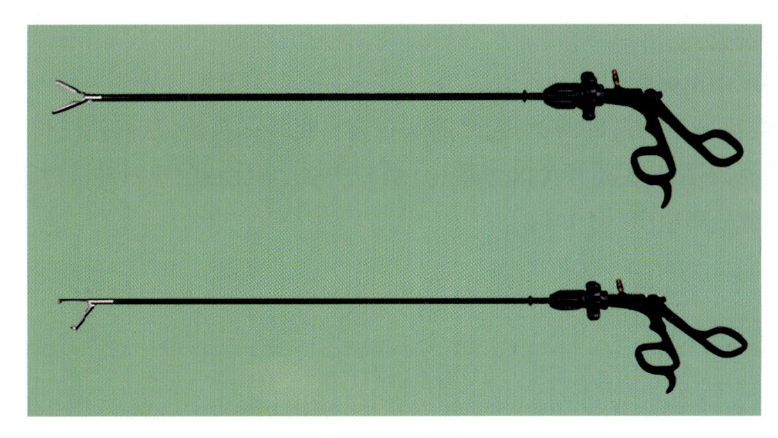

图 1-3-5 抓钳

6. 手术剪

手术剪一般带有绝缘层及电极接头，在剪切组织时可进行止血，外径一般为 5mm，能 360° 旋转，手术剪种类较多，常见的有钩形剪、直头剪、弯头剪等（图 1-3-6）。

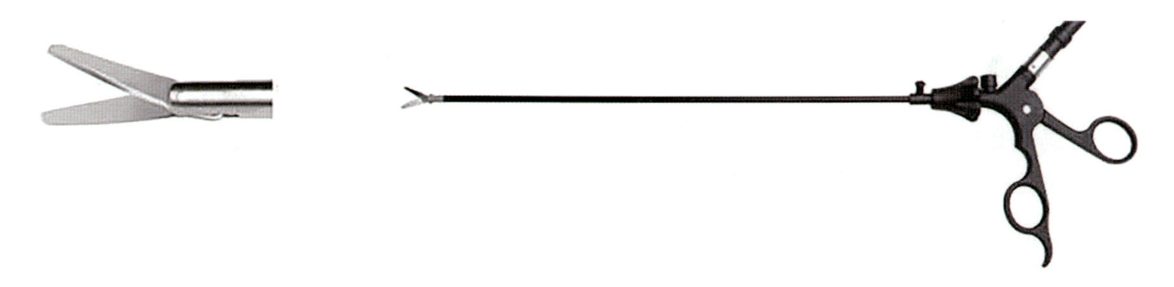

图 1-3-6 手术剪

7. 施夹器

施夹器外径 5mm 或 10mm，能 360° 旋转，一次只能夹持一个金属夹，夹持端有直型及直角型，夹持部位有沟槽，便于放置金属夹，施夹时力量应足够大，且在原位施夹，避免过度牵拉，引起组织撕裂。除钛夹施夹器外，目前已生产出可吸收夹施夹器和塑料施夹器（图 1-3-7）。

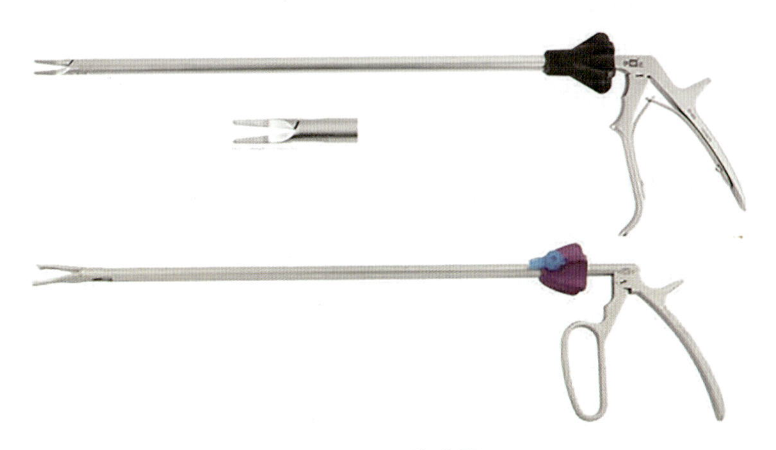

图 1-3-7 施夹器

8. 吸引及冲洗管

在腹腔镜手术中出血吸引或冲洗时应用，外径 5mm，吸引及冲洗管为一体型，吸引端有侧孔，但侧孔不要太多，以两个为最好，否则太多的侧孔容易将气体吸出，从而使气腹变小，影响手术。尾端带有手控开关，不用时关闭开关以防漏气。操纵开关，可完成吸引及冲洗过程，并可在术中协助暴露手术视野或分离组织（图 1-3-8）。

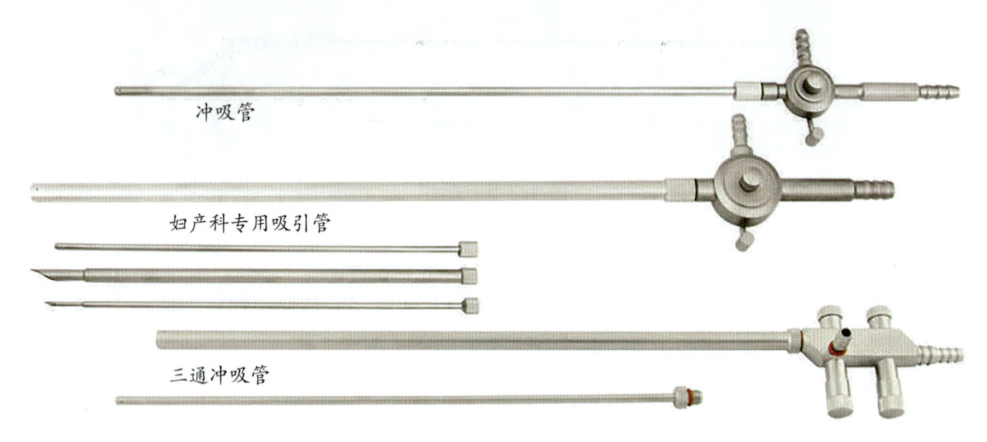

图 1-3-8　冲洗、吸引管

9. 转换套管

在大口径套管针（如 10mm）应用小口径器械（如 5mm）时，为了适应不同直径的器械操作，避免漏气，需应用转换套管，最常用的转换套管外径为 10mm，允许 5mm 器械通过，套管尾端带有橡皮帽，以防漏气（图 1-3-9）。近年来，为了更好地适应较大口径腹腔镜手术器械的使用需要，出现了 12mm 和 15mm 的套筒，从而也同时出现了与之配套的外径为 12mm 和 15mm 的转换套管，建议有条件的单位一同配备齐全。亦有短的转换套管，但取标本、纱布条及放取缝针时不方便。建议每台手术中应准备 3～4 个转换套管，以配合不同器械使用，减少反复更换转换套管，从而避免不必要操作，进而节省手术时间。

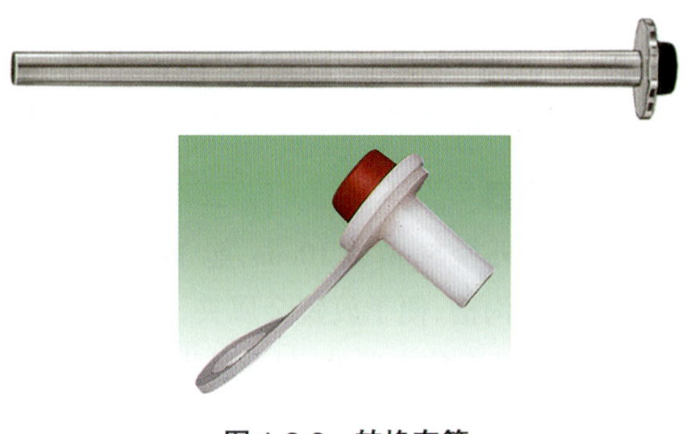

图 1-3-9　转换套管

10. 金属夹、可吸收夹、Hem-o-lok 夹

目前腹腔镜应用的金属夹多为钛夹，以替代打结，完成对血管、胆囊管等的结扎，钛夹为“V”形或“U”形，分大、中、小三种型号（图 1-3-10），根据需结扎组织多少选择应用，施加后钛夹两端应稍超出需结扎组织为宜，以免夹闭不全。可吸收夹 3 个月后完全吸收，体内不留异物。Hem-o-lok 夹为不可吸收塑料夹，头端带有锁扣，夹闭时，锁扣处不要有组织，否则夹闭不牢靠，目前广泛使用。

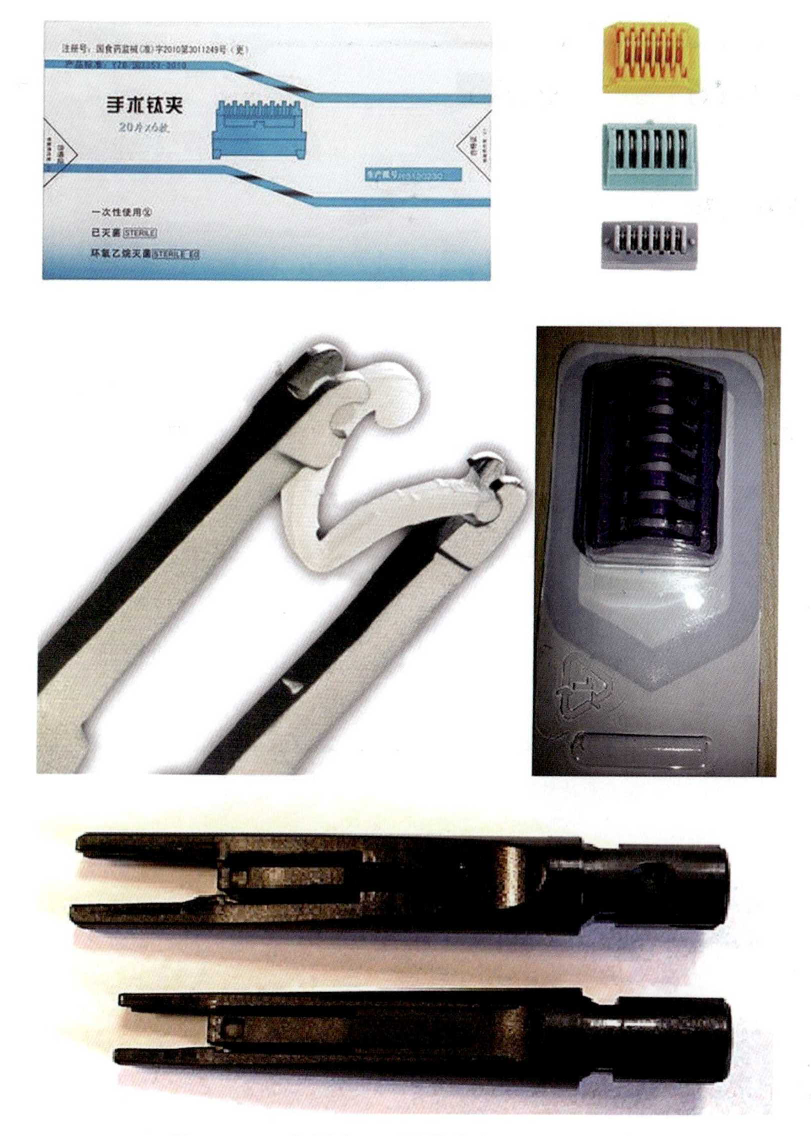

图 1-3-10　金属夹、可吸收夹和 Hem-o-lok 夹

11. 电铲、电棒、电针

电铲结构及用途类似于电凝钩，长 330mm，外径 5mm，但电铲电灼范围面积大，主要用于对小片状渗血的电凝止血，如肝断面或胆囊床的较大面积渗血。另外电铲也可用作钝性电刀，切断带张力的组织，还可利用屈面推挤组织，在胆囊壁水肿时完成胆囊与胆囊床的分离，有的电铲为中空型，可对烟雾或渗液进行吸引。电棒的电凝端为柱形，作用与电铲类似。电针用于对精细组织（如精索）出血点的止血（图 1-3-11）。

12. 持针器

有直头和弯头两种，分单开、双开两种类型。外径 5mm，不带绝缘层，在夹持面带有小螺纹，保证夹持牢固。其中弯头、双开的持针器镜下缝合较为方便（图 1-3-12）。

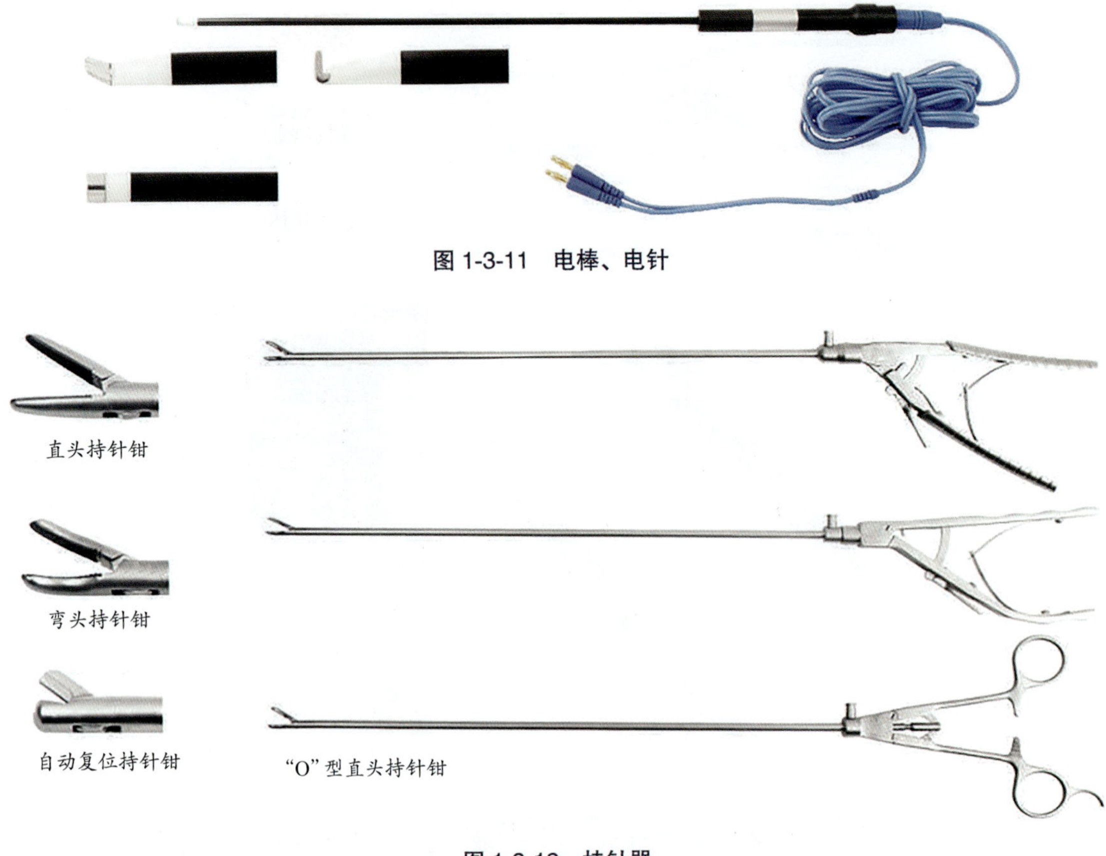

图 1-3-11　电棒、电针

图 1-3-12　持针器

13. 推结器

推结器外径 5mm，头端圆钝并带有细孔，允许 7 号丝线通过，在行阑尾根部或胆囊管结扎时，可应用推结器将 Roeder 结推至腹腔并扎紧（图 1-3-13）。

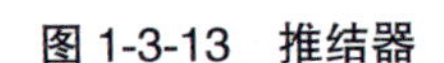

图 1-3-13　推结器

二、特殊腹腔镜器械

1. 牵开器

在进行较复杂手术时，肠管、大网膜、肝脏等会影响术野的显露，为达到良好的暴露，人们设计了不同类型的牵开器，外径有 5mm、10mm，牵开器形状有扇形（图 1-3-14）、杠杆式、翼状、蛇形状。

2. 三爪钳和标本袋

三爪钳外径 5mm，在进入腹腔后将三爪张开（图 1-3-15），便于夹取胆囊管，牢固、不易脱落。标本袋可应用医用手套或安全套制作，亦有商品化的成品标本袋可以选用（图 1-3-16）。

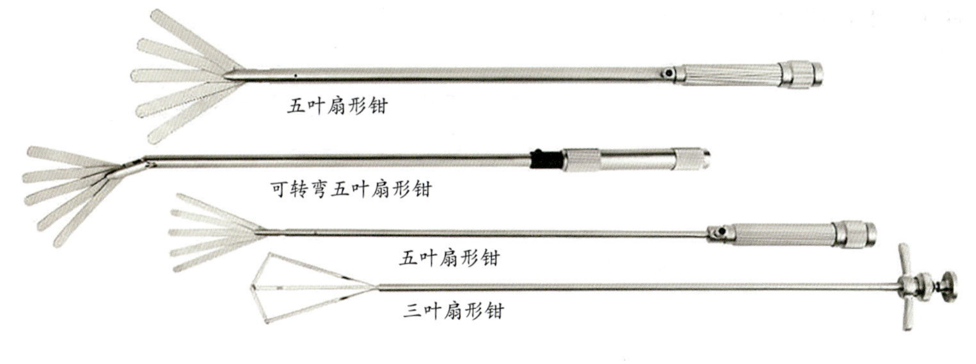

图 1-3-14　扇形牵开器

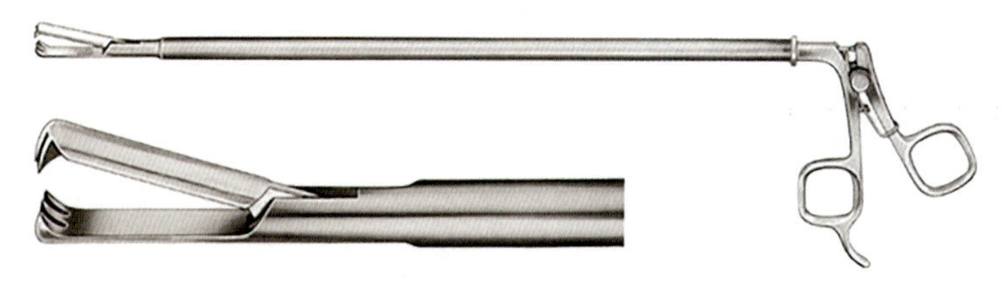

图 1-3-15　三爪钳

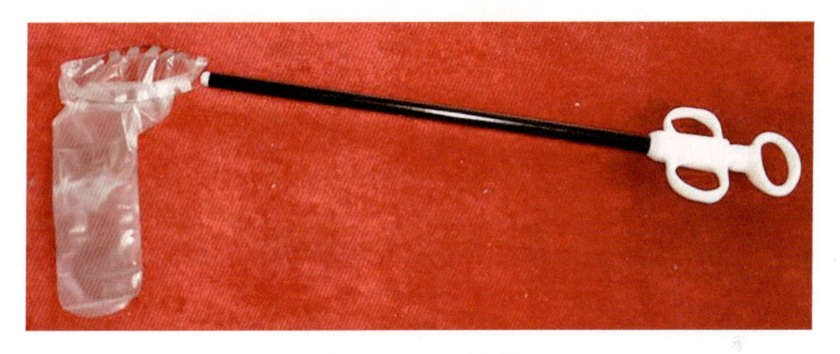

图 1-3-16　标本袋

3. 钩形牵开器

外径有 5mm、10mm，头端为钩形，用于勾起组织，便于显露和观察手术视野（图 1-3-17）。

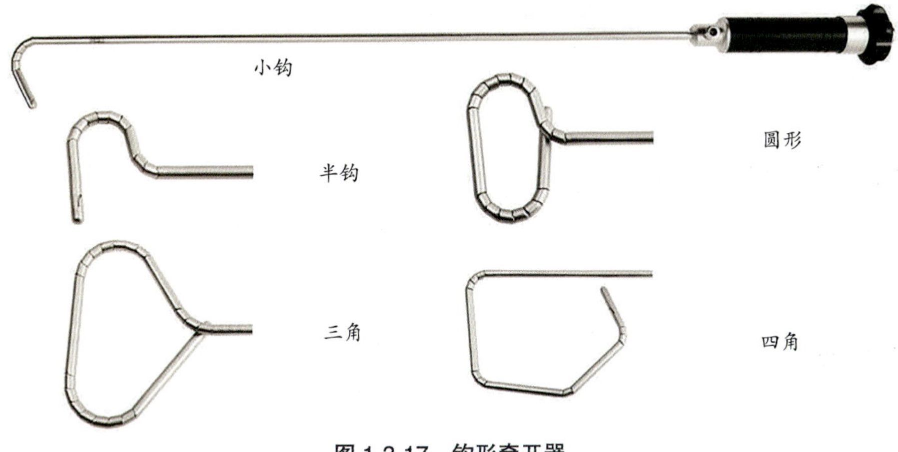

图 1-3-17　钩形牵开器

4. 胆道造影固定器

胆道造影固定器是中空的，可将造影用导管（如输尿管导管）经中空处置入，当经胆囊管行胆道造影时，在插入造影管后，应用胆道造影固定器可以抱紧胆囊管和造影导管，以免造影剂和胆汁经胆囊管口漏出（图 1-3-18）。

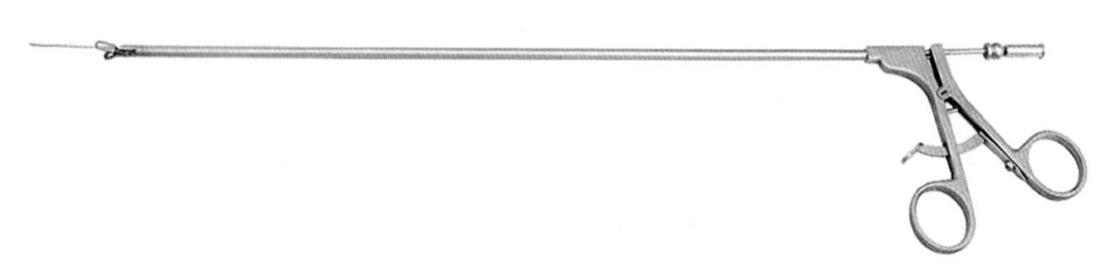

图 1-3-18　胆道造影固定器

5. 腹壁切口扩张器、导引棒

在标本较大经腹壁切口取出困难时可应用腹壁切口扩张器沿套管针推入腹腔，扩张腹壁切口，也可在导引棒引导下，应用套管型扩张器。导引棒有 5mm、10mm 两种，可在更换不同大小的套管时使用。先从套管针内植入导引棒，拔出套管针，再换另一个套管针沿导引棒置入，便于沿原戳孔置入（图 1-3-19）。

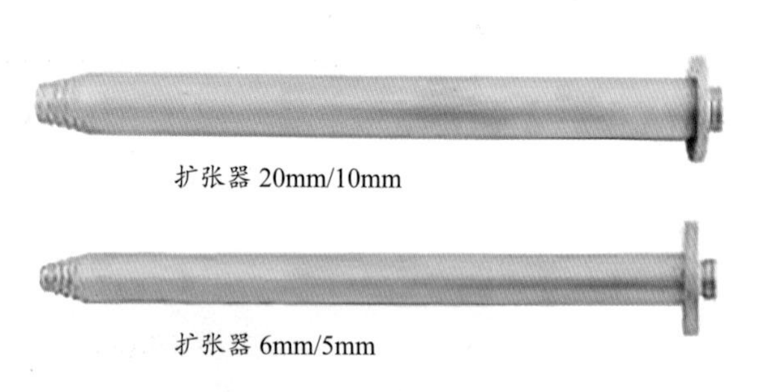

图 1-3-19　腹壁切口扩张器

6. 活检钳

活检钳直径 5mm，长 330mm，活检时用于咬取或切割组织。活检钳可分为匙形活检钳、带齿活检钳、切割活检钳（图 1-3-20）。

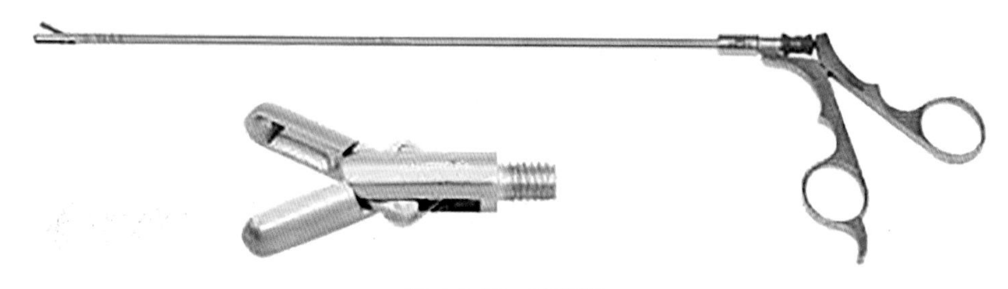

图 1-3-20　活检钳

7. 双极电凝钳、双极电凝钩

用于双极电凝止血，长 330mm，直径 5mm，可行 360° 旋转（图 1-3-21）。

8. 紧急缝合针

直径 5mm，头端针状，带斜形侧槽、供放入缝合线，用于腹壁出血时的紧急缝合止血。

9. 组织厚度测量尺

用于腹腔镜手术时测量组织的厚度，便于选择合适的闭合钉或缝合钉（图 1-3-22）。

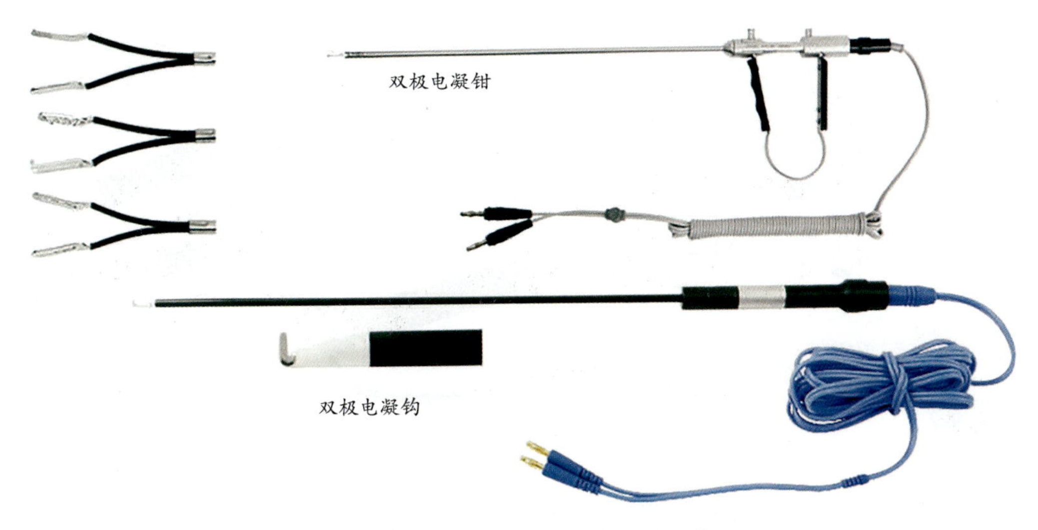

图 1-3-21　双极电凝钳、双极电凝钩

10. 旋切器

头端为锯齿状，外径有 10mm、20mm 等不同规格，用于将实体组织切碎，便于取出，切除器可配马达，加快切除过程（图 1-3-23）。

11. 胆管穿刺针、胆总管切开刀

胆管穿刺针长 330mm，外径 5mm，头端带针，尾端可接注射器，用于胆总管切开前抽吸胆汁以验证胆总管，避免误伤血管。胆总管切开刀用于切开胆总管，尾端有控制按钮，不用时可将刀身弹回鞘内（图 1-3-24）。

12. 特殊抓钳

头端呈弧状，便于夹持输卵管、阑尾、肺叶且不引起组织损伤，直径 5mm（图 1-3-25）。

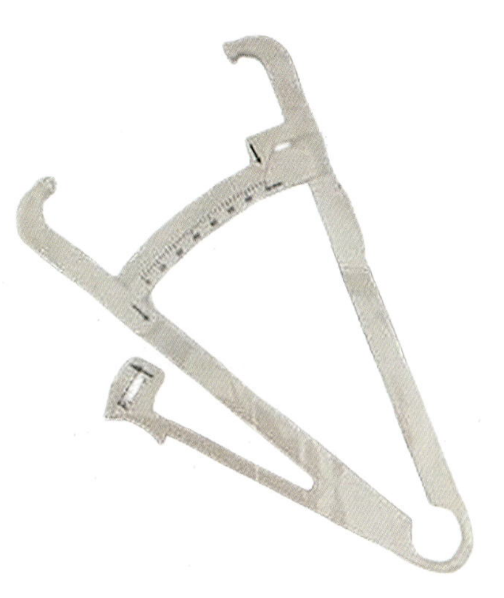

图 1-3-22　组织厚度测量尺

13. 子宫拔棒、子宫操纵器

子宫拔棒、子宫操纵器不进行腹腔内操作，但在腹腔镜妇科手术时可应用此类器械进行宫腔测量、操纵子宫位置，便于腹腔镜手术（图 1-3-26）。

14. Minilap 腹腔镜器械

是直径 2～3mm 的新型腹腔镜操作器械，有多种尖端齿形可供选择，以配合不同的抓持组织。可以无须套管针直接穿刺入腹腔，拔出器械后皮肤切口无须缝合，创伤小，美容效果好（图 1-3-27）。

三、一次性腹腔镜器械

腹腔镜下较复杂的手术，操作难度大，需借助特殊的器械来完成这些操作，下面主要介绍一次性使用的打结、缝合、吻合器械。

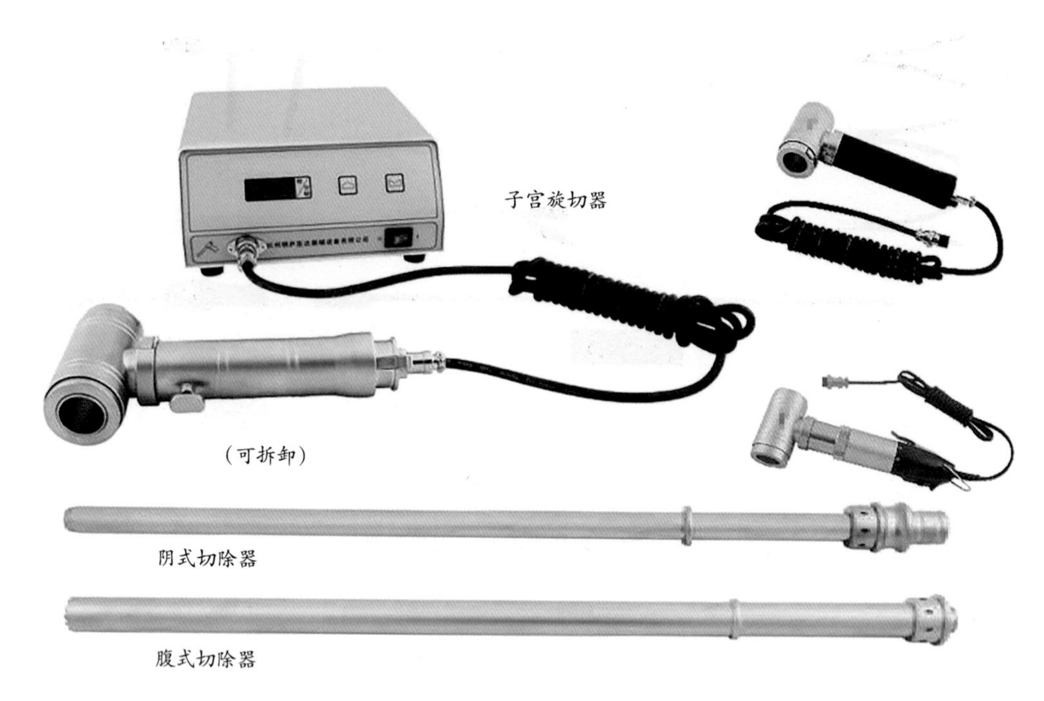

图 1-3-23　旋切器

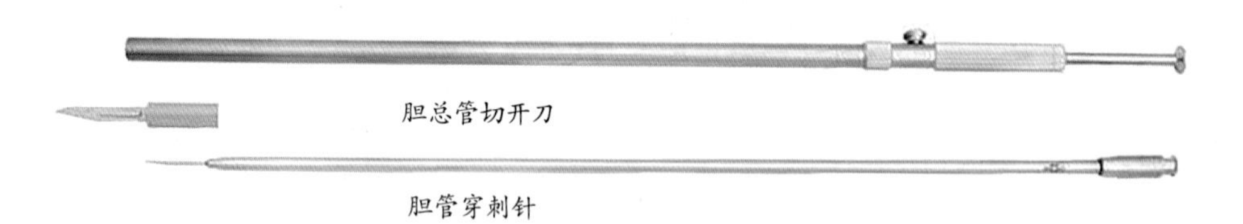

图 1-3-24　胆管穿刺针、胆总管切开刀

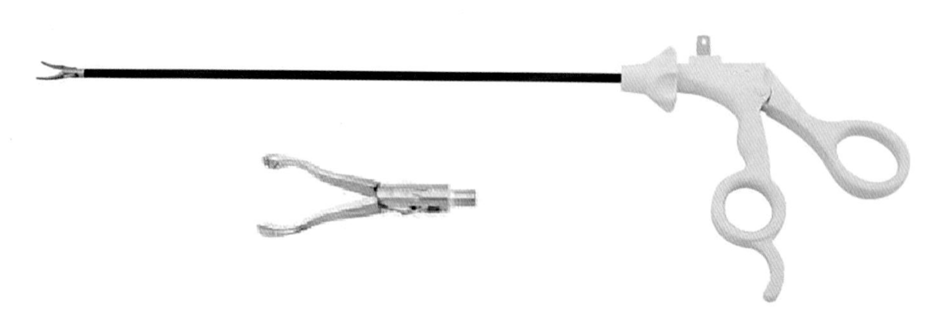

图 1-3-25　特殊抓钳

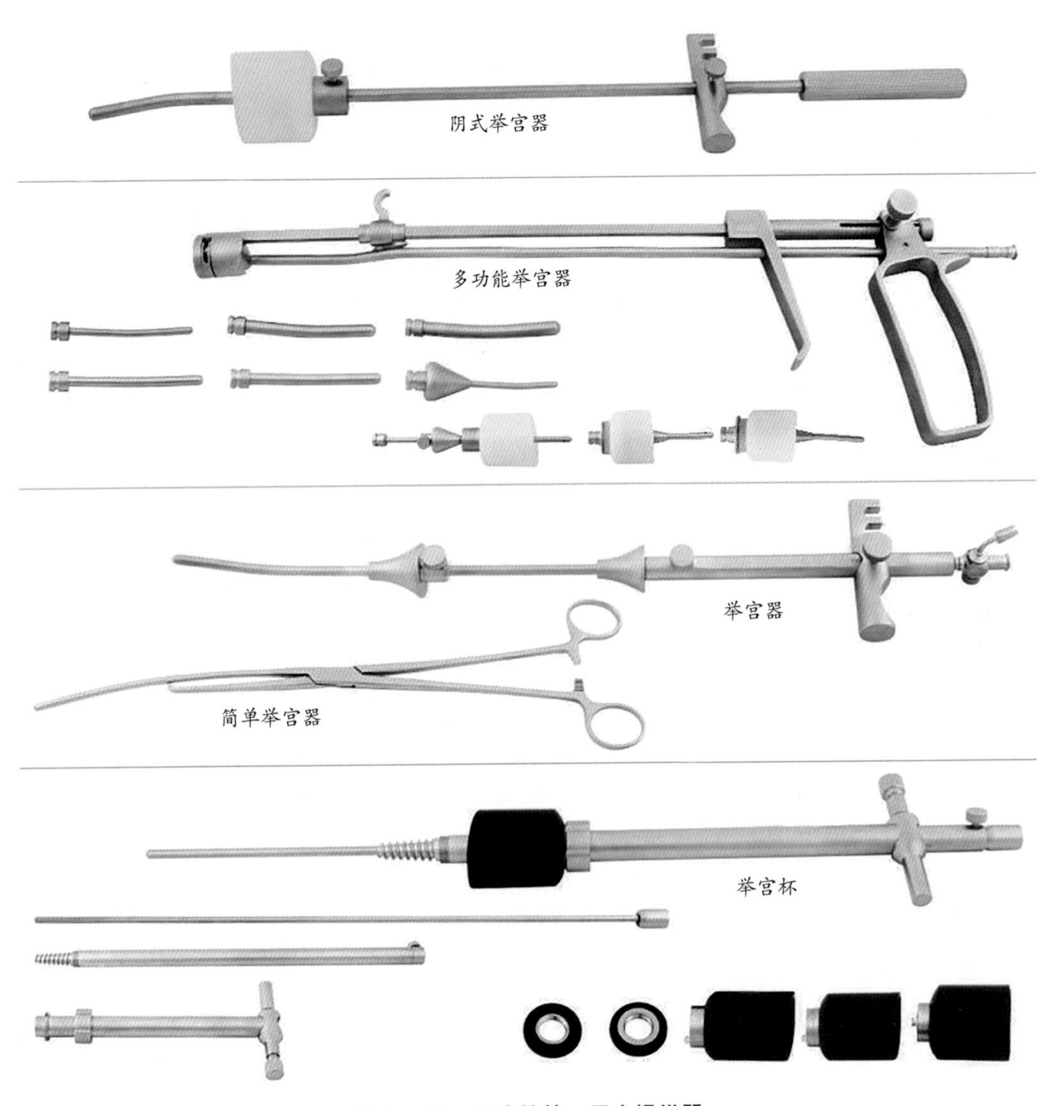

图 1-3-26　子宫拔棒、子宫操纵器

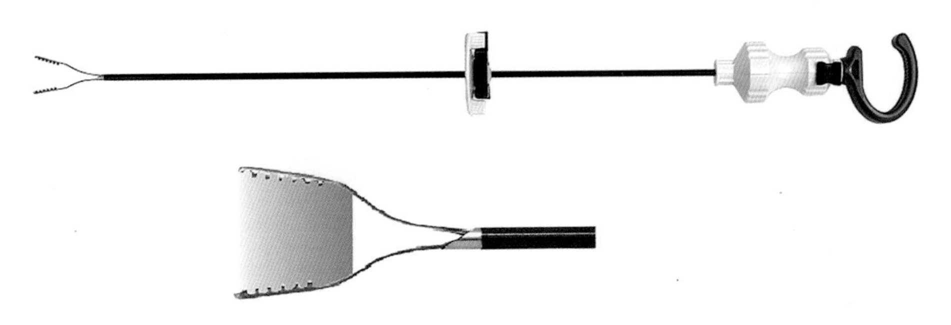

图 1-3-27　Minilap 腹腔镜器械

1. 圈套器

直径 5mm，在推结塑料棒的头端带有打好结的线圈，无菌包装，经套管针置入腹腔套好需结扎组织后推结套扎（图 1-3-28）。

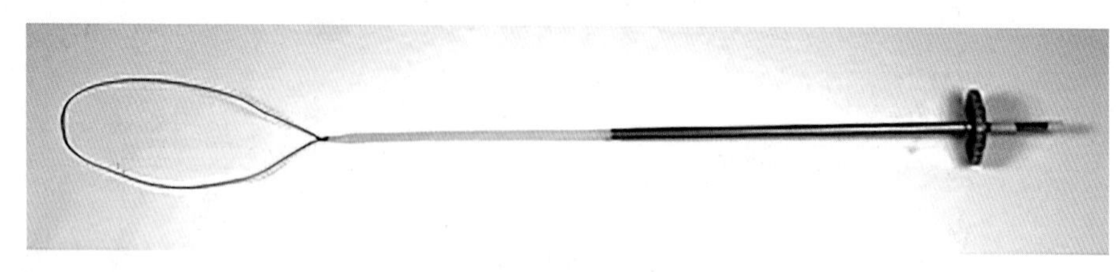

图 1-3-28 圈套器

2. 缝针线

与圈套器械结构相似，在线的一端带有直针，经套管针置入腹腔，缝合组织后，将针线提至腹外，进行体外打结，再用塑料推结棒将线结推入腹腔内扎紧。

3. Endo-Stitch 缝合器

Endo-Stitch 缝合器是美国外科协会为腹腔镜手术腔内缝合与打结专门研制的缝合器。它适用于大多数需要缝合的内镜操作，其安装的针线采用弹夹方式，易于即时安装。穿透厚度 4.8mm，缝针为双刃、尖锥形，易于穿透组织。Endo-Stitch 缝合器外径 10mm，轴长 360mm，针长 9mm。装置的把手处有两个关节杆和两个重装钮，当手柄加压握紧，并于前后方向动关节杆时，可使缝针来回穿行于缝合器的两夹头之间。完全捏紧手柄时，夹头合拢，放松时夹头开启。只要改变手柄施压的大小，即可调节夹头间隙的宽度。缝合器伸入套管之前，夹头应关闭，处于中立位。夹头进入腹腔后，关节杆应向前或向后移动，随后手柄放松，夹头则张开，即可缝合组织。当缝针穿过组织后，夹头应回到关闭状态，即中立位（图 1-3-29）。

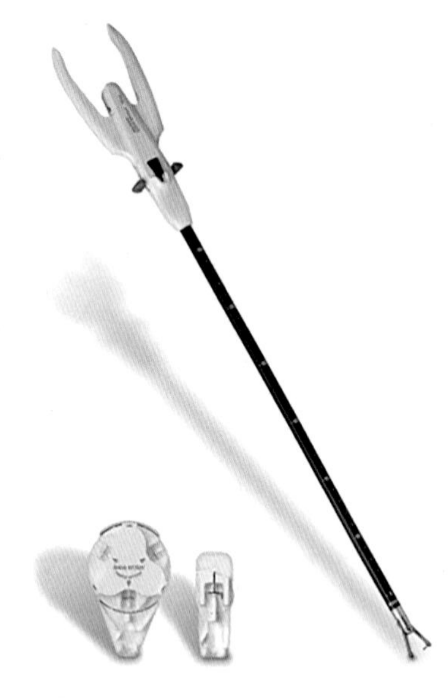

图 1-3-29 Endo-Stitch 缝合器

4. 连发钛夹、塑料夹及施夹钳

将含钛夹或塑料夹的弹仓装入施夹钳后，操纵手柄，可连发钛夹或塑料夹，用于结扎血管，方便快捷，节省时间，克服了使用单发钛夹的不便（图 1-3-30）。

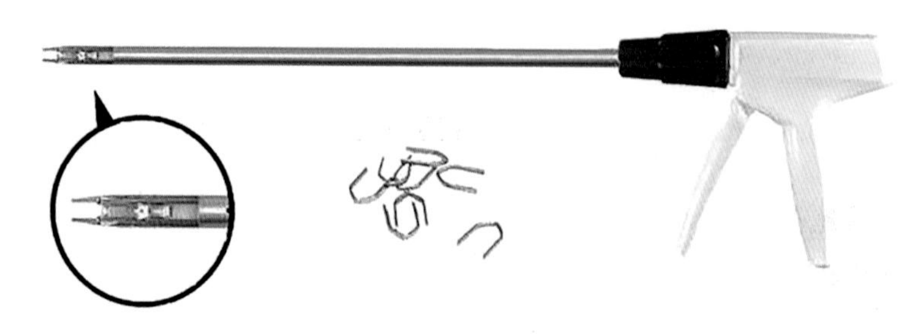

图 1-3-30 连发钛夹及施夹钳

5. Endo-GIA（腹腔镜切割吻合器）

用于腹腔镜子宫切除、胃肠切除、肾切除、胰脾切除、肝切除及胸腔镜肺切除等手术。Endo-GIA 可打出相互咬合成排的钉子，每侧二二或三三互相错开。钉子长度为 2.5mm、3.5mm 和 4.8mm，使用时可根据不同的组织厚度采用合适的钉子。吻合器的规格一般有两种，一种爪长 30mm，另一种爪长 60mm。吻合器还带有切割装置，即在两排钉子之间装有刀刃，能同时钉合和切割组织（图 1-3-31）。

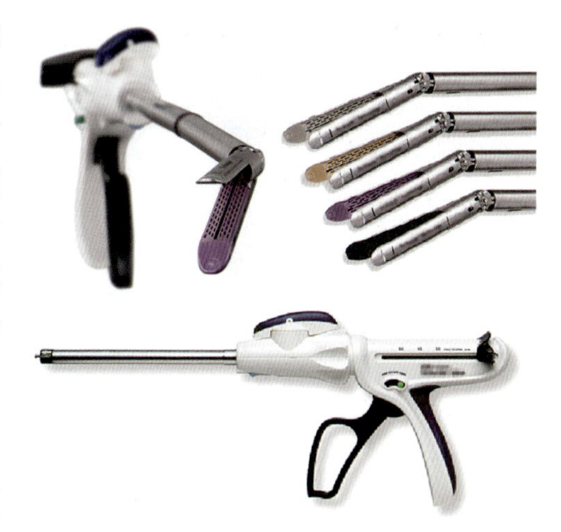

图 1-3-31　腹腔镜切割吻合器

6. Endo-Hernia（腹腔镜疝气修补钉合器）

Endo-Hernia 是腹腔镜疝修补手术的主要器械。也可用于阴道悬吊术、胃底折叠术等的钉合，可重复使用的钉合器装钉后只能一次击发，而一次性使用的钉合器装钉后可分次击发（图 1-3-32）。

7. Endo Path Stealth（腹腔镜圆形吻合器）

用于空腔脏器之间的吻合。器械头外径一般有 21mm、25mm、29mm、31mm 和 33mm 共 5 种规格可供选择，需配合使用圆形吻合器附件，包括腔内荷包缝合钳、腔内钉砧把持钳等。近几年新出现了经口置入钉砧系统（OrVil），可以经由口腔、食管将吻合器底钉座置入食管或胃内，对于胃肠手术适用（图 1-3-33）。

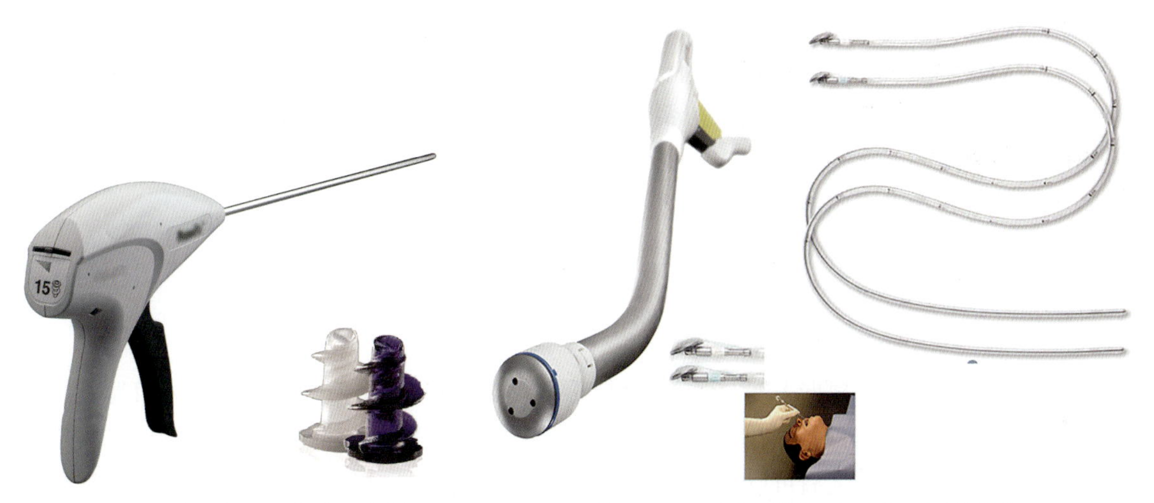

图 1-3-32　腹腔镜疝气修补钉合器

图 1-3-33　腹腔镜圆形吻合器、OrVil 系统

8. 一次性套管针

穿刺头端带有保护装置，当穿刺腹壁时保护装置回缩，在套管针头端进入腹腔后保护装置自动弹出，避免损伤腹腔内脏器，尾端带有转换帽，以适应不同规格器械的操作（图 1-3-34）。

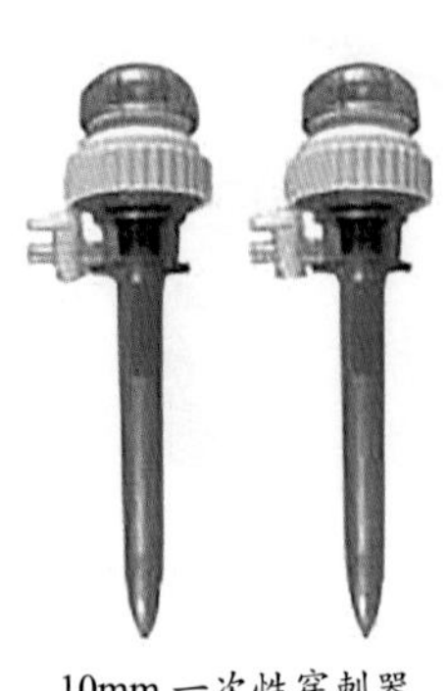
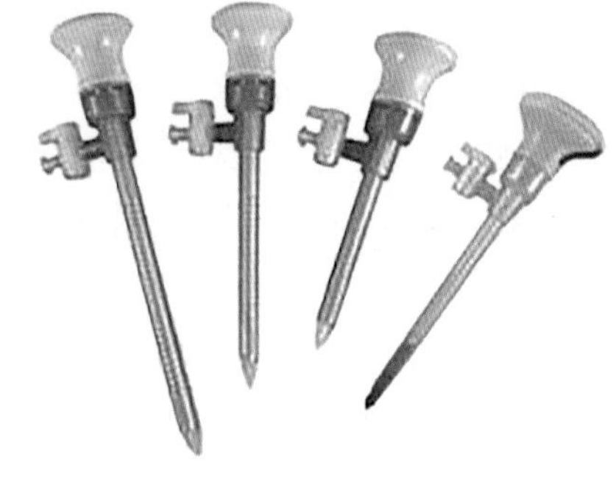

10mm 一次性穿刺器　　5mm 一次性穿刺器

图 1-3-34　一次性套管针

四、单孔腹腔镜器械

1. 常用单孔腹腔镜器械

在单孔腹腔镜手术中，由于多个器械从单一腹壁切口进入体腔，在手术过程中会出现手术操作区无法形成操作三角，而体外的器械和内镜柄部出现相互干涉的“打架”现象。为了解决上述问题，单孔腹腔镜器械应运而生（图 1-3-35）。

目前，国内主流的单孔腹腔镜器械有：预弯的单孔腹腔镜器械、可调曲度的单孔腹腔镜器械、手腕式单孔腹腔镜器械。

（1）预弯的单孔腹腔镜器械

在传统直型器械的基础上，将器械杆弯曲成“S”形、“L”形等形状。从而在操作区域形成操作三角，也能够解决手柄干涉“打架”的问题。但缺点也显而易见：一是单一形状的器械无法满足各种手术位置的要求；二是另外由于预先弯型，导致该器械无法通过传统的套管针进入体腔，而必须配合一次性软型的套管针使用，增加了手术花费。

（2）可调曲度的单孔腹腔镜器械

此种器械使用前可保持传统腹腔镜的笔直外观，由传统的套管针进入体腔后，通过调节旋钮使器械杆部弯曲成“C”形、“L”形甚至“S”形，从而完成单孔腹腔镜操作。

（3）手腕式单孔腔镜器械

可转腕器械，即可以根据手腕的运动来控制器械头部的运动，类似“达芬奇”手术机器人的模式，同时具备了 7 个操作自由度，能将医生手腕的动作传递到器械头部。可转腕器械可以按照医生的要求随意塑形，塑形之后可以锁定，即变成一件刚性的器械。可转腕器械的优点在于具有多个自由度，操作灵活，同时又能锁定角度，而且在伸直状态下能够进入传统套管针进入体腔。但制造工艺复杂，价格较高。

2. 悬吊腹腔镜单孔器械

悬吊腹腔镜器械是通过在皮下置入钢针悬吊腹壁，从而建立腹腔内的操作空间来完成腹腔镜手术的操作器械。该类器械替代了气腹法建立腹腔操作空间，避免了气腹相关并发症。但其应

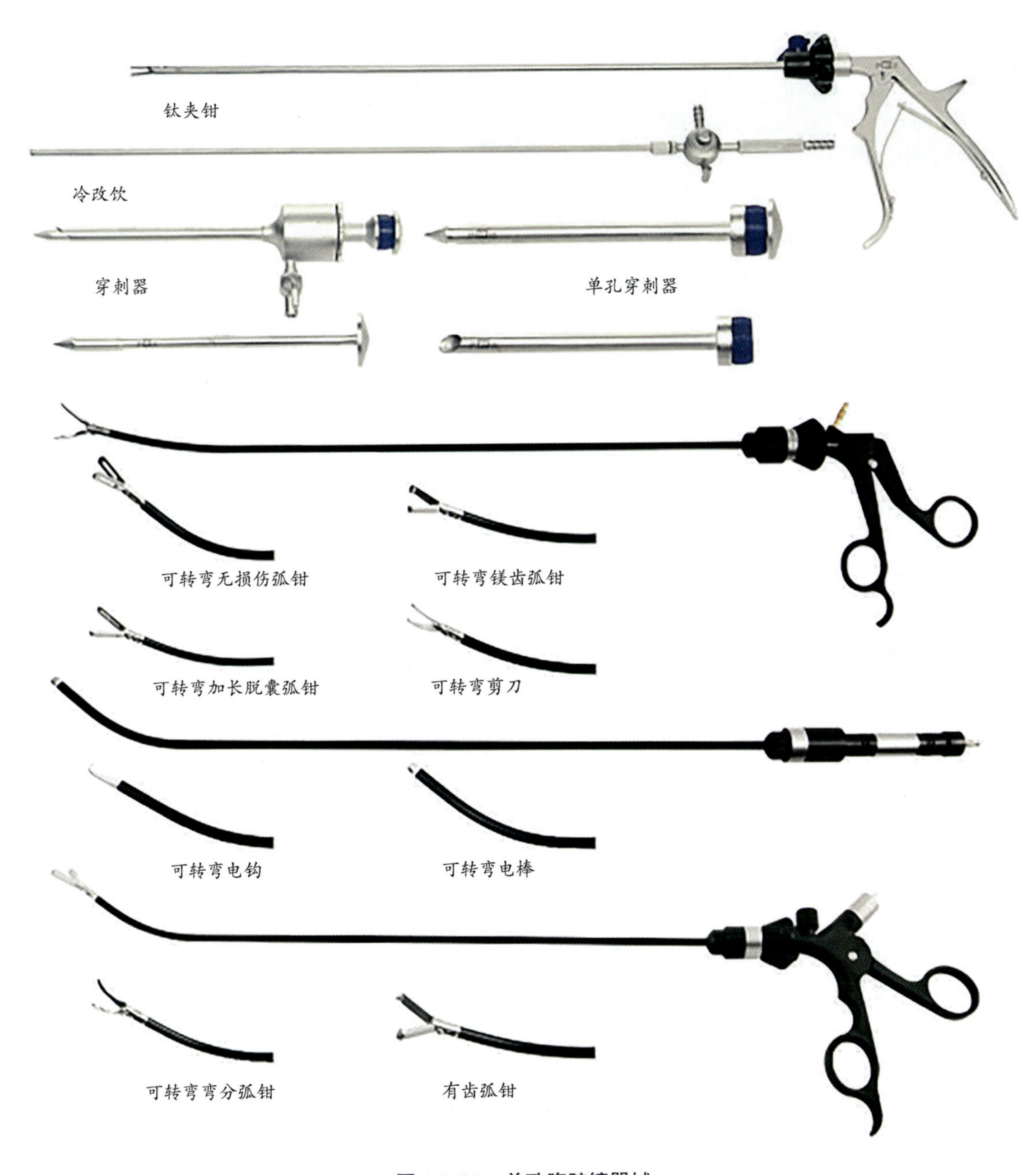

图 1-3-35　单孔腹腔镜器械

用也存在一定的限制，一是要求患者的体型不能太胖，一般体重指数（BMI）控制在 25kg/m² 以内（图 1-3-36）。

3. 切口保护器

切口保护器可以保护腹壁切口，同时还有一定撑开腹壁的作用，多用于单孔腹腔镜手术或单孔悬吊腹腔镜手术及腹腔镜手术开腹阶段（图 1-3-37）。

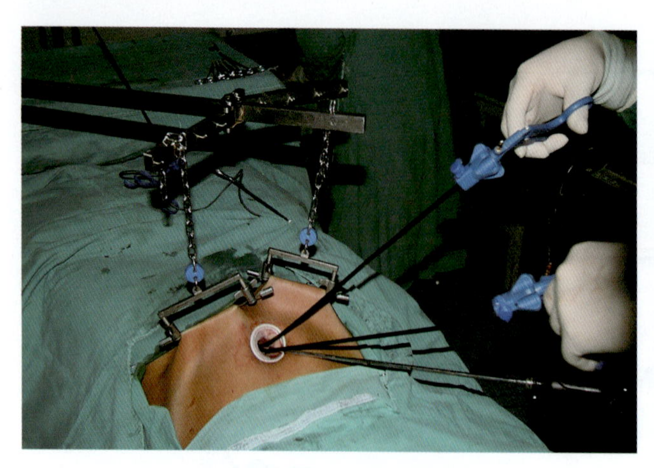

图 1-3-36　悬吊腹腔镜器械

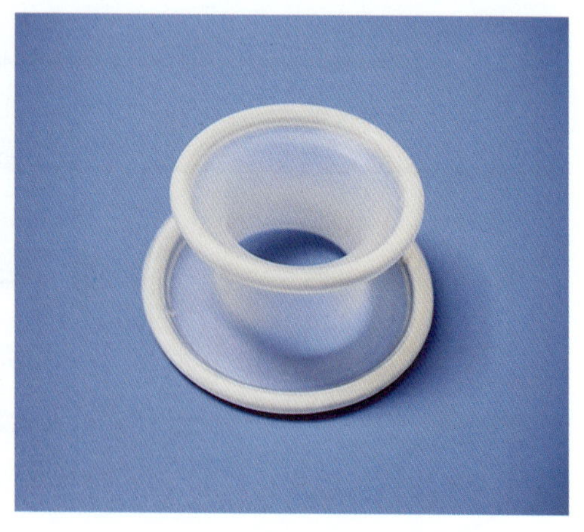

图 1-3-37　切口保护器

（程志强　朱健康）

第二章 腹腔镜胆囊、胆道手术

第一节 腹腔镜胆囊切除术

1987年,法国医生 Philippe Mouret 开展了世界上首例腹腔镜胆囊切除术并获得成功。随着腹腔镜技术的不断发展,越来越多的患者及外科医生接受了这一全新的术式。腹腔镜胆囊切除术已成为治疗胆囊良性疾病的金标准。

一、适应证及禁忌证

1. 适应证

(1)有症状的胆囊结石。

(2)有症状的非结石性胆囊炎。

(3)充满型胆囊结石。

(4)胆囊息肉样病变>1cm。

(5)胆囊腺瘤或早期胆囊腺癌。

(6)胆囊腺肌症。

2. 禁忌证

(1)重要脏器功能严重障碍者,不能耐受麻醉或腹腔镜手术。

(2)严重出血性疾病。

(3)胆肠内瘘。

(4)进展期胆囊癌。

二、术前评估、准备

1. 影像学检查

腹部彩超和 CT 检查:对于胆囊结石患者术前应当常规行腹部 CT 检查以便发现同时存在的胆总管或肝内胆管结石,若 CT 仍不能明确需行磁共振胆胰管成像(MRCP)检查。

2. 心肺功能检查

常规做心电图,必要时做心脏彩超和肺功能检查。

3. 实验室检查

肝功能、肾功能、血糖、血生化、凝血系列、血常规、尿常规等。

4. 病史及体格检查

详细了解病史，如胆石症发作史、有无黄疸、有无腹部手术史等。对于有腹部手术史术前判断腹腔有严重粘连的患者术前应行肠道准备，以便术中分离粘连伤及肠管时修补肠管。

5. 皮肤准备

常规清洁腹部皮肤。

6. 肠道准备及其他

术前禁饮食；便秘患者给予灌肠；进入手术室前嘱患者排尿。

三、手术步骤

1. 体位和站位

患者取仰卧位，术者站在患者左侧，第一助手站在患者右侧，第二助手（扶镜手）站在术者左侧；器械护士站于第一助手右侧，监视器置于患者头端、手术台两侧，器械车置于患者足端。

手术中可将患者体位改为头高足低位，并向左侧倾斜，以利于手术野的显露（图 2-1-1）。

2. 建立气腹，置入腹腔镜

建立气腹的方法有两种，即闭合式和开放式。有腹部手术史者，建议采用开放式建立气腹，以免气腹针伤及腹壁下粘连肠管或组织。①闭合式建立气腹：在脐上缘或脐下缘做一长 1.0～1.5cm 横弧形切口，两把巾钳提起脐周腹壁，气腹针穿刺进入腹腔，建立气腹。②开放式建立气腹：在脐上缘或脐下缘做一长 1.5～2.0cm 横弧形切口，逐层切开，进入腹腔。以 7 号丝线缝合腹膜与筋膜 2～3 针，缝线暂不收紧。置入 10mm 套管针后，收紧缝线并妥善将套管针固定。

套管针位置：一般采用四孔法，套管针位置分别位于脐部、剑突下偏右肝圆韧带的右侧肝脏下缘、右锁骨中线肋缘下及右腋前线肋缘下。视肝脏大小，皮肤切口可向下移（图 2-1-2）。

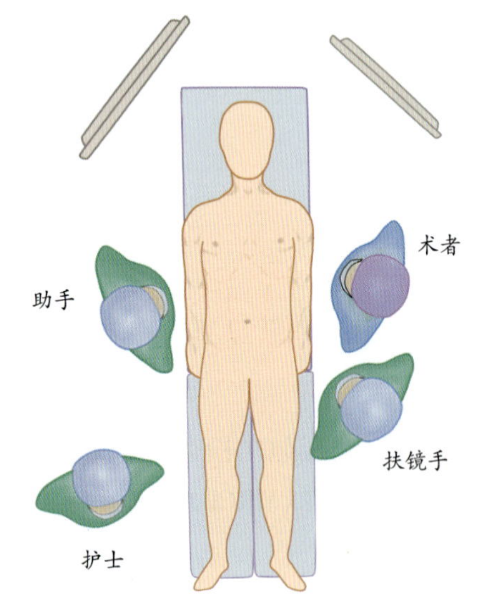

图 2-1-1 患者手术体位及术者站位示意图

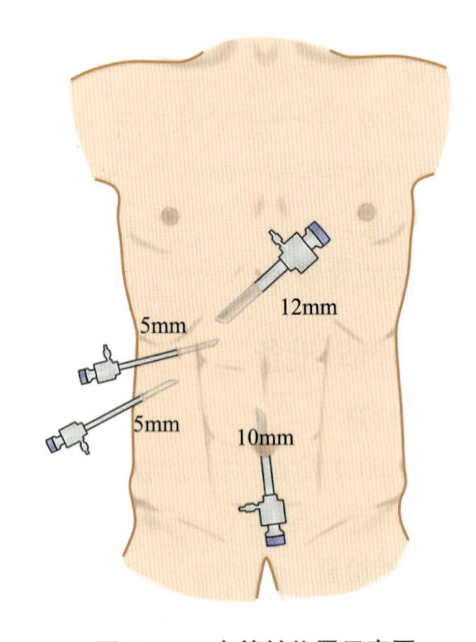

图 2-1-2 套管针位置示意图

3. 显露胆囊

用抓钳夹住纱布推开胃、十二指肠和大网膜，显露胆囊（图 2-1-3）。

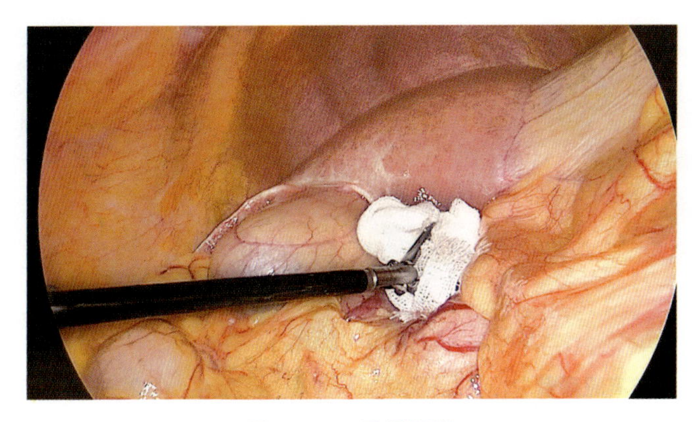

图 2-1-3 显露胆囊

手术要点：

助手在用抓钳夹住纱布压迫十二指肠协助显露胆囊三角的时候应当避免用力压迫，以免损伤十二指肠甚至导致十二指肠破裂。

4. 辨认胆囊三角的解剖关系

向上提起胆囊（图 2-1-4），辨认胆囊三角的解剖关系，确认胆囊管、肝总管和胆总管（图 2-1-5）。

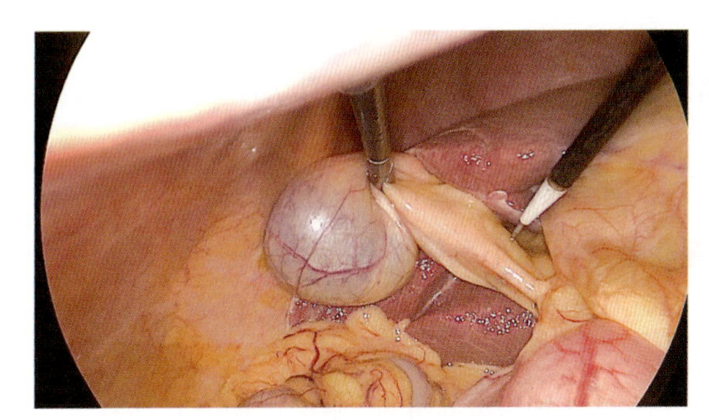

图 2-1-4 向上提起胆囊

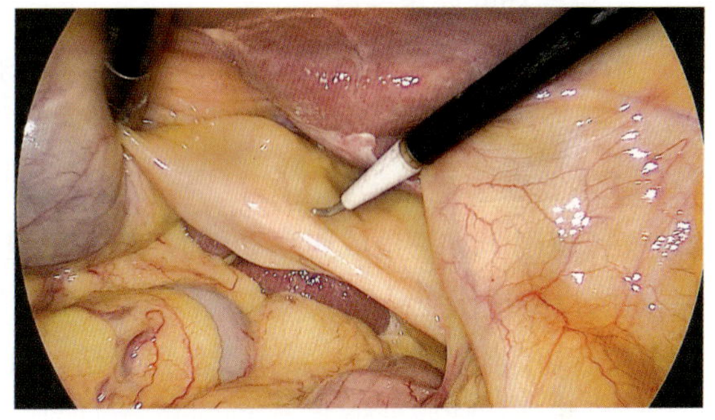

图 2-1-5 辨认胆囊三角的解剖关系

手术要点：

（1）注意不要过度向右上方牵拉胆囊，以免将胆总管误判为胆囊管，导致胆总管损伤。

（2）如胆囊内有多发小结石，手术中牵拉胆囊要轻柔，以免把小的结石推挤到胆总管。

5. 解剖胆囊三角，游离切断胆囊管

沿胆囊壶腹向胆囊管方向分离胆囊管及胆囊三角前后表面浆膜（图 2-1-6）。于胆囊三角内解剖胆囊管、胆囊动脉时，邻近肝总管处要钝性分离（图 2-1-7），以防电刀热损伤胆管导致胆漏或迟发性肝总管热损伤致其狭窄。尤其胆囊三角炎症严重时，建议用吸引器边钝性分离边吸引渗出液。胆囊管近端用 2 枚 Hem-o-lok 夹夹闭，远端一枚 Hem-o-lok 夹夹闭，切断胆囊

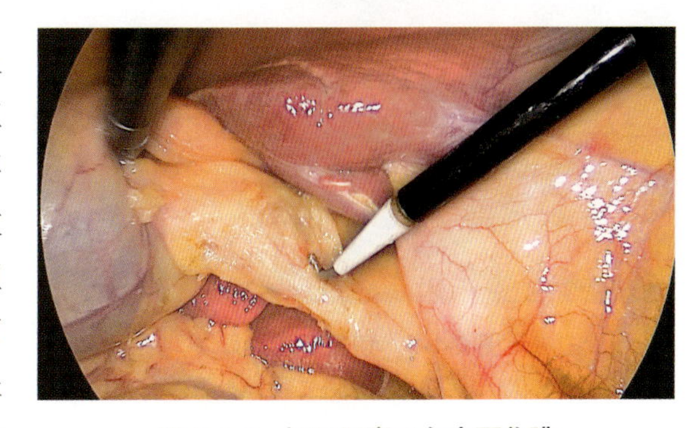

图 2-1-6 切开胆囊三角表面浆膜

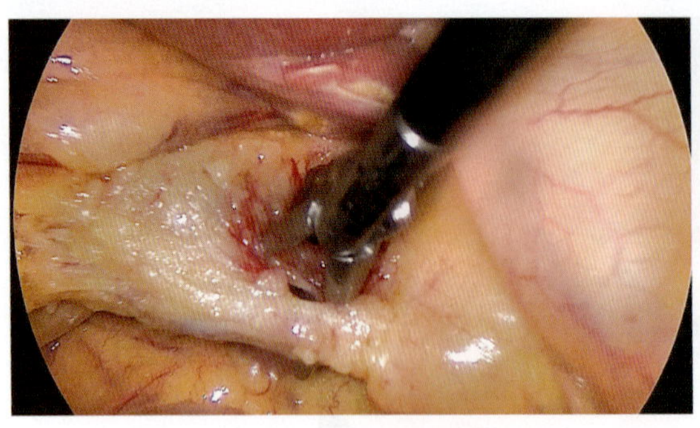
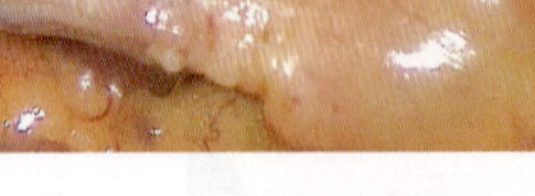

图 2-1-7 游离胆囊管

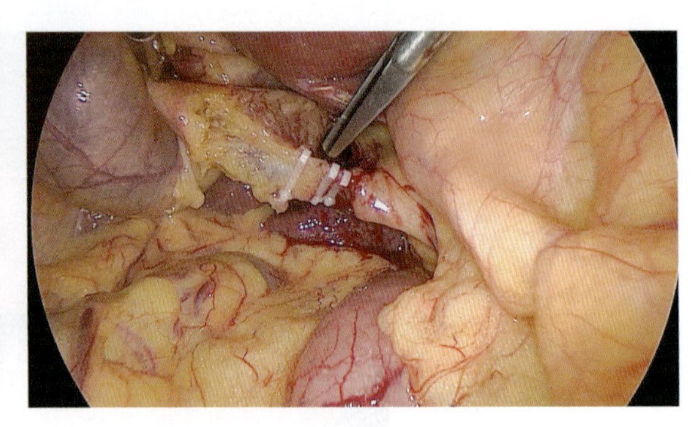

图 2-1-8 切断胆囊管

管（图 2-1-8）。

手术要点：

（1）术中注意避免损伤肝外胆管：术中过度牵拉胆囊，以致 Hem-o-lok 夹夹闭胆囊管时夹闭部分胆总管壁导致胆管损伤。

（2）胆漏：多为胆囊管 Hem-o-lok 夹夹闭不全所致，亦可因胆管损伤或迷走胆管损伤所致。

（3）术前检查发现胆囊管有结石时，术中应敞开胆囊管，用钳子反复挤压胆囊管，将结石挤出，见有胆汁流出，证实胆囊管内无结石。

6. 游离切断胆囊动脉

游离胆囊动脉，并用一枚 Hem-o-lok 夹夹闭胆囊动脉近端，远端用电刀切断胆囊动脉（图 2-1-9）。

手术要点：

（1）解剖胆囊三角或胆囊动脉时，若遇到胆囊动脉或其他小血管出血，切勿在血泊中盲目钳夹止血，以免损伤胆总管或右肝动脉，应当用纱条填塞压迫出血处，待术野清晰后再确切止血，也可先逆行切除胆囊，充分显露术野后再确切止血。

（2）胆囊动脉变异较多，解剖胆囊动脉时应尽量靠近胆囊分离及处理，避免损伤右肝动脉。

7. 将胆囊自胆囊床切除

找到胆囊与胆囊床的间隙并打开。用电凝钩自胆囊床剥离胆囊（图 2-1-10）。

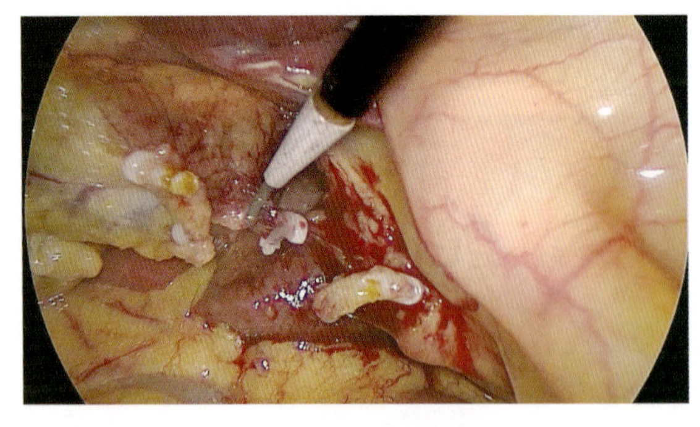

图 2-1-9 切断胆囊动脉

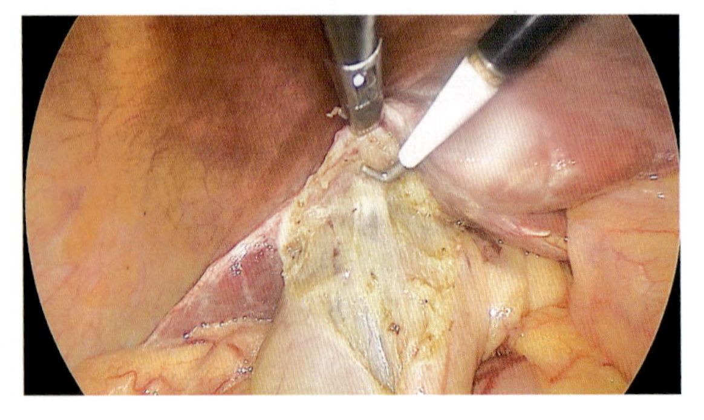

图 2-1-10 剥离胆囊

8. 胆囊床电凝止血(图 2-1-11)

手术要点:

(1)肝硬化患者凝血功能差,术后有可能因胆囊床渗血而致出血,对于肝硬化患者胆囊床止血应确切,必要时缝扎渗血创面。

(2)胆囊床电凝止血时,在接近肝门处时应谨慎,以免损伤变异的胆管和血管。

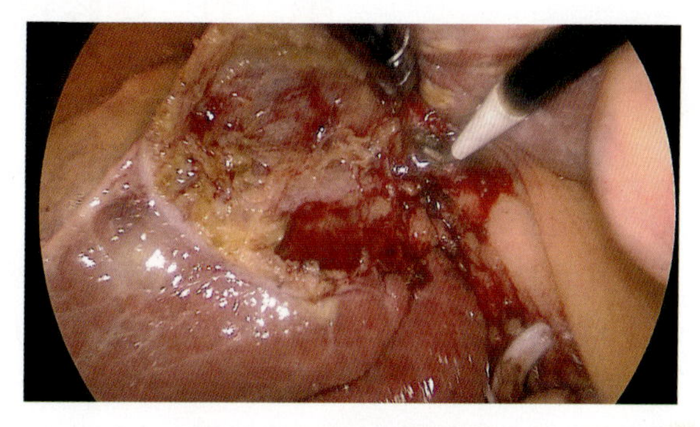

图 2-1-11　胆囊床电凝止血

9. 取出胆囊

用胆囊抓钳抓住胆囊颈(图 2-1-12),自剑突下戳孔处取出胆囊(图 2-1-13)。

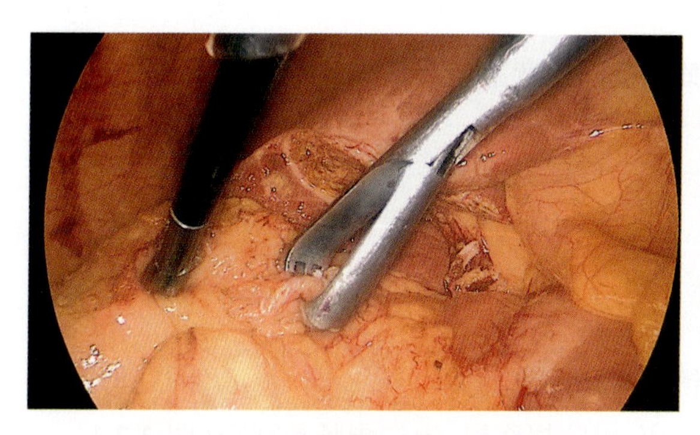

图 2-1-12　用胆囊抓钳抓住胆囊颈

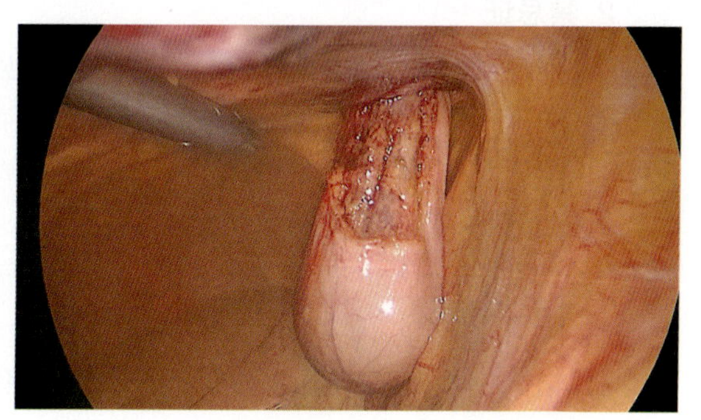

图 2-1-13　自剑突下戳孔处取出胆囊

手术要点:

若胆囊已经破裂或者胆囊张力大或结石较多,在取出胆囊的过程中胆囊有可能破裂污染戳孔和腹腔,在这种情况下应先将胆囊放入取物袋内再从戳孔取出。

10. 释放气腹,粘贴戳孔

撤出套管针后检查穿刺孔处有无出血。释放气腹,粘贴戳孔。

四、术后处理要点

1. 注意生命体征及腹部情况。应注意监测体温、脉搏、呼吸、血压,以及有无腹膜炎体征。

2. 有腹腔引流管者,注意观察引流液的量和性质,如无胆漏,引流液较少,引流管可在术后 48 小时内拔除。

3. 镇痛。由于手术创伤小,术后患者疼痛轻,因此镇痛药很少使用。如果切口疼痛明显,则可肌内注射 50mg 哌替啶。

4. 抗感染。依据炎症情况,决定围手术期抗生素应用与否。

5. 术后第 2 天即可进流质或半流质饮食,并逐渐过渡到普食。

第二节　腹腔镜胆囊次全切除术

一、适应证及禁忌证

1. 适应证

在腹腔镜手术处理急性胆囊炎、充满型胆囊结石、萎缩型胆囊、瓷化胆囊等特殊情况时，胆囊三角的解剖关系辨识不清，分离困难，胆囊壁厚、难以抓持，并且胆囊与胆囊床间的疏松间隙消失，胆囊附近肝脏组织炎症明显，这时行胆囊全切容易造成难以处理的出血或重要结构的损伤，这种情况下可以考虑行腹腔镜胆囊次全切除术。

2. 禁忌证

不能排除胆囊恶变者，不宜行该手术。其他禁忌证同本章第一节腹腔镜胆囊切除术。

二、术前评估、准备

同本章第一节腹腔镜胆囊切除术。

三、手术步骤

1. 体位、站位及气腹建立同本章第一节腹腔镜胆囊切除术。

2. 分离胆囊周围的粘连，最好用吸引器钝性分离，以防损伤胃、十二指肠和结肠（图 2-2-1）。

手术要点：

（1）胆囊三角解剖关系辨认不清时，建议解剖胆囊管及胆囊动脉时用吸引器钝性分离。如确因组织炎症致胆囊三角结构水肿粘连严重而无法分离，应放弃分离，以免导致副损伤（图 2-2-2）。

（2）胆囊壁厚、水肿严重，难以抓持，在分离周围的粘连时，应注意避免误伤周围的结构（图 2-2-3、图 2-2-4）。

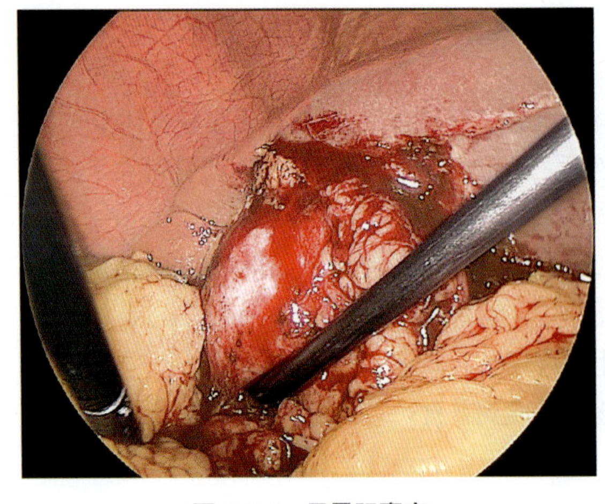

图 2-2-1　显露胆囊窝

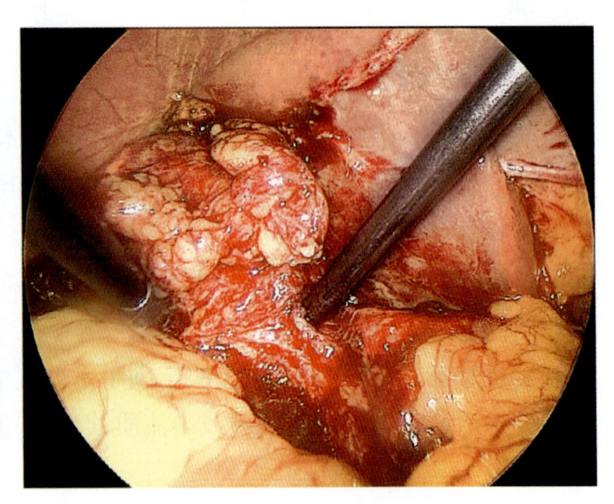

图 2-2-2　胆囊三角解剖关系不清

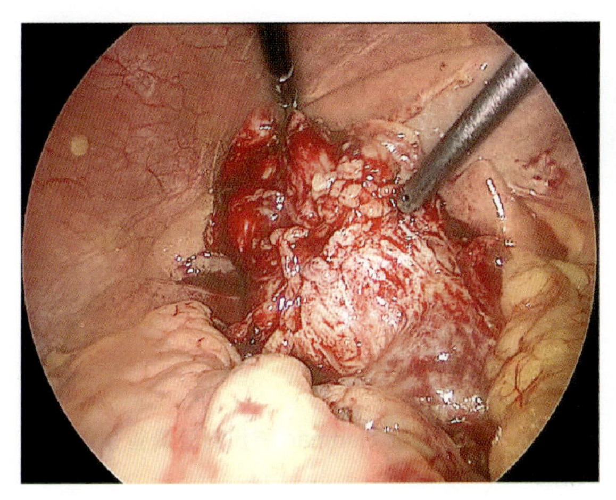

图 2-2-3　分离胆囊周围粘连

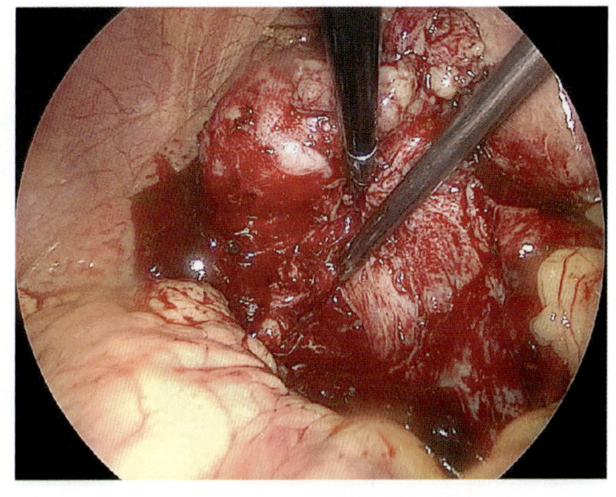

图 2-2-4　将胆囊与周围粘连的组织分离

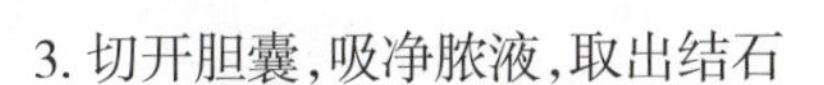

3. 切开胆囊，吸净脓液，取出结石

于胆囊底靠近胆囊床处打开胆囊壁，保留胆囊床处胆囊壁（图 2-2-5、图 2-2-6）。将胆囊中的脓液吸净，取出结石（图 2-2-7）。

4. 切除胆囊床以外的胆囊

沿着胆囊床逆行切除胆囊床以外胆囊至 Hartman 袋，找到胆囊管开口（图 2-2-8），可见胆汁溢出。可吸收缝线连续缝合胆囊壶腹，不再分离胆囊管和胆囊动脉（图 2-2-9、图 2-2-10）。

5. 胆囊床残留的胆囊黏膜予以电灼破坏（图 2-2-10）

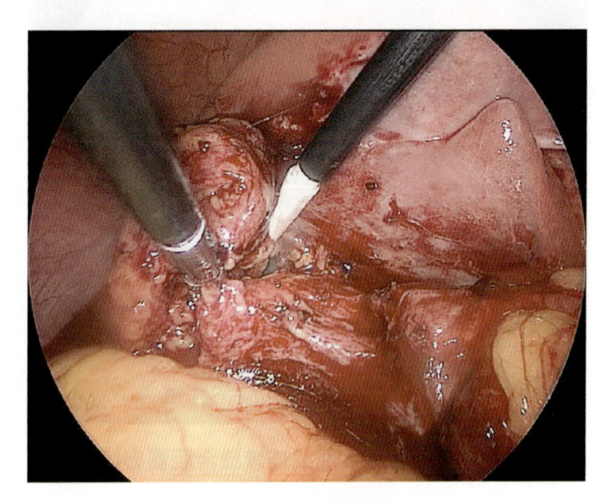

图 2-2-5　胆囊壁

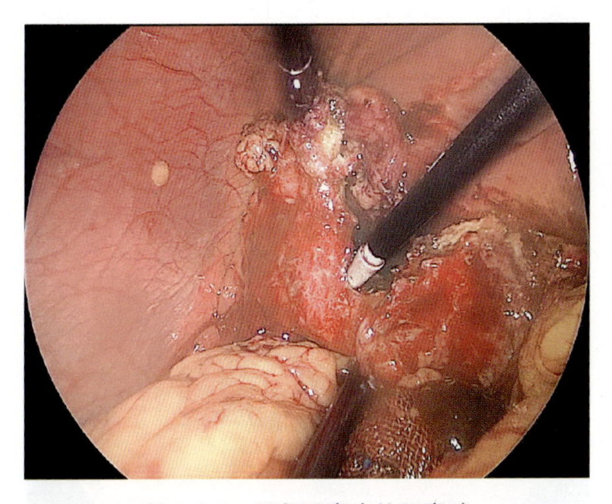

图 2-2-6　保留胆囊床处胆囊壁

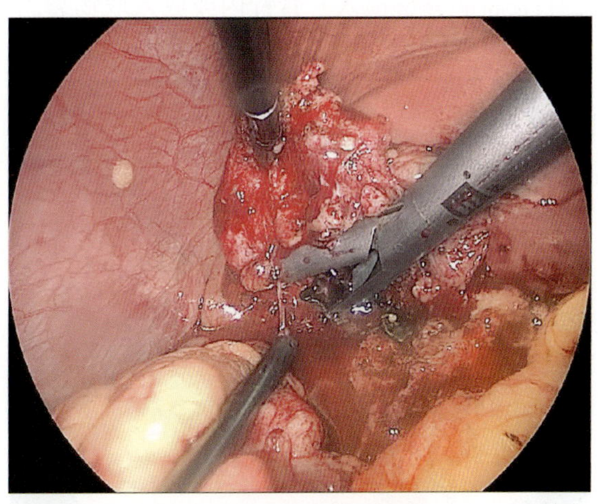

图 2-2-7　取出胆囊内结石

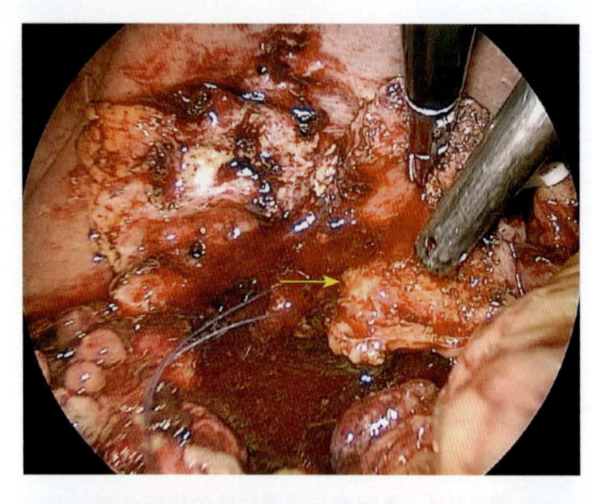

图 2-2-8　沿着胆囊 Hartman 袋找到胆囊管开口（箭头所示）

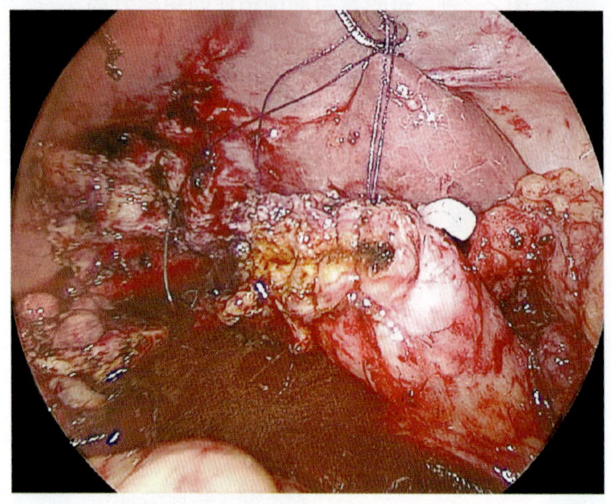

图 2-2-9　可吸收缝线连续缝合胆囊壶腹

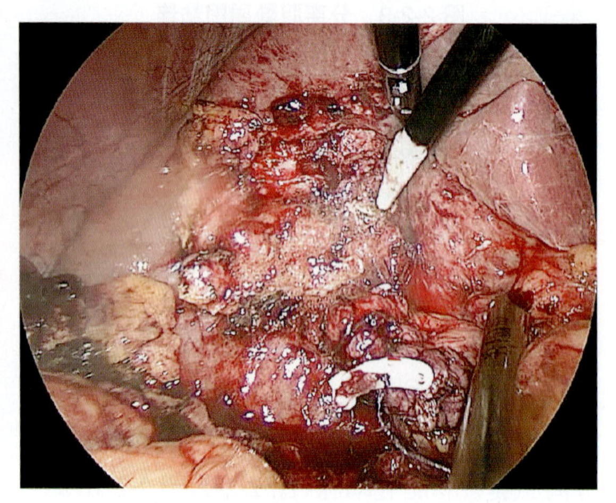

图 2-2-10　烧灼胆囊床残留胆囊黏膜

6. 放置腹腔引流管（图 2-2-11）
7. 将胆囊壁拖入套管针内或放入取物袋内自剑突下戳孔处取出（图 2-2-12）

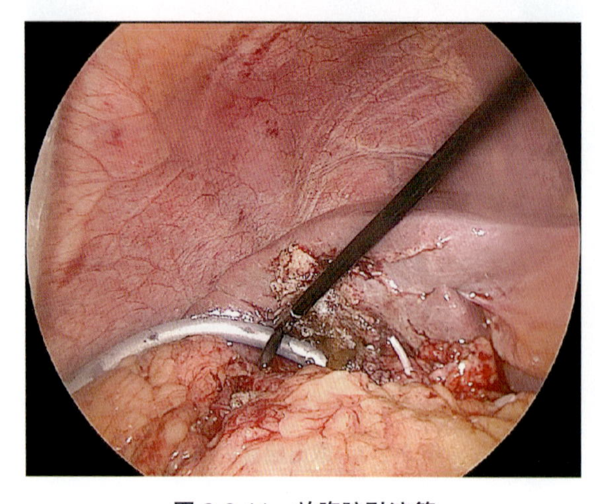

图 2-2-11　放腹腔引流管

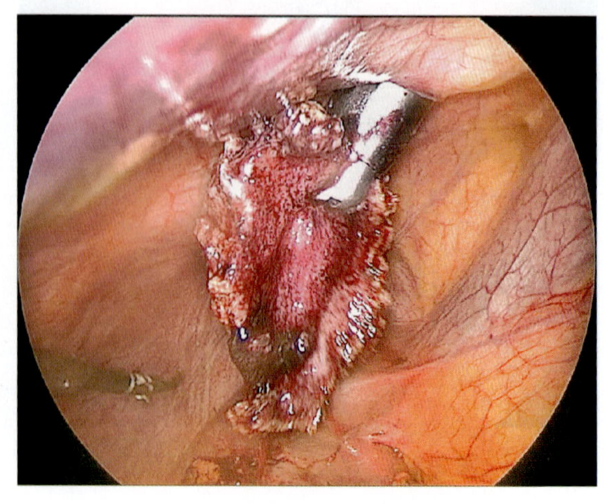

图 2-2-12　将胆囊壁自剑突下戳孔处取出

8. 检查无出血及胆漏，撤出鞘管，释放气腹

9. 粘贴戳孔，结束手术

四、术后处理要点

1. 术后处理基本同本章第一节腹腔镜胆囊切除术。

2. 因腹腔镜胆囊次全切除病灶局部炎症重，腹腔引流管放置时间应酌情延长，以完全引流手术区渗出及可能出现的胆漏。

第三节　腹腔镜保留胆囊取结石或息肉手术

一、适应证及禁忌证

1. 适应证

（1）胆囊功能良好。脂餐前后超声或核素 ECT 检测胆囊收缩≥30%，提示胆囊浓缩和收缩功能良好。

（2）无急性胆囊炎发作史，胆囊壁厚＜ 4mm。

（3）结石单发或多发，但非泥沙性结石，或单个息肉。

（4）儿童期胆囊结石。

（5）中青年胆囊结石患者。

2. 禁忌证

（1）胆囊萎缩。

（2）术中超声或造影见胆囊管内结石，而术中胆道镜无法发现者。

（3）胆囊癌变。

（4）胆囊管结石嵌顿。

（5）胆囊管梗阻。

（6）合并有胆总管结石者，应先治疗胆总管结石再行保胆手术。

（7）泥沙性结石，或多发性息肉。

二、术前评估、准备

同本章第一节腹腔镜胆囊切除术。

三、手术步骤

1. 体位和站位

2. 建立气腹及置入腹腔镜操作器械

1、2 步骤同本章第一节腹腔镜胆囊切除术。

3. 显露胆囊

胆囊周围预置纱布条，在切开胆囊时及时吸引流出的胆汁，以防止胆汁流至小网膜囊及腹腔其

他部位(图 2-3-1)。在胆囊底部乏血管区切开胆囊,切口视结石大小或息肉位置而定(图 2-3-2)。

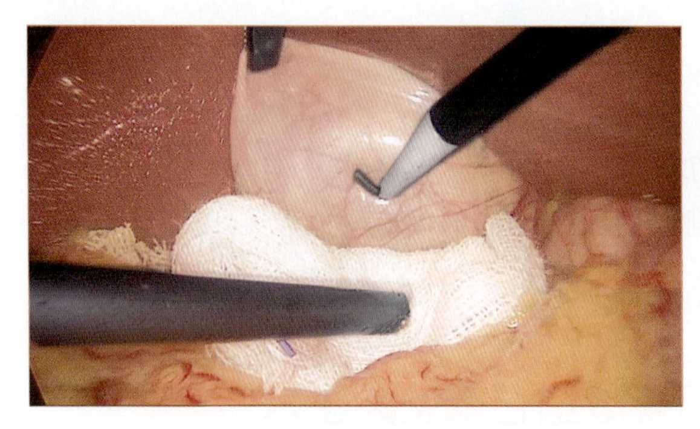

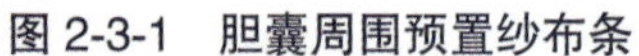

图 2-3-1 胆囊周围预置纱布条

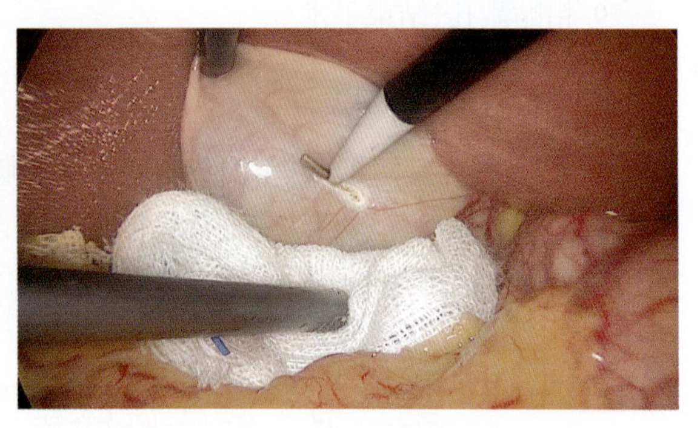

图 2-3-2 在胆囊底部乏血管区切开胆囊

手术要点:

应在胆囊底附近切开胆囊,避免在胆囊颈部切开胆囊,以免缝合时引起胆囊颈部狭窄。

4. 腹腔镜联合胆道镜取出结石或息肉

吸净胆汁,自切口处置入胆道镜观察,确认结石及息肉位置(图 2-3-3)。腹腔镜抓钳联合胆道镜及取石网将胆囊内结石取净(图 2-3-4)。胆囊息肉经胆道镜用活检钳取出(图 2-3-5)。胆囊息肉基底电凝止血(图 2-3-6)。胆道镜下观察胆囊开口处有胆汁流出,证实胆囊管通畅(图 2-3-7)。

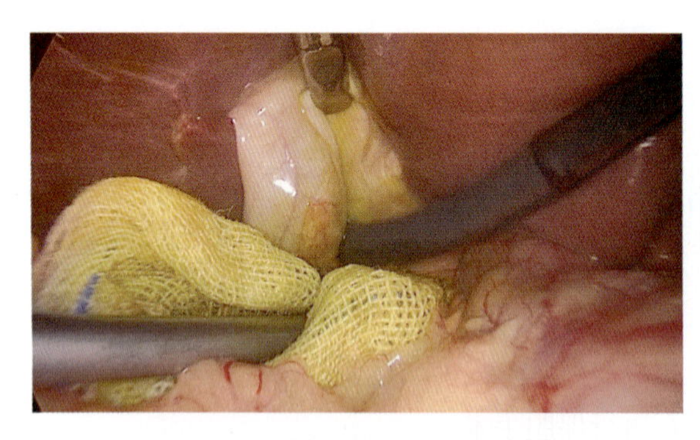

图 2-3-3 自胆囊切口置入胆道镜

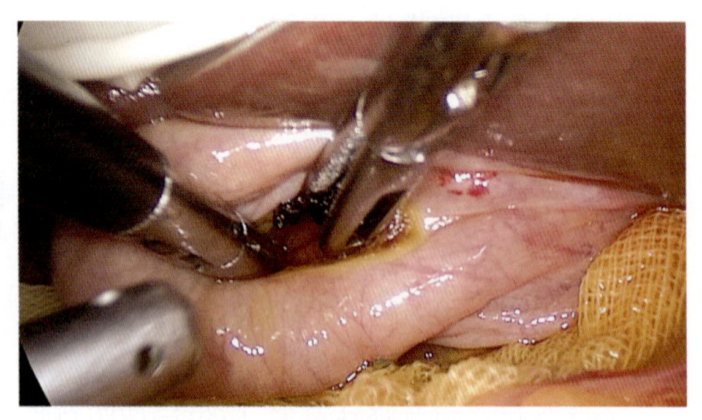

图 2-3-4 取出胆囊内结石

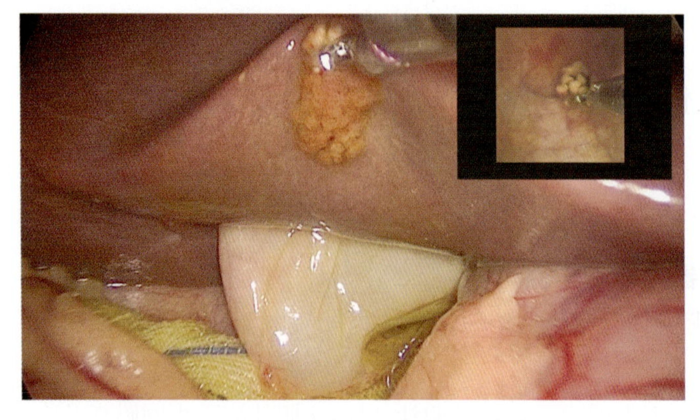

图 2-3-5 经胆道镜置入活检钳抓取胆囊息肉

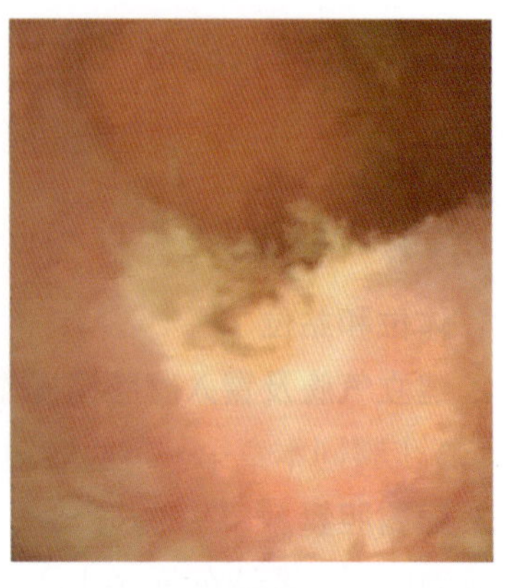

图 2-3-6 息肉基底电凝止血

手术要点：

（1）术中应当联合胆道镜，以免结石或息肉有残留。

（2）术中胆道镜水流不宜过快，以免将结石或息肉自胆囊管冲入胆总管。

（3）用吸引器吸引胆囊内胆汁时应注意避免将息肉吸走，导致无法送病理检查明确息肉性质。

（4）术中应确认胆囊管通畅，如胆囊管不通或有结石嵌顿，应行胆囊切除。

5. 缝合胆囊

用可吸收缝线将胆囊切口全层间断或连续缝合（图 2-3-8）。

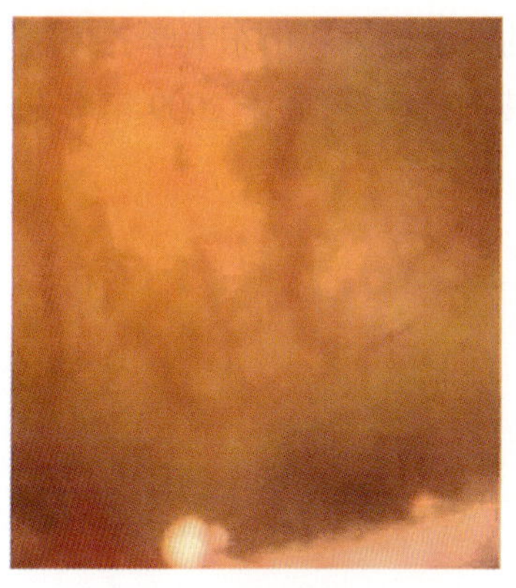

图 2-3-7　胆囊管开口处有胆汁流入

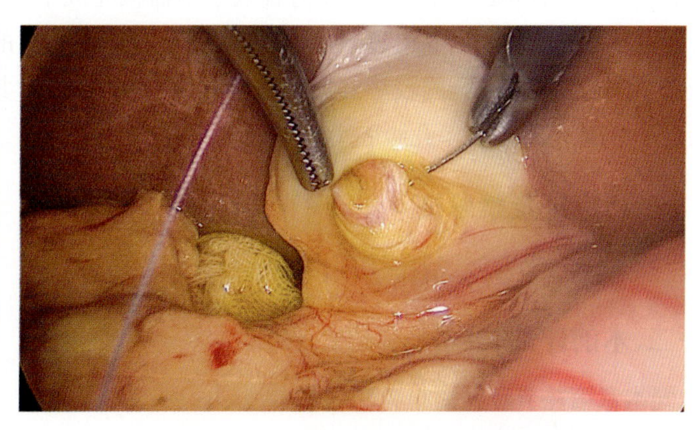

图 2-3-8　可吸收缝线缝合胆囊壁

6. 放置腹腔引流管

吸净腹腔内胆汁，冲洗腹腔，必要时放置腹腔引流管（图 2-3-9）。

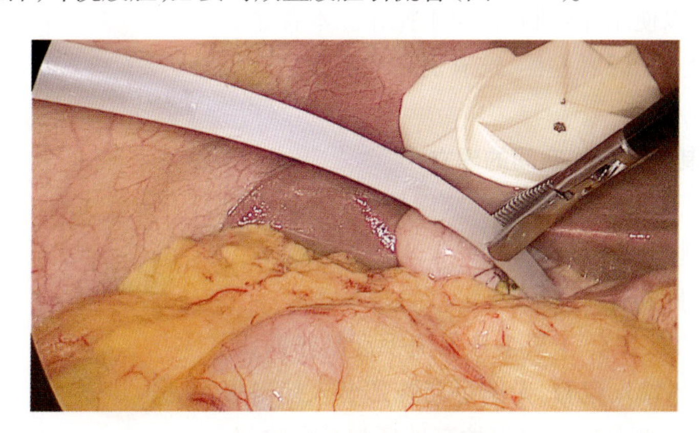

图 2-3-9　放置腹腔引流管

7. 将结石或息肉放入取物袋取出

将装有结石或息肉的取物袋取出，切除的息肉送术中快速病理，如有恶变需切除胆囊或行胆囊癌根治术。

8. 释放气腹，粘贴戳孔

四、术后处理要点

1. 术后注意事项及处理基本同本章第一节腹腔镜胆囊切除术。

2. 保留胆囊取结石术后2周开始服用熊去氧胆酸6个月。

3. 手术后每年复查彩超。

第四节　经脐单孔腹腔镜胆囊切除术

经脐单孔腹腔镜技术是目前国内临床新近开展的一种微创手术。是经脐置入带有多个操作孔道的穿刺管(Triport),通过操作孔道置入手术器械完成手术操作,标本经脐孔取出。手术切口位于脐部,因脐部皮肤褶皱可以遮盖切口,从而达到令人满意的美容效果。山东大学齐鲁医院胡三元教授自2008年在全国较早开展经脐单孔胆囊切除术,对其进行改良,并于2009年率先实施国际第一例悬吊式经脐单孔腹腔镜胆囊切除术。

一、适应证及禁忌证

同本章第一节腹腔镜胆囊切除术。

二、术前评估、准备

同本章第一节腹腔镜胆囊切除术。

三、手术步骤

1. 体位和站位

患者取仰卧位,建立操作空间后取头抬高15°～20°、身体左倾15°体位,以便于显露胆囊,利于操作。术者立于患者右侧,扶镜助手立于患者左侧,这有别于传统腹腔镜胆囊切除术(图2-4-1)。

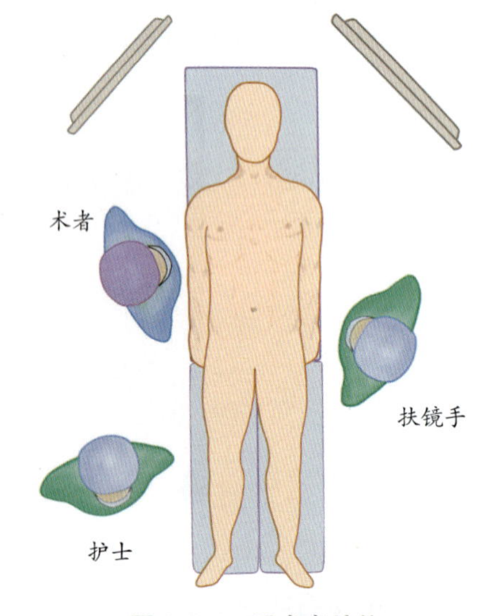

图2-4-1　手术者站位

2. 入路装置的制作与操作空间的建立

切口环绕脐部,于脐上或脐下皮肤皱褶处做1.5cm半圆形切口,直视下切开腹壁各层。

(1)自制手套入路装置

由1个8号切口保护套、1只7号无菌手套制作而成。将切口保护套腹内环置入腹腔,无菌手套腕部套入切口保护套腹外环,同时向外侧翻转切口保护套外环与手套腕部,使两者折叠在一起并紧密贴近腹壁。剪开手套,分别置入5mm套管针,并用7号丝线结扎固定,防止套管滑脱、漏气(图2-4-2)。通过套管针接气腹机,建立CO_2气腹,压力维持在12mmHg(1mmHg=0.133kPa)。

(2)悬吊免气腹法

用卵圆钳夹住4号切口保护套内环,将其送入腹腔。因切口保护套通道直径大于切口长度,因此可紧贴脐部切口。将悬吊架固定于手术台。用两根直径1.2mm的钢针穿过上腹部皮肤,一根位于脐上3cm,另一根位于右侧肋缘下3cm,用提拉器向上提拉暴露手术野。通过切口保护套置入 5mm 腹腔镜、弯曲的或可伸缩弯曲的操作器械开始手术（图 2-4-3）。

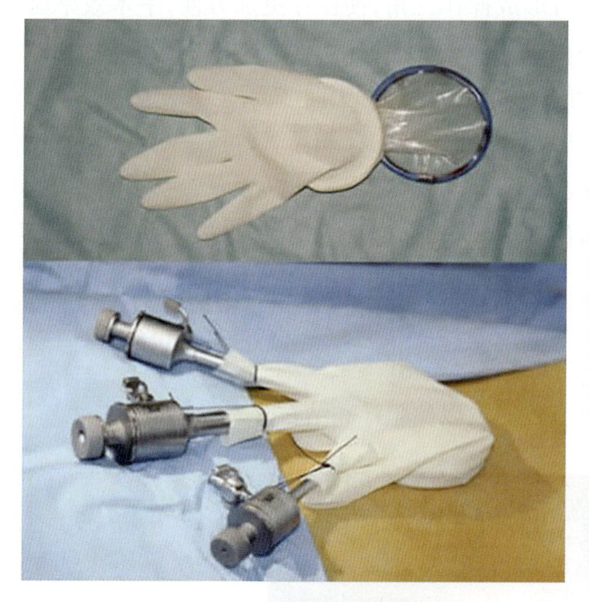

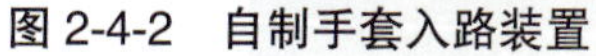
图 2-4-2　自制手套入路装置

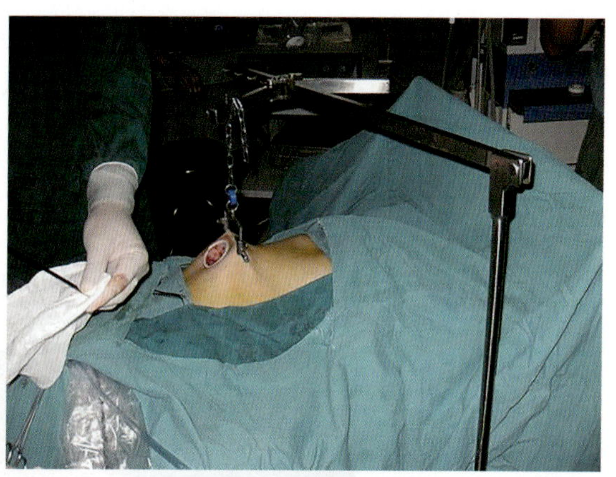

图 2-4-3　悬吊免气腹装置

3. 分离并切除胆囊

首先分离显露并解剖胆囊三角；用 Hem-o-lok 夹夹闭胆囊动脉、胆囊管并切断；自胆囊床分离胆囊，切除胆囊。如显露操作困难，可置入 2mm Minilap 器械（Minilap 抓钳），协助显露和操作（图 2-4-4、图 2-4-5）。

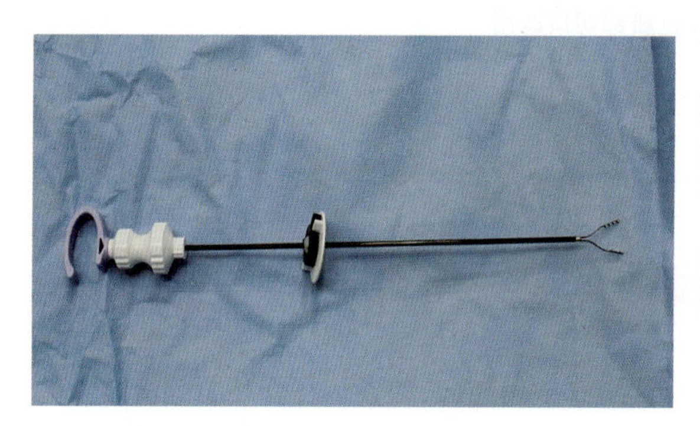

图 2-4-4　Minilap 抓钳

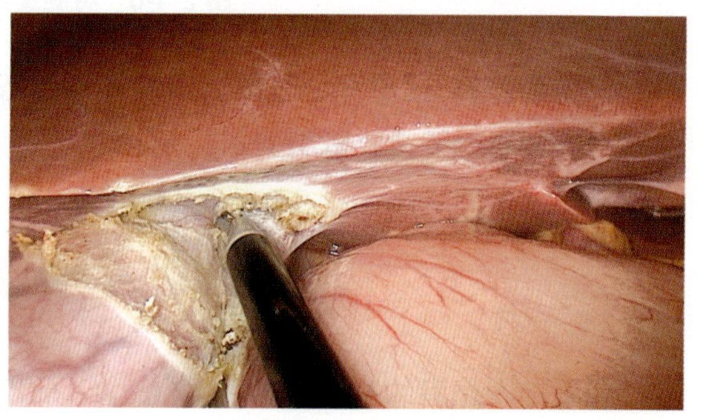

图 2-4-5　切除胆囊

手术要点：

（1）手术操作较困难，因器械置入部位集中，难以形成操作三角，器械互相干扰，影响操作及手术视野。

（2）器械和光源同轴在一定程度上会影响术者对深度和距离的判断。受操作孔数目限制，手术部位或邻近脏器的牵引有一定困难。

（3）操作受患者体型影响较大，如肥胖患者、身材较高患者手术较为困难，对于胆囊显露困难及初学者，可采用腹壁悬吊胆囊法，即经肋弓下穿刺克氏针，通过胆囊底向上悬吊和牵引胆囊，显露胆囊三角。如显露不满意可穿刺胆囊壶腹向外侧牵引，进一步显露胆囊三角。

（4）应用可弯曲的抓钳、分离钳、剪刀等器械可形成操作三角，使操作更加方便，手术效率显著提高；使用尖端可弯曲的 5mm 腹腔镜能保证良好的手术视野；使用不同长度的器械，可减少体外控制手柄部位的相互干扰。也可设计比较隐蔽的、流线型的手柄应用于临床。

（5）专用器械价格昂贵，利用一次性无菌手套代替多操作孔的穿刺套管，可减少器械间的相互干扰，操作灵活，经济上亦能为更多患者所接受。

（6）术中发现操作困难，解剖结构难以辨认，出血，组织结构损伤等情况时，应果断改成三孔法或中转开腹。

4. 将胆囊通过脐部切口取出（图 2-4-6）

手术要点：

如胆囊难以取出可先抽尽胆汁，必要时可使用取物袋，以免胆汁和结石落入腹腔。

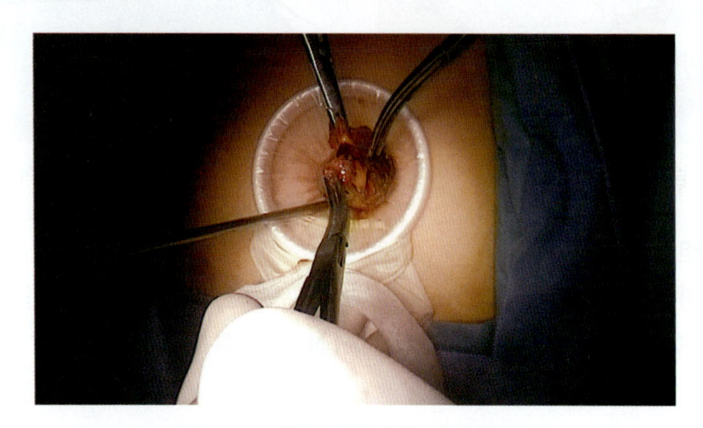

图 2-4-6　将胆囊通过脐部切口取出

5. 重建脐部，逐层缝合脐部切口恢复其形态

同本章第一节腹腔镜胆囊切除术。

第五节　腹腔镜胆总管手术

胆囊结石患者约有 20% 合并胆总管结石，20 世纪 90 年代初期，胆囊结石合并胆总管结石的患者是腹腔镜胆囊切除术（laparoscopic cholecystectomy，LC）的相对禁忌证，但随着腹腔镜技术的提高，现已成为腹腔镜手术的适应证。目前腹腔镜下处理胆囊结石合并胆总管结石主要有以下几种方法：腹腔镜胆总管切开取石 T 管引流术（laparoscopic choledocholithotomy and T tube drainage，LCTD）、腹腔镜胆囊切除术中用纤维胆道镜及取石网经胆囊管取出胆管结石（LTCDE）和腹腔镜胆总管切开取石胆总管一期缝合术等。

一、腹腔镜胆总管切开取石 T 管引流术

1. 适应证

LCTD 的手术适应证还没有统一的标准。有学者认为 LCTD 同开腹胆管切开取石术的适应

证。而较熟练掌握 LTCDE 的医生则认为,只有在 LTCDE 失败后才考虑行 LCTD。因为我国胆总管结石大多数是原发结石,结石往往较大,不能从胆囊管取出。如果术前经内镜逆行胰胆管造影术(endoscopic retrograde cholangiopancreatography,ERCP)检查证实胆道没有狭窄,并且腹腔镜下缝合胆总管又不至于造成胆总管狭窄,可以施行 LCTD。

2. 禁忌证

我国胆管结石的形成与胆道反复感染有关,多伴有胆管狭窄,所以,我们在选择患者时要考虑我国胆石症的特点。术前应详细询问病史,行 ERCP、MRCP 或 CT 检查,排除胆管结石合并有胆管狭窄、胆管癌的病例,同时明确胆结石的大小、数量,选择有 LCTD 指征的胆石症患者。

3. 术前评估、准备

同本章第一节腹腔镜胆囊切除术。

4. 手术步骤

(1)体位、站位及气腹建立均同本章第一节腹腔镜胆囊切除术。

(2)各套管针穿刺部位基本同本章第一节腹腔镜胆囊切除术,但略有不同。右锁骨中线及右腋前线穿刺孔应选择在肋缘下 3cm(图 2-5-1)。

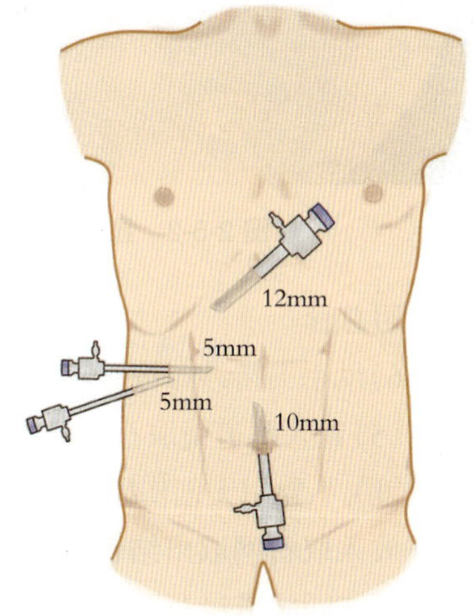

图 2-5-1 套管针位置示意图

(3)切除胆囊。如果需要同时切除有病变的胆囊,可以先常规切除胆囊,也可以胆总管手术完成后再切除胆囊。

手术要点:

先切除胆囊还是先切开胆总管取石国内外学者做法不一。笔者主张先分离出胆囊管及胆囊动脉,分别夹上 Hem-o-lok 夹,切断胆囊动脉,逆行从胆囊床上切下胆囊,暂不切断胆囊管。其目的一是可以把胆囊向右上牵拉,使胆囊三角及肝胆管暴露良好;二是用胆囊做牵引,易于分离胆总管表面浆膜及切开胆总管,也便于胆总管取石及胆总管的缝合。

(4)切开胆总管前壁。助手用无创伤钳夹持纱布,按压胃或十二指肠,显露胆总管。术者用无创伤抓钳提起胆总管前壁表面浆膜,用电凝钩切开浆膜,显露胆总管前壁 1～2cm(图 2-5-2)。在胆总管预切开处用电凝钩轻轻电凝胆总管前壁,以防止或减少胆管壁出血。抓钳提起胆总管前壁,用剪刀剪开(图 2-5-3)。

手术要点:

1)为明确胆总管,可经剑突下套管送入长穿刺针或用抓钳夹持 7 号针头穿刺胆总管。

2)抽出胆汁或拔出针头见胆汁流出证实胆总管后,取出穿刺针。

3)切开胆总管前壁前,可在胆总管前壁缝两根牵引线,然后切开胆总管。

4)在解剖及切开胆总管时应注意避免损伤异位的胆囊动脉、右肝动脉等动脉及静脉导致出血。因此,术中应仔细解剖分离,避免大束的组织切断,防止误伤血管出血。切开胆管壁出血,可轻轻用电凝止血,亦可以用纱布按压止血。

5)在穿刺或切开胆总管时,用力要适当、轻柔,否则可刺透或切透胆总管,损伤胆总管后方的门静脉。为防止上述情况的发生,在切开胆总管时可使用弯刀片钩开胆总管或用直尖刀片向上

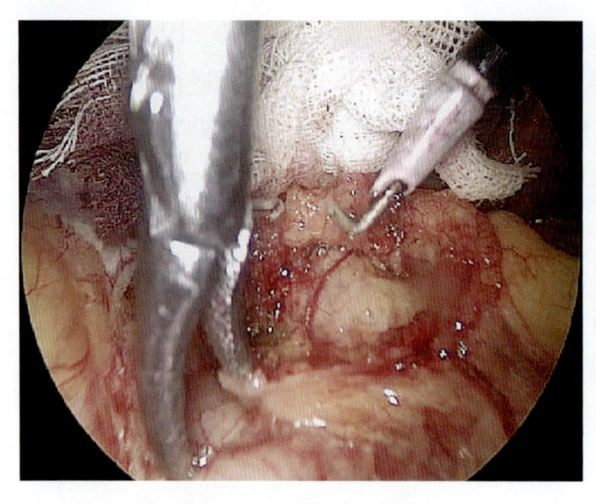

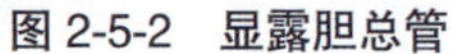
图 2-5-2　显露胆总管

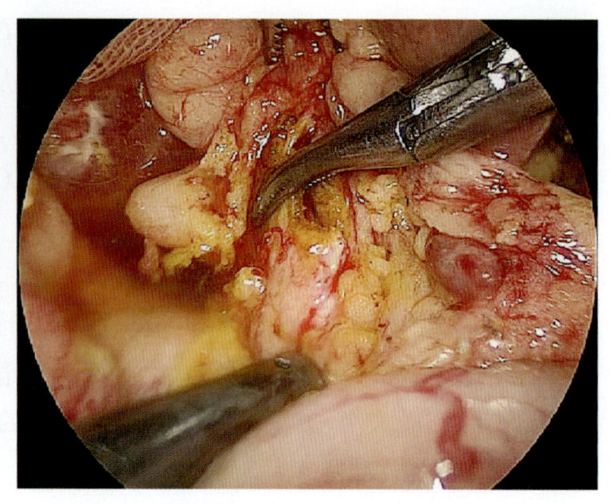
图 2-5-3　打开胆总管前壁

挑开胆总管。

6）助手夹持纱布按压胃十二指肠时要动作轻柔，以免损伤胃、十二指肠等脏器。

（5）置入胆道镜取石。从剑突下套管置入胆道镜至胆总管内（或从锁骨中线肋缘下套管置入胆道镜），不要用无创伤抓钳抓住胆道镜头端将其置入胆总管，这样易损伤胆道镜。通过胆道镜操作孔放入取石网取出结石（图 2-5-4、图 2-5-5）或用弯分离钳取出直视下可见结石（图 2-5-6）。小的结石连同胆道镜及取石网一并从套管中移出。大的结石松开取石网，结石置于腹腔，然后放到取物袋内。最后胆道镜探查肝内胆管，确认无肝内胆管结石（图 2-5-7）。

手术要点：

1）取出肝内外胆管结石的方法应根据胆管结石的大小、多少、部位及医院条件而定。在胆管切开处的结石可用抓钳直接取出。

2）胆道镜可从剑突下套管内经转换套管放入胆道镜，通过胆道镜操作孔放入取石网取出结石。

3）结石较大、嵌顿不易取出时，可用液电碎石或超声碎石。随着免气腹装置的应用，亦可以用普通取石钳取石。

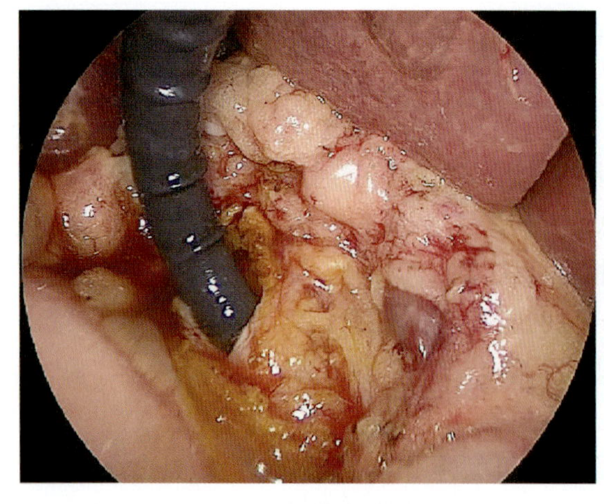
图 2-5-4　胆道镜探查胆总管

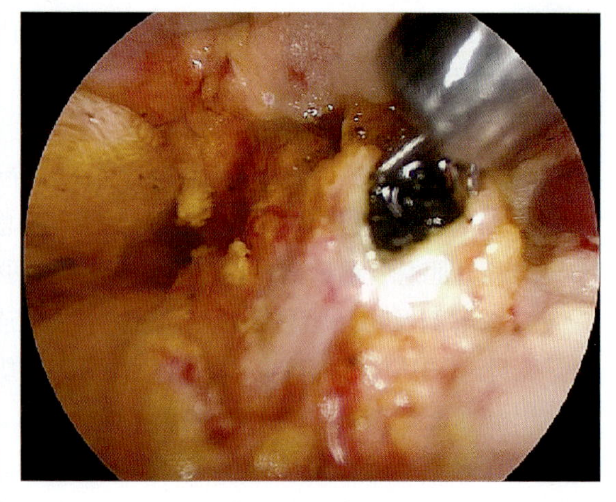
图 2-5-5　经胆道镜应用取石网套取胆总管内结石

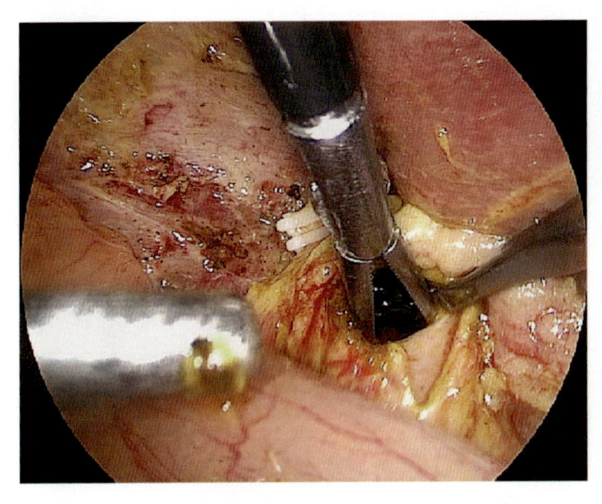

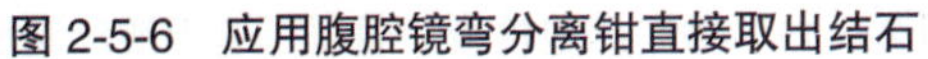

图 2-5-6　应用腹腔镜弯分离钳直接取出结石

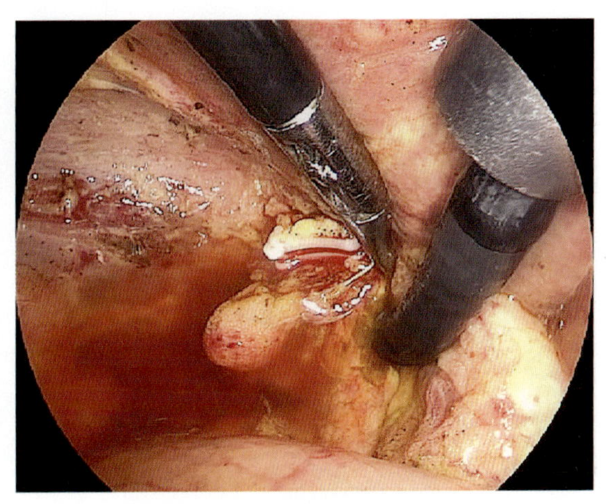

图 2-5-7　胆道镜探查肝内胆管

4）术中操作应轻柔，尽量减少对胆管尤其是 Oddi 括约肌的刺激。

5）细沙样结石，经生理盐水冲洗后流入腹腔不易取出，容易引起腹腔感染，所以术者应尽可能取出落入腹腔的结石，减少术后因结石引起的腹腔感染、肠粘连等并发症。

（6）胆总管内置入 T 管。根据胆总管的粗细和胆道内是否有残留结石，选用适当型号的 T 管，修剪后置入（T 管长臂用丝线扎紧；图 2-5-8、图 2-5-9）。

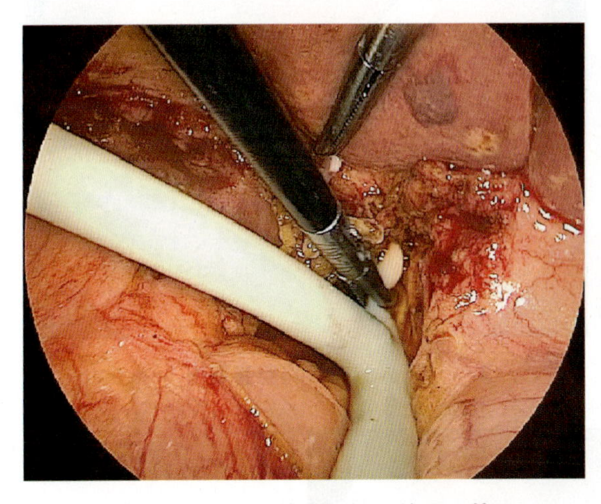

图 2-5-8　将 T 管置入切开的胆总管

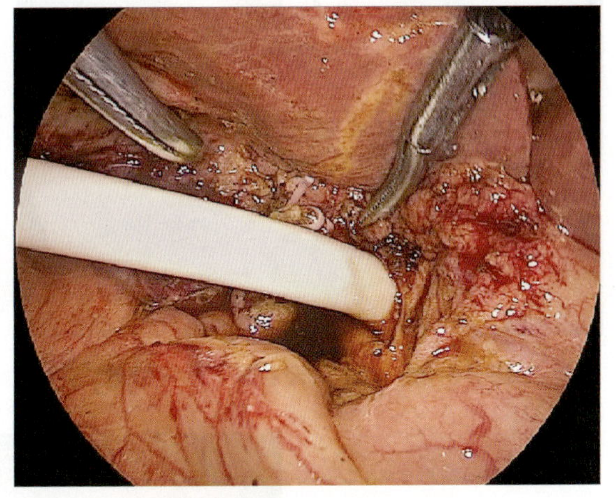

图 2-5-9　T 管已置入胆总管

（7）缝合胆总管。应用 3-0 或 4-0 可吸收缝线，缝合胆总管切开处（图 2-5-10）。

手术要点：

1）T 管的放置和胆总管缝合是 LCTD 中最关键的一步，需要精湛的缝合技术和极大的耐心。T 管的选择要根据胆总管的直径而定，T 管的短臂长短要适宜，短臂过长，向胆总管内不易置入，短臂过短，T 管易从胆总管内脱出。在缝合胆总管时，可以把腹腔镜换到剑突下，缝合操作孔在脐下，缝合较为容易。

2）为了证实胆总管缝合是否严密，可从 T 管注入生理盐水，看 T 管周围是否有渗出，或放入一块小纱布于胆总管缝合处观察白纱布是否有黄染（图 2-5-11），如有黄染，应加针缝合渗漏处。

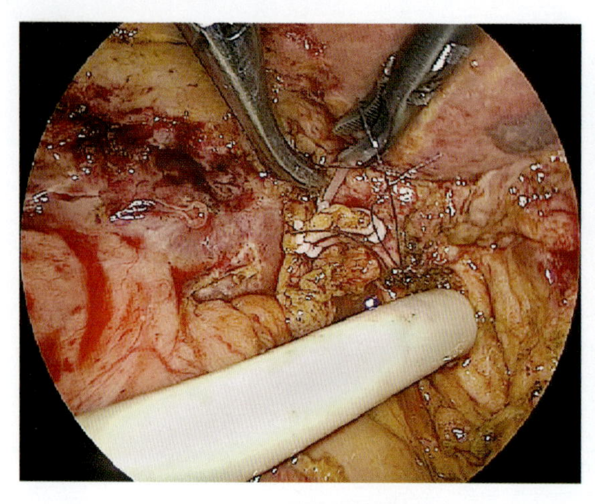

图 2-5-10　缝合胆总管壁

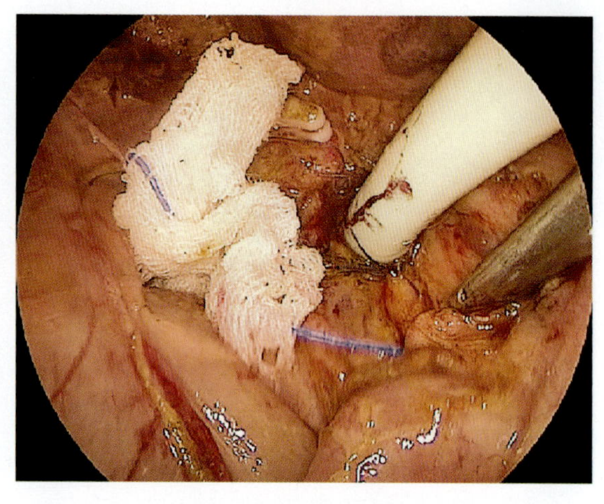

图 2-5-11　纱布压迫检查 T 管周围有无胆汁漏出

（8）冲洗腹腔，T 管从锁骨中线肋缘下戳孔引出并固定于腹壁（图 2-5-12），取出胆囊（图 2-5-13）。温氏孔处放腹腔引流管从腋前线戳孔引出，并固定于腹壁皮肤（图 2-5-14）。

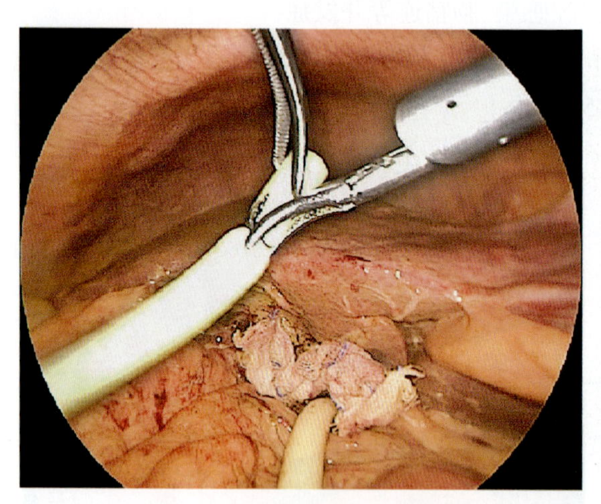

图 2-5-12　将 T 管经肋缘下戳孔引出

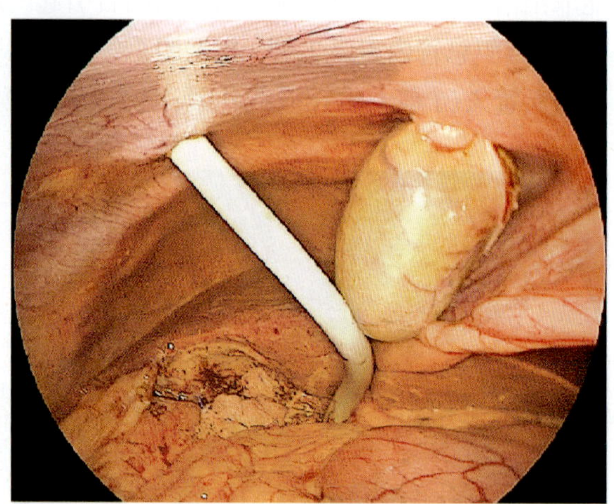

图 2-5-13　将胆囊取出

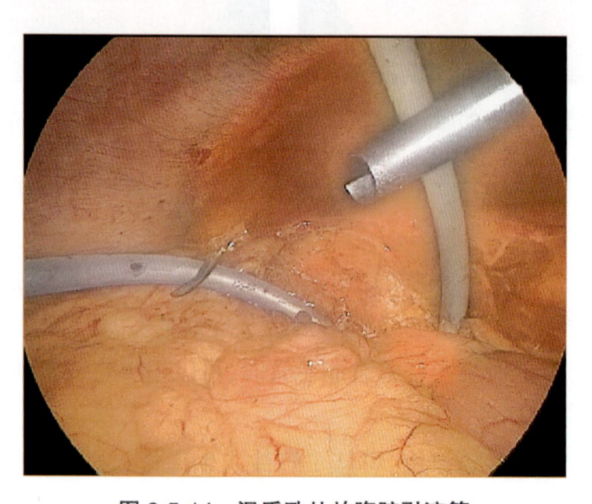

图 2-5-14　温氏孔处放腹腔引流管

(9)释放气腹,粘贴戳孔。

5. 术后处理要点

(1)术后注意事项及处理基本同本章第一节腹腔镜胆囊切除术。

(2)注意观察腹腔引流管引流液的量和性质,注意有无胆漏和肠漏。

(3)妥善固定 T 管,避免脱出。若肝内外胆管无残余结石及胆漏,术后 4 周可拔除 T 管。

二、腹腔镜胆总管切开取石胆总管一期缝合术(laparoscopic choledocholithotomy and primary suture of the common bile duct)

1. 适应证

(1)术前 ERCP 或 MRCP 检查证实只有胆总管结石而无胆道狭窄。

(2)术中胆道镜已取净结石,胆道无明显炎症者。

(3)胆总管直径≥0.8cm,胆总管末端无狭窄者。

(4)胆道镜观察到十二指肠乳头开闭良好、远端通畅者。

2. 禁忌证

(1)胆总管内残余结石。

(2)胆管炎症或狭窄。

(3)胆总管末端梗阻。

3. 术前评估、准备

同本章第一节腹腔镜胆囊切除术。

4. 手术步骤

(1)缝合胆总管

自剑突下戳孔将 3-0 带针可吸收缝线置入腹腔(图 2-5-15),弯分离钳提起胆总管前壁间断缝合胆总管前壁(图 2-5-16、图 2-5-17)。缝合完毕用纱布条沾拭缝合处,查看纱条有无黄染以便发现胆漏(图 2-5-18)。

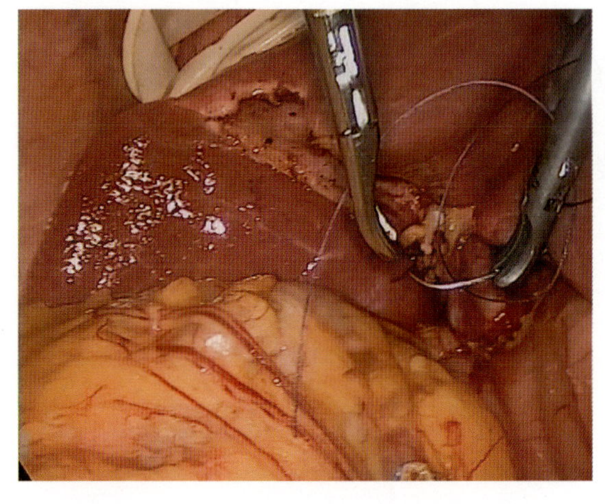

图 2-5-15　将 3-0 带针可吸收缝线置入腹腔

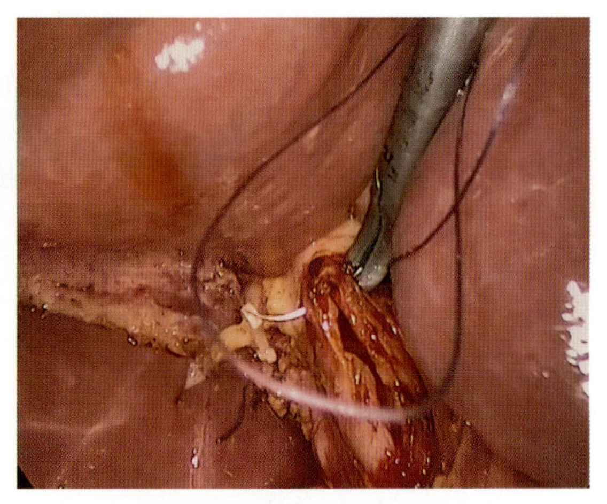

图 2-5-16　间断缝合胆总管前壁

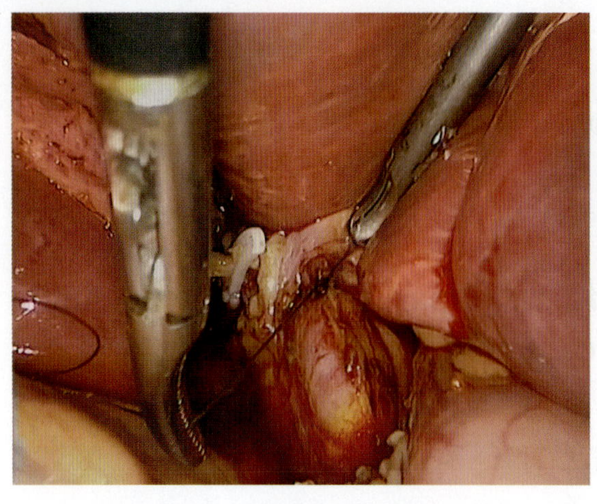

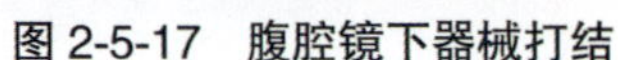
图 2-5-17　腹腔镜下器械打结

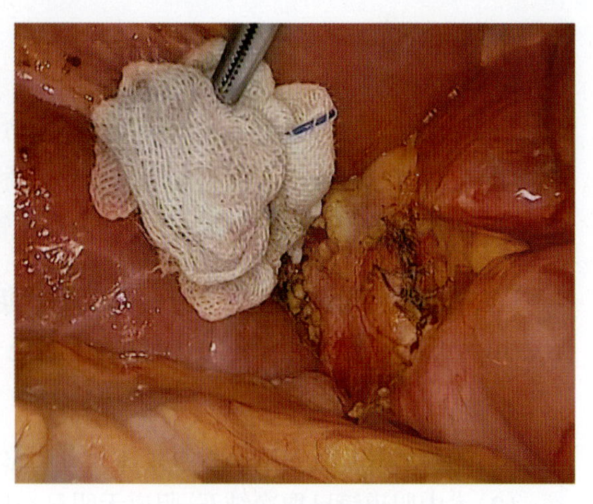

图 2-5-18　检查有无胆漏

手术要点:

胆总管切口采用 2-0～4-0 可吸收缝线间断缝合、连续缝合等缝合法,针距和边距要准确均匀,针距 5mm 左右,边距 1～2mm,为了防止缝合处发生胆漏,术前可行经内镜鼻胆管引流(ENBD)进行胆管减压,术后择期拔除。

(2)其余手术步骤

同本节“一、腹腔镜胆总管切开取石 T 管引流术”。

5. 术后处理要点

同本节“一、腹腔镜胆总管切开取石 T 管引流术”。

三、经胆囊管胆总管探查取石术(transcystic-duct laparoscopic choledocholithotomy)

1. 适应证

(1)胆囊管直径大于 0.4cm,通畅,无狭窄或闭塞。

(2)胆囊管粗短,口径与胆道镜外径相当。

(3)术前影像学检查排除原发性肝内胆管结石。

(4)胆总管下端通畅。

(5)术前检查虽未发现胆总管结石,但是直接胆红素升高及肝功能异常。

2. 禁忌证

(1)胆囊管细长、管腔狭窄或闭塞。

(2)原发性肝内胆管结石。

(3)胆囊管与肝总管汇合异常。

(4)胆总管下端狭窄或梗阻。

3. 术前评估、准备

同本章第一节腹腔镜胆囊切除术。

4. 手术步骤

（1）先分离出胆囊管及胆囊动脉，并用 Hem-o-lok 夹夹闭，剪断胆囊动脉，逆行剥离胆囊，暂不切断胆囊管（图 2-5-19）。

（2）在胆囊管近胆囊侧先夹一枚 Hem-o-lok 夹，在其远端剪开胆囊管前壁（图 2-5-20）。

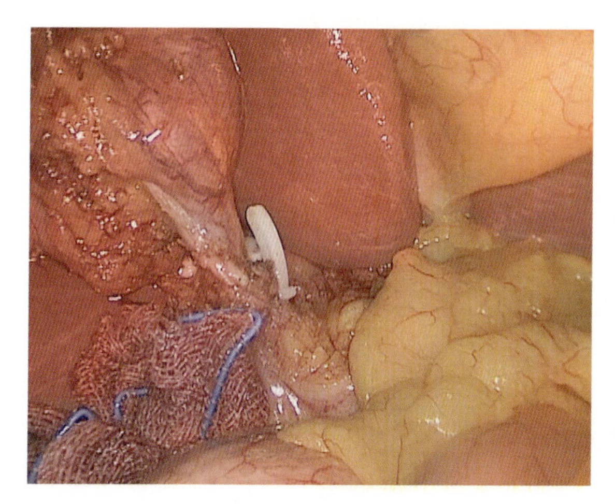

图 2-5-19　游离胆囊及胆囊管，不切断胆囊管

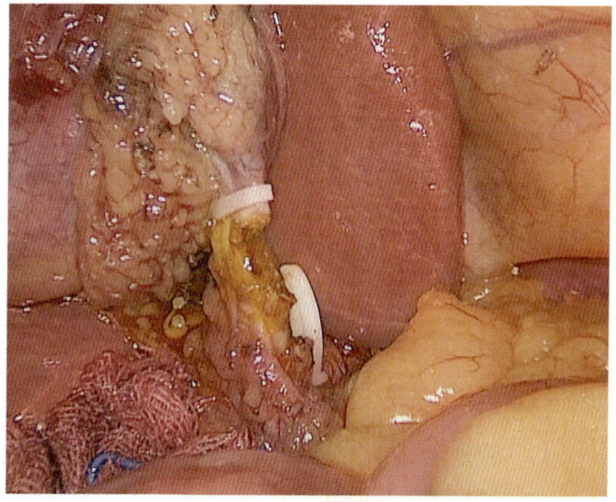

图 2-5-20　剪开胆囊管前壁

（3）置入胆道镜或输尿管镜及取石网，探查胆总管及取出结石（图 2-5-21）。

手术要点：

对拟行经胆囊管探查取石的患者，胆囊管残端不应留得过短，至少 1.0cm，以避免胆囊管残端撕裂波及胆总管。探查时应先用器械适当扩张胆囊管，注意残留胆囊管内有无结石，勿将结石推入胆总管。探查中要求动作轻柔，避免强力通过造成胆管损伤。

（4）如果胆囊管较细，置入胆道镜或输尿管镜困难，可先用气囊导管扩张胆囊管。亦可以用取石网经胆囊管置入胆总管反复盲取结石直至取净（图 2-5-22）。

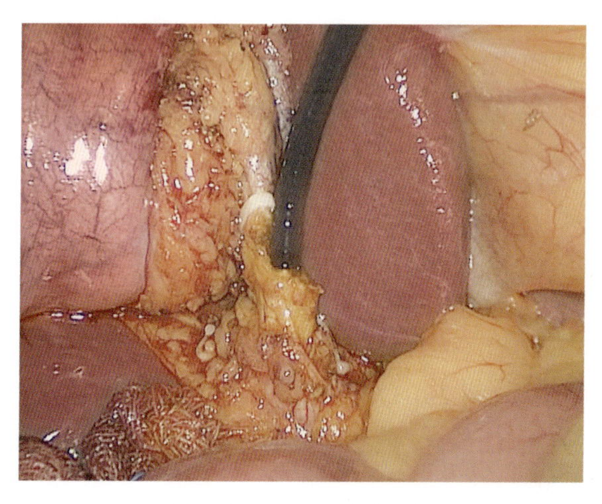

图 2-5-21　胆囊管内置入胆道镜或输尿管镜探查

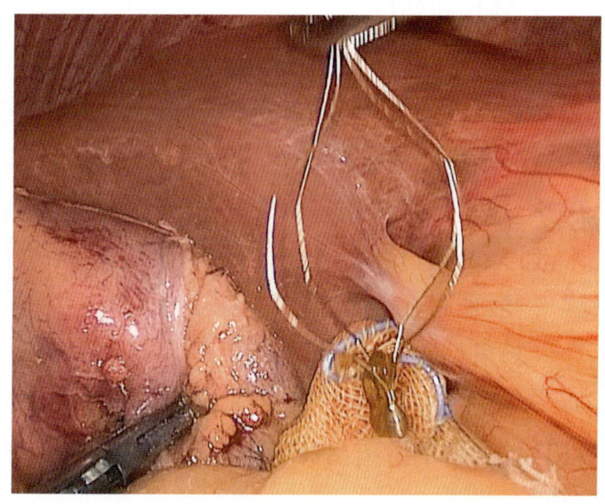

图 2-5-22　取石网经胆囊管置入胆总管取出结石

(5)Hem-o-lok 夹夹闭或圈套器结扎胆囊管,切除胆囊。

5. 术后处理要点

同本章第一节腹腔镜胆囊切除术。

第六节　腹腔镜肝门部胆管癌根治术

一、适应证和禁忌证

1. 适应证

(1)Bismuth Ⅰ型、Ⅱ型或Ⅲ型肝门部胆管癌。

(2)肿瘤未累及门静脉或肝动脉不需要联合血管切除。

2. 禁忌证

(1)Bismuth Ⅳ型肝门部胆管癌。

(2)肿瘤累及门静脉或肝动脉需要联合血管切除重建。

(3)肿瘤腹腔转移。

二、术前评估、准备

1. 术前应通过 CT 或 MRCP 对胆管梗阻的部位和范围进行准确评估,若有必要,可术前行经皮穿刺肝胆道成像(PTC)及 ERCP 检查,但应注意预防胆道感染和胆漏等并发症。

2. 合并急性胆管炎者应首先引流胆管以控制感染。

3. 术前行经皮肝穿刺胆道置管引流(PTCD)的患者应注意避免水电解质的丢失紊乱。

4. 其他术前评估准备同本章第一节腹腔镜胆囊切除术。

三、手术步骤

1. 体位和站位

患者取仰卧位,术者站在患者右侧或患者两腿之间,第一助手站在患者左侧,第二助手(扶镜手)站在手术者右侧;器械护士站于第二助手右侧,监视器置于患者头端、手术台两侧,器械车置于患者足端(图 2-6-1)。

2. 建立气腹、置入腹腔镜

(1)套管针位置

一般采用五孔法,位置见图 2-6-2。

(2)肝门重要血管骨骼化

于十二指肠上缘,切开肝十二指肠韧带前面的腹膜(图 2-6-3),清扫肝十二指肠韧带内脂肪淋巴组织,解剖游离出肝固有动脉(图 2-6-4～图 2-6-6)、门静脉(图 2-6-7)的分支及属支,将其骨骼化。

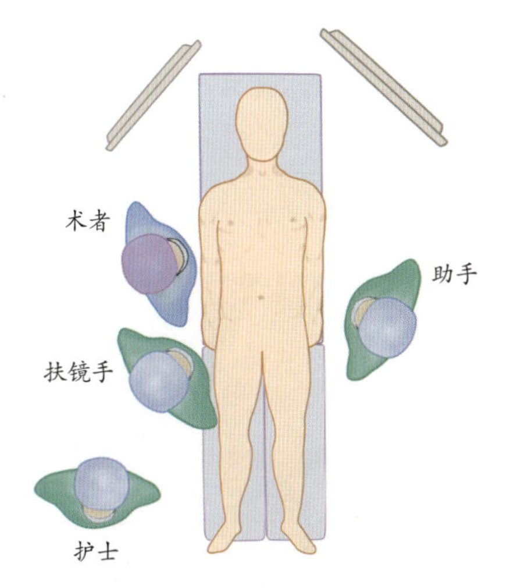

图 2-6-1　手术站位示意图

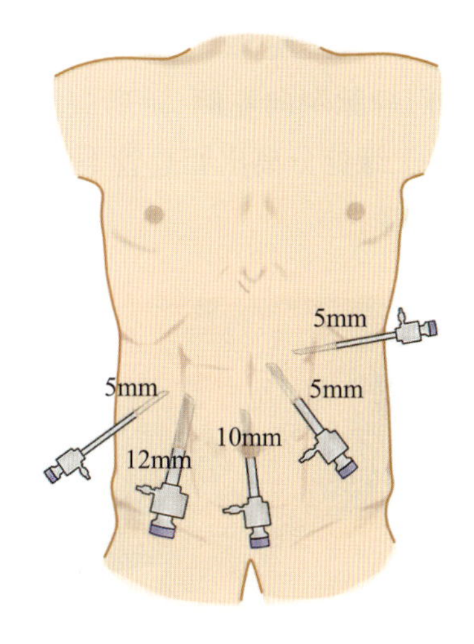

图 2-6-2　套管针位置示意图

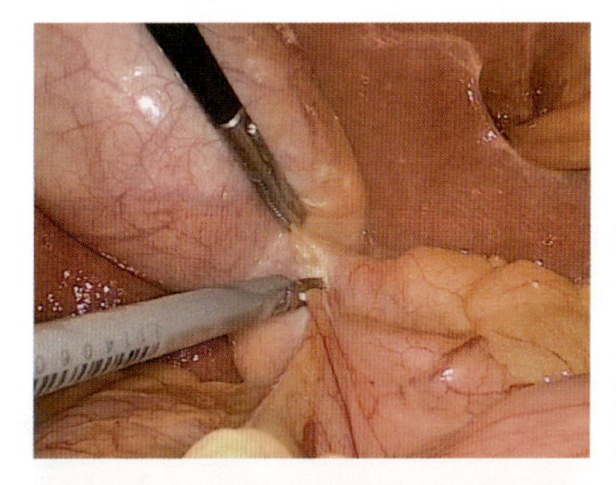

图 2-6-3　切开肝十二指肠韧带前面腹膜

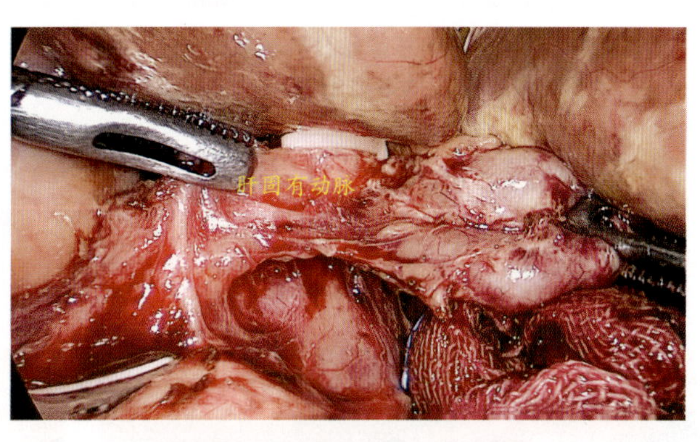

图 2-6-4　解剖显露肝固有动脉

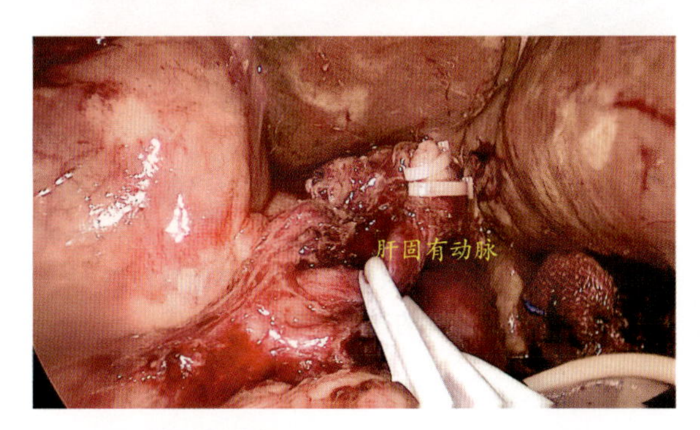

图 2-6-5　清扫肝固有动脉周围脂肪淋巴组织

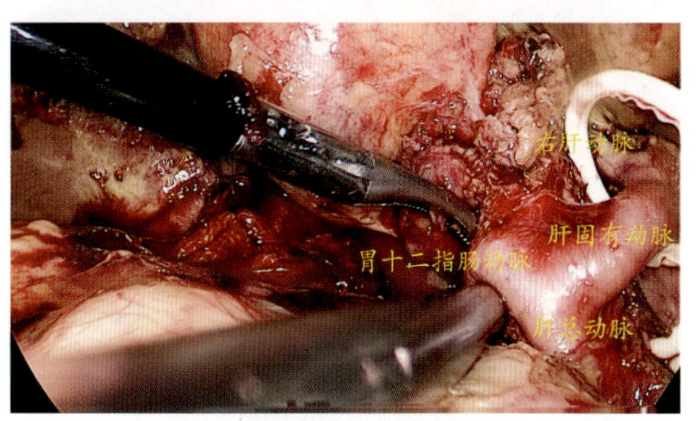

图 2-6-6　骨骼化肝动脉及其分支

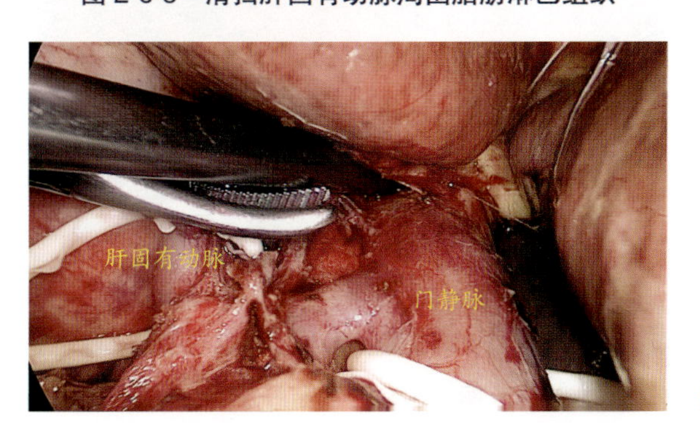

图 2-6-7　清扫肝动脉和门静脉间脂肪淋巴组织

（3）于胰腺上缘切断胆总管

将肝动脉和门静脉牵向左侧，游离胆总管，清扫胆总管和肝动脉及门静脉间脂肪淋巴组织（图 2-6-8），于胰腺上缘处分离出胆总管下端，用超声刀打开胆总管下端前壁（图 2-6-9），确定下切缘后切断胆总管下端。

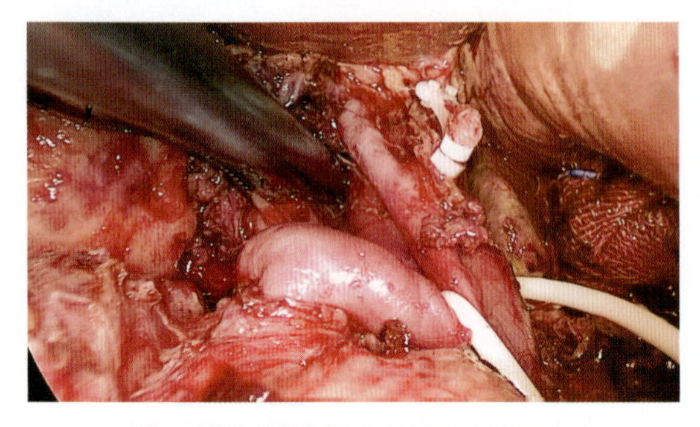

图 2-6-8 清扫胆总管和肝动脉及门静脉间脂肪淋巴组织

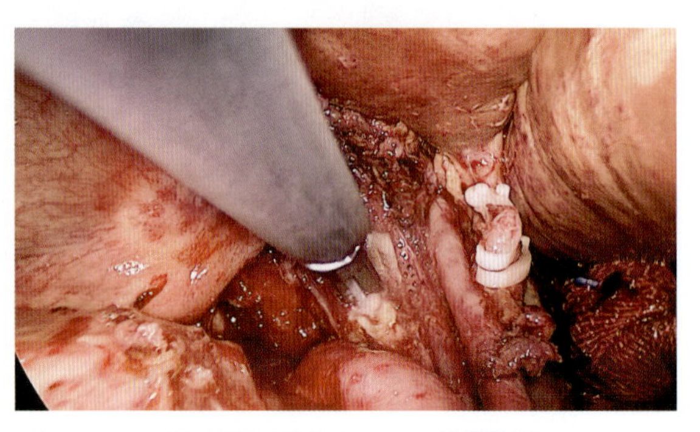

图 2-6-9 切断胆总管下端

（4）向肝门方向游离肝总管至左右肝管汇合处

将胆总管向上牵引，用超声刀向肝门方向游离。将胆总管与门静脉分离，游离肝总管至肝门（图 2-6-10）。将胆囊自胆囊床剥离，逐步将肝总管与右肝动脉和门静脉分离（图 2-6-11）。

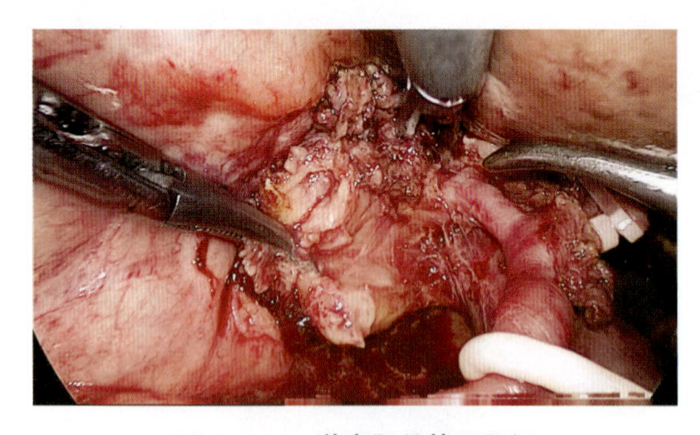

图 2-6-10 游离肝总管至肝门

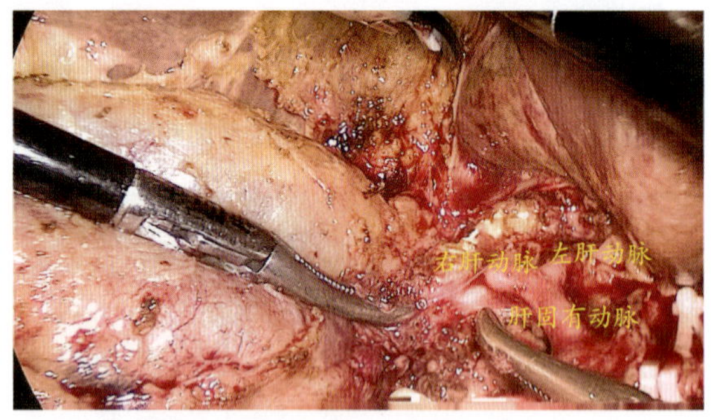

图 2-6-11 将肝总管上端与右肝动脉和门静脉的左右分支分离

（5）于左右肝管汇合处切断肝总管

明确肿瘤上缘，切断肝总管，直视下观察肝总管切缘无肿瘤（图 2-6-12），整块切除肝外胆管、肿瘤、胆囊、肝十二指肠韧带的淋巴脂肪神经组织（图 2-6-13），放入取物袋内扩大戳孔取出，送术中快速病理检查，明确胆管上下切缘无肿瘤。缝合胰腺上缘胆总管末端（图 2-6-14）。

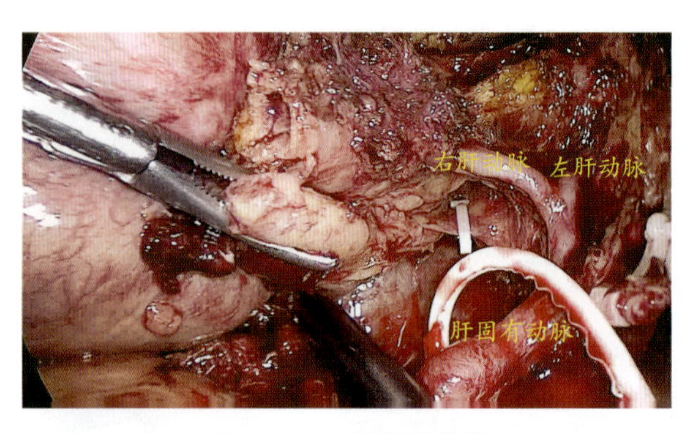

图 2-6-12 切断肝总管

（6）肝总管空肠 Roux-en-Y 吻合

根据屈氏韧带确定近端空肠，超声刀分离

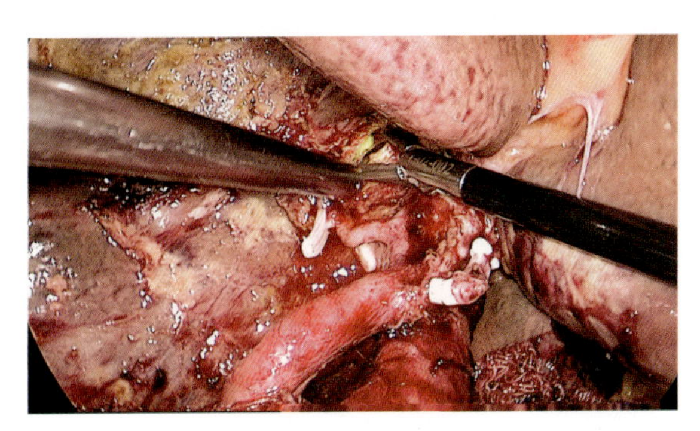

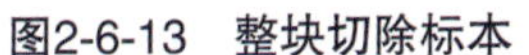

图2-6-13　整块切除标本

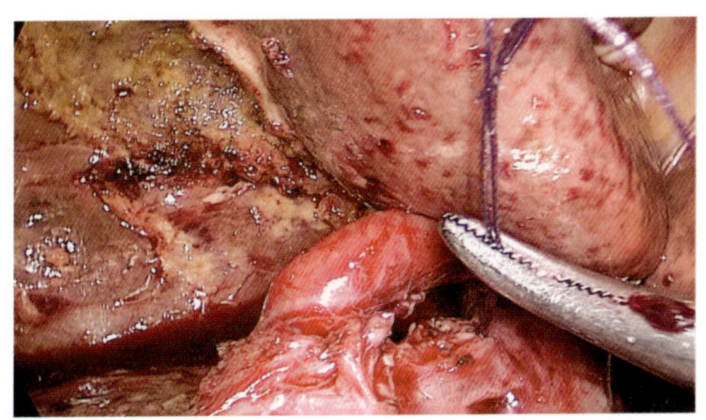

图 2-6-14　缝合胆管远端残端

欲切断空肠处肠系膜(图 2-6-15),距屈氏韧带约 15cm 用腹腔镜下直线切割闭合器切断闭合空肠(图 2-6-16),远端空肠自结肠后上提(图 2-6-17),用电凝钩切开与肝总管口径大小相称的切口(图 2-6-18),用 3-0 可吸收缝线分别连续缝合胆肠吻合口的后壁(图 2-6-19)和前壁(图 2-6-20),用纱布条沾拭确定无胆漏。距胆肠吻合口以远约 50cm 用 3-0 可吸收缝线行近远端空肠侧侧吻合,吻合口直径约 2cm(图 2-6-21)。缝合关闭系膜裂孔。

手术要点:

1)腹腔镜的放大作用及近距离直视操作,使血管鞘、血管分支及周围神经结缔组织结构更清晰。腹腔镜探进狭小的肝门区内后可向内侧旋转,这样往往无须刻意牵拉即可得到清晰满意的视野。骨骼化肝动脉、门静脉及其分支属支时可紧贴血管壁(超声刀功能面远离管道),从距肿瘤

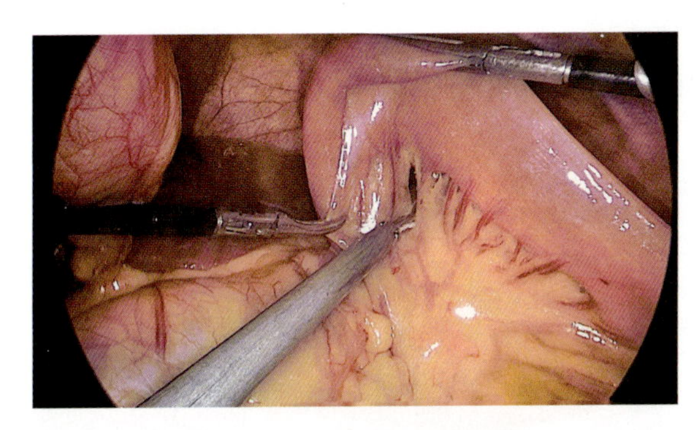

图 2-6-15　超游离空肠系膜

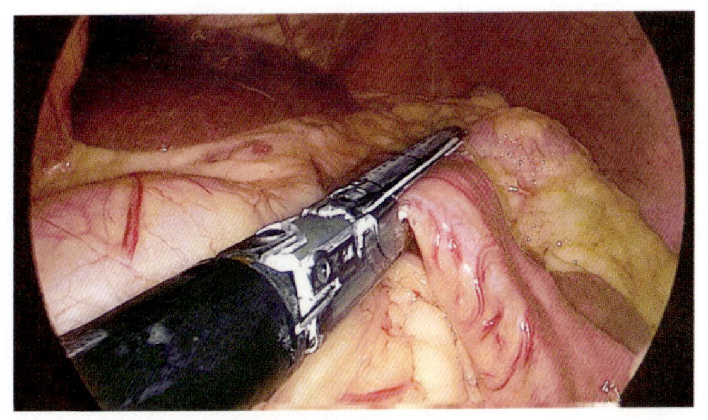

图 2-6-16　离断空肠

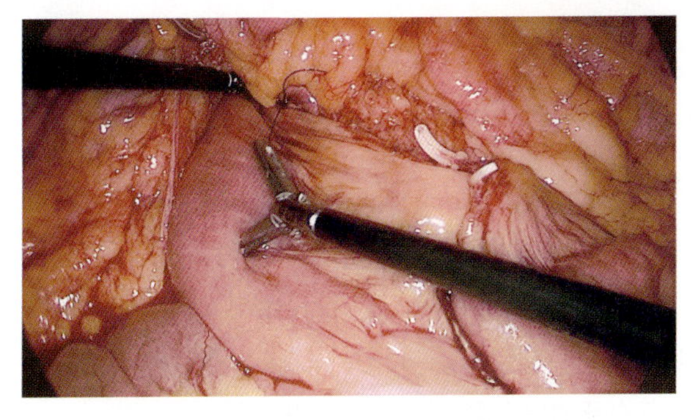

图 2-6-17　将远端空肠自结肠后上提

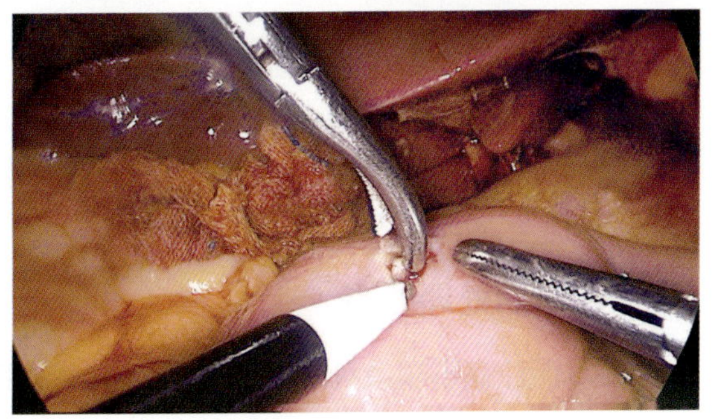

图 2-6-18　用电凝钩切开与肝总管口径大小相称的切口

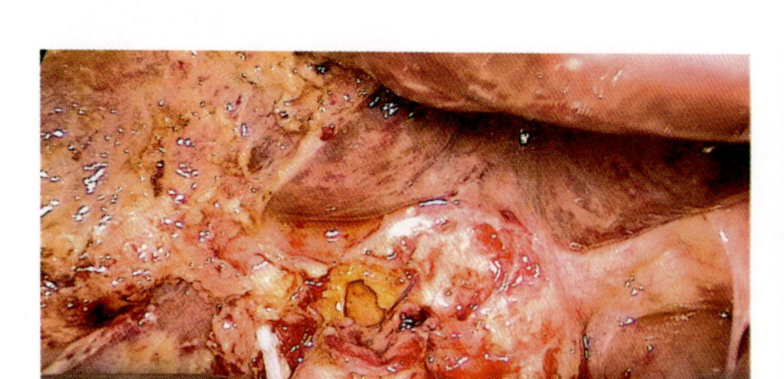

图 2-6-19　用 3-0 可吸收缝线连续缝合胆肠吻合口的后壁

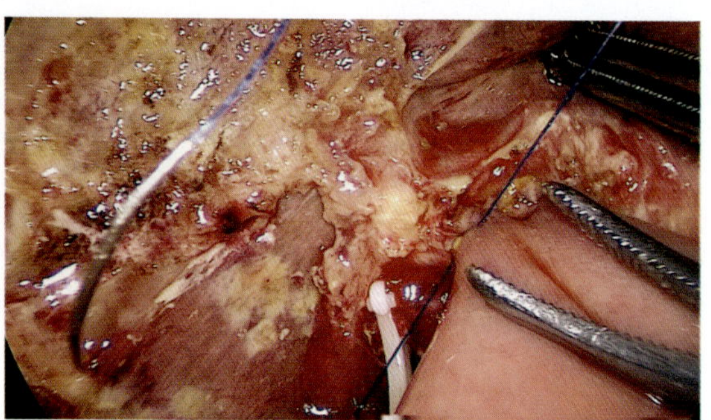

图 2-6-20　用 3-0 可吸收缝线连续缝合胆肠吻合口的前壁

远端开始从下至上清扫可以使操作更安全。

2）腹腔镜下胆肠吻合难度较大，往往需要视角、器械角度和持针角度均合适的情况下完成每一步缝合。应用 3-0 可吸收缝线连续缝合，缝合时先缝合胆肠吻合口后壁，再缝合胆肠吻合口前壁。

3）有的病例重建位置深，Bismuth Ⅲ、Ⅳ型由于胆管断端位置高，有时甚至需劈开肝脏才能游离足够用于吻合的断端，困难且费时；且多联合肝叶切除，在取出标本时往往需 4.0～6.0cm 切口。因此取右上腹小切口手助或直视下完成肝肠吻合较为合适。这样不仅没有增加体表瘢痕而且降低显露和吻合难度，节省手术时间，也使吻合更加安全确切。但是要注意手助时机的选择。因肝门区空间狭小，游离清扫过程可完全在腹腔镜下完成，过早手助会阻挡视野，增加显露难度。

（7）冲洗腹腔，放置腹腔引流管

冲洗腹腔，于胆肠吻合口后方放置腹腔引流管，经套管针戳孔处引出体外并固定（图 2-6-22）。

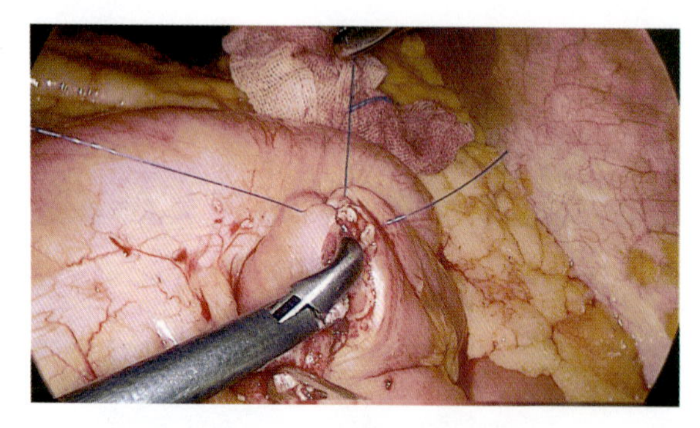

图 2-6-21　近远端空肠侧侧吻合

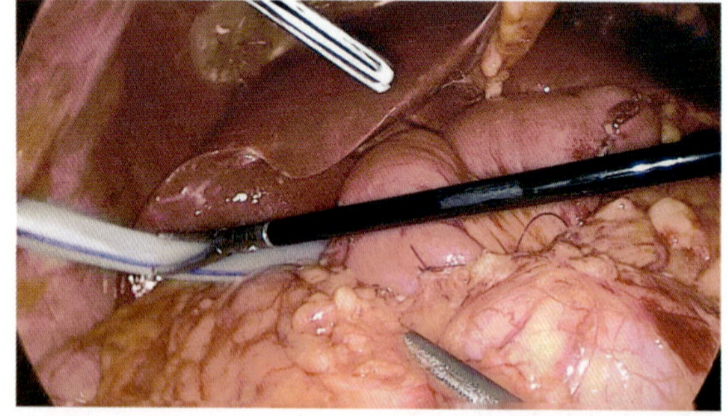

图 2-6-22　于胆肠吻合口后方放置腹腔引流管

（8）释放气腹，缝合粘贴戳孔

四、术后处理要点

1. 术后注意事项及处理基本同本章第一节腹腔镜胆囊切除术。
2. 注意观察腹腔引流管引流液的量和性质，注意有无胆漏、肠漏、胰漏和淋巴漏。

第七节 腹腔镜胆总管囊肿切除术

一、适应证和禁忌证

1. 适应证

胆总管囊肿第Ⅰ、Ⅱ、Ⅲ型。

2. 禁忌证

（1）合并肝硬化门静脉高压，囊肿周围血管较多或合并门静脉海绵样变性。

（2）合并急性化脓性胆管炎。

二、术前评估、准备

1. CT 或 MRI（包括 MRCP）明确囊肿的类型，特别是有无合并肝内胆管囊肿等肝内病变。

2. 术前囊肿感染引起化脓性胆管炎的应先胆管穿刺引流，并应用抗生素控制感染。

3. 术前行 PTCD 的患者应注意避免水电解质的丢失紊乱。

4. 其他术前评估准备同本章第一节腹腔镜胆囊切除术。

三、手术步骤

1. 体位和站位

同本章第六节腹腔镜肝门部胆管癌根治术。

2. 建立气腹、置入腹腔镜

同本章第六节腹腔镜肝门部胆管癌根治术。

3. 游离胆总管囊肿

于十二指肠上缘，切开肝十二指肠韧带前面的腹膜（图 2-7-1），将胆总管囊肿与十二指肠分离（图 2-7-2），继续游离囊肿的外侧壁（图 2-7-3）和内侧壁（图 2-7-4）。向下沿囊肿壁游离至胆总管囊肿末端，可见到胆总管囊肿根部明显变细处（图 2-7-5），于此处用 Hem-o-lok 夹夹闭胆总管末端（图 2-7-6），切断胆总管（图 2-7-7）。继续向肝门方向游离，分别分离出胆囊动脉和胆囊管，用 Hem-o-lok 夹夹闭后切断（图 2-7-8、图 2-7-9），切除胆囊（图 2-7-10）。于胆总管囊肿上缘切断肝总

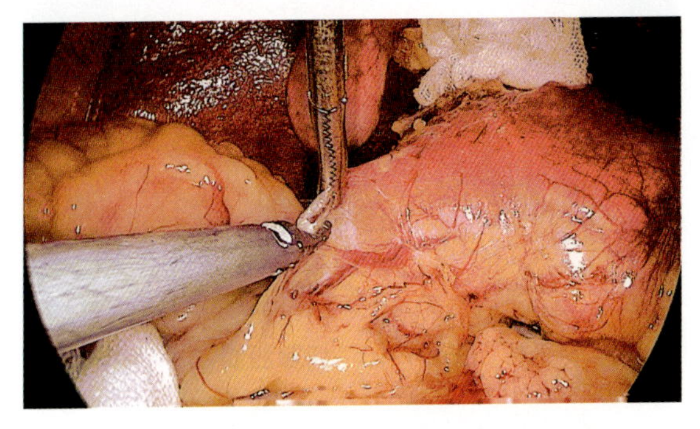

图 2-7-1 打开肝十二指肠韧带表面腹膜

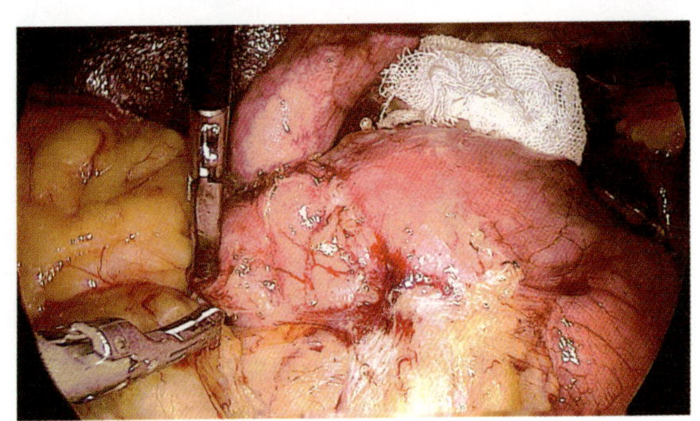

图 2-7-2 将胆总管囊肿与十二指肠分离

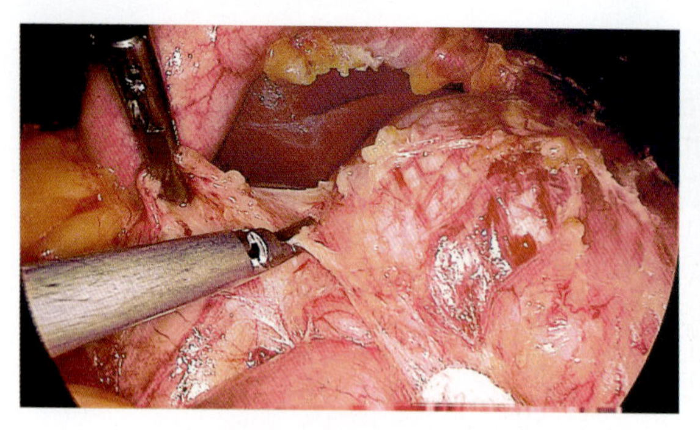

图 2-7-3　游离囊肿的外侧壁

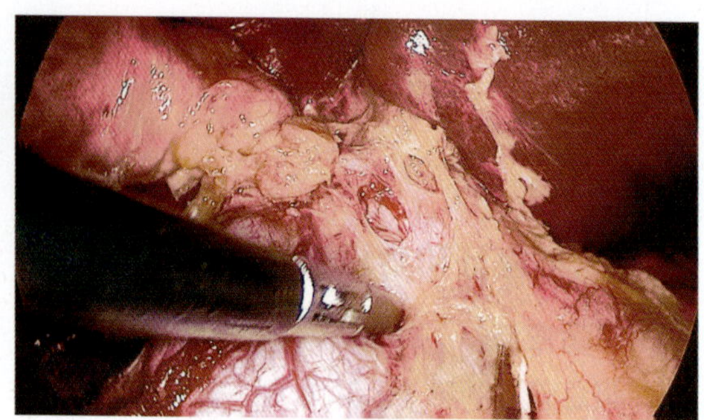

图 2-7-4　游离囊肿的内侧壁

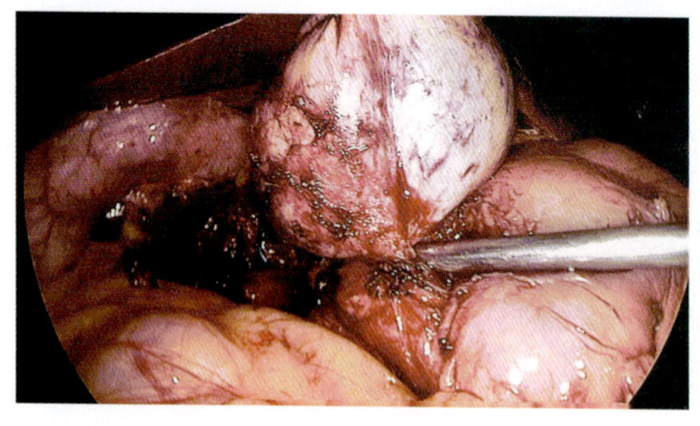

图 2-7-5　游离胆总管囊肿末端根部至明显变细处

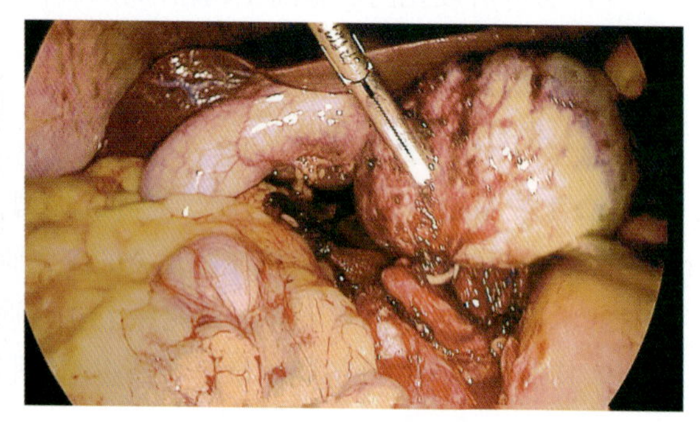

图 2-7-6　用 Hem-o-lok 夹夹闭胆总管末端

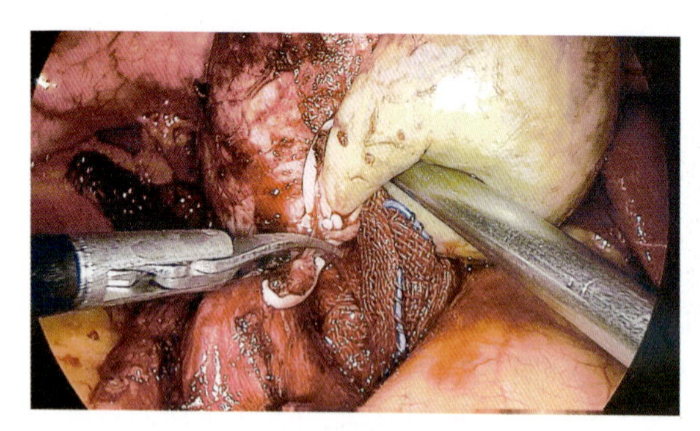

图 2-7-7　剪断胆总管末端

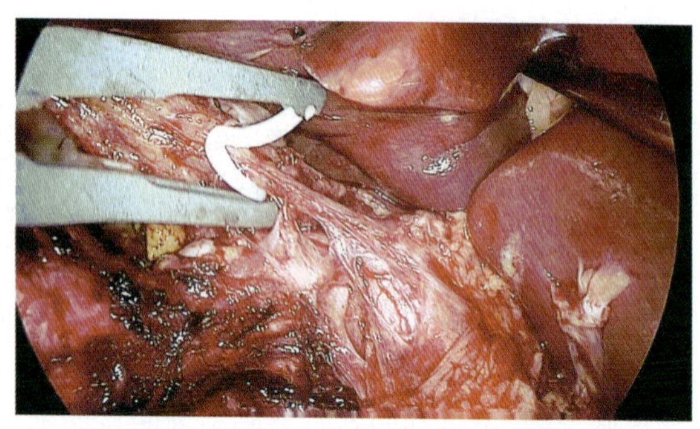

图 2-7-8　用 Hem-o-lok 夹夹闭胆囊动脉

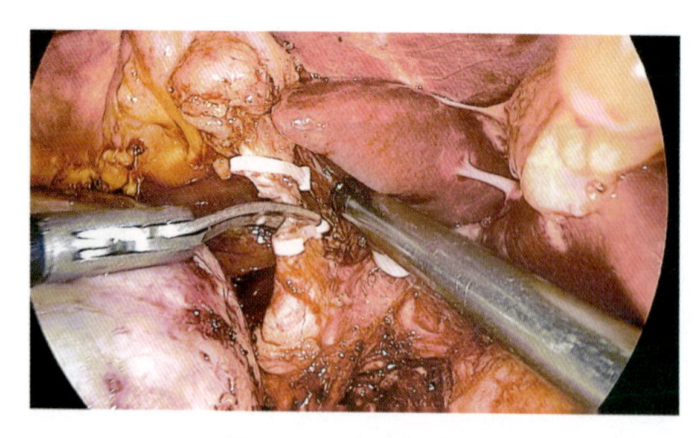

图 2-7-9　切断胆囊管

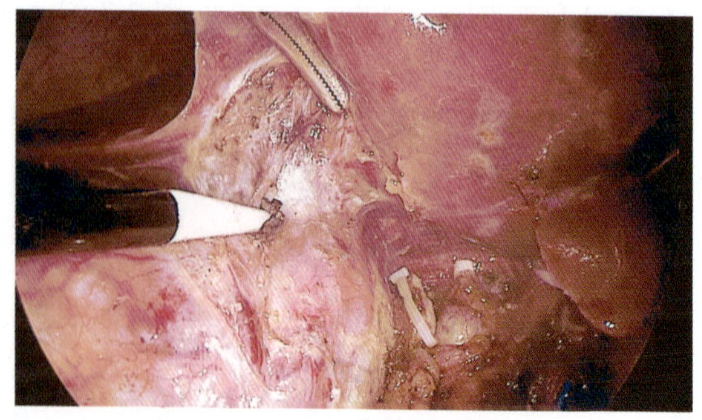

图 2-7-10　切除胆囊

管(图 2-7-11),将胆总管囊肿完整切除(图 2-7-12)。

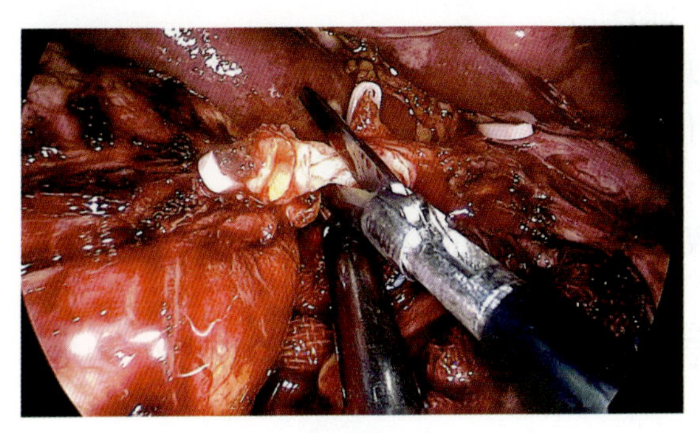

图 2-7-11　于胆总管囊肿上缘切断肝总管

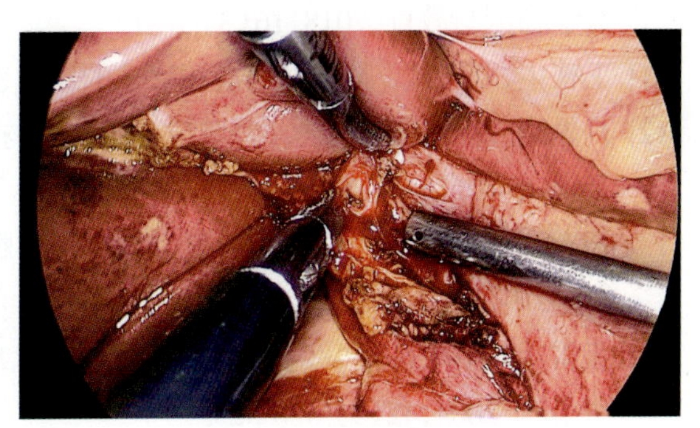

图 2-7-12　显露肝总管

手术要点:

有的胆总管囊肿累及胰腺段胆总管,为了完全切除胆总管囊肿,往往需要切开胰腺实质,游离胰腺段的胆管,在切断胰腺段胆总管囊肿时应仔细辨认,避免损伤胰管。同时也不能为了避免损伤胰管而切除胆总管囊肿不彻底,导致残余囊肿继发恶变。

4. 肝总管空肠 Roux-en-Y 吻合

同本章第六节腹腔镜肝门部胆管癌根治术。

四、术后处理要点

同本章第六节腹腔镜肝门部胆管癌根治术。

推荐阅读资料

[1] 陈训如,罗丁. 腹腔镜胆囊切除术严重并发症的预防. 中华医学杂志,1996,6(5):166-168.

[2] 胡三元,亓玉忠,张建良,等. 腹腔镜胆总管切开取石 T 管引流术 210 例报告. 中国现代手术学杂志,2000,4(4):253-255.

[3] 胡三元,张光永. 悬吊式经脐单孔腹腔镜胆囊切除术. 中华腔镜外科杂志(电子版),2009(01):13-15.

[4] 胡三元. 腹腔镜胆囊切除术的变革. 腹腔镜外科杂志,2009,14(1):1-2.

[5] 黄晓强,冯玉泉. 腹腔镜胆囊切除术的并发症(附 39238 例分析). 中华外科杂志,1997,35(11):654-656.

[6] 嵇武,李令堂,丁凯,等. 腹腔镜胆囊次全切除术 168 例报告. 中国微创外科杂志,2008,8(4):372-374.

[7] 姜志超,李涛,智绪亭. 腹腔镜联合胆道镜保胆取石术 25 例临床分析. 中国现代普通外科进展,2019,22(5):405-406,412.

[8] 刘南,张光永,胡三元. 悬吊式经脐单孔腹腔镜胆囊切除术与传统腹腔镜胆囊切除术的对比研究. 腹腔镜外科杂志,2011,16(2):95-99.

[9] 刘兴国,冯德元,张东,等. 腹腔镜胆道镜联合保胆结石(息肉)取出术 102 例. 中国内镜杂志,2010(10):57-59.

[10] 汤朝晖,耿智敏,锁涛,等.胆囊切除术后常见并发症的诊断与治疗专家共识(2018 版).全科医学临床与教育,2018,16(3):10-12.
[11] 王秋生,刘国礼.腹腔镜胆囊切除术的历史、现状与展望.中华外科杂志,1992,30(2):71-75.
[12] 肖思建,胡三元,张光永.经脐单孔腹腔镜与传统腹腔镜胆囊切除术的对比研究.腹腔镜外科杂志,2010,15(7):501-504.
[13] 于文滨,胡三元,亓玉忠,等.复杂情况下的腹腔镜胆囊次全切除术.腹腔镜外科杂志,2001,6(4):208-209.
[14] 张雷达,别平,陈平,等.腹腔镜胆道探查术后胆管一期缝合与 T 管引流的疗效比较.中华外科杂志,2004,42(9):520-523.
[15] 张诗诚,杜源,唐志,等.腹腔镜胆总管探查术 51 例报告.中国现代医学杂志,1993(4):30-31.
[16] 张忠涛,韩威,李建设,等.经脐单孔腹腔镜胆囊切除术 1 例报告.腹腔镜外科杂志,2008,13(4):314-314.
[17] 郑成竹.腹腔镜胆囊切除术常见并发症分析及预防.肝胆胰外科杂志,2001,13(1):3-4.
[18] 中国医师协会内镜医师分会内镜微创保胆专业委员会.内镜微创保胆手术治疗胆囊良性疾病专家共识(2018 版).中国内镜杂志,2018,24(9):106-112.
[19] BAGNATO V J. Laparoscopic choledochoscopy and choledocholithotomy. Surg Laparosc Endosc, 1993,3(3):164-166.
[20] Expert Group on Operational Norms of Laparoscopic Radical Resection of Perihilar Cholangiocarcinoma; Editorial Board of Chinese Journal of Surgery. Expert recommendation for operational norms of laparoscopic radical resection of perihilar cholangiocarcinoma. Zhonghua Wai Ke Za Zhi,2019,57(8):561-567.
[21] POLYCHRONIDIS A,LAFTSIDIS P,BOUNOVAS A,et al. Twenty years of laparoscopic cholecystectomy:Philippe Mouret—March 17,1987. JSLS,2008,12(1):109-111.
[22] SÖREIDE K,KÖRNER H,HAVNEN J,et al. Bile duct cysts in adults. Br J Surg,2004,91(12):1538-1548.
[23] YAMANER S,BILSEL Y,BULUT T,et al. Endoscopic diagnosis and management of complications following surgery for gallstones. Surg Endosc,2002,16(12):1685-1690.
[24] ZHANG G,LIU S,YU W,et al. Gasless laparoendoscopic single-site surgery with abdominal wall lift in general surgery:initial experience. Surg Endosc,2011,25(1):298-304.
[25] ZHANG H F,HU S Y,ZHANG G Y,et al. Laparoscopic primary choledochorrhaphy over endonasobiliary drainage tubes. Surg Endosc,2007,21(11):2115-2117.
[26] ZHOU Y,ZHA W Z,WU X D,et al. Three modalities on management of choledocholithiasis:A prospective cohort study. Int J Surg,2017,44:269-273.

(李涛　智绪亭　胡春晓)

第三章 腹腔镜肝脏手术

1991年Reich等实施了世界首例腹腔镜肝切除术(laparoscopic liver resection, LLR)。腹腔镜肝切除术具有创伤小、术后恢复快等特点。此后,随着腹腔镜技术不断成熟,腹腔镜技术在肝脏疾病中的应用已逐步得到认可和推广。腹腔镜肝切除术的适用范围已由肝缘、浅表病变的肝局部切除扩大到肝段、半肝乃至更大范围的规则性切除,已有学者用腹腔镜切取供肝进行活体肝移植。在肝脏病变的切除,尤其是在左外叶和左半肝切除中,腹腔镜手术的优势已经得到充分体现。腹腔镜肝左外叶切除已成为治疗肝左外叶病变的金标准。

第一节 腹腔镜规则性肝左外叶切除术

一、适应证和禁忌证

1. 适应证

(1)病灶位于肝脏Ⅱ、Ⅲ段,不侵犯Ⅳ段及另一侧,不累及第一、二肝门及下腔静脉;良性疾病包括有症状或直径<15cm的肝海绵状血管瘤,有症状的局灶性结节增生、腺瘤,有症状或直径>10cm的肝囊肿及局限在左外叶的肝内胆管结石等;恶性疾病包括直径<10cm的原发性肝癌、孤立于左外叶的继发性肝癌及其他少见的肝脏恶性肿瘤,不合并门静脉癌栓且无肝内转移及远处转移。

(2)无严重的肝硬化、腹水、黄疸、凝血功能异常。

(3)无严重的心、肺、肝、肾等重要脏器基础疾病。

2. 禁忌证

(1)心、肺功能不良,不能耐受手术的患者。

(2)肝、肾功能较差,凝血功能障碍的患者。

(3)不能耐受气腹的患者。

(4)病变紧贴或直接侵犯大血管或病变紧贴、累及第一、第二或第三肝门及下腔静脉,影响暴露和分离者。

(5)肝癌合并肝内转移、门静脉癌栓、肝门淋巴结肿大者。

(6)有上腹部手术史、腹腔粘连严重,估计腹腔镜下难以完成者。

二、术前评估、准备

1. 患者的一般状况评估。患者无明显心、肺、肾等重要脏器功能障碍，无手术禁忌证。肝功能 Child B 级以上，吲哚菁绿排泄试验评估肝脏储备功能在正常范围内。

2. 分析影像学检查（包括超声、CT 和 MRI）资料，了解局部病灶是否适合行腹腔镜肝切除术。对于恶性肿瘤，还需明确有无门静脉癌栓及肝外转移。

3. 改善患者一般状况，包括纠正贫血、低蛋白血症和水电解质酸碱代谢失衡，改善患者营养状态。

4. 针对术前肝功能异常患者，应给予保肝药物等对症支持治疗。

三、手术技巧

1. 患者一般采取仰卧位、头高足低位；并根据肿瘤位置，适当调整体位，以便于内脏暴露。术者站位可根据自身经验、习惯决定。一般术者站在患者右侧，第一助手站在患者左侧，扶镜手可站在患者左侧、右侧或两腿之间；仪器设备位于患者头侧、手术台两侧，手术器械位于患者足侧（图 3-1-1）。

2. CO_2 气腹压力维持在 12～15mmHg（1mmHg=0.133kPa），儿童患者的气腹压力维持在 9～10mmHg，应避免较大幅度的气腹压力变化。

3. 在脐下缘做 10mm 弧形切口，穿刺建立气腹并作为进镜口。置入腹腔镜，全面探查腹腔。于腹部中线略偏右侧、左锁骨中线及左腋前线分别置入 12mm、5mm、5mm 套管针操作孔（图 3-1-2），或者选择经脐单孔方式，于脐上或脐下行 3cm 横弧形切口，置入腹腔镜单孔装置（图 3-1-3）。

4. 游离肝脏。全面探查腹腔、盆腔及肿瘤位置，用超声刀依次离断肝圆韧带、镰状韧带、左三角韧带、左冠状韧带和肝胃韧带。对于左三角韧带内较大的血管，一般可用超声刀将其离断（图 3-1-4、图 3-1-5）。

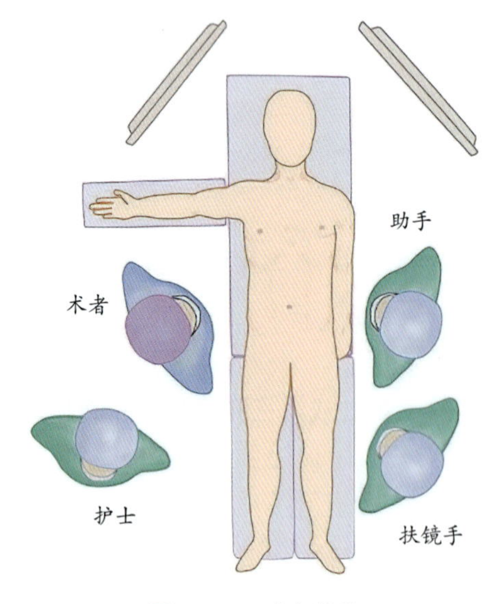

图 3-1-1　术者站位

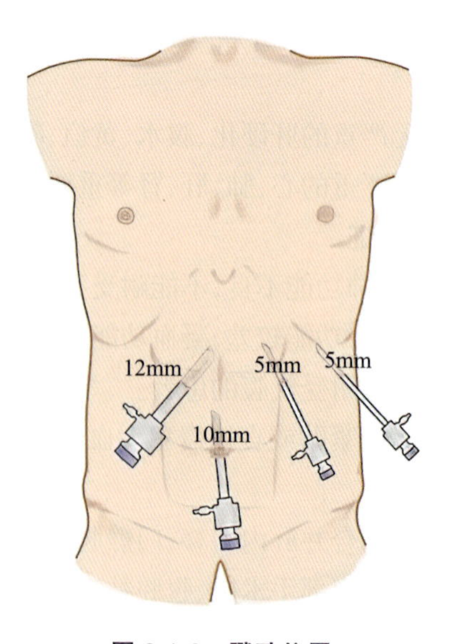

图 3-1-2　戳孔位置

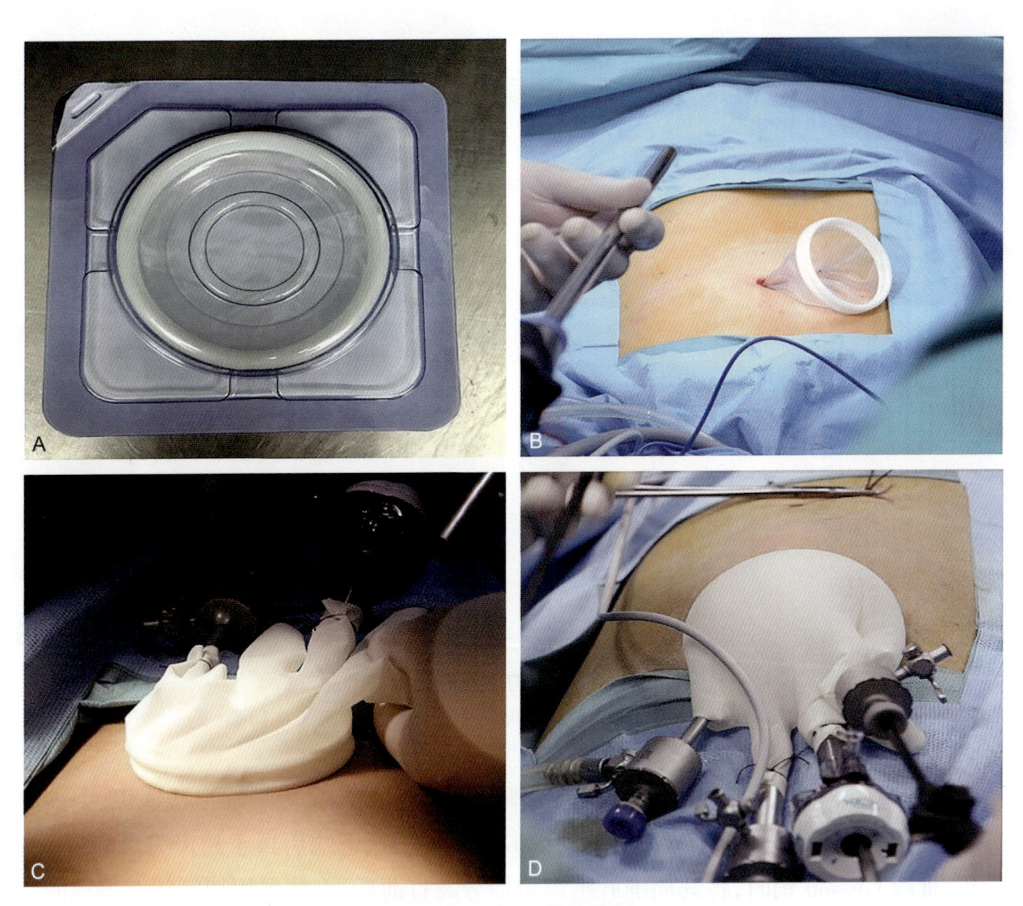

图 3-1-3　经脐单孔装置

A. 微型切口保护套；B. 经脐部戳孔置入保护套；C. 联接手套及器械；D. 经脐单孔布局。

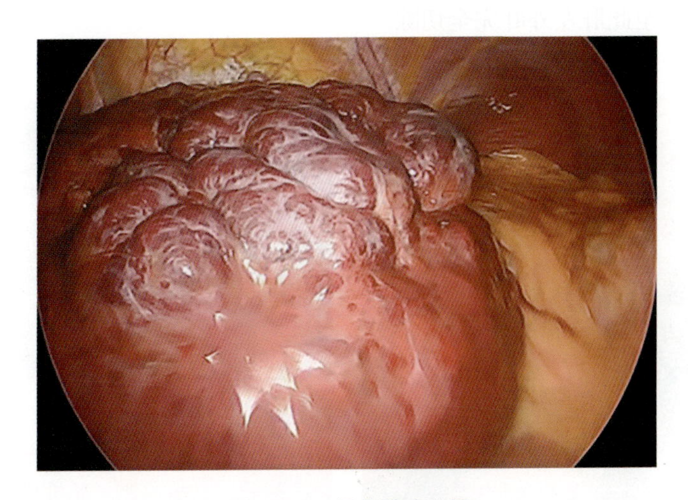

图 3-1-4　探查肿瘤位置

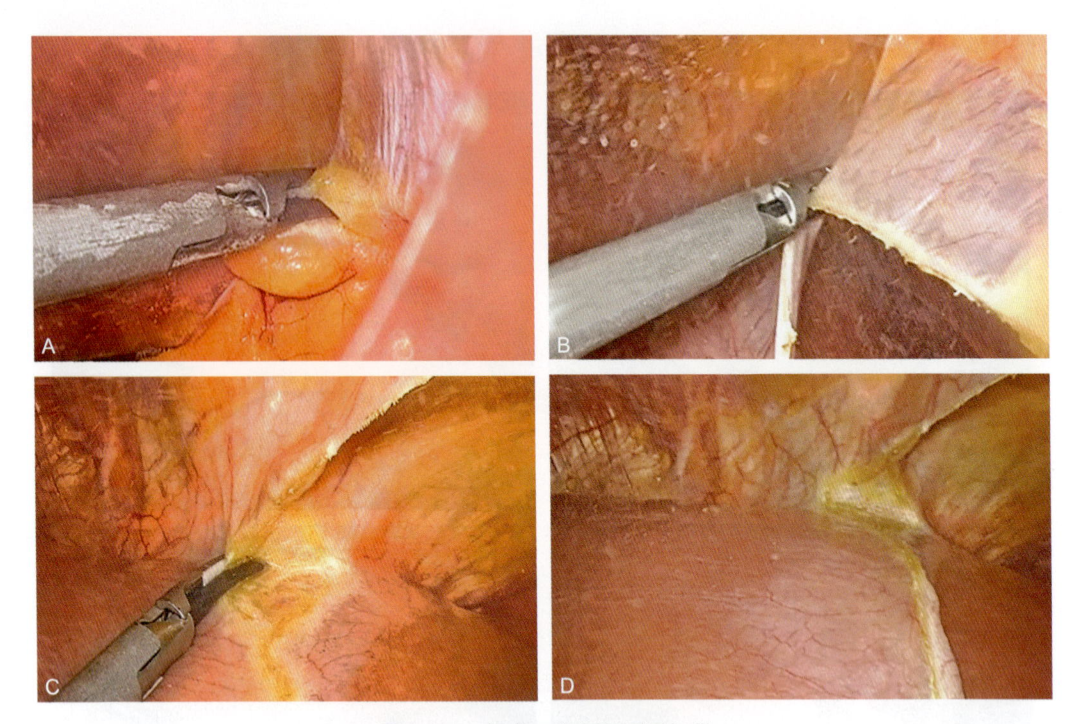

图 3-1-5 超声刀离断肝周围韧带

A. 切断肝圆韧带；B. 游离镰状韧带；C、D. 游离三角韧带。

5. 离断肝实质。采用超声刀于肝圆韧带及镰状韧带左侧 1cm 处肝缘由浅入深，由前向后离断肝实质。对于直径 >3mm 的脉管，用 Hem-o-lok 夹夹闭远、近端后再予超声刀离断（图 3-1-6）。接近肝Ⅱ、Ⅲ段 Glisson 鞘时，将其周围肝组织稍加分离打薄后，直接采用切割闭合器离断。继续向肝实质深部分离。接近肝左静脉时，沿肝脏膈面切开肝实质 1～2cm，采用切割闭合器离断肝左静脉及肝实质，或者用超声刀逐步切开肝组织充分游离肝左静脉后用 Hem-o-lok 夹夹闭后切断（图 3-1-7、图 3-1-8）。至此肝左外叶完全切除。

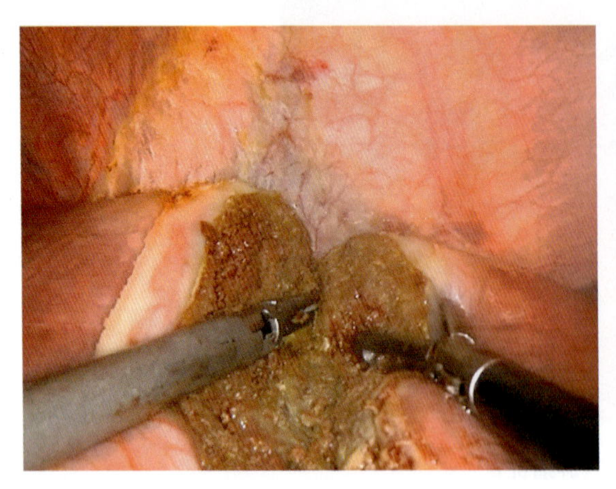

图 3-1-6 超声刀离断肝脏

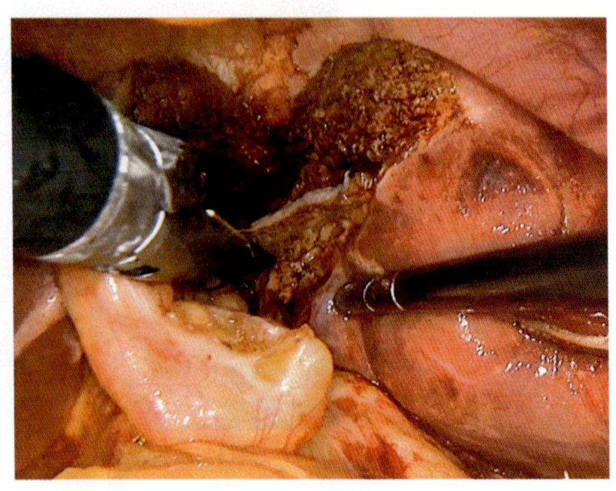

图 3-1-7 切割闭合器离断第Ⅱ、Ⅲ段肝蒂

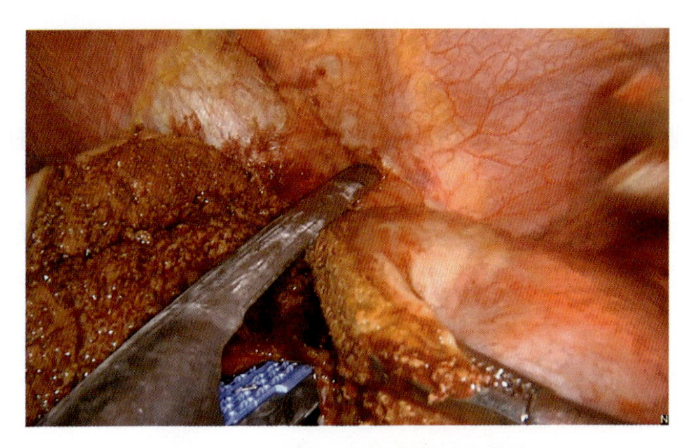

图 3-1-8　切割闭合器离断肝左静脉

6. 肝脏断面处理。肝脏断面细小血管、胆管可用电凝烧灼焦痂化。经过反复电凝止血后出血仍未停止，应仔细观察创面，寻找出血点，采用缝扎、可吸收夹夹闭等方式止血。冲洗肝脏断面，再次确认无明显出血和胆漏后，可喷洒生物蛋白胶和覆盖止血纱布，视创面情况酌情放置引流管（图 3-1-9）。

7. 取出标本。将切除的肝脏组织标本装入一次性取物袋后取出。对于良性病灶可在取物袋中将肝组织捣碎后取出；对于体积较大的恶性肿瘤标本需延长戳孔开小切口或耻骨上开口取出，单孔左外叶手术经脐部取出（图 3-1-10）。

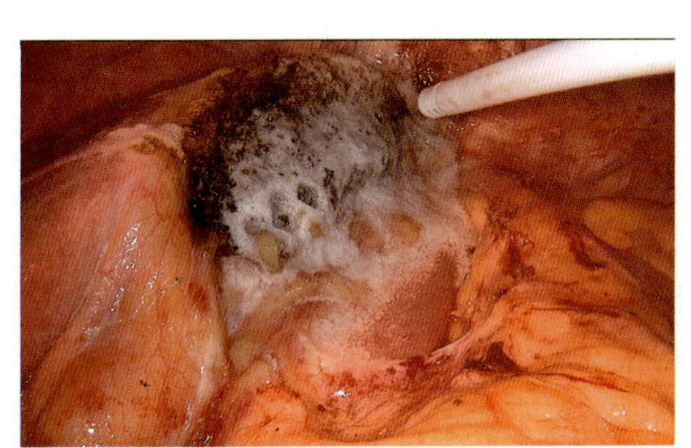

图 3-1-9　肝断面止血，放置止血材料

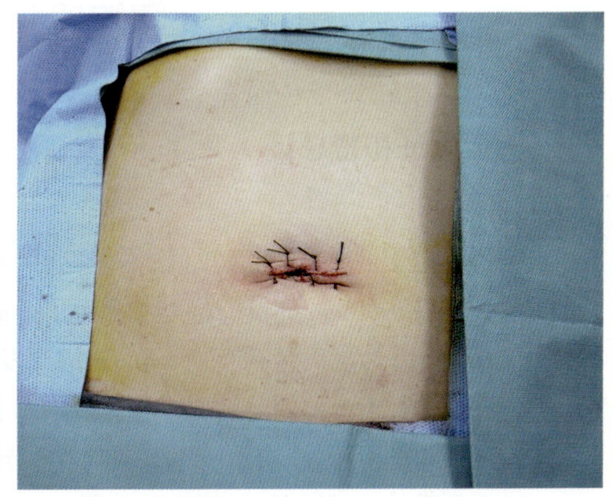

图 3-1-10　经脐单孔术后刀口

四、术后小结

由于腹腔镜手术腹部切口小，患者疼痛较开腹手术轻，恢复较快，术后第 1 天即可下床活动，给予流质饮食，术后第 3 天复查腹部 CT，无特殊情况后可以出院。

五、难点及对策

1. 游离肝周韧带时注意避免误伤脾、胃、膈肌等脏器，注意辨别肝胃韧带内是否存在迷走肝左动脉,可给予 Hem-o-lok 夹夹闭后离断。

2. 采用血管切割闭合器离断肝左静脉时,助手应将左外叶向前下方牵拉,切割闭合器头端露出后再行闭合离断,或者用超声刀逐步切开肝组织充分游离肝左静脉后用 Hem-o-lok 夹夹闭后切断。

3. 对于肝内胆管结石的患者,可将左外叶肝蒂充分解剖、游离;解剖出门静脉左外叶分支、左外叶肝动脉后分别予以夹闭并切断;然后切开左外叶胆管,置入胆道镜进一步探查胆道内是否残余结石。

4. 对于肥胖或者上腹部较长患者,经脐单孔操作的戳孔建议取脐上切口,考虑到单孔操作时器械相互交叉,不利于操作,切口应距离病变较近一些。

六、小结

腹腔镜肝左外叶切除已经成为治疗肝脏左外叶病变的金标准,其有创伤小、恢复快、患者痛苦小等特点。腹腔镜下左外叶切除无须阻断肝门,手术操作应更加仔细、谨慎,避免误伤。肝内胆管结石者常有肝实质萎缩,加上肝内胆管的扩张变形及结石的充盈,其胆管的解剖结构常发生明显变化,此时应紧靠扩张的胆管进行分离,避免撕裂肝静脉引起出血。近年来经脐单孔腹腔镜左外叶技术发展迅速,与传统多孔腹腔镜左外叶切除术相比,有着良好的微创及美容效果,可作为有一定经验的医生开展的一项标准手术方式。

第二节　腹腔镜规则性左半肝切除术

一、适应证和禁忌证

1. 适应证

(1)病灶位于肝脏Ⅱ、Ⅲ及Ⅳ段,不侵犯另一侧,不累及第一、二肝门及下腔静脉;良性疾病包括有症状或直径<15cm 的肝海绵状血管瘤,有症状的局灶性结节增生、腺瘤,局限在左外叶的肝内胆管结石等;恶性疾病包括直径<10cm 的原发性肝癌、局限于左半肝的继发性肝癌及其他少见的肝脏恶性肿瘤,不合并门静脉癌栓且无肝内转移及远处转移。

(2)无严重的肝硬化、腹水、黄疸、凝血功能异常。

(3)无严重的心、肺、肝、肾等重要脏器基础疾病。

2. 禁忌证

除与开腹肝切除禁忌证相同外,还包括:

(1)心、肺功能不良,不能耐受手术的患者。

(2)肝、肾功能较差,凝血功能障碍者。

(3)不能耐受气腹者。

(4)病变紧贴或直接侵犯大血管或病变紧贴、累及第一、第二或第三肝门及下腔静脉,影响暴露和分离者。

(5)肝癌合并肝内转移、门静脉癌栓、肝门淋巴结肿大者。

（6）有上腹部手术史、腹腔粘连严重，估计腹腔镜下难以完成者。

二、术前评估、准备

内容同本章第一节腹腔镜规则性肝左外叶切除术。

三、手术技巧

1. 患者一般采取仰卧位、头高足低位；并根据肿瘤位置，适当调整体位，以便于内脏暴露。术者站位可根据自身经验、习惯决定。一般术者站在患者右侧，第一助手站在患者左侧，扶镜手站在患者两腿之间；仪器设备位于患者头侧、手术台两侧，手术器械位于患者足侧（图 3-2-1）。

2. CO_2 气腹压力维持在 12～15mmHg，儿童患者的气腹压力维持在 9～10mmHg，应避免较大幅度的气腹压力变化。

3. 在脐下缘做 10mm 弧形切口，穿刺建立气腹并作为进镜口。置入腹腔镜，全面探查腹腔。于右腋前线及右锁骨中线置入 1 个 5mm 操作孔及 1 个 12mm 操作孔，于左锁骨中线及左腋前线置入 2 个 5mm 操作孔，大致呈“V”形，主刀及助手操作孔可根据个人习惯向内上方适当调整（图 3-2-2）。

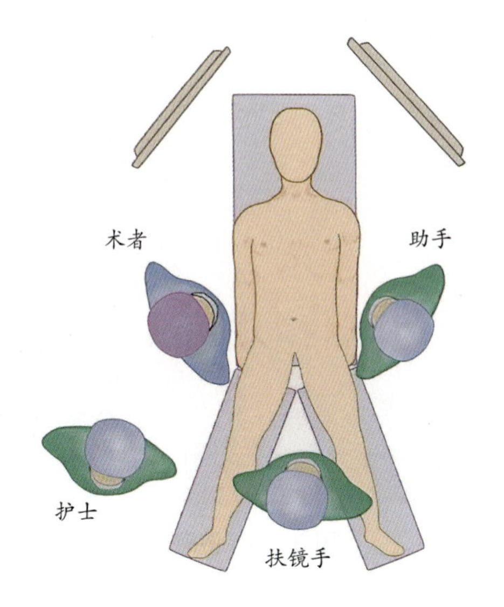

图 3-2-1　术者站位

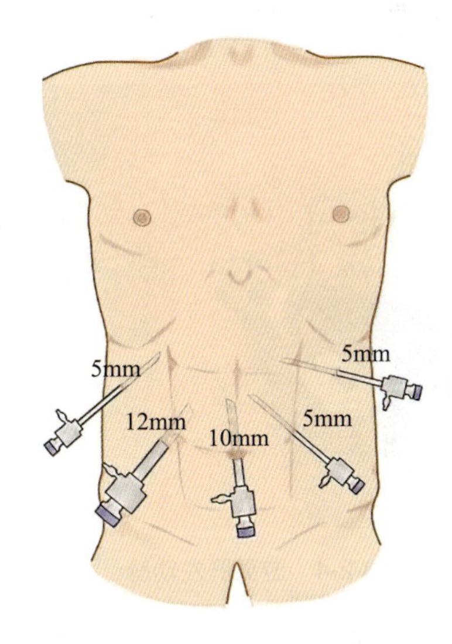

图 3-2-2　戳孔位置

4. 游离肝脏。依次游离并切断肝圆韧带、镰状韧带、左冠状韧带、左三角韧带、肝胃韧带（图 3-2-3）。

5. 解剖第一肝门。游离出肝左动脉及门静脉左支。可采用 Hem-o-lok 夹夹闭肝左动脉和门静脉左支，观察半肝缺血线，明确夹闭的是肝左动脉及门静脉左支后再离断，或在离断肝实质时于肝内用切割闭合器离断。然后分离左肝管后夹闭，注意勿损伤右肝管（图 3-2-4、图 3-2-5）。

6. 解剖第二肝门。沿镰状韧带向近心端分离，显露肝左静脉即可，一般不在肝外完全解剖肝左静脉，等待肝实质离断至肝左静脉时再用切割闭合器离断。

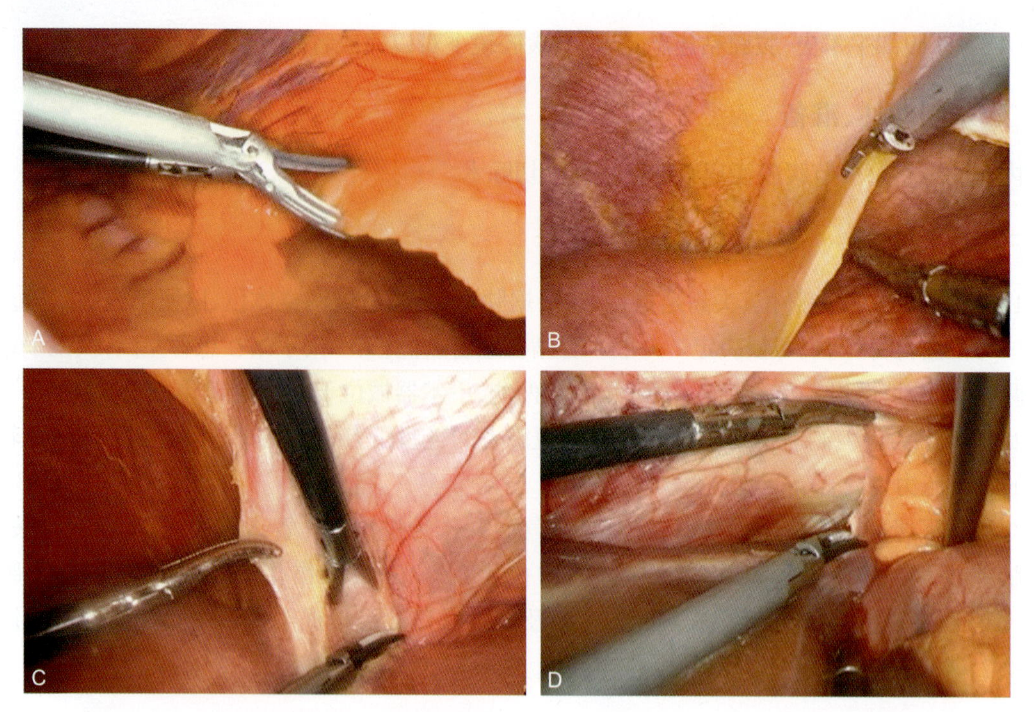

图 3-2-3 离断肝圆韧带（A）、镰状韧带（B）、左冠状韧带（C）、左三角韧带（D）

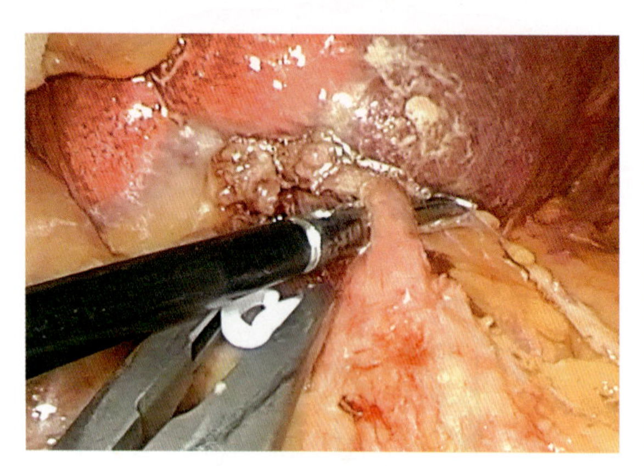

图 3-2-4 游离肝左动脉

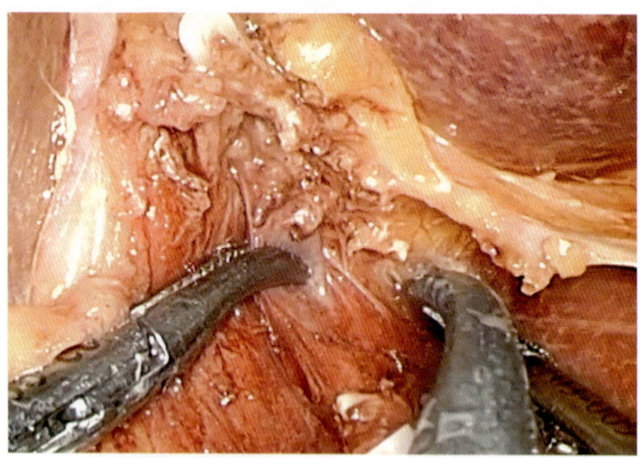

图 3-2-5 游离门静脉左支

7. 离断肝实质。沿左半肝缺血线左侧 1cm 标记肝切除线。沿肝脏膈面切开肝实质约 1cm，在预切除线上用超声刀离断肝实质、电凝钩烧灼止血。对于直径 >3mm 的脉管，切断前需用 Hem-o-lok 夹或钛夹夹闭，以防出血和胆漏。肝实质离断至第一肝门及第二肝门时采用血管切割闭合器离断第一肝门左肝蒂及肝左静脉（图 3-2-6、图 3-2-7）。

8. 肝脏断面处理。肝脏断面细小血管、胆管可用电凝封闭。经过反复电凝止血后出血仍未停止，应仔细观察创面，寻找出血点，采用缝扎、可吸收夹夹闭等方式止血。冲洗肝脏断面，再次确认无明显出血和胆漏后，可喷洒止血材料并放置引流管（图 3-2-8）。

9. 取出标本。将切除的肝脏组织标本装入一次性取物袋，对于良性病灶可在取物袋中将肝组织捣碎后取出；对于体积较大的恶性肿瘤标本需从延长脐下切口处取出或耻骨上开口取出。

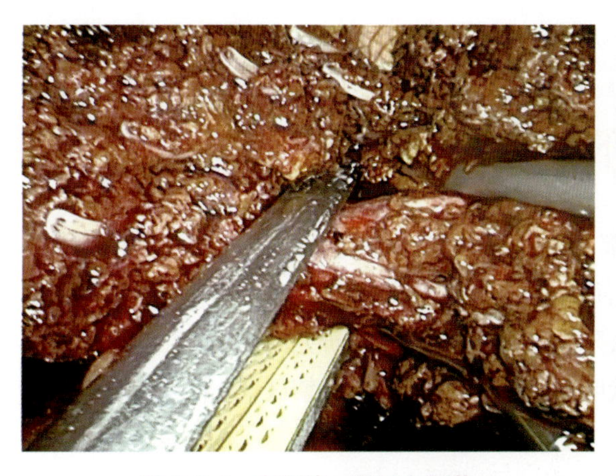

图 3-2-6　离断第一肝门左肝蒂

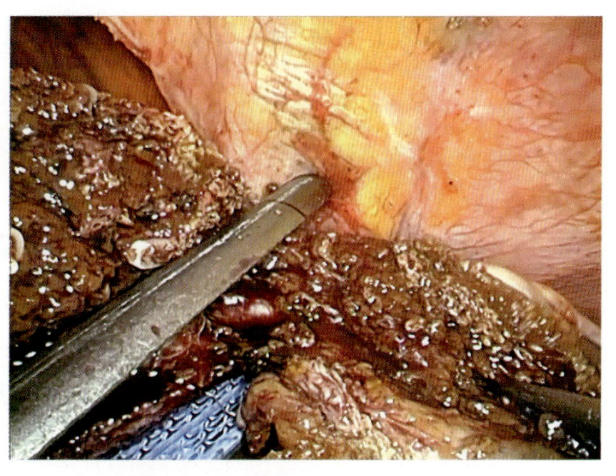

图 3-2-7　离断第二肝门肝左静脉

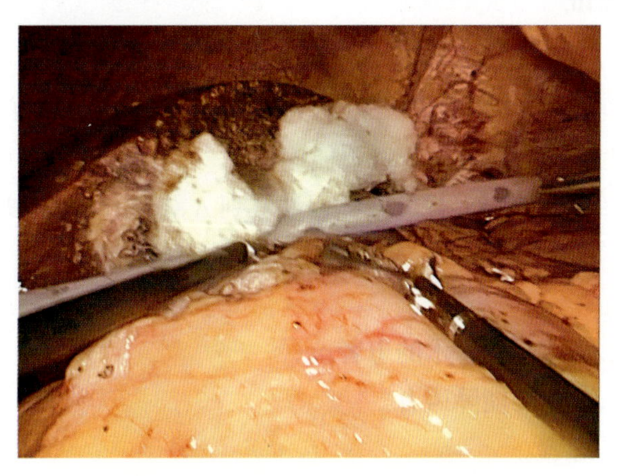

图 3-2-8　创面止血后放置止血材料

四、术后小结

腹腔镜手术腹部切口小，患者恢复快，术后第 1 天即可下床活动，给予流质饮食，术后第 3 天复查腹部 CT，创面无渗血及胆漏可以拔管。

五、难点及对策

1. 游离第一肝门时注意观察有无变异的血管及胆管，明确管道走行后再予以结扎离断。

2. 解剖出肝左动脉后结扎并离断，门静脉左支可结扎后连同左肝管在肝实质内用切割闭合器离断，使用闭合器时一定要注意避免损伤右肝蒂。

3. 同样对于肝内胆管结石的患者，可将左肝蒂充分解剖、游离；解剖出门静脉左支、肝左动脉后分别予以夹闭并切断；然后切开左肝管，胆道镜可经左肝管进一步探查胆道内是否残余结石；探查完毕后缝合左肝管开口，注意检查有无胆漏。

六、小结

腹腔镜规则性左半肝切除已逐渐成为治疗左半肝病变的常规治疗手段。腹腔镜左半肝切除较腹腔镜左外叶切除难度大，肝断面面积较大，应妥善止血及检查胆漏。随着肝胆外科医师腹腔镜技术的成熟及手术器械的更新，腹腔镜左半肝切除术已成为可广泛开展的术式。

第三节　腹腔镜下肝尾状叶切除术

肝尾状叶（Ⅰ段）分为Spiegel叶、腔静脉旁部、尾状突部三部分。尾状叶位置深在，显露困难，且毗邻下腔静脉、肝静脉和门静脉等重要血管，使尾状叶切除术具有“失血多、并发症多、死亡率高”的特点，被认为是外科手术的禁区。近年来，随着肝脏精细解剖学研究的深入、腔镜技术的不断成熟及切肝器械的改进创新，腹腔镜下肝尾状叶切除已不再是手术的禁区，越来越多的腹腔镜肝尾状叶切除在逐步开展。

一、适应证和禁忌证

1. 适应证

（1）病灶位于肝脏尾状叶（Ⅰ段），不侵犯其他段，不累及第一、二肝门及下腔静脉；原则上肿瘤直径$<$5cm，未侵犯较大血管，估计腹腔镜下能够切除。

（2）肝功能Child A级，或B级经保肝治疗后恢复到A级，无严重肝硬化及门静脉高压。

（3）无心、肺、肝、肾等重要脏器功能和凝血功能障碍。

2. 禁忌证

（1）心、肺功能不良，不能耐受手术的患者。

（2）肝、肾功能较差，凝血功能障碍者。

（3）不能耐受气腹的患者。

（4）病变紧贴或直接侵犯大血管或病变累及第一、第二肝门及下腔静脉，影响暴露和分离者。

（5）肝癌合并肝内转移、门静脉癌栓、肝门淋巴结肿大，或肿瘤无包膜、边界不清者。

（6）有上腹部手术史、腹腔粘连严重，估计腹腔镜下难以完成者。

（7）术前评估肿瘤较大或估计腹腔镜下无法完成者。

二、术前评估、准备

内容同本章第一节腹腔镜规则性肝左外叶切除术。

三、手术技巧

1. 体位及操作孔位置

患者取仰卧位，头高足低，术者位于患者右侧，第一助手位于患者左侧，扶镜手位于两腿之间，根据术中肿瘤具体情况，术者及第一助手可酌情对换位置（图3-3-1）。于脐下取弧形切口，长约10mm，置入气腹针，充入CO_2气体，维持压力在12～15mmHg，置入套管针及腹腔镜，作为观察孔，于左、右腋前线各置入1个5mm操作孔，于右锁骨中线置入1个12mm操作孔，于左锁骨中线置入1个5mm操作孔，大致呈“V”形（图3-3-2）。

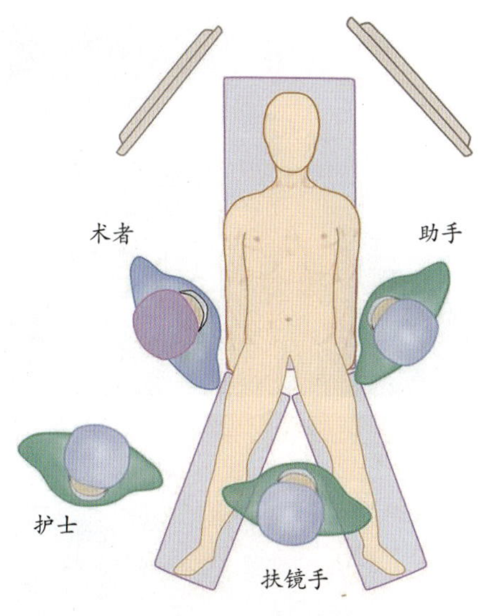

图 3-3-1　体位

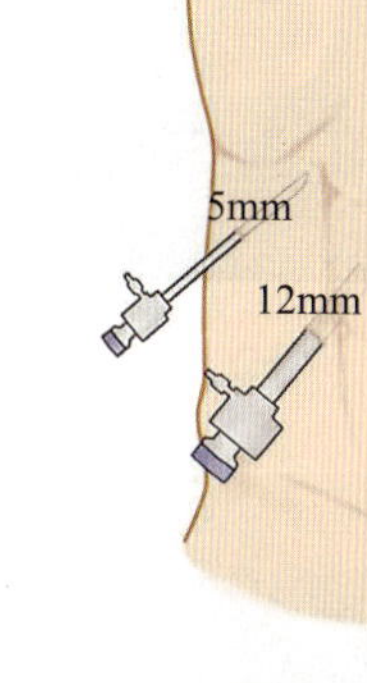

图 3-3-2　套管针位置

2. 处理第三肝门

打开小网膜，显露肝尾状叶肿瘤，然后解剖第三肝门（图 3-3-3）。分别从左侧、右侧解剖多支下腔静脉通向尾状叶的肝短静脉，以 Hem-o-lok 夹离断肝短静脉，建立下腔静脉隧道，利用腹腔镜后腹腔优势游离尾状叶（图 3-3-4）。

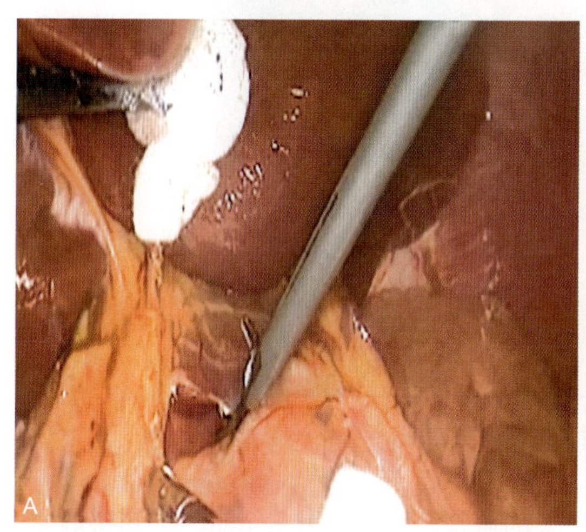

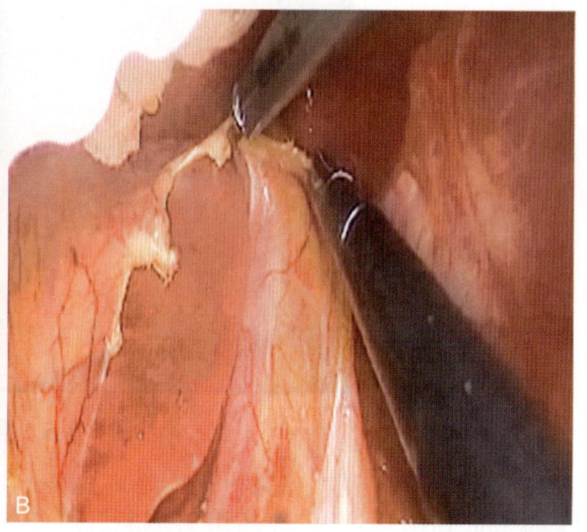

图 3-3-3　打开小网膜（A），打开肝胃韧带（B）

3. 处理第一、二肝门

显露第一肝门处预置自制的肝门阻断管，进行体外间歇性肝门阻断，解剖出肝动脉、门静脉通向肝尾状叶的血管，分别以 Hem-o-lok 夹、可吸收夹夹闭，可见尾状叶颜色变浅。分离该处肝蒂时，助手可将尾状叶牵向尾侧，帮助尾状叶肝蒂暴露，然后术者将暴露的尾状叶肝蒂依次结扎离断，该处理方法较为省时、安全，同时也减少血管误伤风险，避免导致术后不必要的并发症。于第一肝门处置入蛇形牵引器（图 3-3-5），将第一肝门牵向右侧，自尾状叶左侧以超声刀游离，沿肿瘤

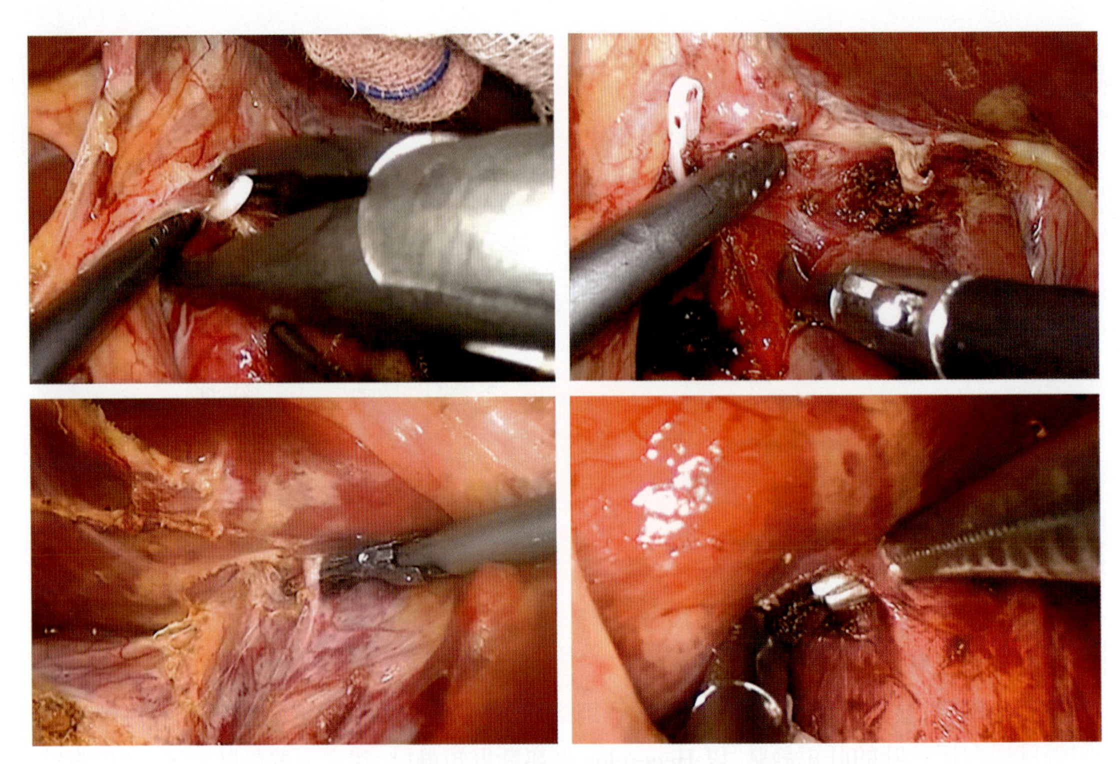

图 3-3-4　第三肝门的处理

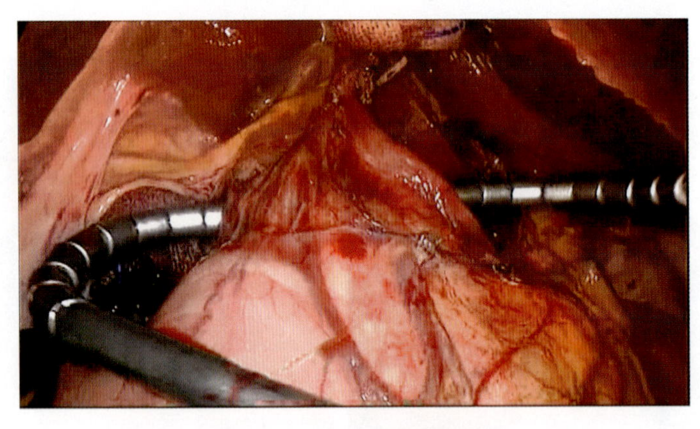

图 3-3-5　置入蛇形牵引器

边缘约 1cm 划出预切线，以超声刀离断肝脏组织，大的血管及胆管以 Hem-o-lok 夹、可吸收夹、钛夹夹闭，然后将第一肝门牵向左侧（图 3-3-6）。以同样的方法进行左右会师，将肿瘤及周围肝组织一并切除（图 3-3-7）。

4. 止血及取出标本

术中注意保护下腔静脉、肝静脉、门静脉、肝动脉、胆管，仔细止血，检查创面有无活动出血、胆漏，创面放置止血材料（图 3-3-8），放置腹腔引流管 1 根，将标本放入取物器内（图 3-3-9），然后延长脐下切口，将标本自脐下切口完整取出。

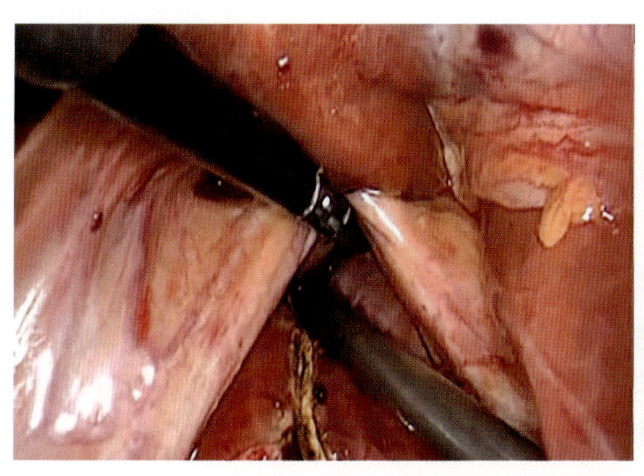
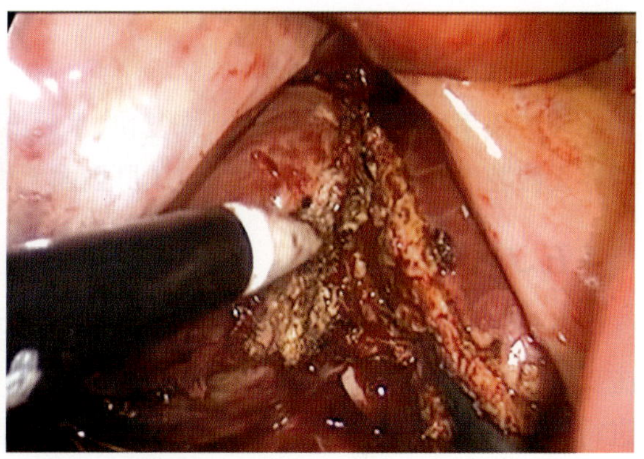

图 3-3-6　自右侧游离尾状叶肿瘤

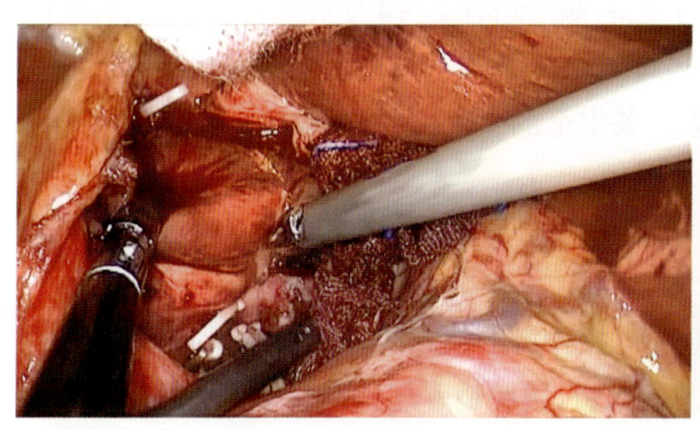
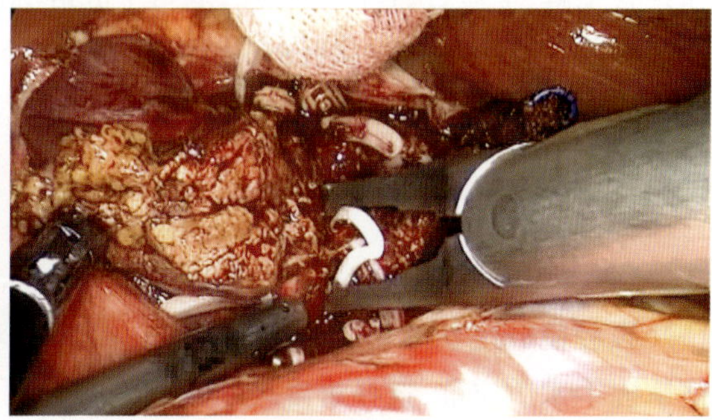

图 3-3-7　切割肝实质，夹闭离断断面小管道

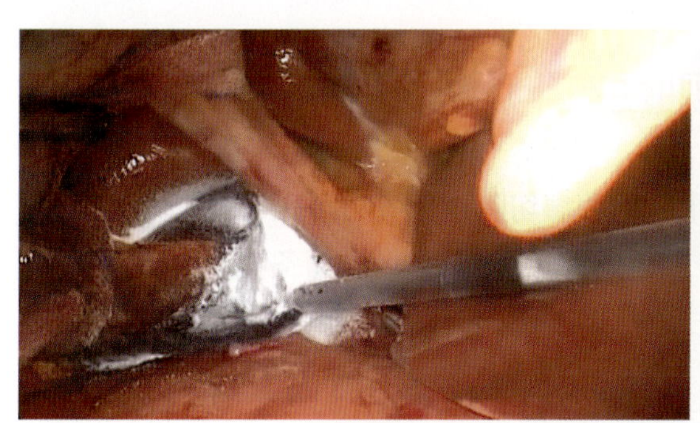
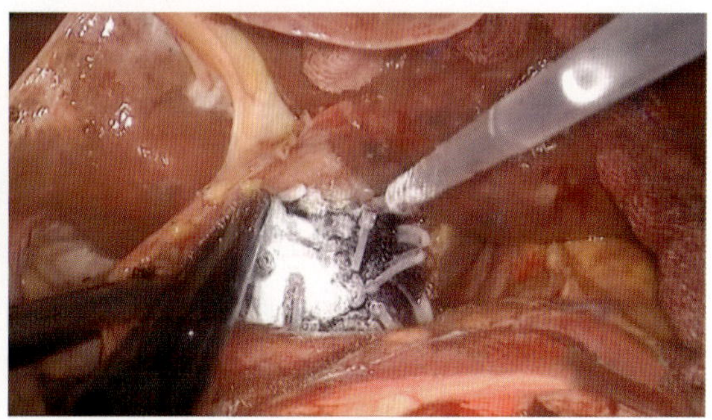

图 3-3-8　放置止血材料

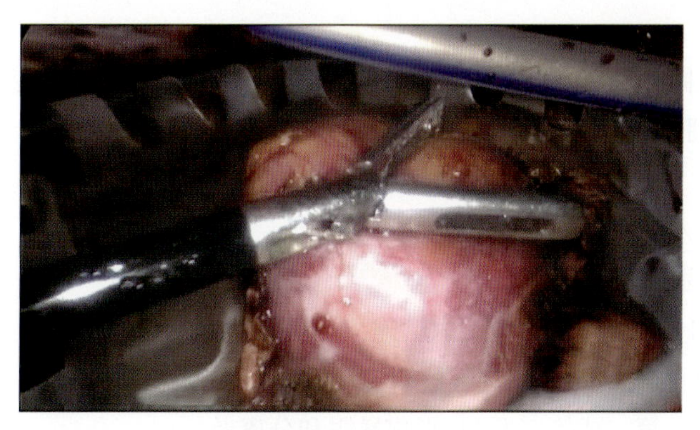

图 3-3-9　取出标本

四、术后小结

腹腔镜手术切口小，创伤小，恢复快，术后第 1 天患者即可下床活动，进流质饮食。术后 3 天观察无腹腔出血及胆漏，复查腹部 CT 肝创面无积液后，可拔除引流管。

五、难点及对策

1. 处理肝蒂时要注意 Spiegel 叶的蒂常来自左肝蒂，腔静脉旁部常来自肝门的中央部，尾状突主要来自右肝蒂，这就为手术阻断提供了方便。我们采用在第一肝门处预置自制的肝门阻断管，进行体外间歇性第一肝门阻断，使手术中出血量降低，又可减少肝缺血再灌注损伤。

2. 处理肝短静脉。要注意尾状叶的静脉通常以肝短静脉的形式汇入下腔静脉，尾状叶的静脉具有壁薄、干短、位置深的特点，通常下腔静脉的左、右侧壁均有 2～4 支肝短静脉注入，较粗的肝短静脉常常出现在尾状叶的中 1/3 或下 1/3 处，但其上 1/3 处几乎不出现粗的肝短静脉，因此，可在两侧肝短静脉间至上方的肝右静脉之间建立一条安全的通道，利用腹腔镜后腹腔优势游离尾状叶。

六、小结

腹腔镜肝尾状叶切除手术难度大、风险高，对手术操作者的技术要求高。对于初学者，应严格掌握手术适应证，选择难度较小的病例实施。总的来讲，腹腔镜肝尾状叶切除是一种可行的手术方式，希望我们的经验能给广大肝胆外科医生带来帮助。

第四节　腹腔镜规则性右半肝切除术

腹腔镜规则性右半肝切除术主要适用于右半肝的肿瘤切除，手术较为复杂，操作难度较大。由于切除的肝脏组织较多（占全肝体积的 50%～70%），术前仔细评估肝脏储备功能、详细了解脉管走行及变异、分析肿瘤与重要脉管结构的解剖关系，术中精细操作、控制出血，是决定手术成败的关键。

一、适应证和禁忌证

1. 适应证

原则上其适应证同开腹右半肝切除术，另外，对于肿瘤的体积，良性病变不超过 15cm，恶性肿瘤不超过 10cm，剩余肝脏能够满足患者的生理需要的，也可行此手术。

2. 禁忌证

除与开腹肝切除术禁忌证相同外，还包括：

（1）不能耐受气腹者。

（2）曾有开腹的上腹部手术史，腹腔内粘连，难以暴露、分离病灶者。

（3）病变紧贴或直接侵犯大血管者。

（4）病变紧贴第一、第二或第三肝门，影响暴露和分离者。

(5)肝门部被侵犯或病变本身需要行大范围的肝门部淋巴结清扫者。

但是,随着腹腔镜技术的不断发展与进步,以上的禁忌证也可能会逐渐变为相对禁忌证,要根据患者具体情况来判断手术方式,做到与时俱进。

二、术前评估、准备

1. 一般情况评估

全面了解心、肺、肝、肾等重要脏器功能及出凝血情况,明确有无手术禁忌。术前一般情况评估项目包括:①入院相关资料及常规检查;②心电图、心脏超声、胸部X线。若年龄>60岁或既往患有肺部疾病,需评估患者肺功能,必要时行胸部CT平扫。

2. 影像学检查

利用CT、MRI、超声、血管造影等检查,详细了解肿瘤的范围、脉管走行及变异、肿瘤与重要脉管结构的关系,明确有无肝内及远处转移、肝门部侵犯及门静脉癌栓。有条件的医院建议行肝脏CT三维立体重建,能更加直观地显示肿瘤的范围、脉管的走行及变异、肿瘤与脉管的解剖关系,有利于术前设计手术预案,甚至可将三维立体技术应用于术中,有利于术中实时调整手术方案(图3-4-1)。

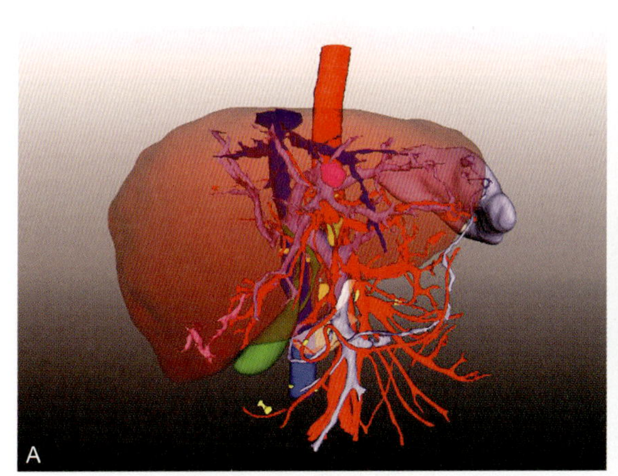

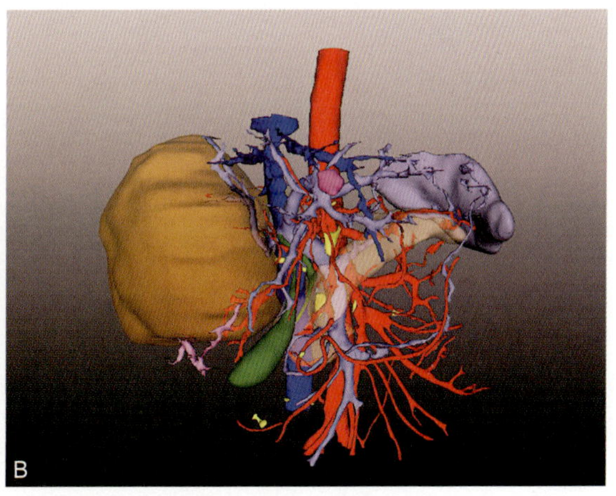

图3-4-1　肝脏三维立体重建
A. 全肝三维图;B. 肝肿瘤三维图。

3. 肝储备功能评估

(1)常规肝功能检查,患者肝功能应在Child B级及以上。

(2)吲哚菁绿排泄试验评估肝脏储备功能,吲哚菁绿15分钟滞留率(ICG-R15)<10%。

4. 残肝体积计算

根据CT预切线,计算剩余残肝体积,根据肝功能Child分级和吲哚菁绿排泄试验结果,把握合适的残肝体积。

5. 规则性右半肝切除的手术范围

规则性右半肝切除范围应为肝脏中线右侧1cm至肝右缘的右肝组织,还应包括胆囊切除。肝脏中线的确定方法:①根据肝脏表面的标志,以胆囊窝中部和下腔静脉连线为肝脏中线。②根据门静脉支配的范围，即观察阻断或切断右肝蒂后肝脏表面的颜色改变确定肝脏中线。③腹腔镜超声探查确定肝中静脉的走行，进而确定肝脏中线。

三、手术技巧

在“复杂手术简单化”原则指导下，基于对“能够广泛推广的手术方式才是有前景的手术方式”的理解，提出了“七步法”模式化腹腔镜肝切除术。“七步法”为摆（体位摆放）、戳（套管针孔设计）、露（暴露肝脏）、离（肝脏游离）、断（出、入肝血流阻断）、切（切割肝实质）、止（创面止血引流）。

1. 体位摆放

患者平卧取头高、右高位，将右侧腰背部垫高 30°，术者站在患者右侧，第一助手站在患者左侧。提拉法建立气腹，设定气腹压力在 12～15mmHg。关于患者双下肢是否需要分开可根据自身经验、习惯决定（图 3-4-2）。

2. 套管针孔设计

行腹腔镜右半肝手术时，以脐右侧切口为观察孔，右侧锁骨中线（约脐上水平）及右腋前线（约脐上水平）为主刀操作孔，剑突下、剑突与脐中点为第一助手操作孔，一旦需要中转开腹，可联合以上 5 个套管针孔形成开腹的右上腹反“L”形切口（图 3-4-3）。

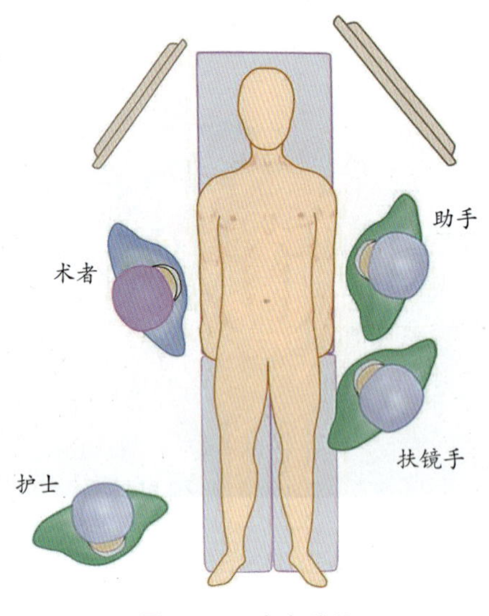

图 3-4-2 术者站位

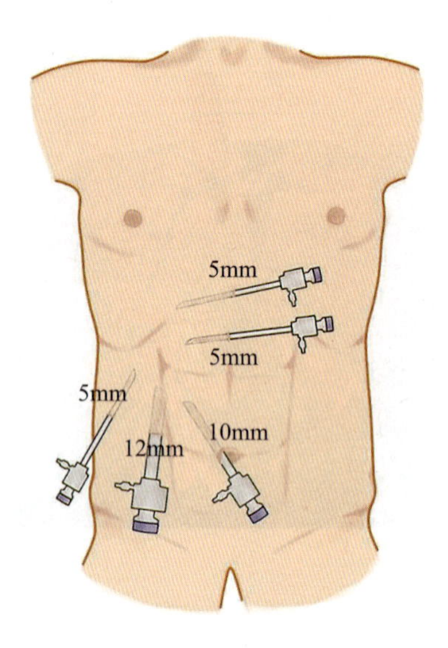

图 3-4-3 戳孔位置

3. 暴露肝脏

在暴露肝脏时，需要使用一些技巧，能更有效地显露肝脏：①头高足低位，同时垫高右侧取右高位。②抱肝：第一助手双手分别夹持纱布条两侧，形成一个半封闭的牵引带，将右叶肝脏旋向左侧并通过微调两侧纱布夹持长度来改变旋肝角度（图 3-4-4）。在抱肝过程中切忌突然用力旋转，避免突然出现的过度牵拉损伤肝短静脉及肝右静脉。

4. 肝脏游离

肝脏的游离与暴露同步进行，通过良好的术野暴露将肝周重要血管、脏器等精确地解剖出来。一方面，可将重要结构清晰暴露在术者视野中，加快手术进程；另一方面，也可从容处理意外

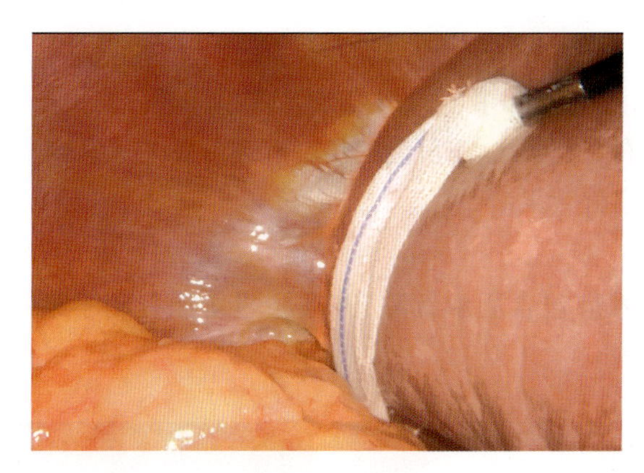

图 3-4-4 抱肝

出血，减少不必要的中转开腹。

切断肝圆韧带、镰状韧带、右三角韧带、右冠状韧带、右肝肾韧带，使整个右半肝完全游离。为方便旋转，有时还需要切断腔静脉左侧的部分左冠状韧带。离断肝肾韧带时注意勿损伤粘连的结肠、十二指肠及右肾上腺（图 3-4-5）。

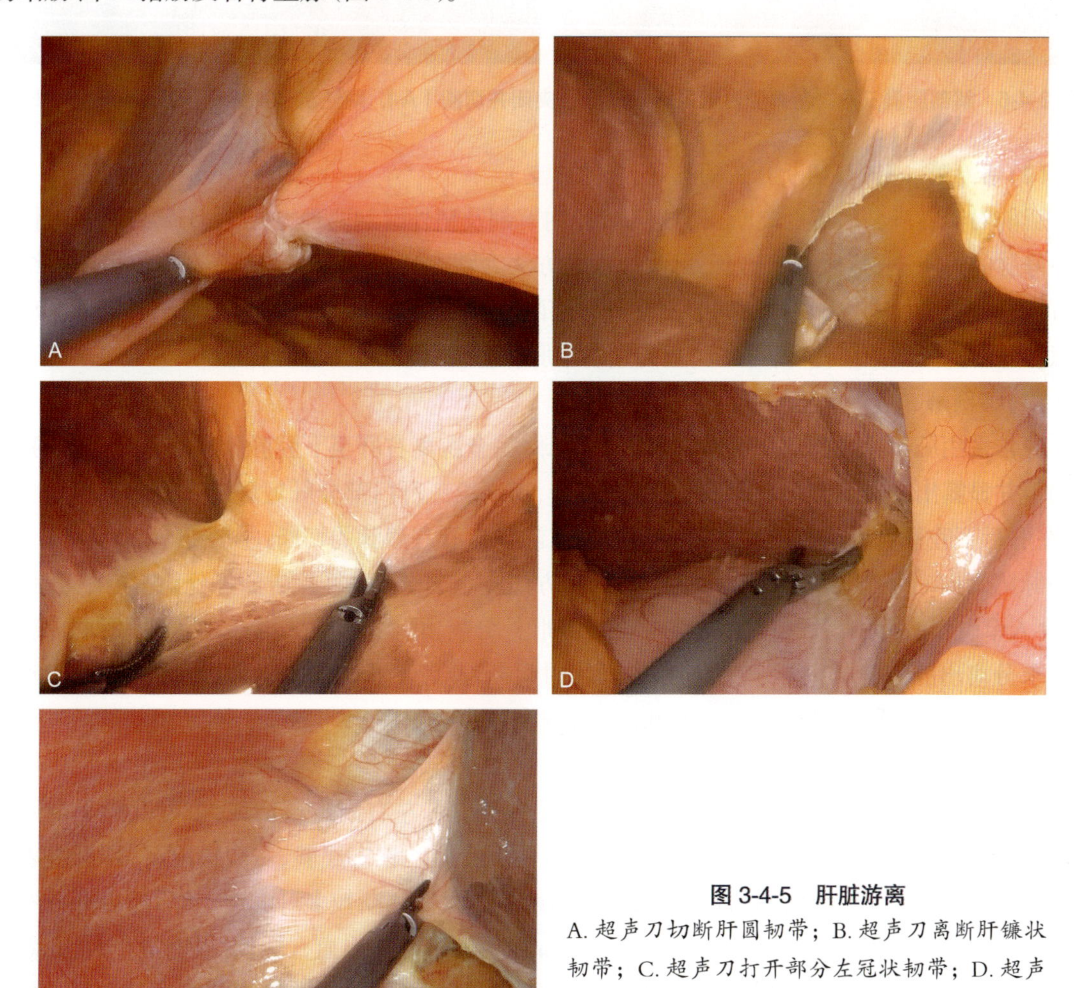

图 3-4-5 肝脏游离

A. 超声刀切断肝圆韧带；B. 超声刀离断肝镰状韧带；C. 超声刀打开部分左冠状韧带；D. 超声刀游离肝肾韧带，注意保护右侧肾上腺；E. 超声刀游离右三角韧带和右冠状韧带。

5. 出、入肝血流阻断

对于区域血流阻断，精确解剖第一肝门是关键，以 Hem-o-lok 夹夹闭肝右动脉，丝线结扎及 Hem-o-lok 夹夹闭门静脉右支。第二、三肝门的精确解剖可极大减少术中意外出血，适当应用辅助工具，如大直角钳等亦有良好效果。

（1）胆囊切除

规则性右半肝切除术应包含胆囊切除，并且胆囊切除有利于第一肝门右肝蒂的显露（图 3-4-6）。

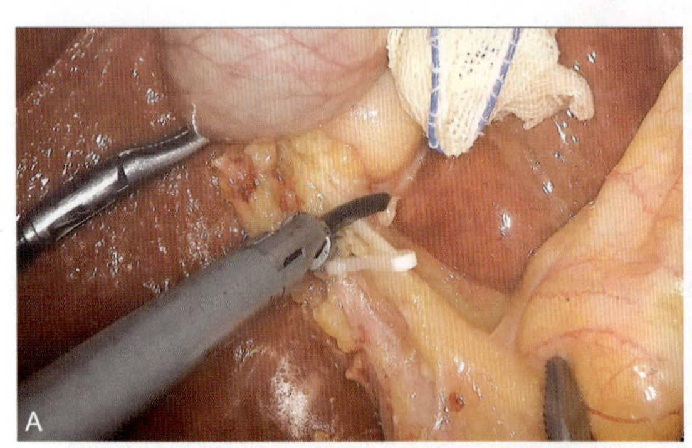

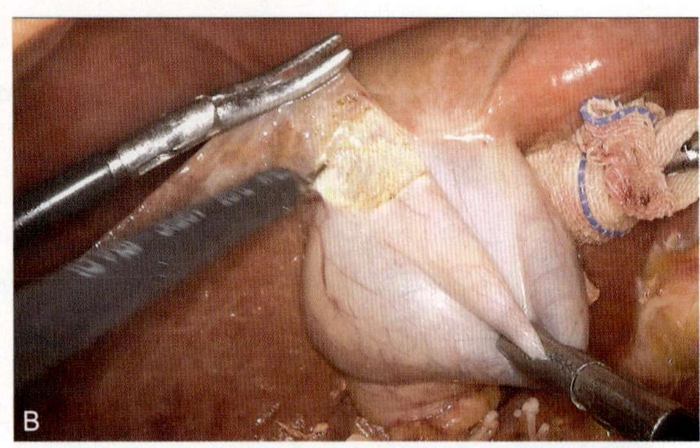

图 3-4-6 解剖胆囊三角，游离胆囊管及胆囊动脉，夹闭并切断（A），顺逆结合将胆囊自胆囊床剥离（B）

（2）解剖第一肝门，切断肝右动脉、门静脉右支

目前对于右肝蒂的解剖离断，有 Glisson 鞘内解剖及鞘外解剖两种方式，由于鞘外解剖易损伤肝中静脉的终末支，容易引起出血，目前常用的方法为鞘内解剖血管。可先分别解剖离断或结扎肝右动脉及门静脉右支，右肝管一般不在肝外离断，在分离肝实质时在肝内夹闭切断。肝右动脉和门静脉右支离断或结扎后，可见明显的左右半肝分界线（图 3-4-7）。

（3）解剖第二肝门及第三肝门

通常采用肝下途径分离下腔静脉和肝右静脉，完全游离右肝至下腔静脉左侧壁，打开下腔静脉韧带并显露出肝后下腔静脉、肝右静脉右侧壁，离断第三肝门部分肝短静脉后显露下腔静脉前壁，在肝后下腔静脉的前方向左上方分离出肝右静脉。肝右静脉的切断：①肝外分离与切断。自腔静脉陷窝向右下方轻柔地分离，于腔静脉前方向左上方分离，两者结合可分离出肝右静脉主干，穿入牵引带后可用直线切割闭合器切断。②肝外分离预阻断，肝内切断。在肝外稍加分离，而不要求分离出肝右静脉主干，然后用钛夹做临时阻断，或者不予阻断，最后在肝内用直线切割闭合器切断。第二种肝右静脉切断方法相对比较安全（图 3-4-8）。

6. 切割肝实质

采用翻书式两步两枪法断肝，沿半肝缺血线右侧 1cm 左右划定预切线，主刀及助手分开牵拉肝实质形成一定张力。第一步：超声刀逐层打薄肝实质。根据经验，一般情况下，距肝脏表面 1cm 范围内的肝实质内无大的脉管结构，可用超声刀一次性离断较多肝实质，然后像翻开一本书一样，向两侧牵开肝实质，切割肝实质时 5～7mm 以内的肝静脉出血，试行双极电凝止血，无效可用大功率单极电凝形成深度焦痂止血；7mm 以上静脉出血可吸尽血液，直视下钳夹，轴向分离，用钛夹或 Hem-o-lok 夹夹闭血管后离断，必要时可用 4-0 可吸收缝线缝扎血管。第二步：“上枪”，“第

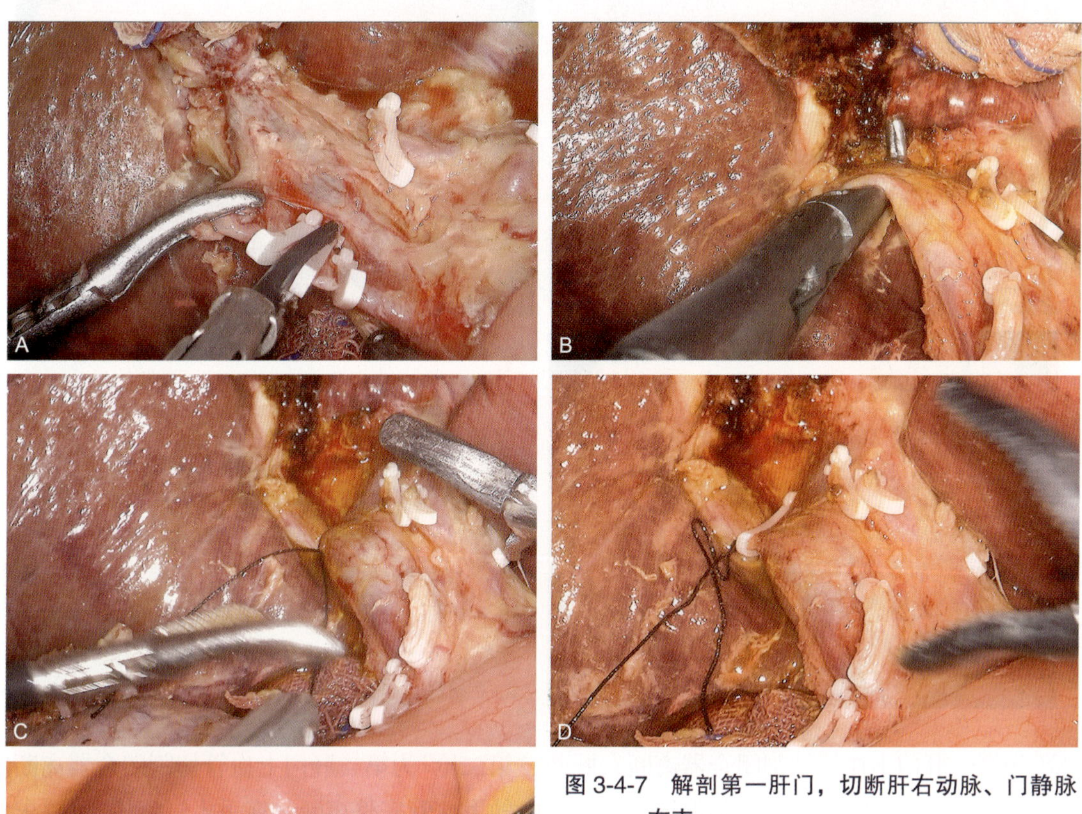

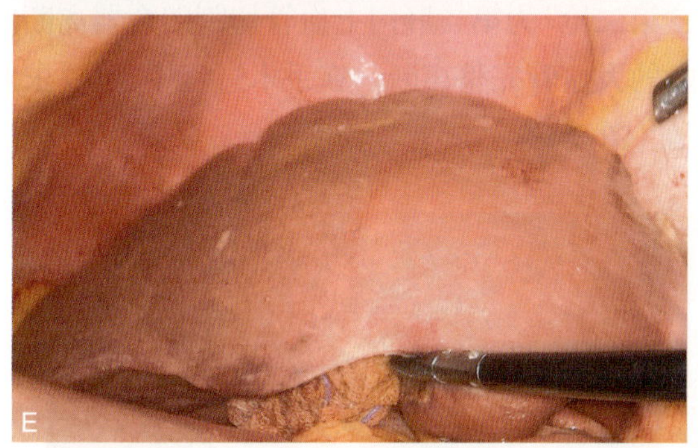

图 3-4-7 解剖第一肝门，切断肝右动脉、门静脉右支

A. 于胆总管侧后方游离肝右动脉，近端双重夹闭后切断；B. 于肝右动脉后方游离门静脉右支，由于其较宽，直接夹闭较为困难，可先套线结扎；C. 提起结扎线，可较为容易地夹闭门静脉右支，确保结扎效果；D. 以 Hem-o-lok 夹夹闭门静脉右支；E. 肝右动脉和门静脉右支离断或结扎后，可见明显的左右半肝分界线。

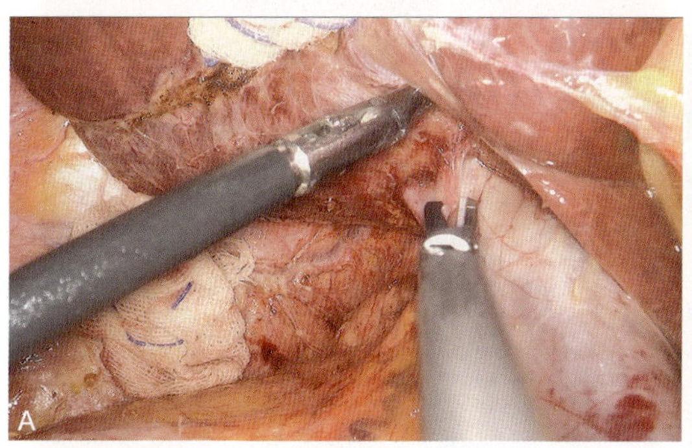

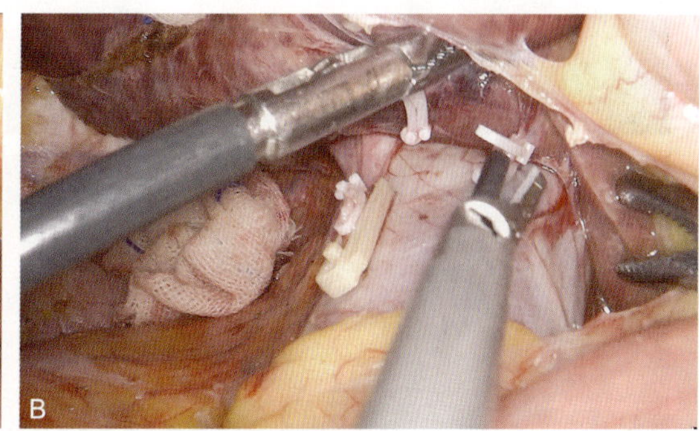

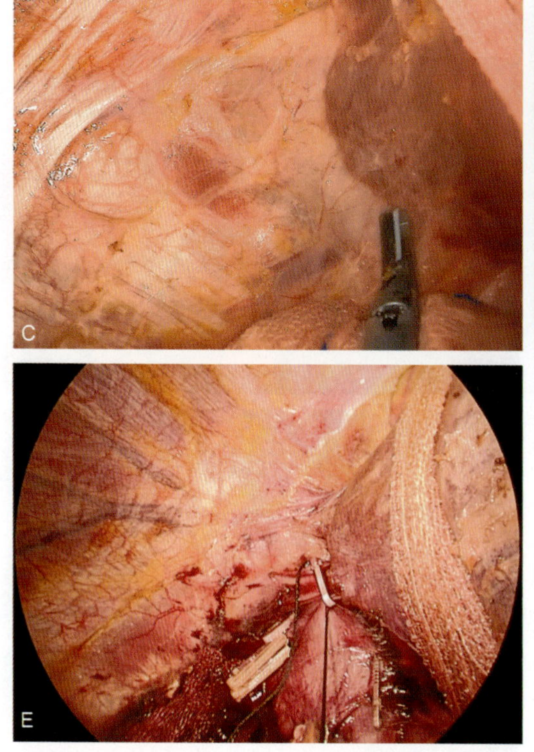

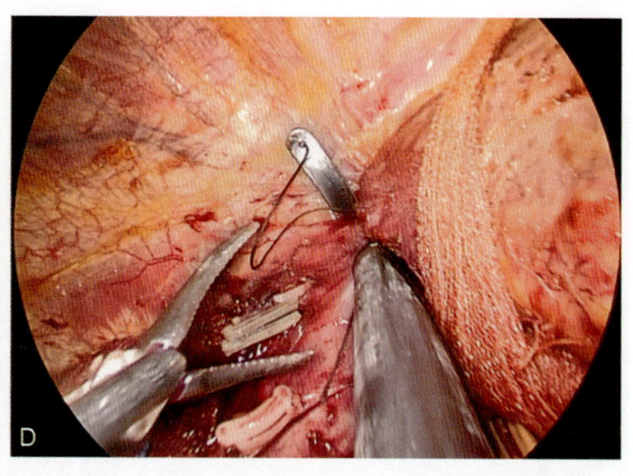

图 3-4-8 解剖第二肝门及第三肝门

A. 解剖第三肝门，显露肝短血管；B. 夹闭并切断肝短血管，必要时下腔静脉侧可双重夹闭；C. 下腔静脉的右侧壁和前壁完全游离；D. 解剖第二肝门，夹闭并切断肝右后下静脉，游离肝右静脉，当分离困难时，可使用金手指辅助游离；E. 夹闭肝右静脉。

一枪”为第一肝门上血管切割闭合器离断右肝蒂，“第二枪”为第二肝门上血管切割闭合器离断肝右静脉。使用切割闭合器时，必须保证切割组织内的大血管完整离断。在手术过程中，可要求麻醉医师采用低中心静脉压技术减少肝脏断面的出血（图 3-4-9）。

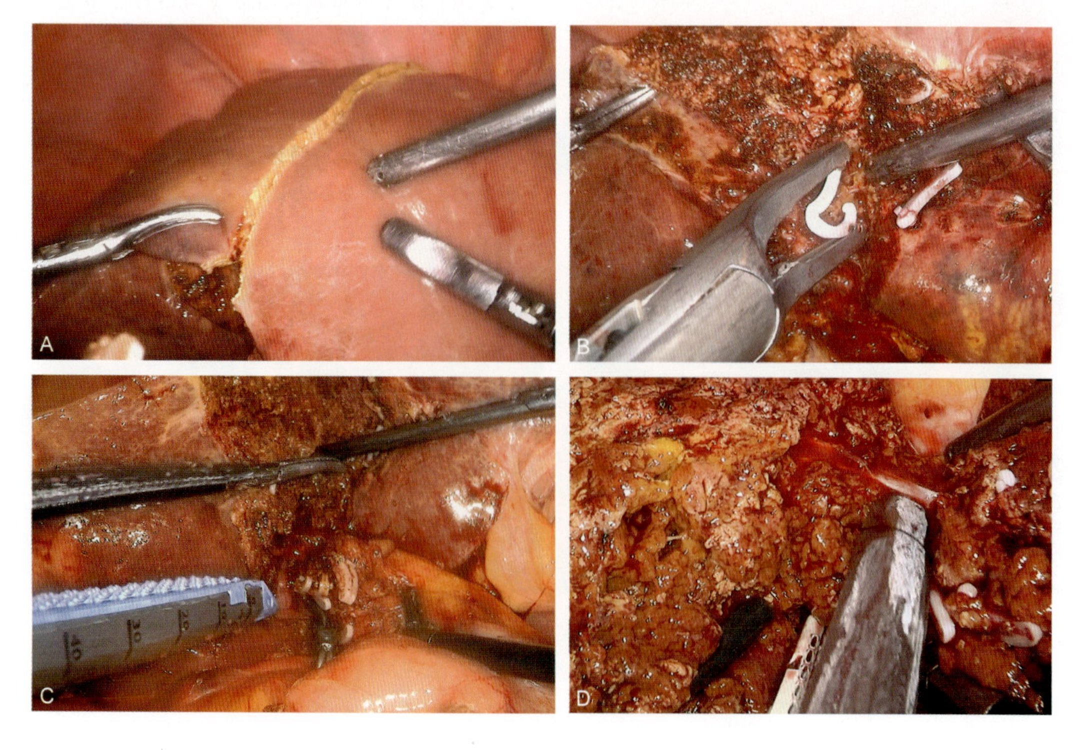

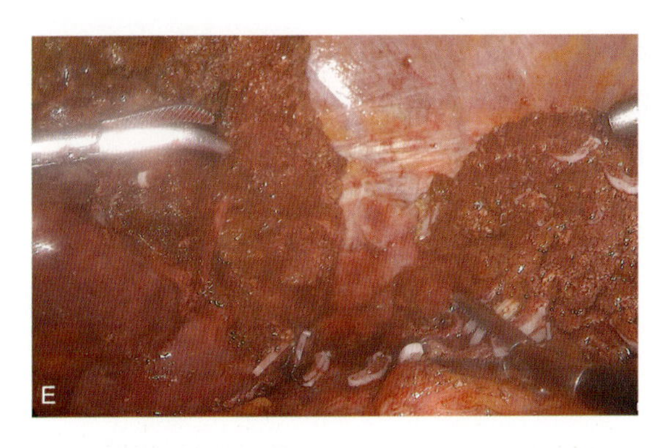

图 3-4-9　切割肝实质

A. 沿缺血线右侧 1cm，超声刀打开肝表面实质；B. 肝实质内大的脉管结构先予以夹闭后再用超声刀切断；C. 切割闭合器离断第一肝门（"第一枪"）；D. 切割闭合器离断第二肝门（"第二枪"）；E. 右半肝完整切除，左半肝断面检查有无出血。

7. 创面止血引流

标本切下后，于肝创面放置干净纱布检查有无胆漏，并用单极电凝或氩气刀烧灼渗血的肝创面，必要时可给予缝扎。确认无活动性出血、胆漏后，可使用止血材料进一步保护肝创面。然后缝合肝镰状韧带，将剩余左半肝固定，最后放置引流管，取出标本（图 3-4-10）。

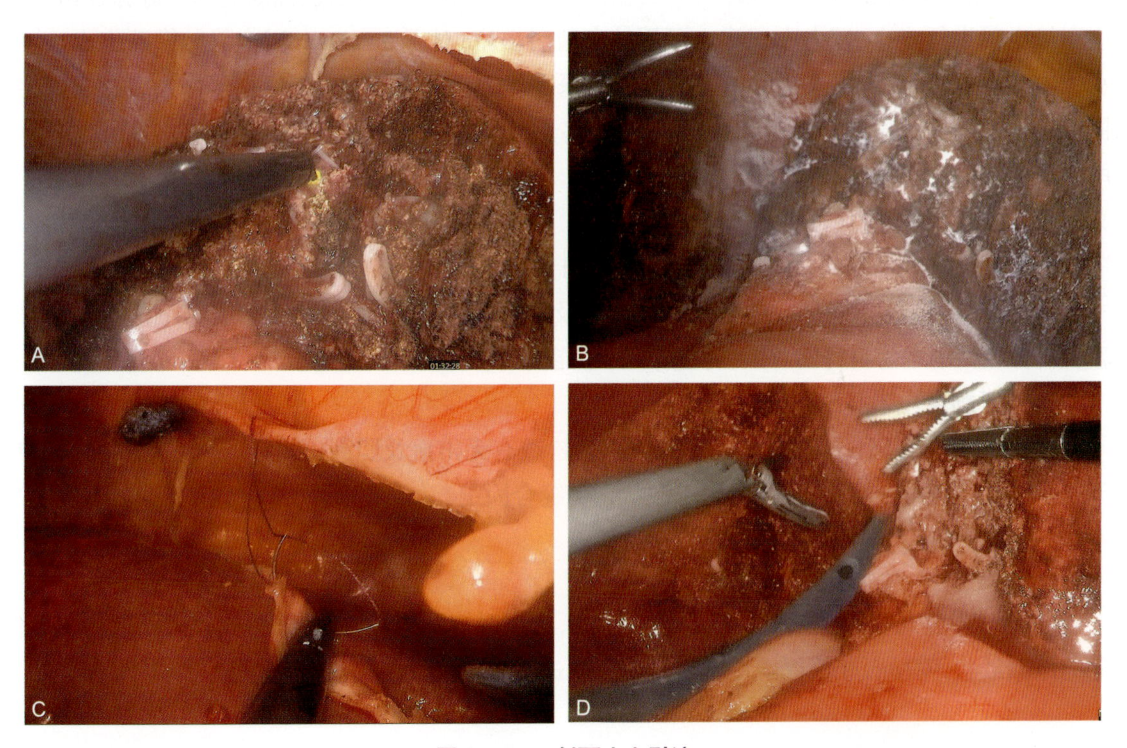

图 3-4-10　创面止血引流

A. 进行电凝止血；B. 检查无活动性出血及胆漏后，肝断面使用止血材料；C. 缝合肝镰状韧带；D. 肝断面放置引流管。

四、术后小结

1. 与开腹右半肝切除术相同，术后首先要监测有无腹腔出血：要给予持续心电监护，监测心率和血压，密切观察腹腔引流的性质和量，术后第 1 天常规复查血常规及肝功能；其次，要密切观察有无胆漏。

2. 由于腹腔镜手术腹部切口小，患者疼痛较开腹手术要轻，术后第1天即可下床活动，有利于减少肺部感染、促进胃肠功能恢复和腹腔引流液排出。

3. 术后第1天拔除胃肠减压管，少量流质饮食。

五、难点及对策

1. 出血的控制是手术成败的关键

多数中转开腹是由出血难以控制导致的。

（1）出血的原因

首先，是技术和经验，腔镜下操作不熟练，血管处理不当；其次，渗血处理不及时，问题积少成多，在中后期造成视野不清，形成恶性循环；再次，包括套管针选位、暴露、助手等；最后，肿瘤的原因，巨大肿瘤的周围血管张力高，分支粗大，如断肝平面贴近肿瘤常止血困难。

（2）对策

首先，熟练精确解剖肝门（第一、第二、第三肝门）是关键。其次，创面渗血和小静脉性出血可用双极电凝进行止血，较大面积渗血可用纱布暂时填塞；对于5～7mm以内静脉横断出血，试行双极电凝止血，无效可用大功率单极电凝形成深度焦痂止血；对于7mm以上静脉出血，一般不会横断，可吸尽血液，直视下钳夹，轴向分离出足够长度，然后用钛夹或Hem-o-lok夹夹闭，必要时可用4-0可吸收缝线缝扎。

谨记：慢工出细活，清爽即快捷！

2. 对于套管针的布局，术前要有详细的规划

好的开始是成功的一半，对于患者的体位及套管针的布局，术前一定要有详细的规划，根据患者的体型及手术者自身的习惯，合理布局，才能使手术有一个良好的开局。

3. 对于剩余左半肝的处理

手术的最后，对于肝创面一定要仔细检查，检查有无出血及胆漏，并且为避免肝扭转，切记对于剩余的左半肝一定要给予固定，将肝镰状韧带缝合固定。

六、小结

“七步法”模式化腹腔镜肝切除术是安全的，通过对抱肝、金手指等细节的改进及独特的血管分离离断经验，使得腹腔镜规则性右半肝切除术进阶难度降低的同时，更易于操作推广。

第五节　腹腔镜肝局部切除术

一、适应证和禁忌证

1. 适应证

（1）良性疾病包括有症状或直径＞10cm的肝海绵状血管瘤，有症状的局灶性结节增生、腺瘤。

（2）恶性疾病包括可局部切除的原发性肝癌、继发性肝癌及其他少见的肝脏恶性肿瘤，以下情况可行局部切除术：①严重的肝硬化导致肝储备功能低下，不能耐受规则性肝切除术者；

②位于肝脏边缘的带有被膜的小肝癌；③位于数个肝段内的多个肿瘤；④位于不同肝段交界处的肿瘤。

2. 禁忌证

同本章第四节腹腔镜规则性右半肝切除术。

二、术前评估、准备

1. 一般情况评估

全面了解心、肺、肝、肾等重要脏器功能及出凝血情况，无绝对手术禁忌。

2. 肝储备功能评估

对于肝脏恶性肿瘤，ICG-R15 ＞30%，肝功能 Child B 级以上者，无法耐受规则性肝切除术，可行肝局部切除术。

3. 病变定位

除传统的 CT、MRI、超声及血管造影检查外，CT 三维重建可更直观地辅助进行术前定位，明确肿瘤具体位置及与周边重要血管的关系。

三、肝局部切除术的手术范围

距肿瘤边缘至少 1cm，是非解剖性小范围肝切除。

四、手术技巧

手术步骤依然可根据“七步法”模式化腹腔镜肝切除术进行。即摆(体位摆放)、戳(套管针孔设计)、露(暴露肝脏)、离(肝脏游离)、断(出、入肝血流阻断)、切(切割肝实质)、止(创面止血引流)。

1. 体位摆放

患者采取头高足低仰卧位，一般手术者站在患者右侧，也可根据自身经验及习惯决定。

2. 套管针孔设计

一般情况下，采用五孔法，行左肝手术时，套管针孔的位置设计为“V”形，选择脐下(观察孔)、左右锁骨中线与脐水平线交点、左右腋前线与肋弓下缘交点(图 3-5-1)。行右肝手术时，脐右孔为观察孔，右侧锁骨中线(约脐上水平)及右腋前线(约脐上水平)为主刀操作孔，剑突下、剑突与脐中点为第一助手操作孔(图 3-5-2)。对于肝脏边缘较小病灶者也可采取三孔法或四孔法。

3. 暴露肝脏

游离肝周韧带，充分显露病变，操作同本章第四节腹腔镜规则性右半肝切除术。对于右肝的病变，特别是右后叶的病变，有一些特殊的技巧。①抱肝：第一助手双手分别夹持纱布条两侧，形成一个半封闭的牵引带，将右叶肝脏旋向左侧并通过微调两侧纱布夹持长度来改变旋肝角度；②水囊垫肝：无菌手套部分置入腹腔，体外灌水，垫于肝后，在腹腔镜肝右后叶手术中，可托起肝脏，增加暴露，减少手术时间(图 3-5-3)。

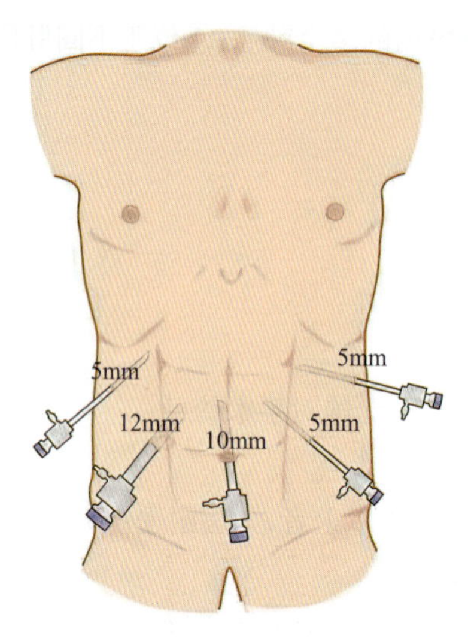

图 3-5-1　左肝套管针孔的位置

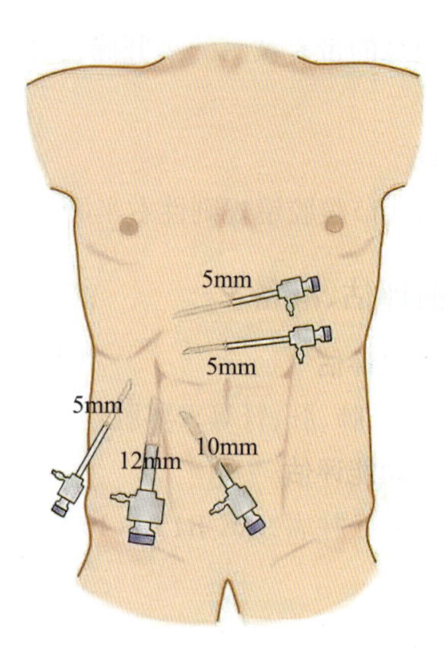

图 3-5-2　右肝套管针孔的位置

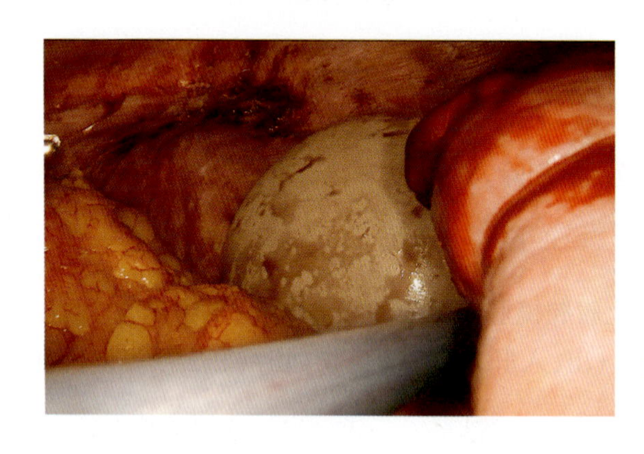

图 3-5-3　用水囊将肝右后叶垫起，增加暴露，利于操作

4. 肝脏游离

根据病变的位置、术中的情况决定需要游离的肝周围韧带，详细过程参见左半肝及右半肝切除术的肝周围韧带的游离。

5. 出、入肝血流阻断

一般情况下，对于肝脏局部切除来讲，只需要阻断第一肝门，不需要对第二肝门进行阻断，并且对于第一肝门的阻断，采用自制的超声刀套管作为 Pringle 法肝门阻断装置，材料易得，操作简便，阻断效果确切。

首先显露文氏孔（图 3-5-4），经文氏孔置入分离钳后自小网膜穿出（图 3-5-5），置入阻断带备用（图 3-5-6、图 3-5-7）。根据术中需要决定阻断第一肝门的时间。

6. 切割肝实质

距病灶边缘约 1cm 划预切除线，超声刀打开肝被膜，分离肝组织（图 3-5-8）。对于肝局部切除术，尤其是剜除术，其难点在于准确地判断病灶边界、显露病灶底部和控制出血。沿着正确的预切除线，游离并显露病灶的底部，是该手术较为困难的部分，之后的分离相对容易。对于肝静脉的较大属支，首选 Hem-o-lok 夹夹闭后超声刀切断，防止直接切断后静脉回缩入肝实质或筛孔撕裂后造成难以处理的出血（图 3-5-9）。

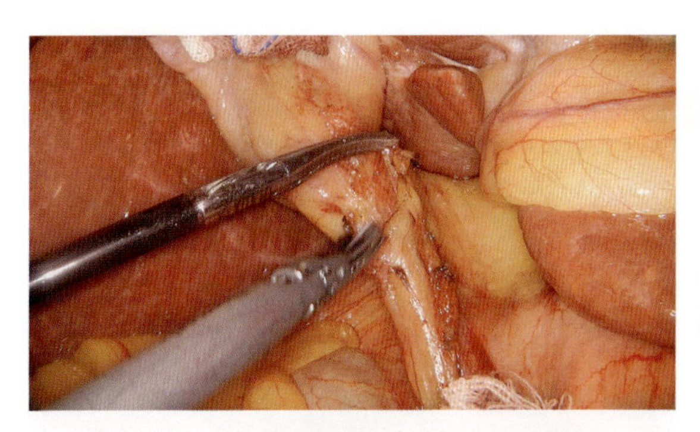

图 3-5-4　助手将胆囊及十二指肠反向牵拉，分离粘连，显露文氏孔

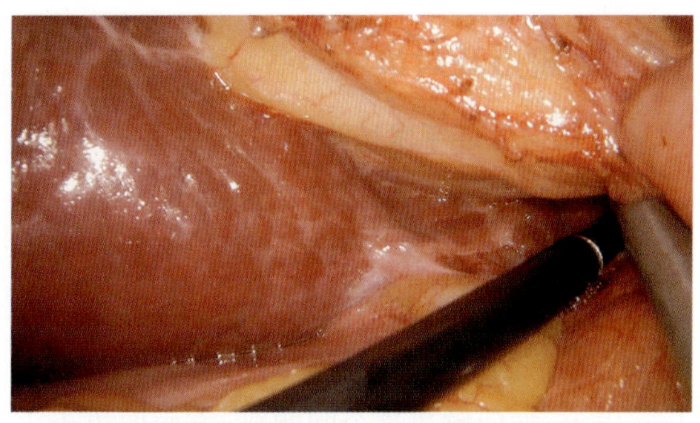

图 3-5-5　在尾状叶前方将分离钳自右向左穿过文氏孔，头端略向上翘起，自打开的小网膜穿出

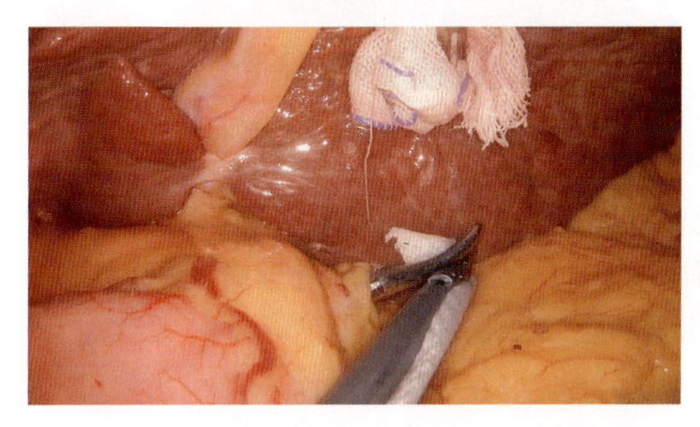

图 3-5-6　将阻断带置入自文氏孔穿出的分离钳

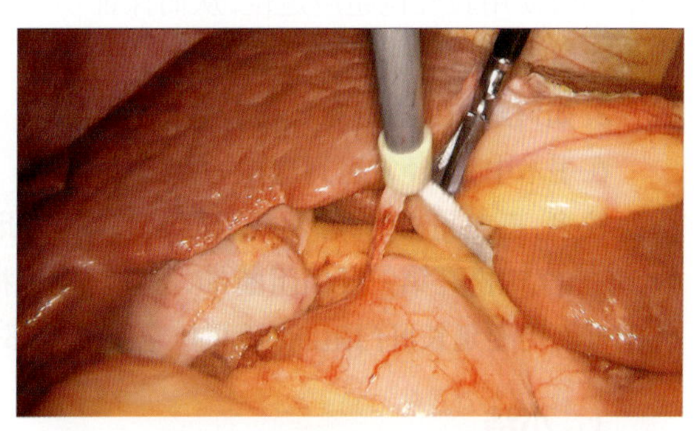

图 3-5-7　第一肝门阻断带可穿入有一定硬度或韧度的阻断管保证血流阻断效果

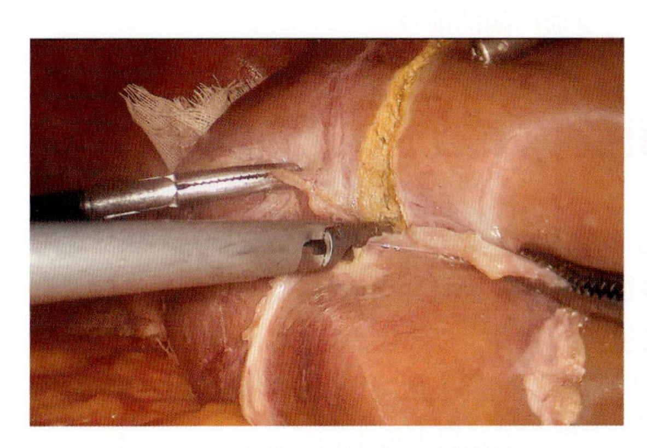

图 3-5-8　沿预切除线超声刀分离肝组织

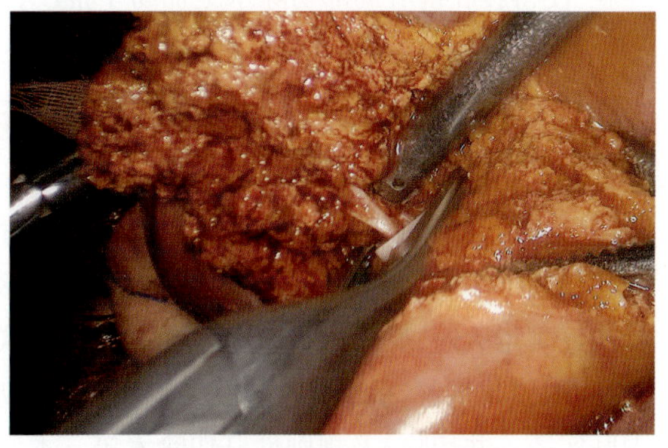

图 3-5-9　肝静脉大的属支首先夹闭后再予以切断，防止发生难以处理的出血

7. 创面止血引流

于肝创面放置干净纱布检查有无胆漏，并用单极电凝或氩气刀烧灼渗血的肝创面。确认无活动性出血后，可使用止血材料进一步保护肝创面。最后放置引流管，取出标本（图 3-5-10）。

五、术后小结

由于腹腔镜肝局部切除术切口小，腹腔内创伤小，术后第 1 天患者即可下床活动，进流质饮食。术后 3 天观察无腹腔出血及胆漏，复查腹部 CT 肝创面无积液后，可拔除引流管，安排出院。

六、难点及对策

1. 如何保证手术切缘

腹腔镜肝局部切除术的远期效果决定于手术的切缘，在保证肝表面切缘远离肿瘤 1cm 以上，但是在向深部切除时，往往越切越靠近肿瘤，从而难以保证各个方向切缘均远离肿瘤 1cm 以上，如何解决这个问题，一方面取决于手术者的经验，另一方面，一个比较可靠的方法是术中实时使用腹腔镜超声定位，从而保证切缘远离肿瘤 1cm 以上。

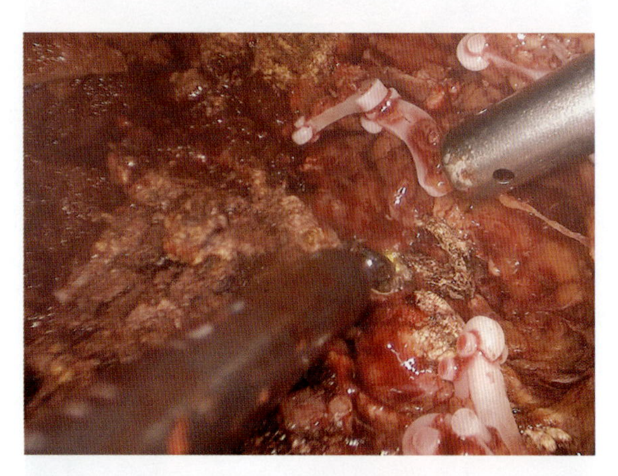

图 3-5-10　喷凝肝创面止血

2. 如何解决止血效果和阻断时间的矛盾

在手术中，会经常遇到这样一个问题，术中出血较多，正在止血时，却发现阻断时间到了，此时就遇到一个矛盾点，是延长阻断时间，继续止血，还是立刻松开第一肝门阻断带，避免肝功能损伤。我们的经验是在血管处理或切割肝实质遇到困难而需要延长肝门阻断时间时，宁愿牺牲部分肝功能，也要避免大出血。

七、小结

腹腔镜肝局部切除术是安全的，创伤小，恢复快，通过对细节的改进及独特的血管分离离断经验，使得腹腔镜肝局部切除术更加易于推广，具有更加广阔的前景。

第六节　腹腔镜肝囊肿开窗引流术

肝囊肿是一种较常见的肝脏良性囊性疾病，一般无临床症状，多在超声或 CT 等影像学检查或其他腹部手术时发现，多见于女性。肝囊肿多数无明显症状而无须治疗，但当囊肿出现明显症状或显著增大时，则需进行适当治疗。治疗方式包括手术治疗和硬化治疗（超声定位囊肿穿刺抽液，注射硬化剂）。手术方式包括开窗引流术（切除部分囊壁的去顶减压术）、切除术（将囊肿及周围肝实质一并切除）及规则性肝切除术等。本章节主要介绍开窗引流术。

一、适应证及禁忌证

1. 适应证

（1）有症状的单纯性单发或多发肝囊肿。

（2）在腹腔镜视野范围内，直径>5cm，且位置表浅，在肝表面能见到囊肿的一部分。

（3）单纯性肝囊肿合并感染出血。

（4）经穿刺抽液效果欠佳或复发者。

（5）肝囊肿合并肾囊肿或脾囊肿，可同时行开窗引流术。

2. 禁忌证

（1）肿瘤性、寄生虫性囊肿，肝囊腺瘤 / 癌及先天性肝内胆管扩张症。

（2）怀疑囊肿恶变。

（3）小而密集的多囊肝病（多囊肝 2 型），以及多发性肝囊肿晚期患者肝功能受损合并多囊肾、肾功能受损者或全身其他脏器严重障碍者。

（4）囊肿位于肝脏深部或囊肿表面肝组织较厚，以及囊肿位于右肝后叶或与膈肌之间有广泛粘连，腹腔镜下难以接近囊肿者。

（5）囊肿与胆管相通者。

（6）有明显出血倾向或凝血功能障碍者；不能耐受麻醉或手术者。

二、术前评估、准备

1. 通过腹部超声、增强 CT、MRI 等影像学检查，明确是否为开窗引流术的适应证。

2. 当囊肿性质不明时，需穿刺抽液明确囊液性质。

3. 当囊液为胆汁或呈黏液性时，需进一步检查确定囊肿性质。手术方式宜选择包括周围肝实质的囊肿切除术或规则性肝切除术。

三、手术技巧

该术式主要包括以下步骤：插入套管针，建立气腹；探查腹腔；囊液的处理；囊肿壁开窗（重要）；残余囊壁的处理；放置引流管。

1. 体位和站位

患者取仰卧位，并根据肝囊肿部位，适当调整体位，以便于手术野的暴露。对于位于右肝的囊肿，手术者站在患者左侧，第一助手站在患者右侧，扶镜手站在术者左侧；仪器设备位于患者头侧、手术台两侧，手术器械位于患者足侧（图 3-6-1A）。

在脐下缘做 10mm 左右切口，穿刺建立气腹并作为观察孔，CO_2 气腹压力维持在 12～15mmHg，操作孔部位的选取应根据囊肿位置灵活掌握。一般剑突下戳孔作为主操作孔，其余为牵引孔或吸引孔。肝囊肿位于肝右叶者，选右肋缘下（锁骨中线及腋前线）分别做 5mm 切口，剑突下做 10mm 切口，置入相应的套管（图 3-6-1B）；肝囊肿位于肝左叶者，可调整相应切口在左肋缘下（锁骨中线），见图 3-6-1C。囊肿存在于两侧肝叶时，需相应增加套管针数量。

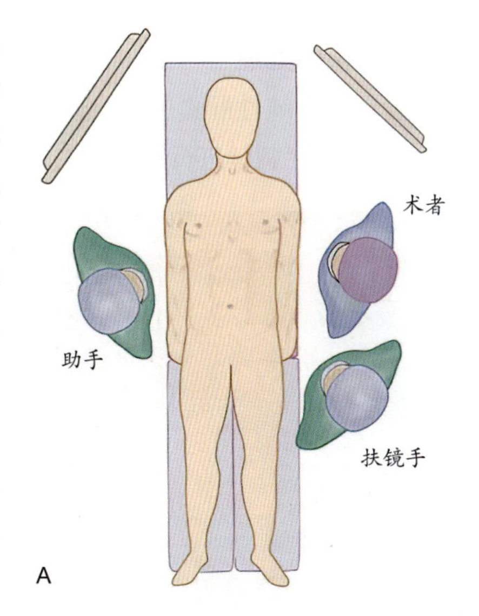

2. 探查腹腔

用腹腔镜探查腹腔内情况，进一步明确囊肿的位置、大小、数量、囊肿内有无肿瘤性病变及囊壁与周围肝实质界限等情况（图 3-6-2）。

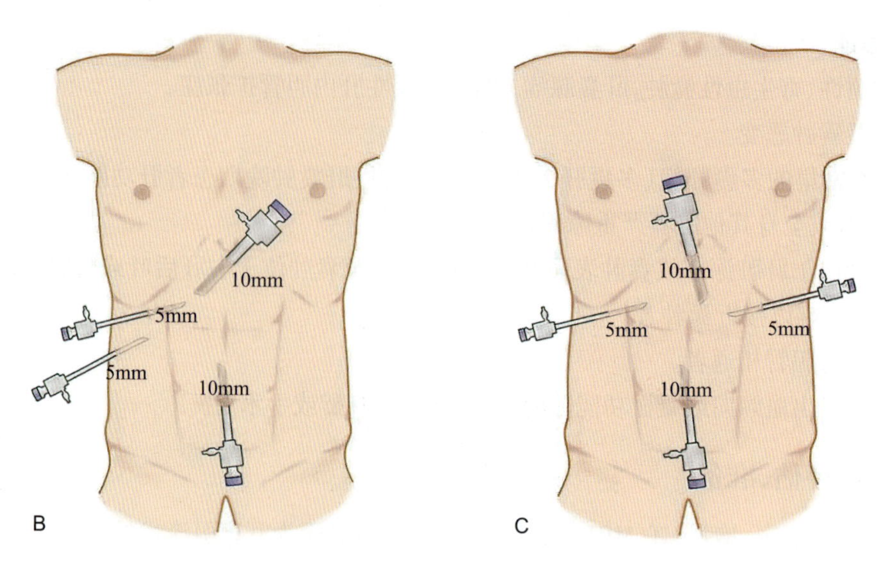

图 3-6-1 体位和站位

A. 术者站位；B. 肝右叶肝囊肿戳孔位置；C. 肝左叶肝囊肿戳孔位置。

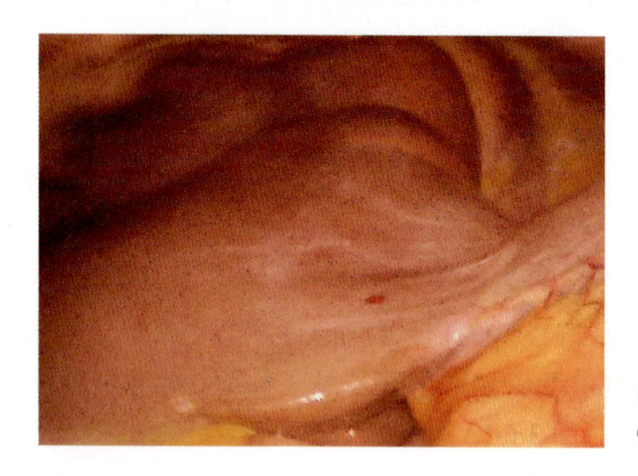

图 3-6-2 腹腔探查囊肿的情况

3. 囊液的处理

确定为单纯性肝囊肿时，选择囊肿壁最薄处，用电凝钩或超声刀打开囊肿壁，吸引器吸尽囊液，也可借助穿刺针进行穿刺吸引（图 3-6-3）。

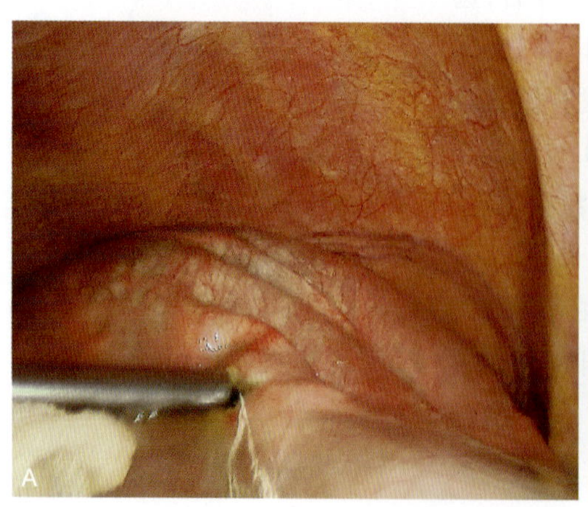

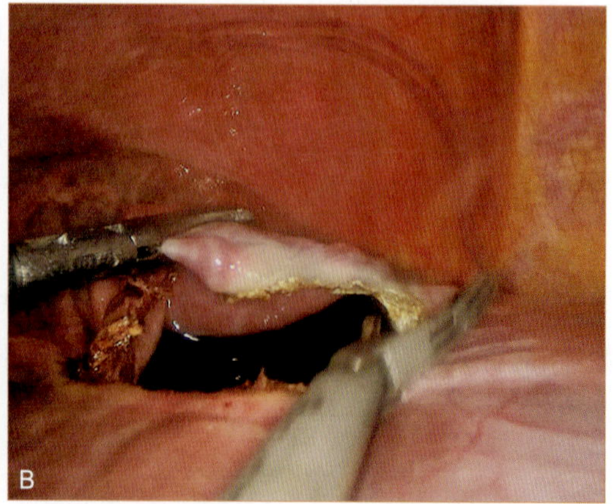

图 3-6-3 超声刀打开囊肿壁（A），吸出囊液（B）

4. 囊肿壁开窗

用超声刀或电凝钩进行囊肿壁的切除。术者左手牵引囊壁，在距离正常肝实质 3～4mm 处进行囊壁的切除（图 3-6-4）。手术主要目的是充分开窗，无须一定沿着正常肝组织的界限进行切除。如果囊肿切缘有出血，需仔细止血（图 3-6-5），有时囊壁会有小的胆漏，可给予夹闭或者 4-0 滑线缝合（图 3-6-6）。如果在囊肿壁上发现较粗的脉管，为防止与之伴行的胆管发生胆漏，建议将其夹闭。处理多房性囊肿时器械应小心进入囊内，切开囊肿隔膜，吸出囊液。切除的囊壁标本装入标本袋内取出。

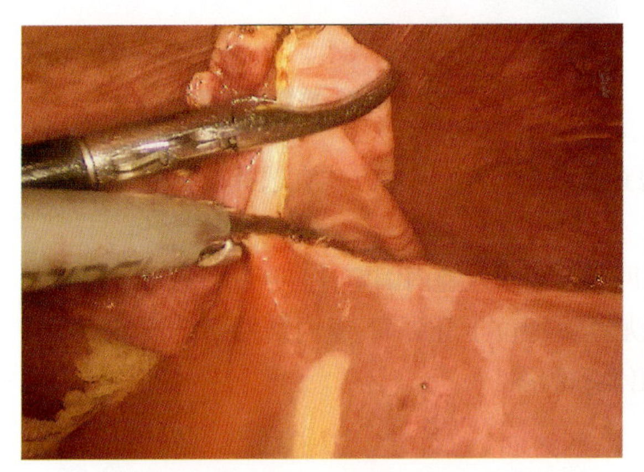

图 3-6-4 超声刀切除囊肿壁

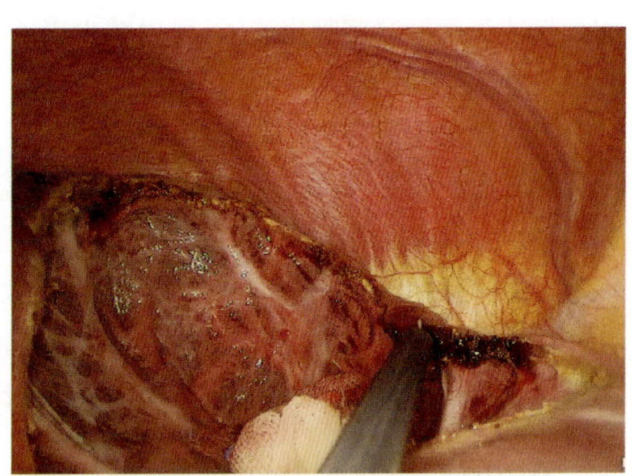

图 3-6-5 囊肿边缘出血给予止血

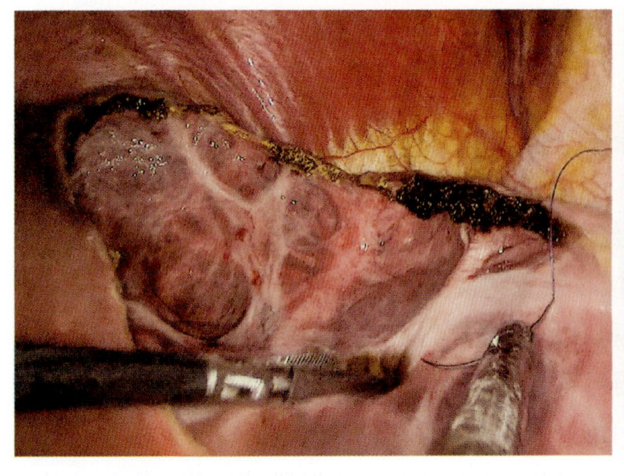

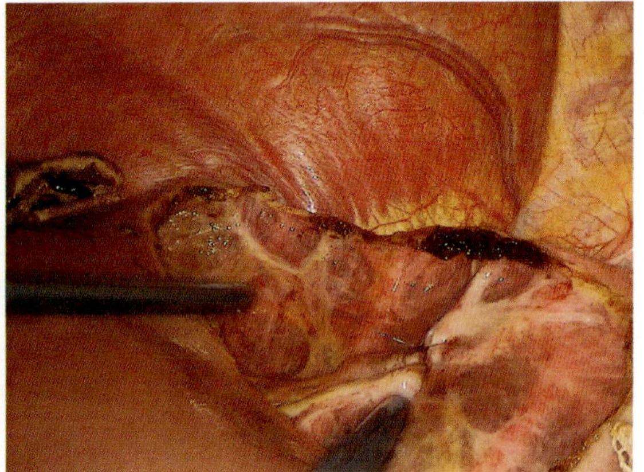

图 3-6-6 发现小胆漏，给予缝合

5. 残余囊壁的处理

本手术的原理是用腹膜吸收囊壁的分泌液，原则上不必处理残余囊壁。但对于靠近膈顶或多发囊肿的患者，术后粘连会导致开窗部位闭锁、囊肿复发，建议用无水乙醇或氩气刀喷凝残余囊壁，破坏其分泌功能。

6. 放置引流管

确切止血后，在囊腔内放置引流管（图 3-6-7）。要确保引流管放置到位。依次拔除套管针，缝合穿刺孔。

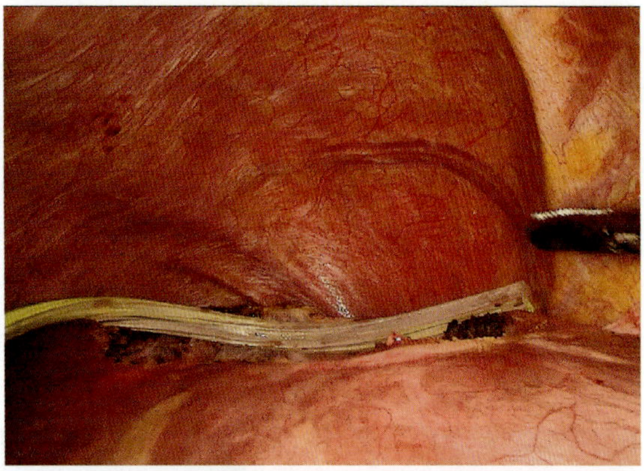

四、术后小结

腹腔镜手术创伤小，恢复快，术后第 1 天患者即可下床活动，给予流质饮食，术后第 3 天复查腹部 CT，尽早拔管。

图 3-6-7 放置引流管

五、难点及对策

1. 对于术前不能明确囊肿性质的病例，可用细针或气腹针穿刺吸出囊液，可以减少囊液外渗污染腹腔的可能。

2. 当囊液中混有胆汁或为黏液性时，应高度怀疑肿瘤性病变，囊液应送检行脱落细胞学检查及细菌培养，手术方式宜选择包括周围肝实质的囊肿切除术或规则性肝切除术。

3. 尽量避免在肝膈面开窗，不得已时可将大网膜游离塞入囊内固定，以吸收囊液。

4. 手术过程中，尽量避免器械伸入囊肿内，尤其囊肿位于肝膈面、囊内结构暴露不十分清楚时，以防损伤囊壁血管和胆管，发生难以控制的出血和胆漏。

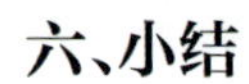

六、小结

腹腔镜肝囊肿开窗引流手术由于其创伤小、恢复快、复发率低、安全有效等优点，现已被认为是目前治疗肝囊肿较理想的方法。

第七节　吲哚菁绿荧光融合影像在腹腔镜肝切除中的应用

吲哚菁绿（indocyanine green，ICG）是一种近红外荧光染料。可被波长 750～810nm 的外来光激发，发射波长约为 840nm 的近红外光，经特殊接收装置则可显示荧光或彩色荧光。吲哚菁绿可被肝脏特异性摄取并经胆道排泄，使其在肝脏外科领域有被广泛应用的潜在前景。肝细胞癌组织摄入吲哚菁绿的机制正常而排出机制障碍，使得吲哚菁绿残留致使肿瘤实质持续呈现荧光。研究者既能通过吲哚菁绿标记肝肿瘤，也可通过门静脉系统标记荷瘤肝段。采用吲哚菁绿荧光融合影像（fusion indocyanine green fluorescence imaging，FIGFI）引导下完成肝脏切除术，真正实现了肝脏的三维染色，可全程指引肝实质离断。

一、吲哚菁绿染色方式

术前 3 天至 1 周静脉注射吲哚菁绿，手术时正常肝组织已将吲哚菁绿代谢，不再显示荧光；而肿瘤组织代谢能力差，组织内仍有吲哚菁绿残留，故呈现出明显的荧光。如果术中给药，正常肝组织迅速摄取吲哚菁绿，并呈现出均匀的荧光。由于肿瘤组织无论是性质、大小、血供情况，均无法像正常肝组织一样在短时间内摄取吲哚菁绿呈现荧光表现，故在肿瘤边界呈现清晰、准确的界线，且此界限在手术完成的数小时内无明显变化。因此，术前和术中给药在荧光显像仪下的影像是相反的。吲哚菁绿的染色方式基本分为两种:①正向染色,术前给药方式下,于术前3天至1周通过静脉给予吲哚菁绿,术中可见病灶根据不同的病理类型呈现不同的荧光显像模式,如全荧光型、部分荧光型和环形荧光型,可用于肿瘤的边界定位,并可对肿瘤的性质及分化程度做一定的预判。术中给药方式多用于解剖性肝切除的肝段染色,通过术中超声定位引导目标肝蒂门静脉穿刺或解剖第一肝门后或劈开肝实质后于门静脉穿刺给予吲哚菁绿,实现目标肝段的正向染色。②反向染色:采用术中给药方式,因肿瘤组织均不具备正常的肝脏功能,摄取吲哚菁绿速度慢,故不论肿瘤病理分型如何,均表现为边界清晰的暗影结节。因此,在确定肿瘤边界方面,术中给药更具备优势。但需要注意的是,术中给药由于肿瘤表面覆盖有正常肝脏组织,无论肿瘤距离肝脏表面多少,均会被正常肝组织的荧光遮盖。因此,术中给药无法对肝实质内的肿瘤进行识别。

二、采用FIGFI在腹腔镜肝切除手术中对肿瘤进行预判

肝脏肿瘤的荧光模式可以分为3种基本类型:全部荧光型、部分荧光型和环状荧光型。荧光类型可用于肿瘤性质的初步判断:①具有部分肝组织功能的高分化肝细胞癌(HCC)表现为明亮的荧光显影,与正常组织边界清楚;中分化肝细胞癌多呈现肿瘤内不均匀荧光;不具备肝组织功能的低分化肝细胞癌、胆管细胞癌及肝外转移癌等,本身不摄取吲哚菁绿,不会显示荧光,但周围组织可显示环状荧光。②海绵状血管瘤其本身即为肿瘤组织和肝组织的混合体,多为不均匀的荧光显影。③胆管细胞癌肿瘤区一般无明显荧光表现,周围多可见环状荧光。④恶性纤维组织细胞瘤无明显荧光显影,周围可见环状弱荧光。⑤混合结节性肝硬化可为明显高亮的荧光结节。

三、FIGFI在腹腔镜肝局部切除中的应用

利用肝细胞癌摄取吲哚菁绿正常而排出障碍的原理,将FIGFI技术应用于腹腔镜肝脏肿瘤切除中,可以精准识别肿瘤边界,帮助手术医师确认肿瘤切缘。根据患者肝功能评估结果,选择术前3天至1周于患者外周静脉注射,注射剂量为0.1～0.5mg/kg。

手术过程同腹腔镜肝肿瘤局部切除,具体手术步骤为:

1. 探查腹腔

常规建立气腹后,腹腔镜探查,开启荧光模式观察荧光显像部位,因吲哚菁绿荧光穿透力的缺陷,位置表浅的肿瘤可在探查腹腔阶段观察到,位置较深的肿瘤需要在离断肝实质阶段才能观察到(图3-7-1)。

2. 肿瘤位置的预判

当肿瘤位置较深时,肝脏表面无荧光信号,可根据术前影像学资料,大致判断肿瘤位置,必要时可结合术中超声判断(图3-7-2)。

3. 肝脏的暴露及游离

肝脏的游离与暴露同步进行,根据肿瘤的位置和选择的术式,进行相应的暴露和游离,解剖肿瘤位置周围的重要血管、韧带等结构。

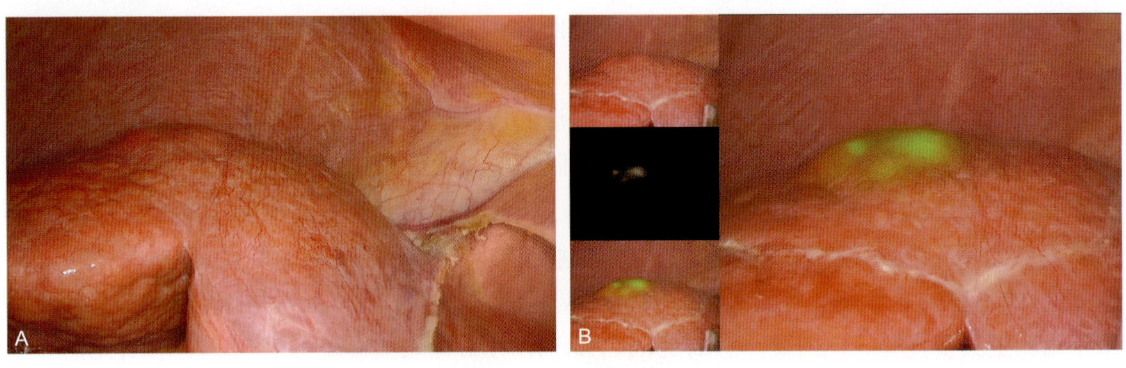

图 3-7-1 探查腹腔
A. 普通模式；B. 荧光模式。

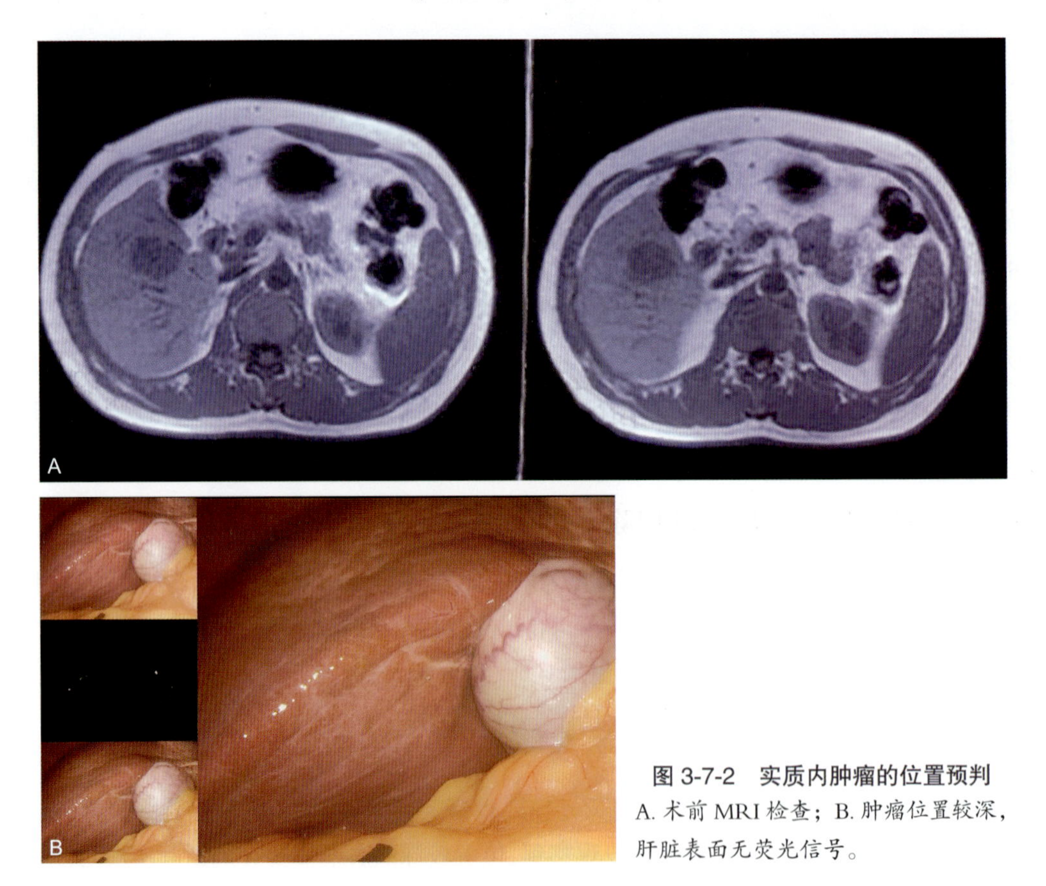

图 3-7-2 实质内肿瘤的位置预判
A. 术前 MRI 检查；B. 肿瘤位置较深，肝脏表面无荧光信号。

4. 出入肝血流阻断

根据肿瘤的大小、需要切除的肝实质体积及肝创面的大小等选择是否需要进行肝门血流的阻断，如需阻断血流，可参考本章第五节腹腔镜肝局部切除术中的肝门阻断方法。

5. 肝实质的离断

当可观察到肿瘤的荧光信号时，可在距离荧光信号 1～2cm 处离断肝实质。肝脏表面无荧光信号时，可结合术中腹腔镜超声预判的肿瘤边界处离断肝实质，在离断过程中注意切换荧光模式，观察肿瘤荧光信号，并防止离断入肿瘤内部（图 3-7-3）。

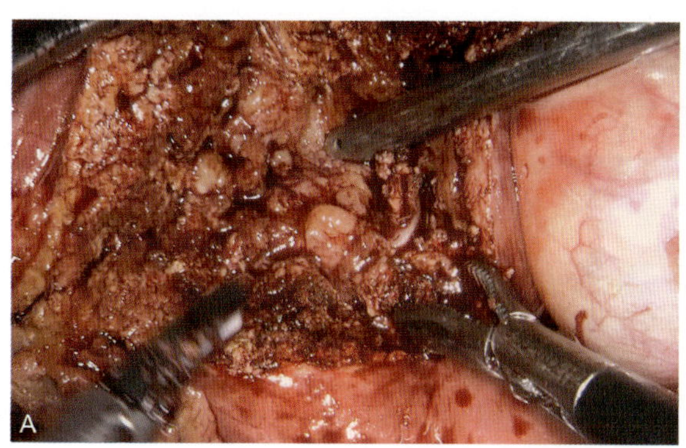

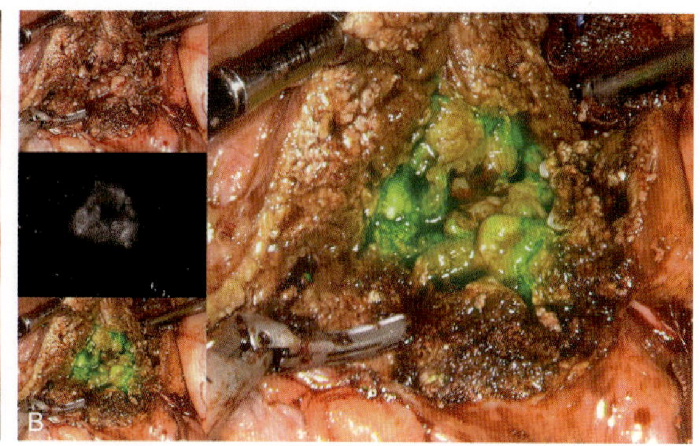

图 3-7-3 肝实质的离断模式

A. 普通模式；B. 荧光模式。

6. 检查肝创面

吲哚菁绿荧光显像可用于检查术后肝创面的肿瘤残留（图 3-7-4）。

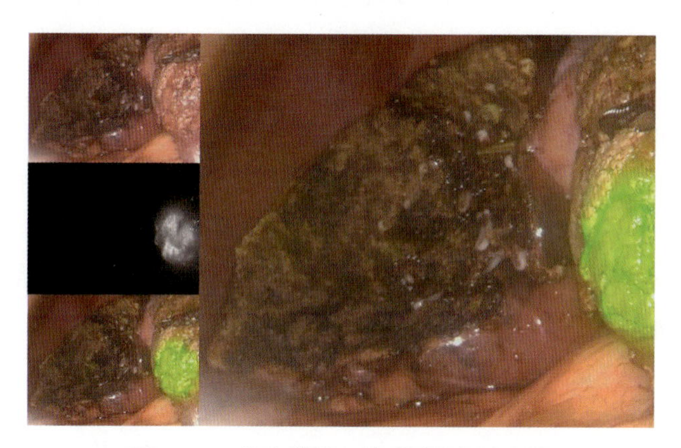

图 3-7-4 荧光模式下的肝肿瘤切除创面

四、FIGFI 在腹腔镜解剖性肝切除中的应用

在解剖性肝切除术中，传统的目标切除肝叶或肝段标记方法是术中超声引导或直接穿刺门静脉亚甲蓝染色，或阻断相应入肝血流后根据肝表面缺血线进行标记。其缺陷是在肝脏表面标记后，因为肝段间界限并不是在同一平面，所以切除过程中肝实质内部并不能有效区分相邻肝段之间的界限。术中肝实质的离断面仍需通过肝静脉走行和术者经验判断，难以施行精准的解剖性肝切除术。而采用 FIGFI 引导下完成解剖性肝切除术，真正实现了肝脏的三维染色，可全程指引肝实质离断，真正做到精准解剖性肝切除。

解剖性肝切除中，FIGFI 可采用正向染色和反向染色两种方法。①正向染色：经皮超声或腹腔镜超声引导下行目标肝蒂门静脉穿刺，或解剖第一肝门（鞘内或鞘外）或劈开肝实质后，找到目标肝蒂，行门静脉穿刺后，注射稀释后的吲哚菁绿 5ml，浓度为 0.025～0.05mg/ml。②反向染色：解剖第一肝门（鞘内或鞘外）或劈开肝实质后，找到目标肝蒂，阻断后经外周静脉注入标准浓度的吲哚菁绿 1ml（图 3-7-5）。两种染色显影时间均为 10～20 秒，持续时间 24 小时。

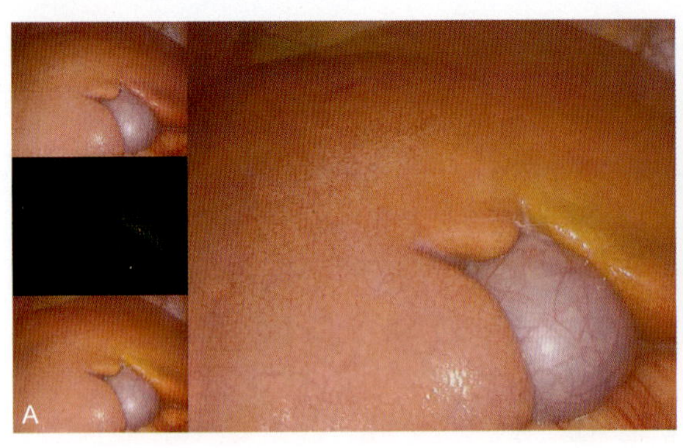

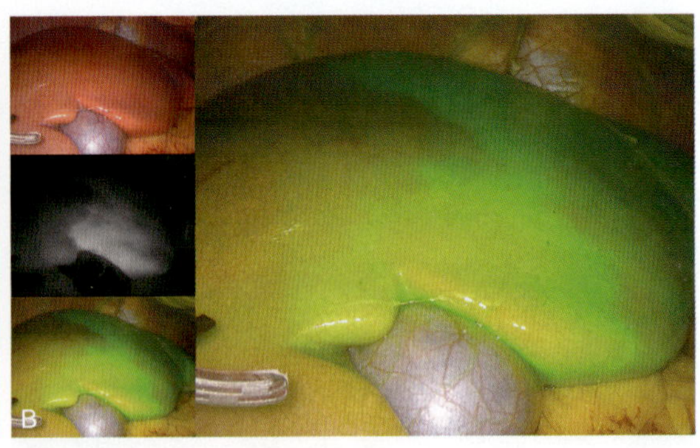

图 3-7-5 腹腔镜右后叶切除 FIGFI 反向染色

A. 静脉注入吲哚菁绿后肝段开始出现少量荧光信号；B. 静脉注入吲哚菁绿后可见肝段逐渐呈现荧光信号。

五、难点及对策

1. 在腹腔镜肝局部切除中，需要注意：①注射剂量需根据注射时间与患者肝功能情况综合评估；②如提前注射时间过短，假阳性率会明显提升；③需注意患者是否已提前进行吲哚菁绿肝储备功能试验。

2. 在腹腔镜解剖性肝切除中，需要注意：

（1）正向染色：①标准浓度吲哚菁绿需要稀释 50～100 倍，即吲哚菁绿浓度为 0.025～0.05mg/ml；②靶段肝段由于注射吲哚菁绿，呈现荧光显影，而其他保留肝段不显影。

（2）反向染色：①注射吲哚菁绿的时间点为手术中，阻断靶段肝段的门静脉分支和肝动脉后；②靶段肝段由于血供被阻断，无法呈现荧光显影，而其他保留肝段呈现荧光显影。

推荐阅读资料

[1]《腹腔镜肝胆胰手术操作指南》制定委员会．腹腔镜肝胆胰手术操作指南．临床肝胆病杂志，2019，35（7）：1450-1458.

[2] 蔡秀军，虞洪，许斌，等．完全腹腔镜下右半肝切除．中国实用外科杂志，2005（10）：629-630.

[3] 陈焕伟，邓斐文，李杰原．腹腔镜肝尾状叶切除．中华肝脏外科手术学电子杂志，2014，3（5）：325-326.

[4] 陈继业，刘志伟，辛宪磊，等．肝段显色技术在解剖性肝切除中的应用价值．腹部外科，2019，32（1）：27-30.

[5] 陈孝平．腹腔镜肝切除术专家共识（2013 版）．中国肿瘤临床，2013，40（6）：303-306.

[6] 方驰华，冯石坚，范应方，等．三维可视化技术在评估残肝体积及指导肝切除中的应用研究．肝胆外科杂志，2012，20（2）：95-98.

[7] 姜政辰，杜刚，施彬垚，等．腹腔镜肝尾状叶切除的单中心经验．中华腔镜外科杂志（电子版），2018，11（4）：208-211.

[8] 靳斌，杨金奂，杜刚，等．“七步法”模式化腹腔镜肝切除术经验总结．中华肝胆外科杂志，2019，25（1）：62-63.

[9] 靳斌，周兵海，杜刚，等．腹腔镜肝切除 200 例单中心经验．中华肝胆外科杂志，2016，22（9）：

587-589.
[10] 刘荣,赵国栋 . 肝左外叶切除“金标准”术式:腹腔镜肝左外叶切除术 . 中华腔镜外科杂志(电子版),2010,3(6):474-478.
[11] 王宏光 . 吲哚菁绿肝段染色在腹腔镜肝癌切除中应用及意义 . 中国实用外科杂志,2018,38(4):376-378.
[12] 杨剑,王壮雄,方驰华 . 多模态影像技术在原发性肝癌外科中的应用 . 中华肝脏外科手术学电子杂志,2019,8(1):1-5.
[13] 余锋,罗昆仑,方征,等 . 前入路绕肝提拉法与常规法在右半肝切除术中的应用对比研究 . 中国普通外科杂志,2012,21(7):73-77.
[14] 原春辉,修典荣,马朝来,等 . 腹腔镜解剖性左半肝切除治疗肝肿瘤 . 中华肝胆外科杂志,2014,20(12):845-847.
[15] 中国研究型医院学会微创外科学专业委员会 . 腹腔镜肝切除术操作指南 . 中华腔镜外科杂志(电子版),2016,9(6):321-324.
[16] 中国研究型医院学会微创外科学专业委员会 . 吲哚菁绿荧光染色在腹腔镜肝切除术中应用的专家共识 . 腹腔镜外科杂志,2019,24(5):388-394.
[17] AOKI T,YASUDA D,SHIMIZU Y,et al. Image-guided liver mapping using fluorescence navigation system with indocyanine green for anatomical hepatic resection. World J Surg,2008,32(8):1763-1767.
[18] BELLI G,GAYET B,HAN H S,et al. Laparoscopic left hemihepatectomy a consideration for acceptance as standard of care.Surg Endosc,2013,27(8):2721-2726.
[19] BUELL J F,CHERQUI D,GELLER D A,et al. The international position on laparoscopic liver surgery:the louisville statement,2008. Ann Surg,2009,250(5):825-830.
[20] COELBO F F,KRUGER J A,FONSECA G M,et al. Laparoscopie liver resection:experience based guidelines. World J Gastrointest Surg,2016,8(1):5-26.
[21] FUGGER R,ZACHERL J,JAKESZ R,et al. Long-term results after laparoscopic unroofing of solitary symptomatic congenital liver cysts.Surg Endoscopy,2000,14(1):59-62.
[22] GAMBLIN T C,NGUYEN K T,GELLER D A. World review of laparoscopic liver resection--2,804 patients. Ann Surg,2009,250(5):831-841.
[23] HU M,ZHAO G,WANG F,et al. Single-port and multi-port laparoscopie left lateral liver sectionectomy for treating benign liver diseases:a prospective,randomized,controlled study. World J Surg,2014,38(10):2668-2673.
[24] JIN B,JIANG Z C,HU S Y,et al. Surgical technique and clinical analysis of twelve cases of isolated laparoscopic resection of the hepatic caudate lobe. Biomed Res Int,2018 :5848309.
[25] KUMON M. anatomical study of the caudate lobe with special reference to portal venous and biliary branches using corrosion liver casts and clinical application. Liver Cancer,2017,6(2):161-170.
[26] LY Q,GLOOR B,CANDINAS D. Role of laparoscopy in hepatic cyst surgery. Dig Surg,2002,19(6):494-499.

[27] MARTÍ-CRUCHAGA P, HERRERO I, SANGRO B, et al. Totally laparoscopic right-lobe hepatectomy for adult living donor liver transplantation: Useful strategies to enhance safety. Am J Transplant, 2013, 13(12): 3269-3273.

[28] MEKEEL K L, REDDY K S, MOSS A A, et al. Laparoscopic fenestration of giant hepatic cysts. Surg Laparosc Endosc Percutan Tech, 2008, 18(5): 511-513.

[29] MIYATA A, ISHIZAWA T, TANI K, et al. Reappraisal of a dye-staining technique for anatomic hepatectomy by the concomitant use of indocyanine green fluorescence imaging. J Am Coll Surg, 2015, 221(2): e27-36.

[30] MIZUMOTO Y, MIZUNO S, NAKAI Y, et al. Cholangitis complicated by infection of a simple hepatic cyst. Clin J Gastroenterol, 2018, 11(6): 493-496.

[31] OH D, KWON C H D, NA B G, et al. Surgical techniques for totally laparoscopic caudate lobectomy. J Laparoendosc Adv Surg Tech A, 2016, 26(9): 689-692.

[32] QIN Q, WANG L B, LI H, et al. Efficacy and safety of right hemihepatectomy through the right retrohepatic tunnel. Cell Biochem Biophys, 2012, 62(1): 113-118.

[33] ROSSI G, TARASCONI A, BAIOCCHI G, et al. Fluorescence guided surgery in liver tumors: applications and advantages. Acta Biomed, 2018, 89(9): 135-140.

[34] UENO M, HAYAMI S, SONOMURA T, et al. Indocyanine green fluorescence imaging techniques and interventional radiology during laparoscopic anatomical liver resection (with video). Surg Endosc, 2018, 32(2): 1051-1055.

[35] YOSHIKUNI K, DAVID F, NORIHIRO K, et al. Difficulty of laparoscopic liver resection: proposal for a new classification. Ann Surg, 2018, 267(1): 13-17.

（孙栋　杜刚　刘崇忠）

第四章 腹腔镜胃癌根治术

1994 年日本医师 Kitano 报道了世界首例腹腔镜胃癌根治术用于治疗早期胃癌，从而开始了腹腔镜胃癌手术的探索。1997 年 Peter Goh 首次报道了进展期胃癌的腹腔镜辅助 D2 根治术，证实了腹腔镜手术治疗进展期胃癌安全、可行。随着腹腔镜技术的进步、手术经验的增多和以腹腔镜视野为基础的腔镜下解剖学的发展，胃癌的腹腔镜根治性手术得到了蓬勃发展。目前，美国国立综合癌症网络（National Comprehensive Cancer Network，NCCN）及日本胃癌治疗规约均已将早期胃癌腹腔镜根治术列入指南并加以推荐。对于进展期胃癌，因为缺乏较大规模的前瞻性临床研究，腹腔镜手术的安全性、彻底性和患者的获益性等方面还有待进一步研究论证。目前国际上和国内均有相关临床研究在进行。

腹腔镜胃癌根治术根据肿瘤的部位、胃切除的范围分为根治性远端胃切除术、根治性近端胃切除术和根治性全胃切除术，下面将分别予以介绍。另外，近些年功能性腹腔镜的概念被提出来，而吲哚菁绿标记的腹腔镜胃癌根治术是功能性腹腔镜的良好诠释，将单独介绍。

第一节　腹腔镜根治性远端胃切除术

一、适应证及禁忌证

1. 适应证

适用位于胃中下部的恶性肿瘤。

（1）已被广泛认可的适应证

1）早期胃癌。

2）胃癌肿瘤浸润深度在 T_3 以内的进展期胃癌。

（2）作为临床研究的适应证

胃癌侵及浆膜层，但浆膜受侵面积小于 $10cm^2$。

2. 禁忌证

（1）胃癌伴大面积浆膜层浸润或侵及周围脏器。

（2）淋巴结融合并包绕重要血管。

（3）伴有不能耐受手术的严重心、肺、脑、肝等疾病，不能纠正的全身情况不良。

（4）相对禁忌证包括腹部严重粘连、重度肥胖、胃癌穿孔出血等急症情况、心肺功能不良。

二、术前评估、准备

1. 胃镜检查

胃镜检查和组织活检是胃癌诊断的必要检查。对于 T_3 以内的胃癌，腹腔镜下通常较难发现病变部位，有必要在术前胃镜检查时于病变周围留置钛夹标记，通常在病变的口侧和肛侧各 1cm 处分别留置钛夹，钛夹的位置如果离病变的位置过远，可能会影响术中利用切割闭合器切断胃时的操作。如果行全腹腔镜手术，术者无法用手触摸钛夹或病变，术前需胃镜下于病变周围注射显色标记物（如纳米碳、吲哚菁绿等），可以对术中决定切除范围提供参考作用。纳米碳和吲哚菁绿除了发挥标记作用，还有助于胃周围淋巴结的显色和示踪，建议术前 24 小时内标记，标记时要与内镜医师通力合作，避免穿透胃壁导致标记物外漏，影响标记效果。

2. 超声内镜检查

对于早期胃癌，术前超声内镜有助于判断肿瘤浸润的层次，从而排除部分不能行内镜黏膜下剥离术或内镜下黏膜切除术的病例。同时，术前超声内镜有助于评估淋巴结大小，进行更准确的术前病理分期。鉴于此，建议有条件的单位行腹腔镜胃癌手术前常规给患者安排超声内镜检查。

3. CT 检查

能够判断病变的部位、浸润深度、淋巴结转移和远处转移情况，有利于准确评估术前病理分期。另外，术前需详细了解胃周重要血管的走行方向和主要分支，如腹腔干分支变异、脾动脉走行和脾动脉分支等情况，在手术行淋巴结清扫时做到有的放矢、心中有数。有条件的单位可以术前常规行腹主动脉 CTA 检查。

4. 上消化道造影检查

在这里需要着重强调的是，胃镜检查不能完全代替上消化道造影检查。上消化道造影检查对于黏膜和黏膜下浸润性生长的胃癌的病变范围判断具有重要意义，且对判断肿瘤与贲门、食管的关系作用明显。

5. 全身评价

和常规手术一样，术前需进行全身状态的评估，还要特别注意心肺脑并发症的风险和是否存在下肢静脉血栓的高危因素。腹腔镜手术时高腹腔内压可显著影响下肢静脉的回流。手术时间的延长带来的麻醉时间延长、高碳酸血症、药物的代谢等对心、肺、脑、肝、肾等重要脏器的影响术前应充分考虑。

三、远端胃癌的切除范围

1. 早期胃癌近切缘应在 3cm 以上，进展期胃癌近切缘应在 5cm 以上，幽门下 2～4cm 离断十二指肠，当幽门管受侵犯时，十二指肠切缘应距离肿瘤 3cm 以上。必要时需行术中快速病理检查。

2. 大网膜、小网膜、横结肠系膜前叶、胰腺被膜：早期胃癌可保留大网膜；对于进展期胃癌，应切除大网膜；对网膜囊（切除横结肠系膜前叶和胰腺被膜）的切除目前尚有争议。

3. D2 手术淋巴结清扫范围：No.1、No.3、No.4sb、No.4d、No.5、No.6、No.7、No.8a、No.9、No.11p、No.12a 组淋巴结。

四、手术技巧

1. 体位和站位

患者采用水平仰卧位，两腿分开、双臂展开或者贴近躯干（图 4-1-1）。在处理胃网膜左血管时，可调整为头高 15°、左侧高 15° 的体位，便于术野显露和手术操作。

术者通常站立于患者左侧，助手站立于患者右侧，扶镜手站立于两腿之间，器械台立于患者右侧、腿侧，便于器械护士向术者传递器械。在处理胃网膜左血管时，术者和助手可调整站位。

2. 建立气腹，置入腹腔镜

将脐下缘 5mm 至 3cm 处（根据患者体型）行 10cm 弧形切口，穿刺气腹针，建立气腹。对于二次手术，腹腔内粘连严重者，可行开放建立气腹。穿刺 10mm 套管针，置入腹腔镜，调整气腹压力为 10～12mmHg。

手术要点：

这是本手术中唯一一个没有充分视野的操作。因为套管针可能会碰到腹腔内脏器，所以腹腔镜头进入腹腔后，必须立即确认以创口为中心的区域有无脏器损伤。

3. 操作孔的位置

脐部 10mm 戳孔放置镜头，左侧腋前线肋缘下取 12mm 戳孔为主操作孔，左锁骨中线脐水平上 2～3cm 取 5mm 戳孔为辅助操作孔，右侧腋前线肋缘下、右锁骨中线平脐水平上 2～3cm 分别取 5mm 戳孔（可根据患者体型进行调整），见图 4-1-2。

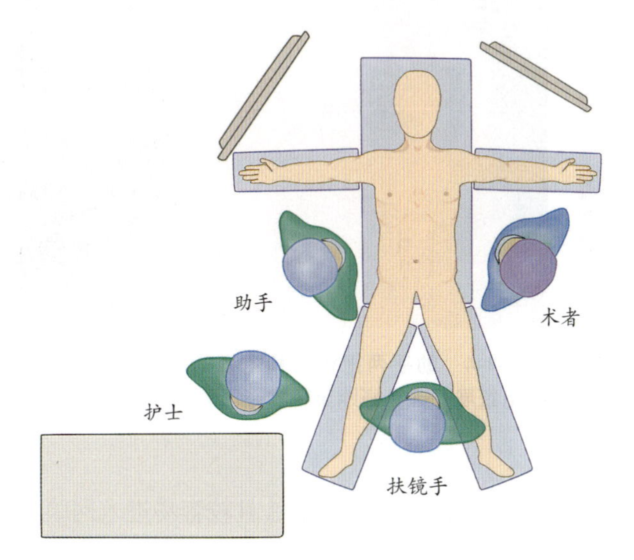

图 4-1-1 患者体位和术者站位

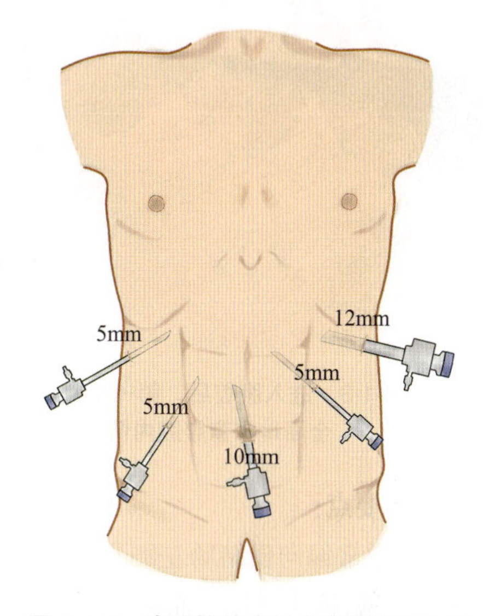

图 4-1-2 腹腔镜胃癌手术套管针孔位置

手术要点：

（1）在确认观察孔下无脏器损伤后，应首先穿刺右侧两个 5mm 套管针，探查腹腔内病变情况，确定可以手术后再穿刺其他套管针。

（2）一般应垂直腹壁穿刺，如果患者较胖、腹壁较厚，可以稍偏向手术区域穿刺，便于器械操作，但应避免角度过大导致穿刺距离过长。

（3）如果皮肤切开不充分，穿刺套管针时较困难，腹膜、肌层向腹腔内侧突起，有可能使套管针的尖端伤及腹腔内脏器，套管针方向也会因此改变而影响操作。

（4）应避免使用尖端带锋利刀刃的套管针，容易造成较大范围的腹壁损伤，引起出血等并发症。

（5）在套管针刺入腹膜后，马上将内芯收回，将套管针旋转着向下插入，会降低脏器损伤的风险。

（6）如果腹腔内有粘连，应该先利用已经插入的套管针，置入腹腔镜器械充分分离后，再插入其他套管针。

4. 探查腹腔

在确认观察孔下没有脏器损伤后，需要探查整个腹腔、盆腔，确认有无影响手术的粘连等。然后将肝脏向上挑起，确定肿瘤位置、是否浸润浆膜和浸润范围，继而探查肝脏、腹壁、大网膜、肠系膜等有无转移结节，如果发现与术前评估不符，如存在大面积浆膜浸润、侵及周围脏器、淋巴结融合成团包绕血管和广泛腹腔内种植转移等情况时，应更改手术方案（图 4-1-3）。

5. 打开胃结肠韧带

探查完毕后，进入手术的第一个平面——横结肠平面。将大网膜翻向头侧，助手两把器械向上提起大网膜将横结肠展平，主刀靠近横结肠向下按压结肠或者牵拉肠脂垂（尽量不要直接钳夹结肠）将其展开，以超声刀距离在横结肠 0.5～1.0cm 处游离大网膜（图 4-1-4）。

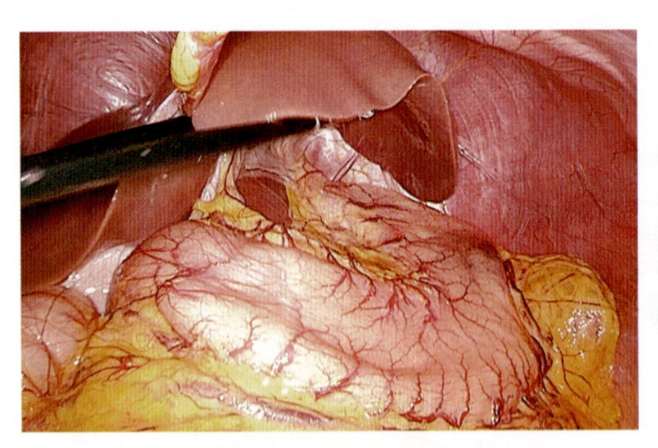

图 4-1-3　进入腹腔后，第一步就是细致全面地探查腹腔内情况

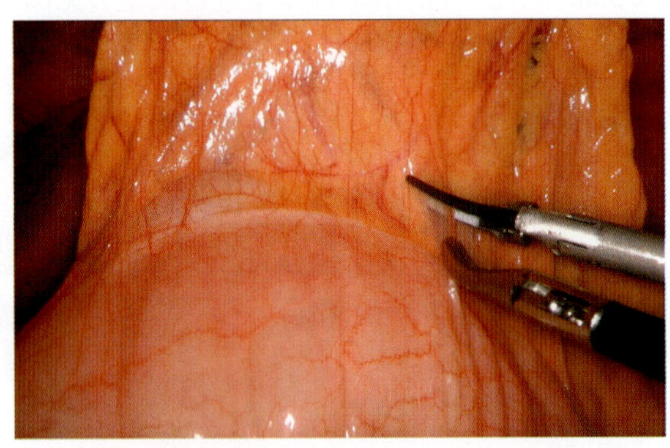

图 4-1-4　助手两把钳子和术者的左手钳相对用力，将组织展开，良好地显露术野，清楚地判断组织间隙

手术要点：

（1）通常偏向横结肠左侧开始游离，此处空间与横结肠中部相比较大，且较容易进入网膜囊，辨识胃后壁，便于操作。而横结肠右侧由于四层网膜附着在一起，通常难以寻找间隙。

（2）胃癌根治术要求完整剥离横结肠系膜前叶和胰腺被膜，这需要充分理解胃的系膜结构。

（3）以超声刀游离大网膜时，其高温效应会使系膜组织皱缩，应注意术者和助手对向牵拉形成张力，不使横结肠贴近超声刀高温的金属工作面，避免横结肠损伤而导致迟发性肠瘘。

6. 显露幽门下区

从横结肠偏左部打开胃结肠韧带后，进入网膜囊，向右侧至结肠肝曲游离。助手两把钳子将胃窦和幽门区系膜向上提起，术者向下牵拉或下压横结肠及系膜，显露胃系膜和横结肠系膜融合处(图 4-1-5),在此将其打开,进入幽门下区。钝性分离和锐性分离相结合,将胃窦下部、幽门、十二指肠和结肠肝曲完全分离,显露出幽门下区的血管结构(图 4-1-6)。

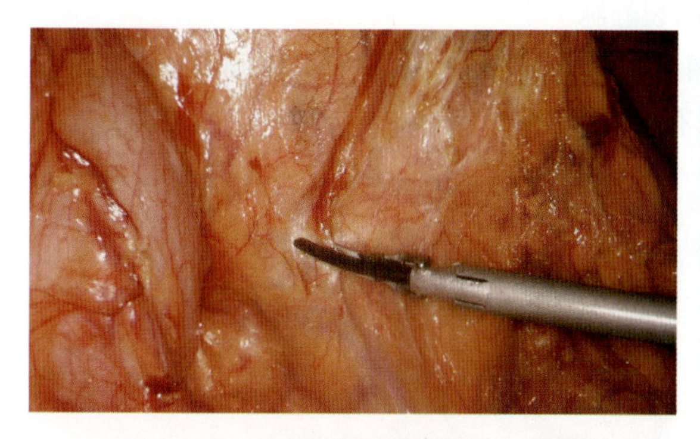

图 4-1-5　术者和助手牵拉配合，显露系膜间隙和层次

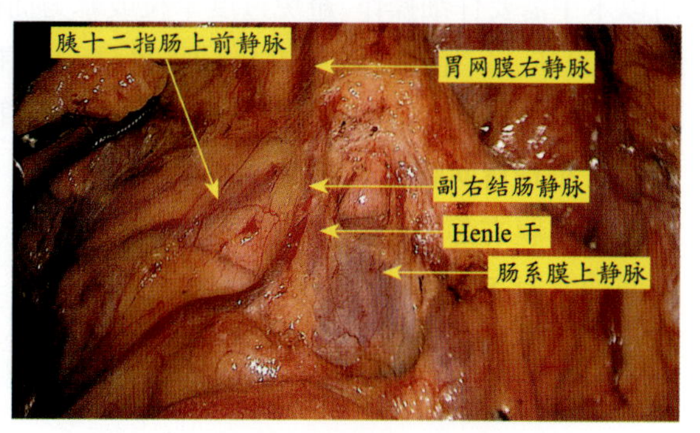

图 4-1-6　进入正确间隙后，就能够显露出幽门下区的主要血管

手术要点：

(1)横结肠系膜前叶通常难以随着游离胃结肠韧带时完整剥除。在初学或者较困难时,可以先打开胃结肠韧带,进入小网膜囊,显露、辨识清楚后再剥除横结肠系膜,以免走错层次和损伤横结肠系膜中的重要血管。

(2)助手左手钳进入小网膜囊或夹住胃窦将其向上挑起,右手钳子夹住幽门部系膜向上提起,注意避免直接夹持血管和用力撕扯。

(3)进入幽门下区后,以纱布或超声刀将融合在一起的系膜钝性推开,仅在遇到血管和横结肠、十二指肠边缘区才使用超声刀打开。做到钝性分离和锐性分离相结合。

7. 处理胃网膜右静脉

完整显露幽门下区的血管结构,仔细辨认胃网膜右静脉、胰十二指肠上前静脉、副右结肠静脉、Henle 干、中结肠静脉和肠系膜上静脉。在胃网膜右静脉汇入 Henle 干上方切断,向周围游离、清除脂肪和淋巴组织,完整切除 No.6v 组淋巴结(图 4-1-7、图 4-1-8)。

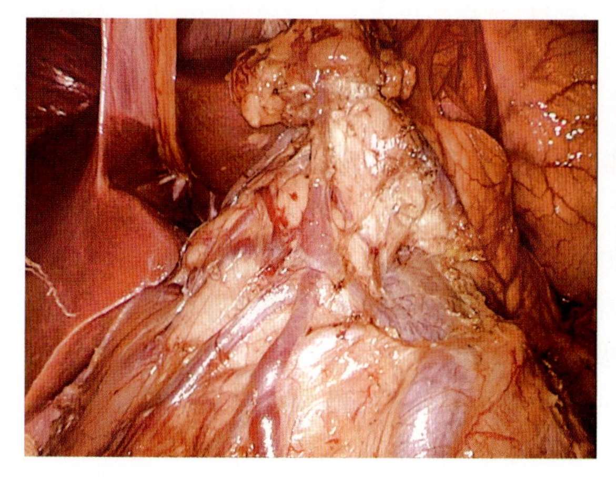

图 4-1-7　显露幽门下区域的主要静脉结构

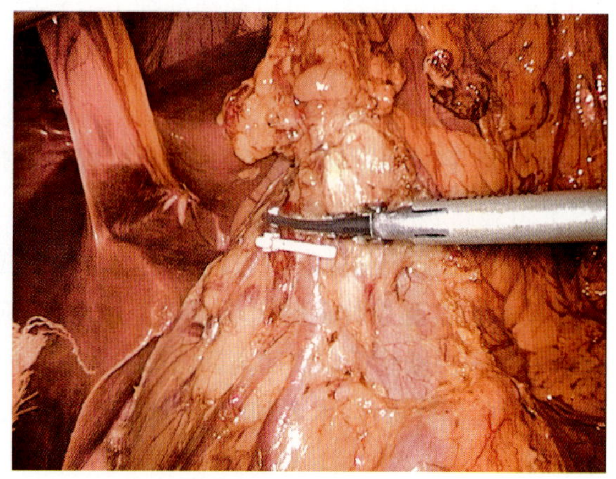

图 4-1-8　夹闭离断胃网膜右静脉

手术要点：

（1）这一步是淋巴结清扫的开始，重点是充分暴露幽门下区的血管结构。因为静脉壁较薄，所以术中需要仔细操作、避免过度牵拉或暴力而撕裂静脉。

（2）No.14v 组淋巴结也在幽门下区清扫范围，位于胰腺下缘、肠系膜上静脉和 Henle 干的三角区域，其清扫在 No.6 组淋巴结阳性时被认为具有重要意义。

8. 处理胃网膜右动脉

胃网膜右静脉和动脉并非紧密伴行，它们之间通常有 5～10mm 的距离。处理完毕胃网膜右静脉后，继续向幽门下方游离，同时沿胰头表面解剖并打开胃胰韧带，即可暴露胃十二指肠动脉和胃网膜右动脉，同时显露出幽门下动脉。裸化胃网膜右动脉，自根部将其切断，向周围游离、清除脂肪和淋巴组织，完整切除 No.6a 组淋巴结（图 4-1-9）。

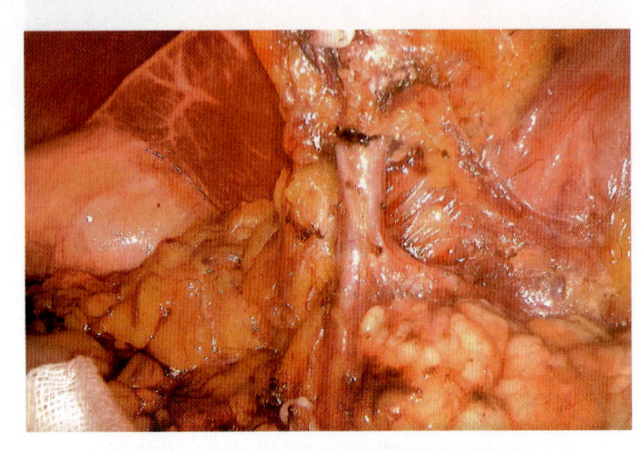

图 4-1-9　夹闭离断胃网膜右动脉

手术要点：

（1）胃十二指肠动脉可以作为十二指肠游离完全的标志，充分显露后可以清楚辨识胃网膜右动脉及向幽门发出的幽门下动脉。对于保留幽门的胃切除，需要保护幽门下动脉。远端胃大部切除时胃网膜右动脉和幽门下动脉需要分别显露、切断，以完全游离十二指肠第一段。

（2）幽门下动脉有时分支较多，同时胃十二指肠动脉或胰十二指肠上动脉有很多细小的血管供应十二指肠和胰腺，因此游离十二指肠和幽门时应仔细辨识和处理这些血管。使用超声刀钳夹时切忌大块钳夹，要“小步快走”。遇到难以使用超声刀止血的出血，可以使用电凝钩烧灼或者用纱布暂时压迫，效果确切。

9. 处理胃网膜左血管

继续沿横结肠向脾区方向切开胃结肠韧带，进入横结肠系膜前后叶间隙。在此间隙及胰尾间隙向左分离，至结肠脾曲后离断胃脾韧带。贴近胰尾裸化胃网膜左动、静脉的根部并夹闭切断，清扫 No.4sb 组淋巴结。可以酌情处理 1～2 支胃短动脉，这样消化道重建时残胃的张力不会太大（图 4-1-10、图 4-1-11）。

手术要点：

（1）助手左手钳向右侧和上方牵拉胃脾韧带、右手钳钳夹纱布向右上方牵拉胃体和网膜组织，充分显露胰尾和脾下极区域。

（2）胰尾是脾动脉发出胃网膜左动脉的定位标志，贴近胰尾游离、辨认胃网膜左血管。胃网膜左动脉通常起自脾动脉末端或脾下极动脉，应注意辨识、在根部切断，避免将脾动脉下极支误当作胃网膜左动脉予以夹闭离断，从而造成脾下极缺血。

（3）此部分操作，术者和助手可以交换位置，或者术者移至患者两腿之间、扶镜手和助手同立于右侧。

10. 清扫胃大弯

第一支胃短血管处理完毕后，游离胃脾韧带至胃壁，贴近胃大弯处理胃网膜左动脉进入胃壁

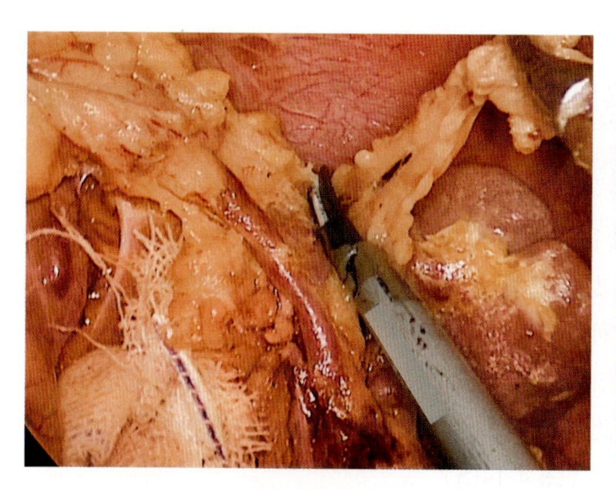

图 4-1-10 游离胃网膜左血管，清扫 No.4sb 组淋巴结

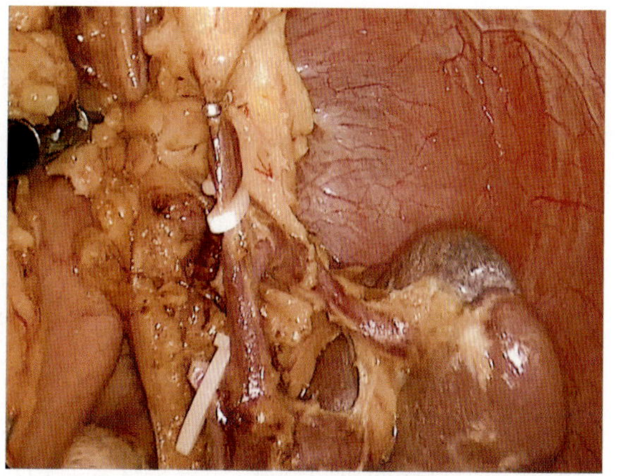

图 4-1-11 夹闭离断胃网膜左动脉

的分支，清扫 No.4d 组淋巴结。如果患者较胖，大网膜肥厚，可以沿胃大弯将大网膜游离至胃窦，以便将胃向上方翻起方便操作（图 4-1-12）。

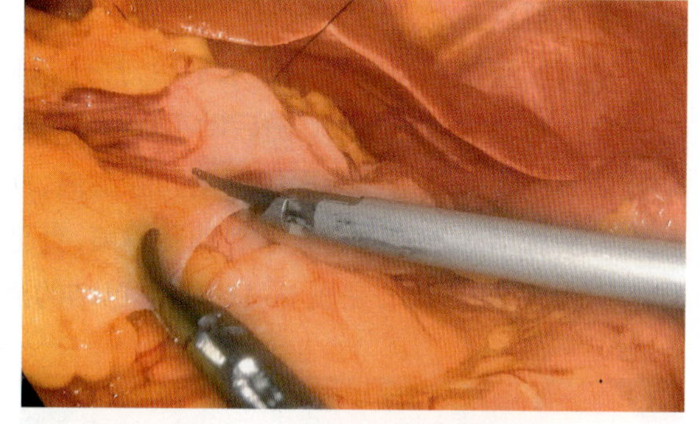

图 4-1-12 靠近胃壁游离胃大弯，注意避免损伤胃壁

11. 清扫胃左动脉、腹腔干周围 No.7、9 组淋巴结

手术要点：

（1）用超声刀沿腹腔干左侧的解剖间隙，往膈脚方向清扫其表面的淋巴脂肪组织，顺势显露胃左动脉根部的左侧缘。

（2）然后超声刀从肝总动脉起始部沿着腹腔干右侧缘的解剖间隙，进一步显露冠状静脉及胃左动脉右侧缘。

（3）从根部夹闭离断冠状静脉和胃左动脉。注意清扫胃左动脉根部后方的隐藏淋巴结（图 4-1-13、图 4-1-14）。

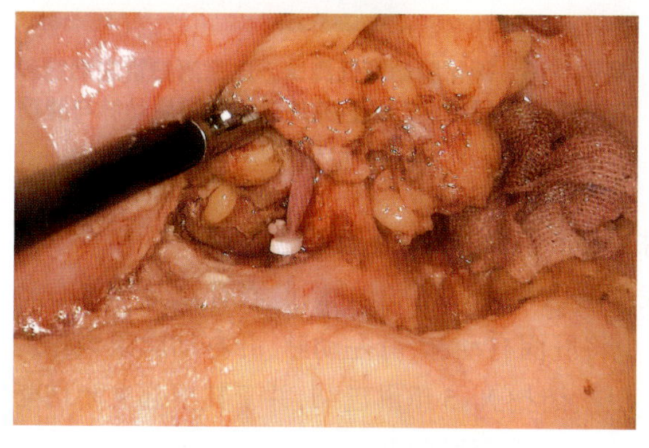

图 4-1-13 夹闭离断胃冠状静脉

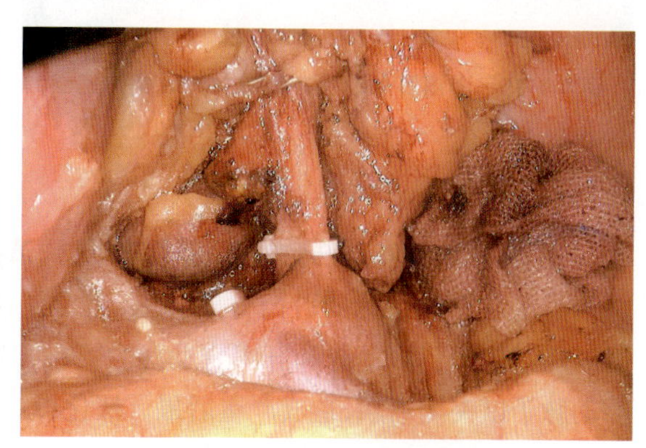

图 4-1-14 夹闭离断胃左动脉

12. 清扫肝总动脉前方 No.8a 组淋巴结

清扫完胃左动脉周围淋巴结脂肪组织后，转向右侧，显露肝总动脉，清扫其前方的淋巴脂肪组织。

手术要点：

助手左手钳挑起胃和网膜组织，术者用小纱布向下方按压胰腺，显露肝总动脉在胰腺上缘的走行并与助手的上挑力构成对抗。助手右手钳提起已分离的肝总动脉表面的脂肪淋巴组织，术者用超声刀紧贴肝总动脉沿其表面的解剖间隙往十二指肠和肝门方向游离，直至肝总动脉发出胃十二指肠动脉和肝固有动脉的分支处，整块清除肝总动脉前上方的淋巴脂肪组织，完成 No.8a 组淋巴结的清扫。有些患者肝总动脉解剖变异，发自于肠系膜上动脉，从胰腺后方穿过到达肝门，此时超声刀直接面对门静脉，注意辨认和避免损伤（图 4-1-15）。

13. 清扫脾动脉近侧端 No.11p 组淋巴结

清扫完肝总动脉前方后，转向左侧，显露脾动脉近侧端，清扫脾动脉前方淋巴脂肪组织。

手术要点：

剥离胰腺被膜至胰腺上缘水平后，打开胃胰皱襞，助手提起已分离的胰腺被膜组织，超声刀分离显露脾动脉的起始段。随后助手提起脾动脉起始段表面已分离的脂肪结缔组织，超声刀的非功能面紧贴脾动脉沿其表面的解剖间隙游离，助手右手钳继续提起脾动脉表面的脂肪淋巴组织，超声刀沿脾动脉走行方向紧贴脾动脉游离，直至发出胃后动脉分支附近，整块清除脾动脉干近端周围的脂肪淋巴组织，完成 No.11p 组淋巴结的清扫（图 4-1-16）。

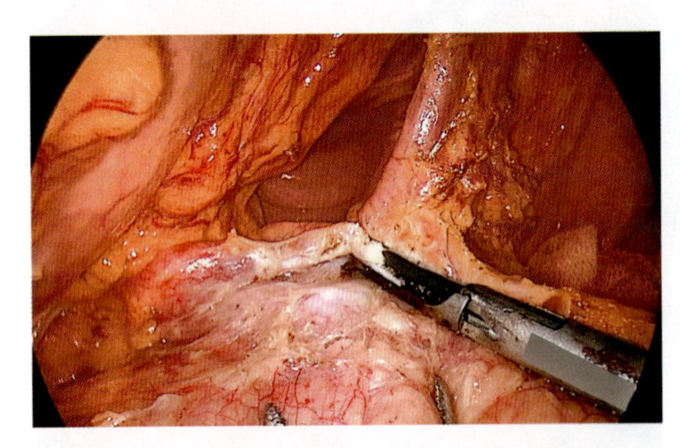

图 4-1-15　游离肝总动脉，清扫 No.8a 组淋巴结

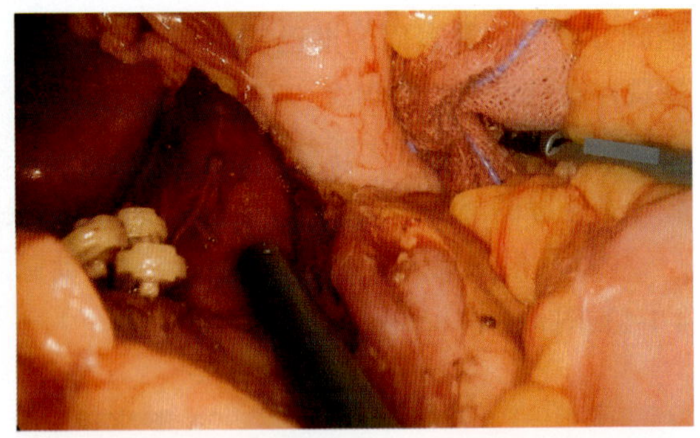

图 4-1-16　裸化脾动脉近侧端，注意清扫胃左动脉和脾动脉夹角间的淋巴结，并注意区分胃后动脉与脾动脉上极支，以免误伤致脾上极缺血

14. 游离肝固有动脉，夹闭离断胃右动脉，清扫 No.5 组及 No.12a 组淋巴结

沿肝总动脉继续向肝门方向游离，注意寻找和辨认胃十二指肠动脉、肝固有动脉和胃右动脉。注意明确胃右动脉和肝固有动脉的关系，避免将肝固有动脉、肝左动脉、肝右动脉误当作胃右动脉予以夹闭离断，造成严重后果。裸化胃右动脉，清扫 No.5 组淋巴结，并于其根部夹闭切断胃右动脉，继续向上方清扫肝固有动脉前方淋巴脂肪组织直至肝门部，完成 No.12a 组淋巴结的清扫，注意勿损伤肝十二指肠韧带内重要解剖结构（图 4-1-17）。

手术要点：

助手协助向上方牵拉胃窦部后壁并向右侧推顶十二指肠，显露肝总动脉、胃十二指肠动脉及肝固有动脉。注意辨认和明确肝固有动脉和胃右动脉的关系，如果胃后方难以分离和辨认，可以从胃前方入路分离辨认。部分术者先离断十二指肠，再处理胃右动脉，显露更加清晰。

15. 从胃后壁清扫胃小弯

助手左手钳将胃后壁向腹侧挑起，右手向右侧牵拉小网膜后层，术者使用超声刀从胃后方游离小网膜（图 4-1-18）。

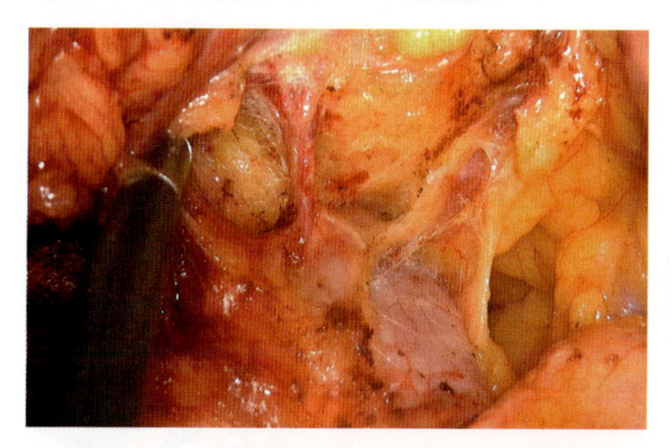

图 4-1-17 夹闭离断胃右动脉前务必明确胃右动脉和肝动脉的关系

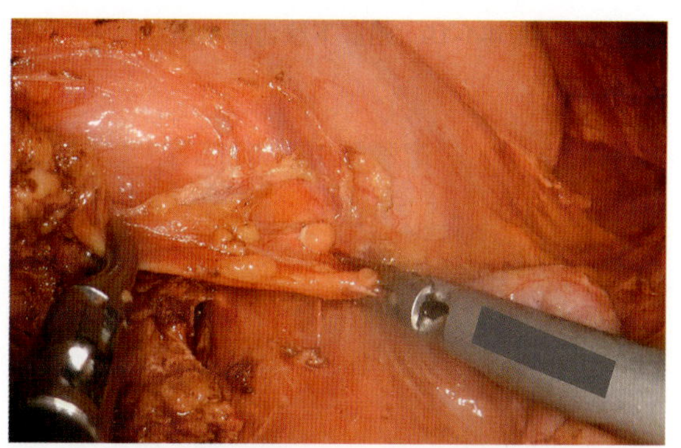

图 4-1-18 从胃后方处理小网膜后层

手术要点：

在清扫过程中，助手协助将胃小弯后壁水平展开，以有利于术者进行清扫。清扫从贲门右侧向胃角方向进行。

16. 切开小网膜，清扫胃小弯淋巴结

胃后壁游离小网膜后层结束后，紧贴肝脏打开小网膜前层，向左上直至贲门右侧。

手术要点：

助手左手钳将肝脏左外叶挑起，右手钳夹小网膜向右侧、头侧牵拉，用超声刀紧靠胃壁切开小网膜前层，向贲门方向游离，清扫 No.1 组和 No.3 组淋巴结（图 4-1-19～图 4-1-21）。

17. 离断十二指肠和胃

离断十二指肠和胃时，注意辨认肿瘤位置，保证足够的安全切缘距离（图 4-1-22～图 4-1-24）。离断之后，建议腹腔镜下使用可吸收缝线连续缝合十二指肠残端和胃残端，目的是止血和加固。

18. 消化道重建

腹腔镜胃癌根治术后消化道重建的方式主要分为腹腔镜辅助和全腹腔镜下消化道重建两种类型。

腹腔镜辅助胃癌根治术是在腹腔镜下完成胃周淋巴结的清扫和消化道的游离，然后通过上腹部的辅助切口完成消化道的重建。因其在重建的每一个步骤都是直视下完成，避免了盲目操作带来的误损伤或者吻合不确切。另外该方式还有手术难度低、手术时间短、费用低等优点。

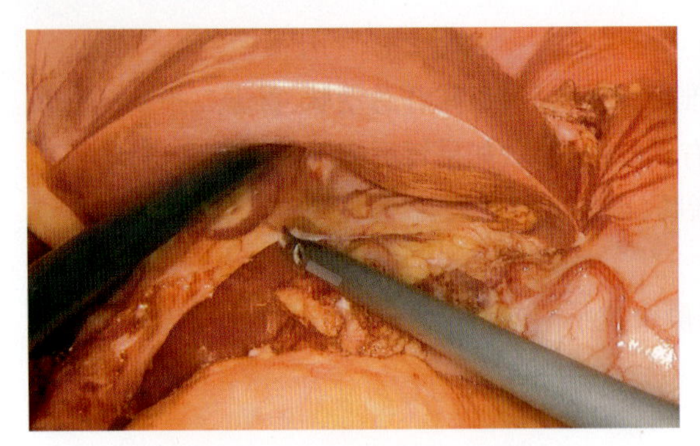

图 4-1-19　沿肝下缘切开小网膜

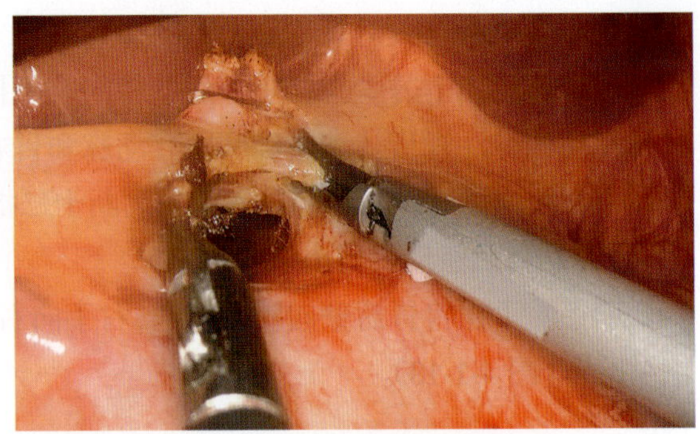

图 4-1-20　术者使用超声刀切开小网膜前层，这样前后层分层切开，不会遗漏淋巴结

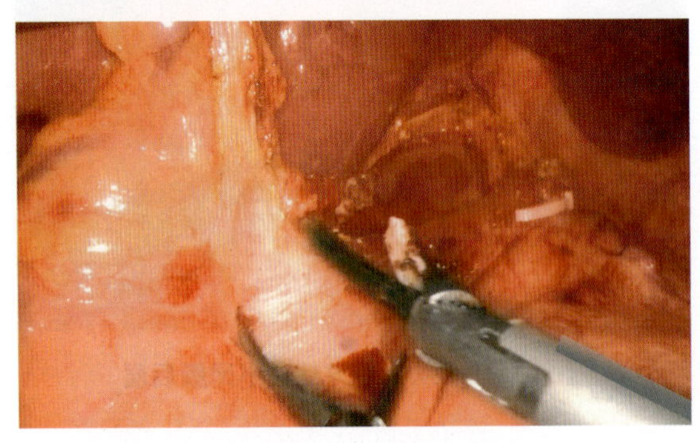

图 4-1-21　游离完胃小弯后效果图，直至游离到预切割平面

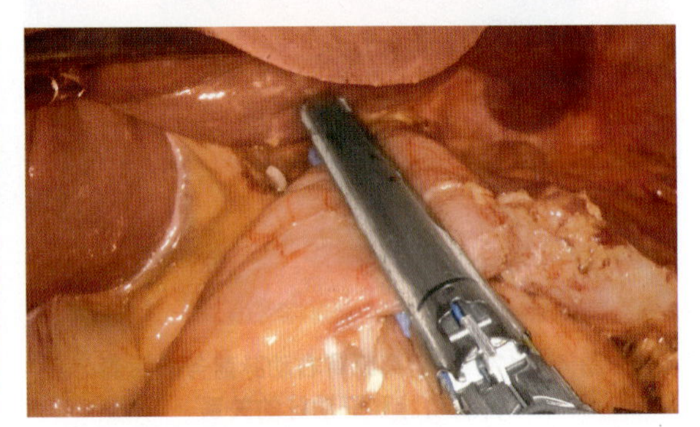

图 4-1-22　离断十二指肠

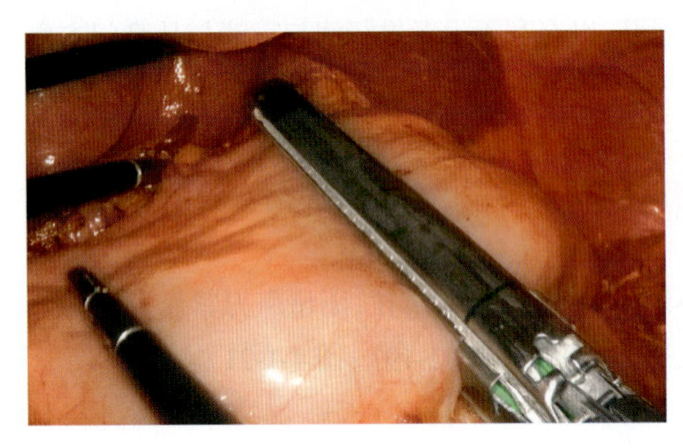

图 4-1-23　离断胃

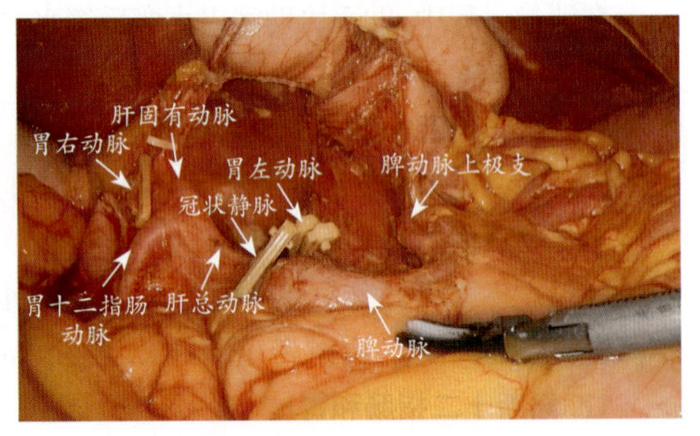

图 4-1-24　淋巴结清扫完成展示

全腹腔镜胃癌根治术是指胃周淋巴结的清扫、消化道的游离和消化道的重建均在腹腔镜下完成，然后取辅助切口将标本取出。其手术难度较高、花费较多，对手术者腔镜操作熟练程度要求也较高。

（1）腹腔镜辅助远端胃癌根治术消化道重建方式

1）Billroth Ⅰ吻合

完成腹腔镜下游离和清扫的部分后，撤腹腔镜器械，取上腹剑突下正中切口长 6～10cm，逐层进腹，置入切口保护套。距幽门以远约 3cm 处用荷包钳断十二指肠，置入吻合器抵钉座。于肿瘤近端切开胃前壁，置入吻合器，吻合器中心杆由胃大弯侧后壁穿出，与十二指肠行端侧吻合。确认吻合满意后距肿瘤近端约 5cm 断胃，完成消化道的重建。

2）Billroth Ⅱ吻合

胃空肠吻合是腹腔镜根治性远端胃切除术后最常见的重建方法，可选用直线切割闭合器或圆形吻合器完成。

①直线切割闭合器法：完成腹腔镜下的游离及淋巴结清扫后，于预定切除平面切断胃及十二指肠，将标本移除。距屈氏韧带以远约 20cm 于结肠前上提空肠，用直线切割闭合器行胃大弯偏后壁与空肠的侧侧吻合，然后关闭共同开口；距该吻合口以远约 10cm，用直线切割闭合器行输入、输出肠袢的布朗式吻合并关闭共同开口。

②圆形吻合器法：距屈氏韧带约 20cm 于结肠前上提空肠，于空肠对系膜缘开一小孔，置入 28mm 吻合器抵钉座并收紧荷包。于肿瘤近端切开胃前壁，置入吻合器，吻合器中心杆由胃后壁穿出，行胃后壁与空肠侧壁的端侧吻合，距胃空肠吻合口以远约 10cm 的输出袢肠管的对系膜缘开一小孔，置入 25mm 吻合器抵钉座，并收紧荷包，吻合器体经胃空肠吻合口进入输入袢，距吻合口近端约 10cm 与输入袢肠管对系膜缘穿出，行输入、输出袢的布朗式吻合。确认吻合满意后用直线切割闭合器距肿瘤边缘约 5cm 断胃。

3）胃空肠 Roux-en-Y 吻合

完成腔镜下的游离及淋巴结清扫后，首先于幽门下 3cm 离断十二指肠，于肿瘤近端约 5cm 处离断胃，将空肠提出切口外，距屈氏韧带以远 15～20cm 用直线切割闭合器离断空肠，远端空肠上提与胃大弯偏后壁行侧侧吻合，并关闭共同开口。距该吻合口以远 40～60cm 用直线切割闭合器行输入、输出袢的侧侧吻合，最后关闭空肠的共同开口及系膜裂孔。

（2）完全腹腔镜根治性远端胃切除术消化道重建方式

1）Billroth Ⅰ吻合（Delta 吻合）

①吻合方法：为完全腹腔镜下应用直线切割闭合器完成残胃和十二指肠后壁的功能性侧侧吻合方法，因吻合口内部的缝钉线呈现为三角形故也称为三角吻合技术。该吻合方式由 Kanaya 于 2002 年提出，国内黄昌明教授适当加以改进，效果良好。

②适应证：主要适用于术前诊断为胃窦部早期胃癌的患者，局部进展期胃癌需仔细评估。该吻合方式需要较长地游离十二指肠第一段，因此需要术中结合患者实际情况选择。

③操作要点：在预定位置垂直于十二指肠长轴的方向使用切割闭合器完全含住十二指肠（暂不夹紧），然后将十二指肠按顺时针方向旋转 90°，夹紧闭合器，完成切割。这样操作可以达到从十二指肠后壁向前壁方向切断十二指肠的目的，有利于多保留十二指肠血供和方便接下来的吻合。使用直线切割闭合器断胃（保证足够的安全切缘）。用超声刀或电凝钩分别于十二指肠后壁及残胃大弯侧各打开一个小孔。将切割吻合器的两臂分别伸入 2 个孔，并使胃后壁预吻合处与胃的切缘距离约 2cm，将十二指肠切缘逆时针旋转 90°，将十二指肠后壁与残胃后壁吻合。通过共同开口观察吻合情况，明确对合情况、张力情况和出血情况。确认吻合满意后，分别在共同开口两端和中间全层缝合 3 针以便于牵拉，再用直线切割闭合器将残胃与十二指肠的共同开口闭合，完成腔镜下三角吻合（图 4-1-25～图 4-1-31）。

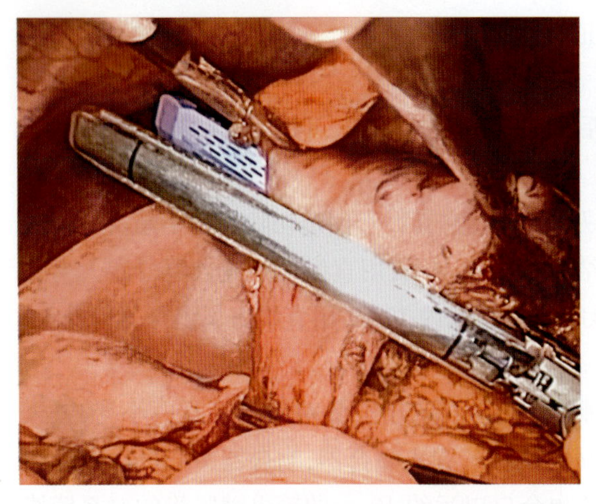

图 4-1-25　由十二指肠后壁向前壁方向离断十二指肠

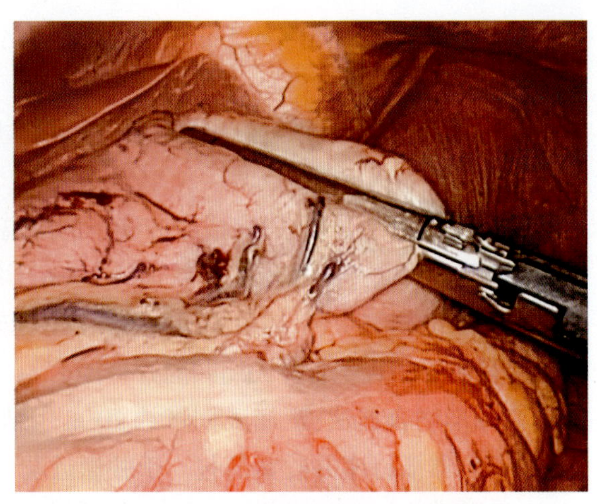

图 4-1-26　使用切割闭合器离断胃

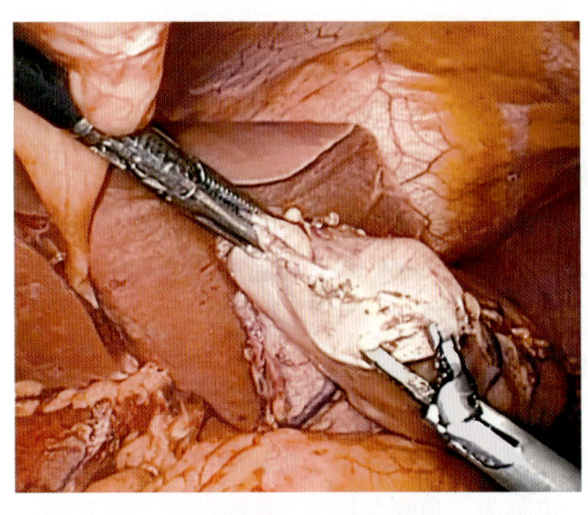

图 4-1-27　距离胃残端 2cm 切开胃壁，预吻合用

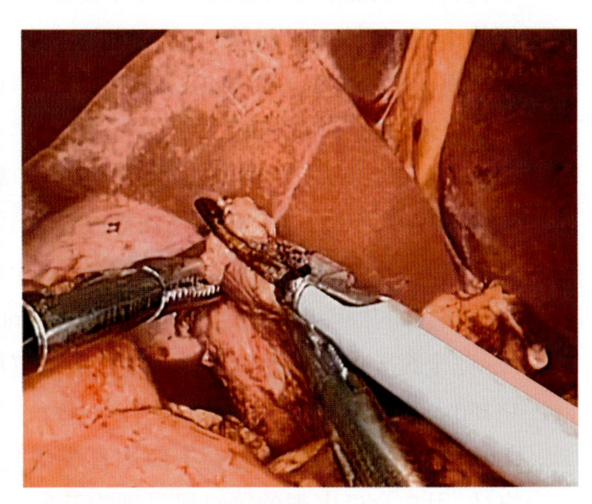

图 4-1-28　十二指肠残端后壁处切开，预吻合用

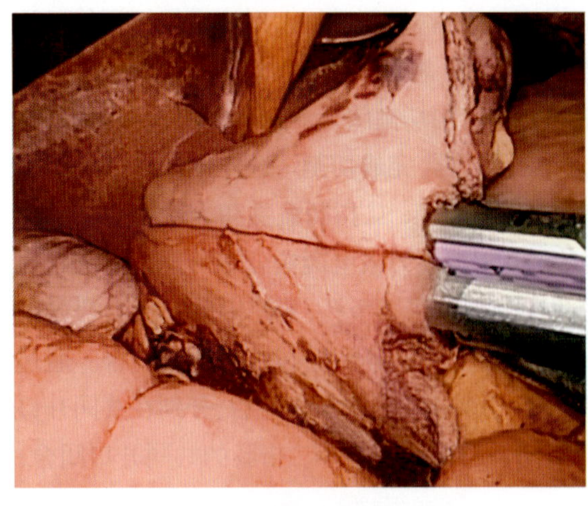

图 4-1-29　切割吻合器行胃后壁
十二指肠后壁侧侧吻合

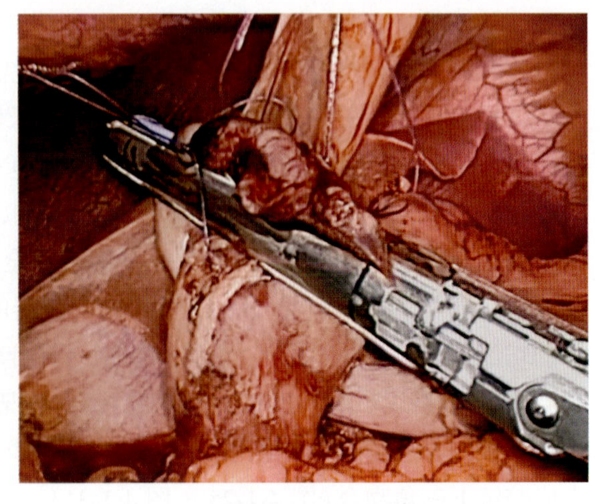

图 4-1-30　共同开口在 3 根牵引线提拉下
使用切割闭合器关闭

2）Billroth Ⅱ吻合

①吻合方法：在完全腹腔镜下应用直线切割闭合器完成残胃和空肠的功能性侧侧吻合。

②操作要点：在完成腹腔镜下淋巴结清扫后，使用直线切割闭合器在合适位置将十二指肠和胃离断。将标本置入标本袋，暂时置于术野之外。用超声刀或电凝钩于残胃大弯侧偏后壁切开一个小孔，预吻合用。寻找屈氏韧带，距屈氏韧带20cm左右于空肠对系膜缘切开一个小孔。将内镜下直线切割闭合器的两臂分别置入胃及空肠，行残胃大弯偏后壁与空肠的侧侧吻合，分别在共同开口两端和中间全层缝合3针以便于牵拉，再用直线切割闭合器将残胃与空肠的共同开口闭合，也可手工缝合关闭共同开口。然后根据需要同法行输入、输出袢肠管的布朗式吻合（图4-1-32～图4-1-41）。

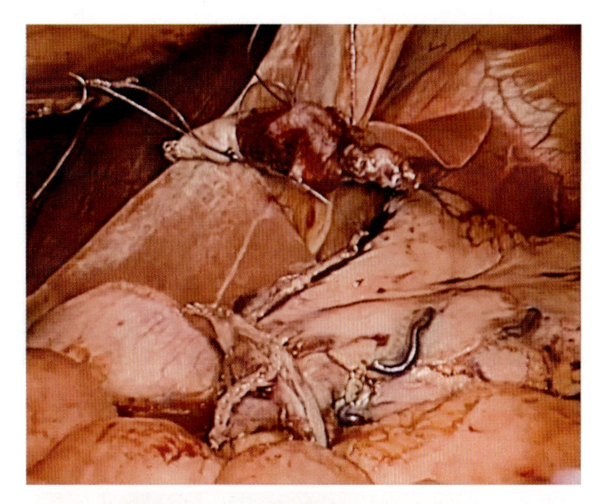

图4-1-31 关闭共同开口后展示

③注意事项：行结肠前吻合时，输入袢长短适合，过长会造成输入袢扭曲形成内疝或者肠袢扭转，过短会造成吻合口的牵拉力，从而形成狭窄或漏。

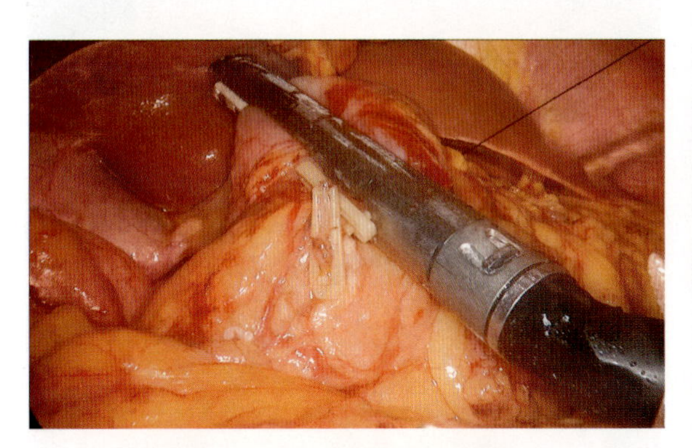

图4-1-32 离断十二指肠

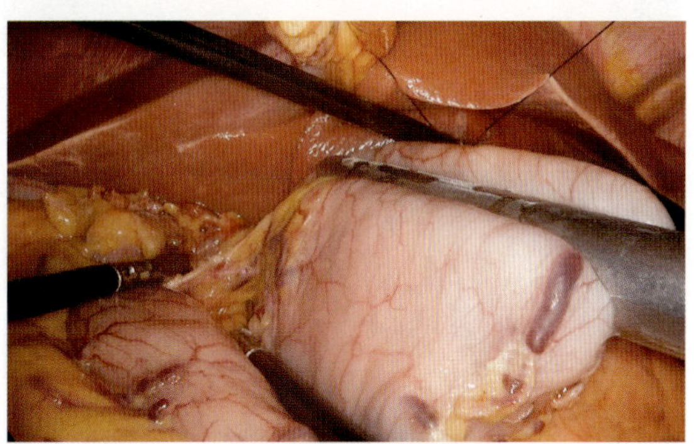

图4-1-33 离断胃

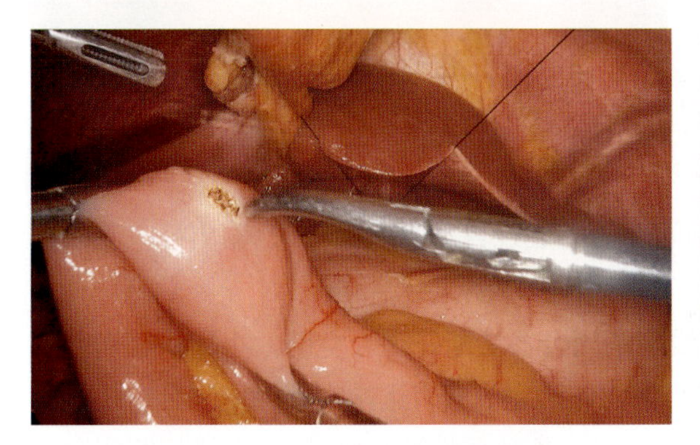

图4-1-34 空肠预吻合处切开肠壁

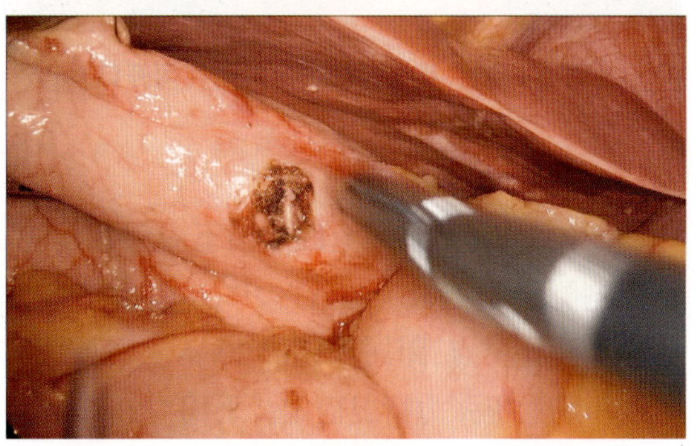

图4-1-35 胃大弯偏后壁预吻合处切开胃壁

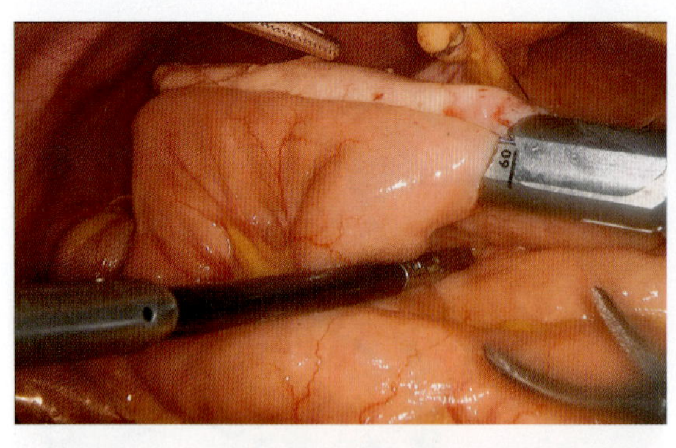

图 4-1-36 使用切割闭合器行胃大弯偏后壁与空肠侧侧吻合

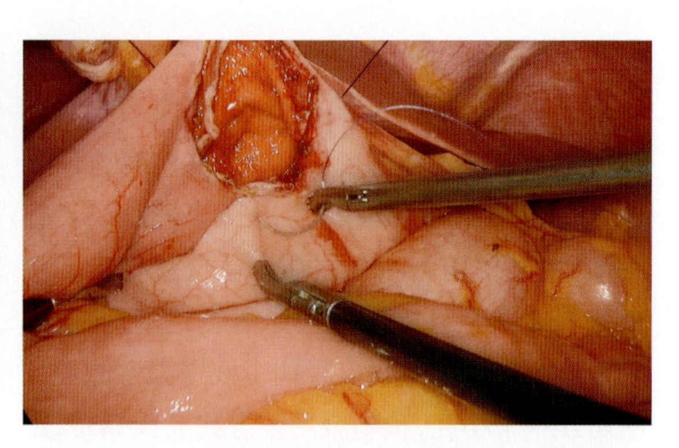

图 4-1-37 不可吸收缝线连续缝合关闭共同开口

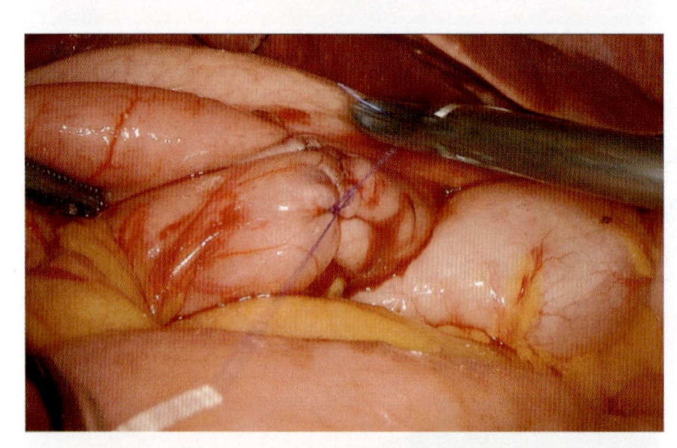

图 4-1-38 关闭胃空肠共同开口后展示

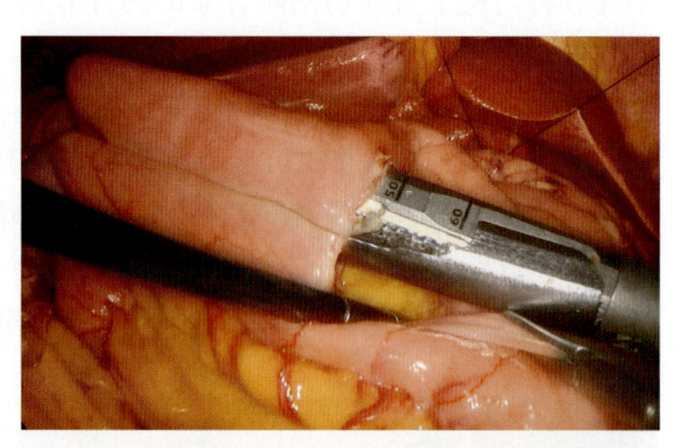

图 4-1-39 行输入、输出袢的布朗式吻合

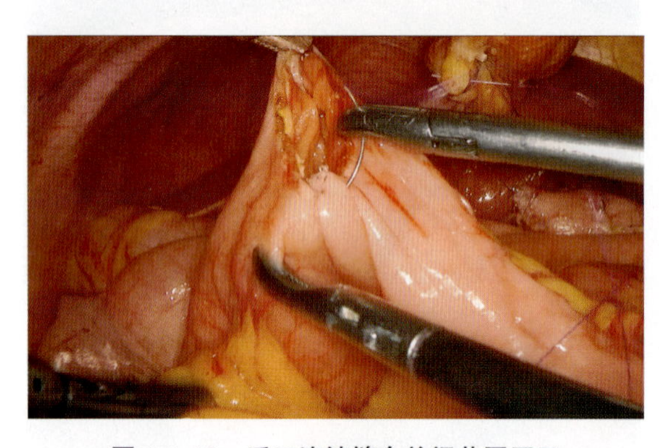

图 4-1-40 手工连续缝合关闭共同开口

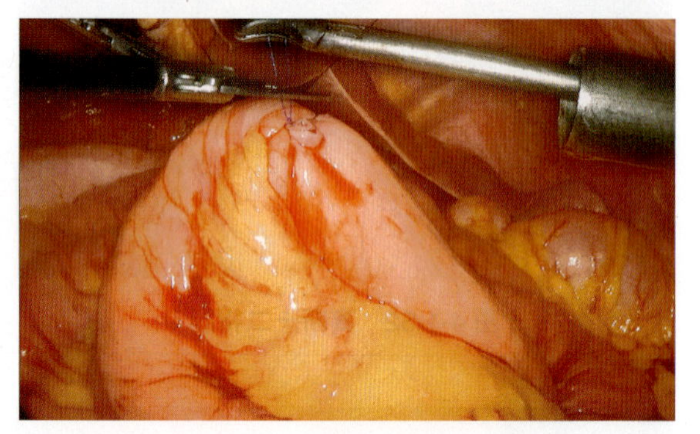

图 4-1-41 关闭空肠空肠共同开口后展示

3）胃空肠 Roux-en-Y 吻合

①吻合方法：在完全腹腔镜下应用直线切割闭合器完成残胃和空肠及输入、输出袢空肠的功能性侧侧吻合。

②操作要点：距屈氏韧带 20cm 左右使用直线切割闭合器切断并闭合空肠。小肠系膜切开与否视小肠上提张力情况而定。采用与 Billroth Ⅱ类似的方法完成残胃远端空肠侧侧吻合。距残胃空肠吻合口以远 35～40cm 处，分别于近端空肠及远端空肠对系膜缘开口，置入直线切割闭合器的两臂，击发完成空肠空肠侧侧吻合。检查吻合口无活动性出血后再用内镜下直线切割闭合器或手工缝合关闭共同开口（图 4-1-42～图 4-1-48）。

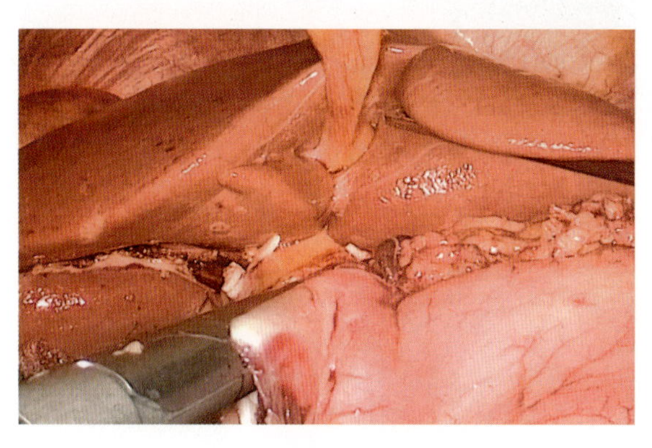

图 4-1-42　腹腔镜下离断十二指肠

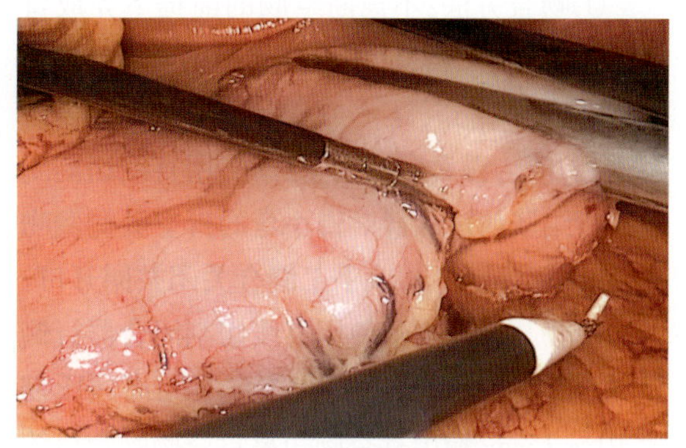

图 4-1-43　腹腔镜下离断胃

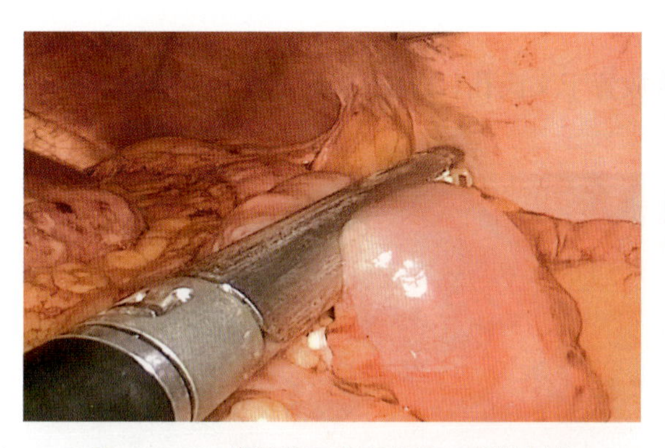

图 4-1-44　腹腔镜下游离空肠，离断空肠

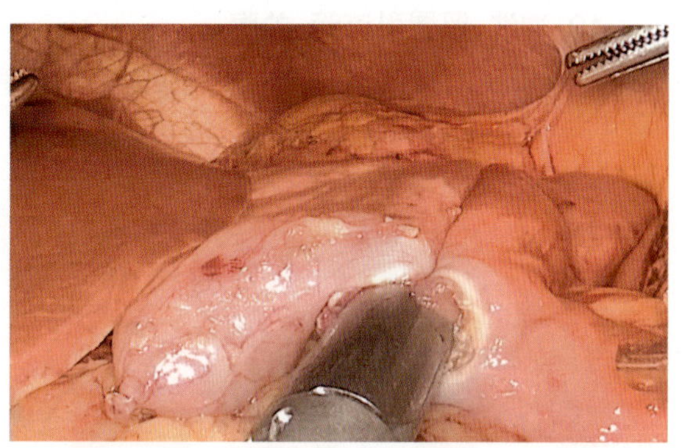

图 4-1-45　直线型吻合器行胃大弯偏后壁与远端空肠对系膜缘侧侧吻合

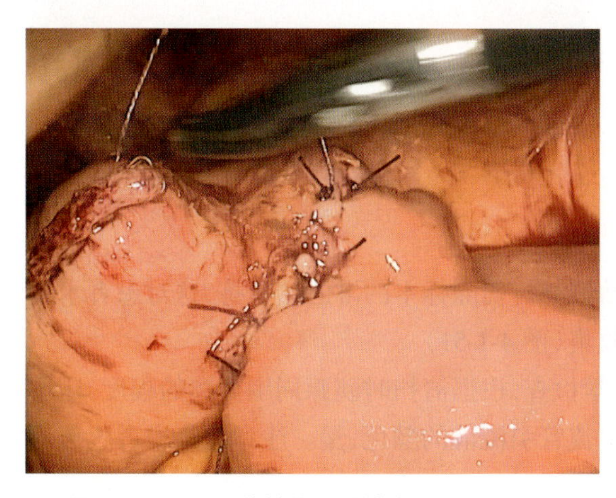

图 4-1-46　可吸收缝线连续缝合关闭共同开口

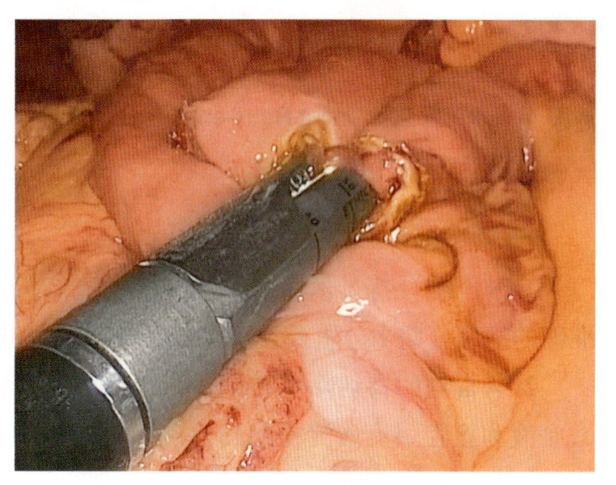

图 4-1-47　直线型吻合器完成近端空肠远端空肠侧侧吻合

4）胃空肠 Uncut Roux-en-Y 吻合

①吻合方法：不离断空肠的前提下完成胃空肠 Roux-en-Y 吻合，输入袢使用闭合器封闭。

②操作要点：距离屈氏韧带 20cm 空肠对系膜侧开孔，胃大弯偏后壁开孔，用直线切割闭合器行结肠前输入袢对胃小弯的胃空肠侧侧吻合，使用切割闭合器或手工缝合关闭共同开口。近端空肠与远端空肠使用直线切割闭合器行侧侧吻合，吻合口位置为输入袢空肠距离屈氏韧带 10～15cm，输出袢空肠距离胃空肠吻合口约 40cm。输入袢闭合位置位于胃空肠吻合口与空肠空肠吻合口之间，距离胃空肠吻合口 3～10cm（图 4-1-49）。

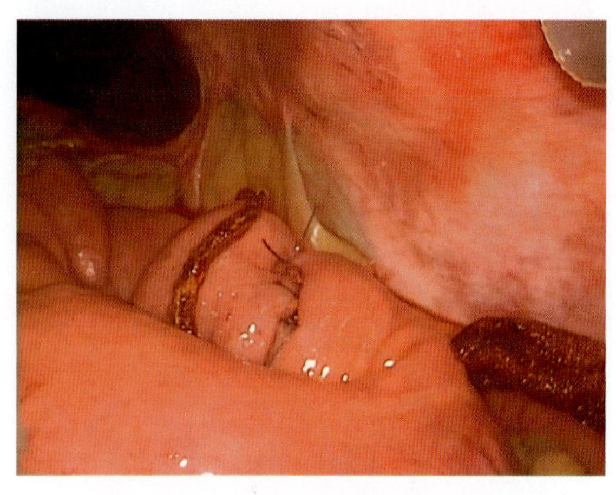

图 4-1-48　连续缝合关闭空肠共同开口

19. 冲洗、留置引流管、关腹

使用温蒸馏水及生理盐水冲洗腹腔。引流管放置于文氏孔（图 4-1-50）。

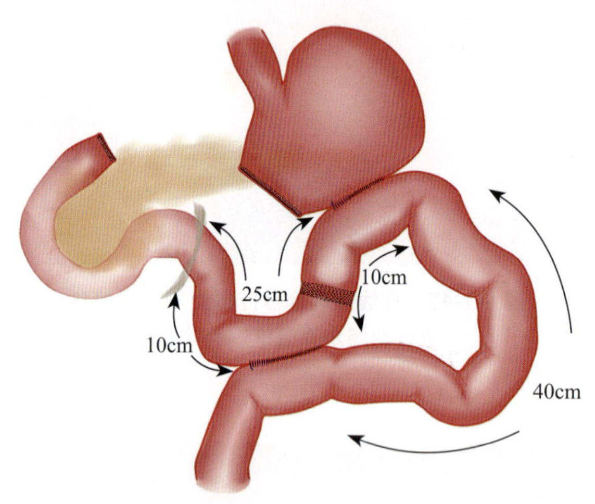

图 4-1-49　胃空肠 Uncut Roux-en-Y 吻合示意图

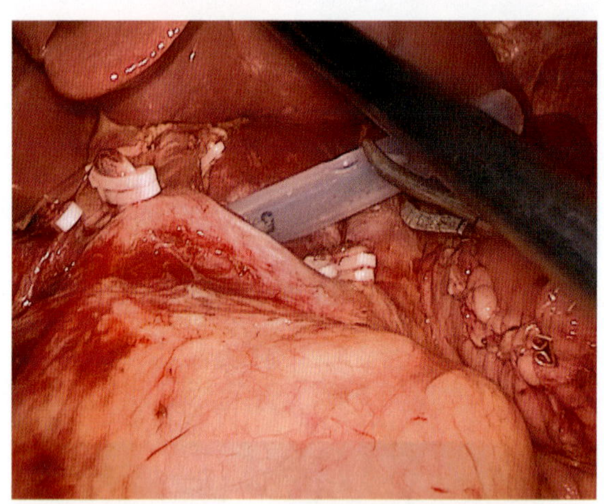

图 4-1-50　腹腔镜下经文氏孔放置腹腔引流管 1 根

五、术后处理

1. 淋巴结分拣。术后应常规按照淋巴结分站情况行切除标本的淋巴结分拣，这对患者术后准确的病理分期十分重要，也有利于临床资料的收集（图 4-1-51）。

2. 与常规的胃切除术相同，术后定期行血液学检查，根据清扫时胰腺周围分离的程度，还要做血液和腹腔引流液淀粉酶的检测。注意患者引流管引流液的颜色、量。注意观察患者腹部体征和预防心肺并发症。

3. 进食指导。主要针对胃切除术后第 2 周的患者。保留幽门的胃切除患者，需向其交代，出院后可能出现一过性的胃排空延迟。

4. 胃癌术后，要定期随访复查，需患者及其家属密切配合。

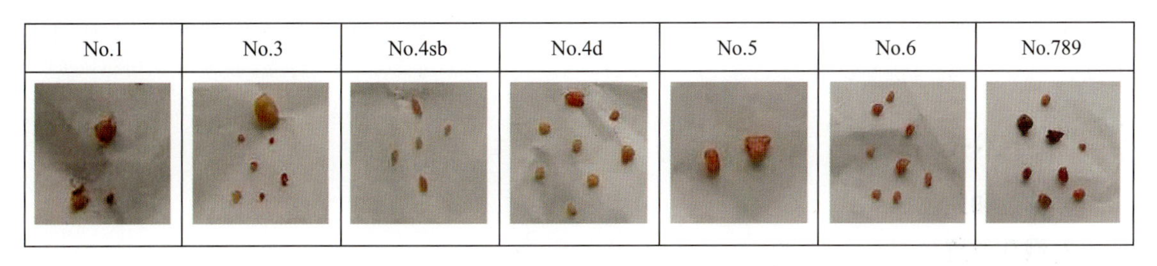

图 4-1-51　术后常规行标本的淋巴结分拣

第二节　腹腔镜根治性近端胃切除术

对于胃上部癌选择根治性全胃切除还是根治性近端胃切除一直存有争议。支持全胃切除者认为该术式根治彻底，且近端胃切除术会出现顽固胃酸反流，因此曾将全胃切除作为一种主流手术，但全胃切除改变了消化道结构，失去了胃的消化吸收及内分泌功能，且手术创伤大，术式复杂，并发症及死亡率高。而支持近端胃切除者认为该术式保留了胃的功能，同时保留的十二指肠路径，符合生理，但存在肿瘤切除不彻底的风险。腹腔镜根治性近端胃切除术较传统开腹手术有明显优势，不但手术根治彻底性好，而且显著降低了处理胃脾韧带、裸化食管下段及完成食管胃吻合的难度，同时具有创伤小、出血少、手术时间短、术后恢复快等优势。

一、适应证与禁忌证

1. 适应证

（1）胃上部早期癌且保留的胃容量>1/2 全胃容量。

（2）食管胃接合部口侧的腺癌（Siewert Ⅰ型及部分 Siewert Ⅱ型），可考虑行食管下段切除及近端胃大部切除 + 管状胃食管吻合或双通道重建术。

2. 禁忌证

（1）胃上部早期癌但保留的胃容量<1/2 全胃容量。

（2）进展期胃上部癌。

（3）其他禁忌证同本章第一节腹腔镜根治性远端胃切除术。

二、术前评估、准备

同本章第一节腹腔镜根治性远端胃切除术。

三、手术切除范围

1. 应切除大网膜、胃近端<1/2 胃、食管下段部分。

2. 食管切缘距肿瘤应>3cm，胃切缘距肿瘤应>5cm。

3. 淋巴结清扫范围

第 1 站淋巴结（N1）：No.1、No.2、No.3、No.4sa、No.4sb、No.7。

第2站淋巴结(N2):No.8a、No.9、No.10、No.11p、No.11d。如食管受累还应清扫No.110组淋巴结。

四、手术技巧

1. 体位和站位

2. 戳孔位置

3. 腹腔探查及肿瘤定位

4. 游离胃结肠韧带

1～4步骤同本章第一节腹腔镜根治性远端胃切除术。

5. 游离结肠肝曲与十二指肠第一段之间的间隙,显露幽门下主要血管

此操作主要是分离远端胃、十二指肠第一段与结肠肝曲的粘连,有利于减小消化道重建时上提胃的张力。

6. 处理胃网膜左血管,清扫脾门淋巴结,同时处理胃短血管

于脾动脉发出胃网膜左动脉处离断胃网膜左血管后,继续沿脾动脉主干和分支向上游离,清扫No.10组淋巴结的同时解剖出各支胃短血管,于根部结扎切断,清扫No.4sa组淋巴结。

这一步是根治性近端胃切除和全胃切除较为复杂和困难的一步,处理不当时术中并发症发生率较高(尤其是出血和脾损伤的并发症)。术者和助手默契配合,充分显露术野,形成张力和操作平面,这些在脾门淋巴结清扫过程中极其重要。国内黄昌明教授的“三步法脾门淋巴结清扫”值得大家学习和借鉴。

术前应该仔细分析患者CT结果和腹主动脉CTA结果,了解患者脾动脉走行和分支情况。进行此步操作前,将患者体位调整成头高、左侧高,有利于显露和操作。助手左手钳钳夹胃脾韧带向上方、头侧牵拉,右手钳辅助暴露和配合操作。术者左手钳协助暴露和钳夹淋巴脂肪组织,右手超声刀“小步快走”操作,注意超声刀工作面远离脾脏血管。当处理完第一支胃短血管后,助手将大网膜组织置入胃上方,左手钳可钳夹胃底后壁的胃壁,向上方和头侧翻转,形成张力并显露术野。助手应注意牵拉组织的力度和角度,避免用力不当造成脾脏撕裂引起出血,此过程中注意及时切断大网膜与脾脏的粘连带(图4-2-1～图4-2-8)。

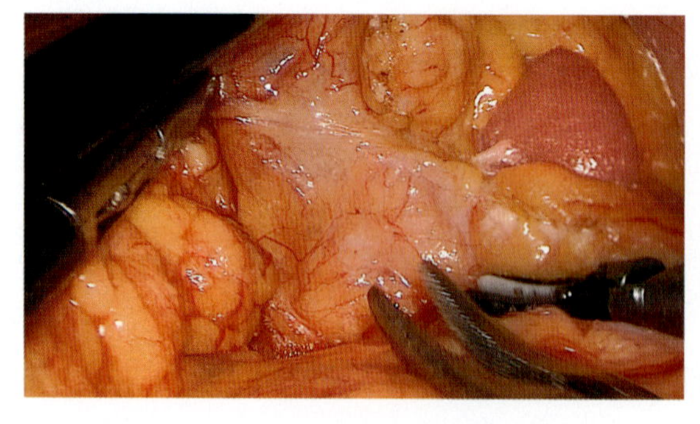

图4-2-1　助手和术者配合显露脾下极区域

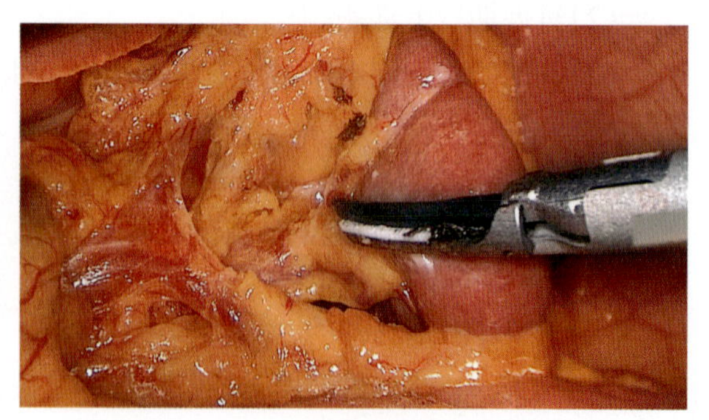

图4-2-2　脾下极区域游离出脾下极支和胃网膜左动脉发出点

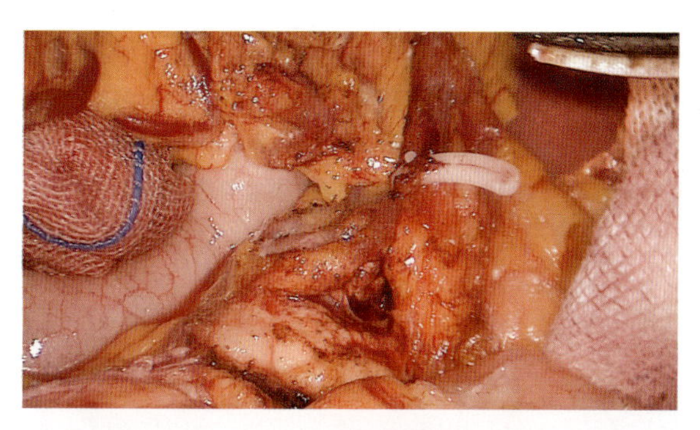

图 4-2-3　处理胃网膜左血管

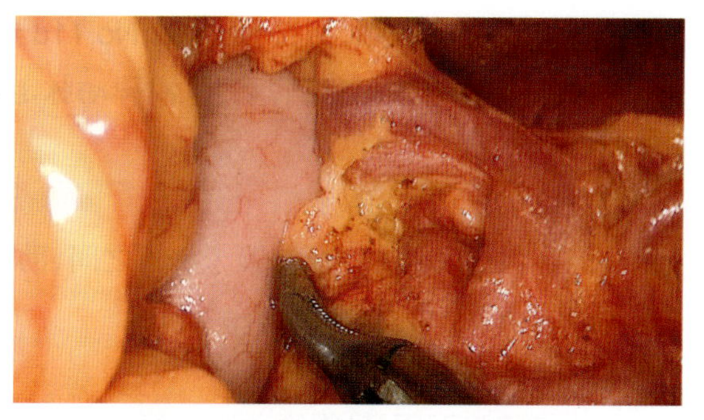

图 4-2-4　沿脾动脉走行向上游离，处理第一支胃短血管

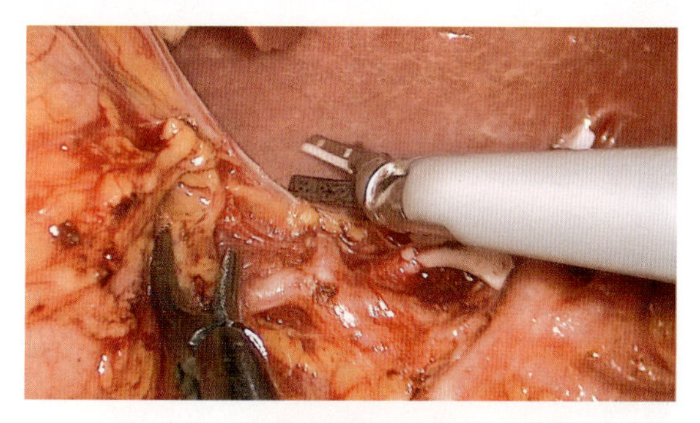

图 4-2-5　沿脾动脉走行继续向上游离，处理其余胃短血管

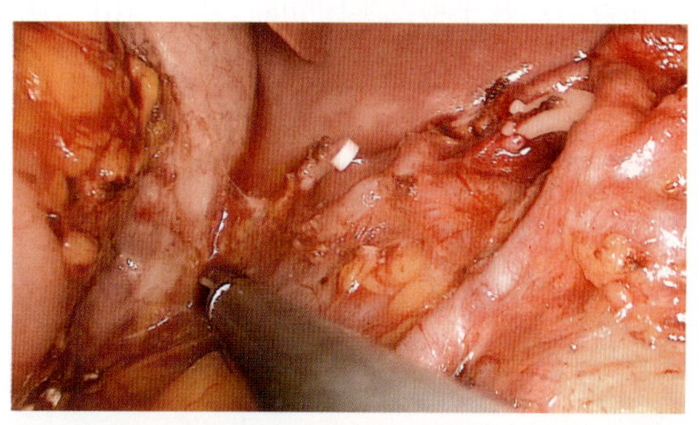

图 4-2-6　沿脾动脉走行继续向上游离，向贲门方向推进

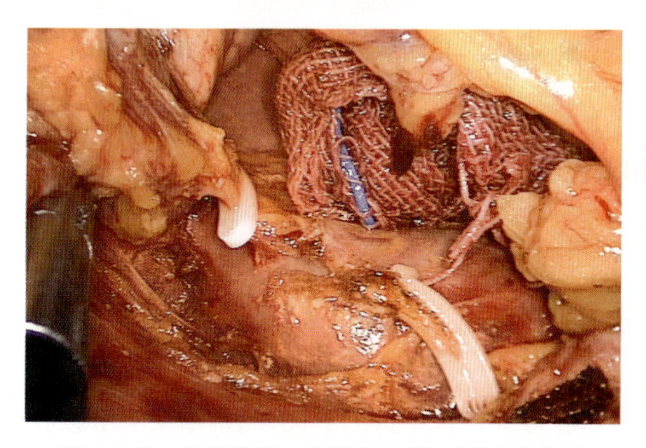

图 4-2-7　处理最后一支胃短血管，到达脾上极

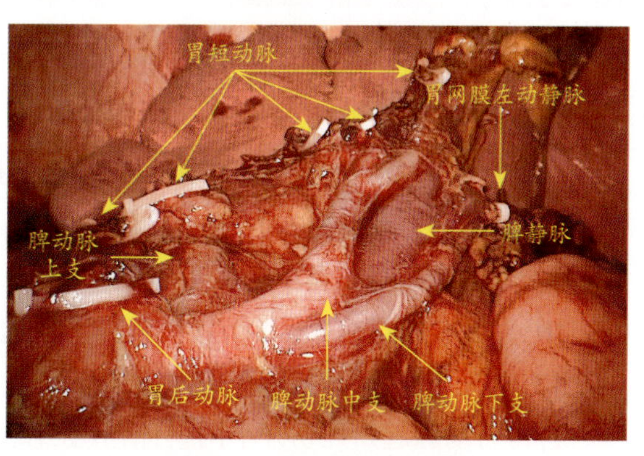

图 4-2-8　脾门清扫后效果图

7. 清扫 No.2 组淋巴结

继续向上游离至贲门上方左侧，裸化腹段食管左侧，清扫 No.2 组淋巴结（图 4-2-9）。

8. 沿胃大弯血管弓外侧切除大网膜

自幽门大弯侧起，沿胃网膜右动脉与胃网膜左动脉血管弓外切除大网膜，直至胃切除预切线上方。

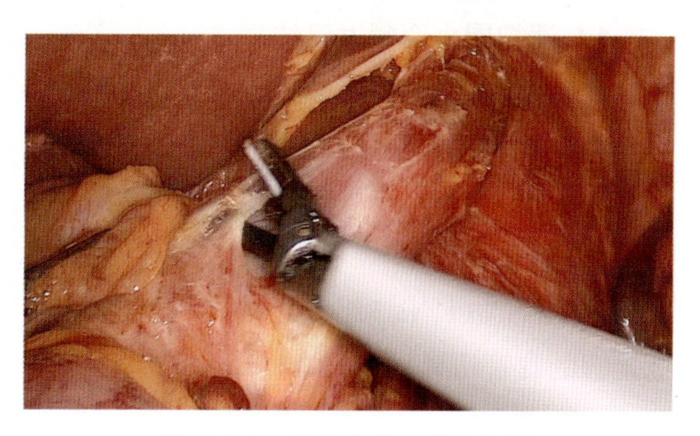

图 4-2-9　裸化腹段食管左侧壁

9. 剥离胰腺前被膜，清扫 No.11p、No.11d 组淋巴结

剥离胰腺前被膜，显露脾动脉，沿脾动脉走行方向游离，可以由近及远，也可以由远及近，清扫 No.11p、No.11d 组淋巴结。

手术要点：

（1）将大网膜向上卷起并置于肝胃之间，助手抓持胃胰皱襞，将胃翻向上方。

（2）剥离清除胰腺前被膜。

（3）将胰腺下压，显露脾动脉走行，紧贴胰腺上缘分离，清扫脾动脉周围淋巴结脂肪组织，遇到胃后动脉于根部夹闭切断（图 4-2-10～图 4-2-12）。

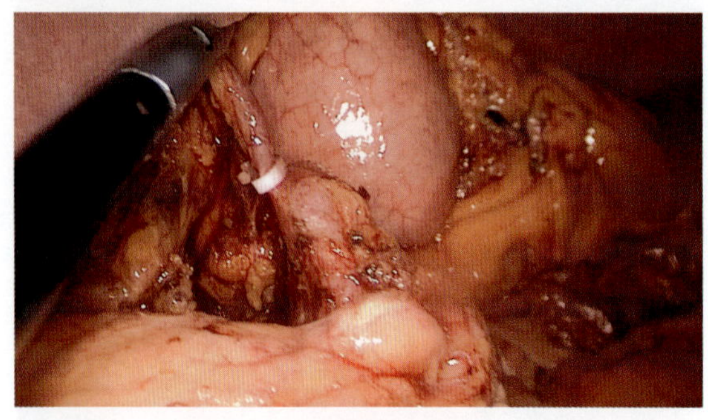

图 4-2-10　由近及远游离脾动脉，夹闭离断胃后动脉

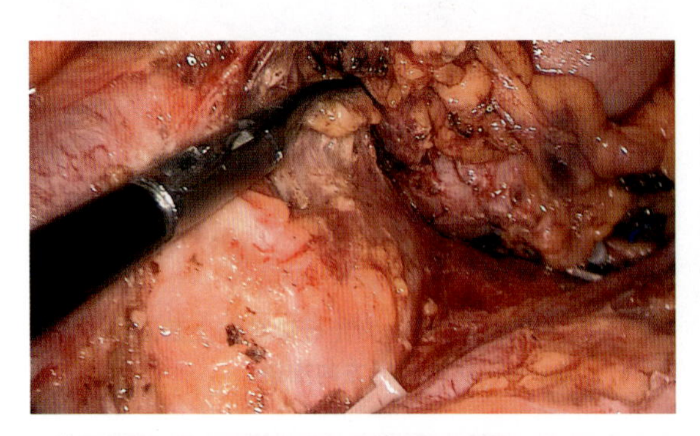

图 4-2-11　游离时注意清扫胃左动脉和脾动脉夹角内的淋巴结

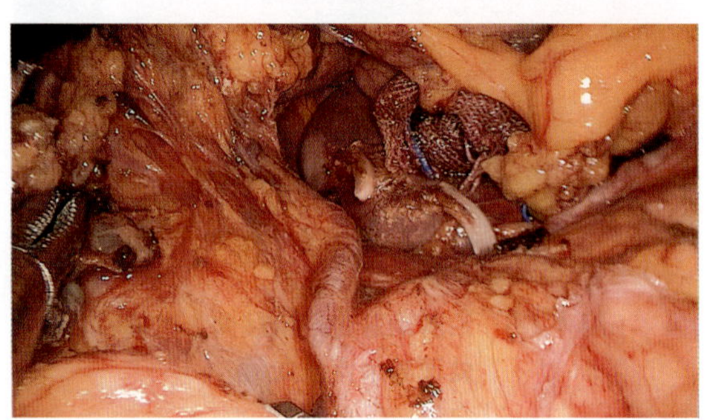

图 4-2-12　沿脾动脉向远端游离，直达脾门处

10. 清扫胃左动脉、腹腔干周围 No.7、No.9 组淋巴结

11. 清扫肝总动脉前方 No.8a 组淋巴结

12. 从胃后壁清扫胃小弯

10～12 步骤同本章第一节腹腔镜根治性远端胃切除术。

13. 切开小网膜，清扫胃小弯淋巴结

自胃右动脉起始处切开小网膜，沿肝脏下缘切断肝胃韧带直至贲门右侧，同本章第一节腹腔镜根治性远端胃切除术。

14. 清扫胃小弯侧淋巴结

切断胃右动脉与胃左动脉血管弓（视情况保留胃右动脉第 1～2 支分支），并沿胃小弯侧胃壁切除小弯侧系膜直至贲门右侧，清扫 No.1、No.3 组淋巴结，同本章第一节腹腔镜根治性远端胃切除术。

15. 裸化食管

清扫完 No.1、No.3 组淋巴结之后，继续向上，裸化腹段食管右侧壁直至贲门上方约 5cm 以保证足够的食管切缘（图 4-2-13）。

16. 离断胃和食管，消化道重建

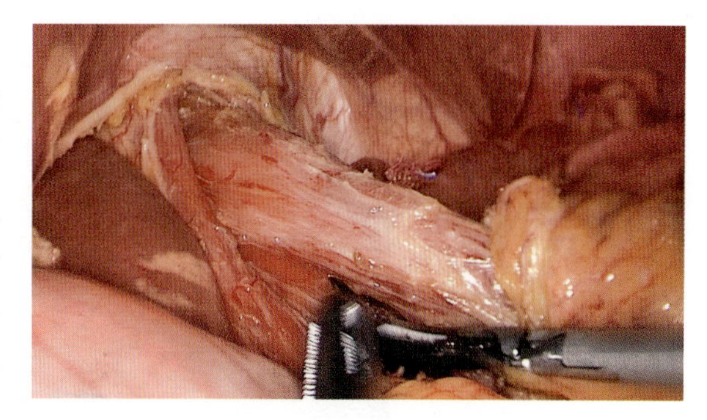

图 4-2-13 裸化腹段食管右侧壁

近段胃切除后消化道重建尚无统一公认最合理的方式，《中国临床肿瘤学会（CSCO）胃癌诊疗指南（2022）》中无Ⅰ级推荐重建方式，Ⅱ级推荐中则推荐传统食管残胃吻合术及管状胃食管吻合术。传统食管残胃吻合术具有操作相对简单、吻合所需时间较短等优点，然而其术后严重的反流性食管炎，严重影响患者生活质量，因此近些年已逐渐少用；而以管状胃食管吻合术为代表的抗反流吻合术式的相继出现显著降低了患者术后反流性食管炎的发生率。近年来随着临床探索，对于进展期胃上部癌施行近段胃切除后，当保留残胃较小时，为防止反流，逐渐出现间置空肠吻合、双通道吻合等重建方式。但间置空肠吻合术增加了食物潴留的发生率，而双通道吻合术可有效降低食物潴留的发生率，并具有优越的抗反流效果。《近端胃切除消化道重建中国专家共识（2020 版）》中无 A 级推荐消化道重建方式，仅将双通道吻合技术与管状胃食管吻合技术作为 B 级推荐。因管状胃食管吻合技术相对简单，可于辅助切口下及腔镜下完成，而双通道吻合技术相对复杂，术后并发症相对较多，建议于辅助切口下完成。

（1）腹腔镜辅助根治性近端胃切除术消化道重建

在镜下完成游离及淋巴结清扫后，取上腹正中切口，长 6～10cm，逐层切开入腹，置入切口保护器，于食管超过肿瘤上缘 3cm 断食管，于食管近端置入 25mm 管型吻合器抵钉座。

1）管状胃食管吻合技术要点

①管状胃制作要点（图 4-2-14～图 4-2-16）

A. 使用直线切割闭合器离断胃壁，自胃角起始，与胃大弯平行，向上至胃底体交界大弯侧，完整切除贲门、肿瘤、部分胃小弯组织及全部胃底。

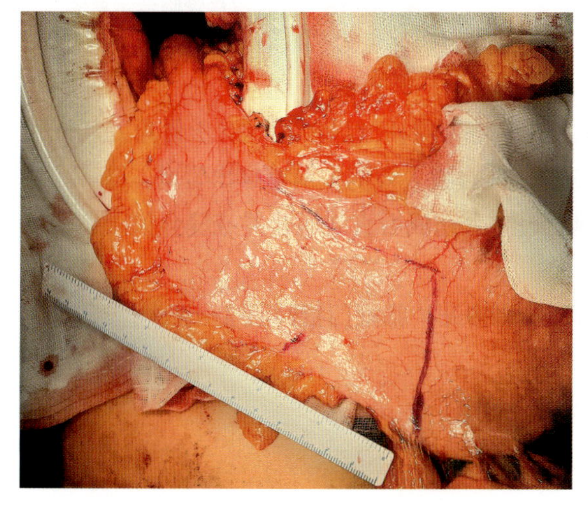

图 4-2-14 刻度尺测量确定胃切除预切线

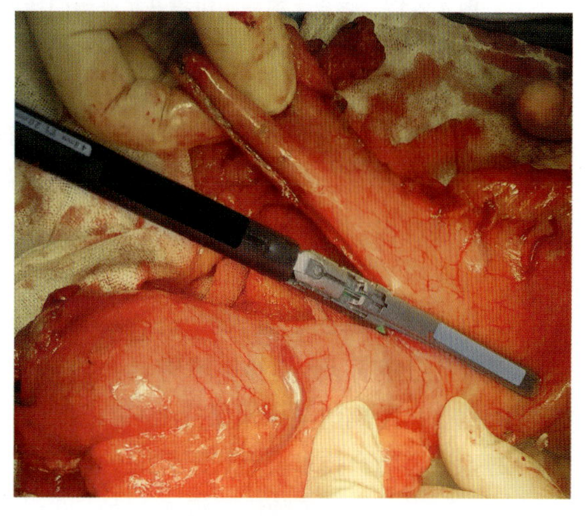

图 4-2-15 沿预切线切除近端胃

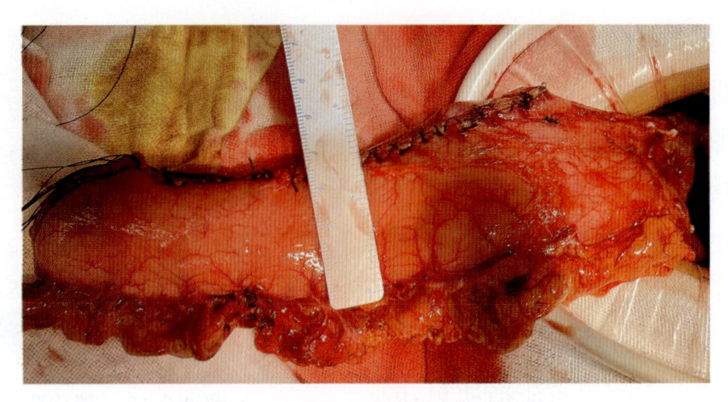

图 4-2-16　管状胃制作完成后展示

B. 管状胃直径需 4.0～5.0cm 以减少术后吻合口狭窄概率，管状胃长度（幽门至胃大弯残端）一般为 20cm 左右（吻合口距幽门至少 15cm，以保证抗反流效果）。

C. 术中快速病理确认食管切线、下切线及侧切缘阴性。

②管状胃食管吻合要点（图 4-2-17、图 4-2-18）

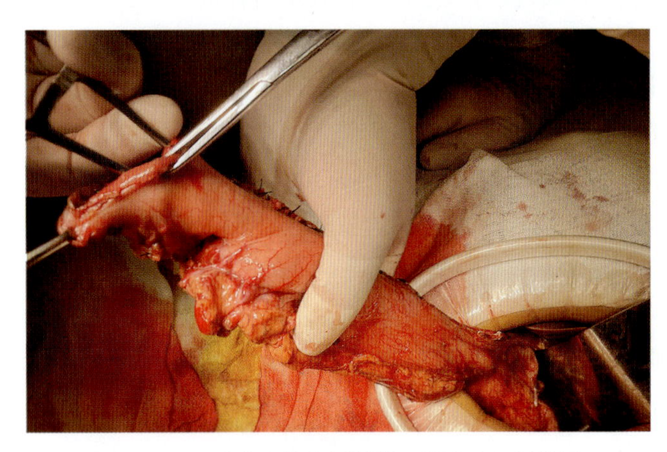

图 4-2-17　吻合之前卵圆钳撑开扩张幽门括约肌

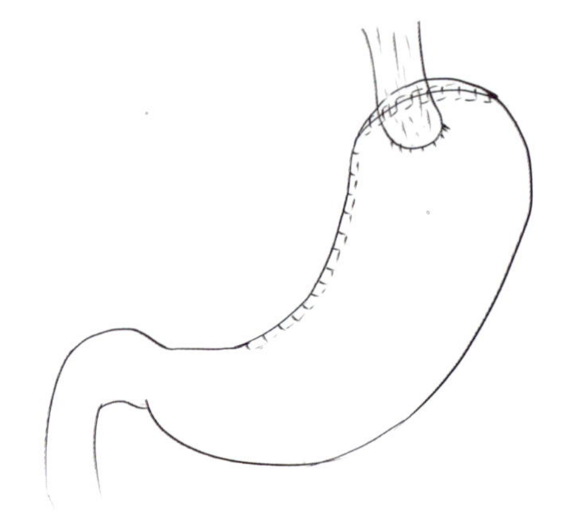

图 4-2-18　管状胃食管吻合示意图

A. 置入吻合器：

a. 经残胃顶端：于残胃顶端切开 2～3cm，置入圆形吻合器；b. 经胃角残端：于胃角处切开残端 2～3cm，置入圆形吻合器，吻合器距残胃顶端 3～4cm 自胃大弯侧偏前壁穿出胃壁。

B. 吻合过程：上提行食管胃大弯侧前壁端侧吻合，吻合完成后直线闭合器或缝合关闭胃残端切口。

C. 置入吻合器之前，建议卵圆钳经切口进入胃腔内，撑开扩张幽门括约肌 2～3 次，以减少围手术期因幽门痉挛所致胃排空障碍。

D. 吻合口距幽门至少须保持 15cm 以保证抗反流效果。

2）双通道吻合技术要点（图 4-2-19）

①以切割闭合器于肿瘤下缘 5cm 处切断胃体。

②处理小肠系膜，于屈氏韧带远侧 20cm 处直线切割闭合器离断空肠，远端空肠置入圆形吻合器并于对系膜缘肠壁穿出，于结肠前上提与食管行食管空肠端侧吻合，直线切割闭合器闭合空

肠残端。

③于食管空肠吻合口以远 10～15cm 处输出袢空肠对系膜缘处切开一小口，胃残端大弯侧切开一小口，直线切割闭合器行空肠对系膜缘与胃大弯侧侧顺蠕动吻合，直线切割闭合器或手工缝合关闭共同开口。

④于胃空肠吻合口以远 25～30cm 处，直线切割闭合器行近端输入袢空肠对系膜缘与输出袢空肠对系膜缘侧侧吻合，直线切割闭合器或手工缝合关闭共同开口。

⑤手工缝合关闭小肠系膜裂孔，视情况关闭 Peterson 裂孔。

（2）完全腹腔镜根治性近端胃切除术消化道重建

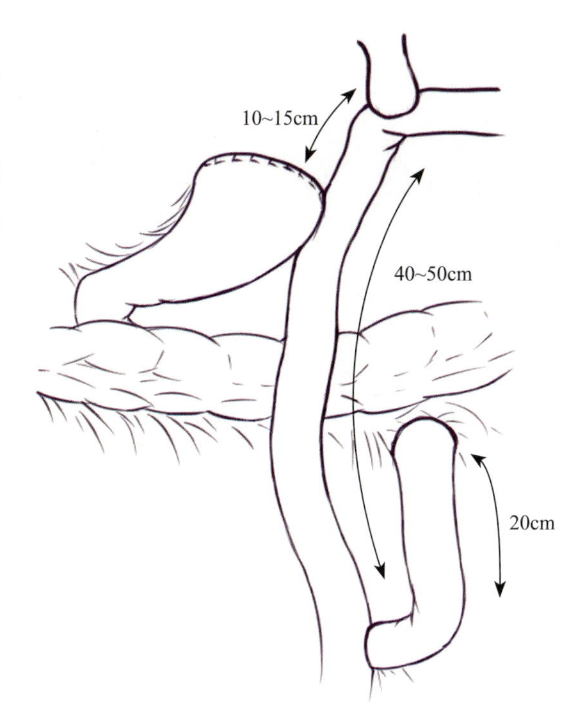

图 4-2-19 双通道吻合技术示意图

当前完全腹腔镜下根治性近端胃切除术后消化道重建开展还尚处在探索和经验积累阶段。双通道吻合技术因重建方式复杂，腹腔镜下开展难度较大，且并发症相对较多，多采用辅助切口直视下完成。管状胃食管吻合技术相较于双通道吻合技术简单易操作，目前临床开展相对较多。完全腹腔镜下管状胃食管吻合主要有反穿刺吻合技术和 side-overlap 吻合技术，相较于反穿刺技术，side-overlap 吻合技术要求相对较高，且腹腔镜下制作管状胃困难，因此目前多采用反穿刺吻合技术。

反穿刺吻合技术需要人工改造吻合器抵钉座，制成反穿刺器（reverse puncture device，RPD）进行抵钉座的放置，此装置主体为 25mm 圆形吻合器抵钉座，用 2-0 带针线穿过其尖端的小孔，线尾打结形成长约 2cm 的编织辫即可（图 4-2-20）。

完全腹腔镜下管状胃食管反穿刺吻合技术要点：

1）抵钉座的放置技术要点（图 4-2-21～图 4-2-23）

①取上腹正中切口长约 4cm，置入反穿刺装置，橡胶手套封闭切口，建立气腹。

②在贲门上 2cm 处食管前壁用超声刀做一约 2cm 的横形切口。

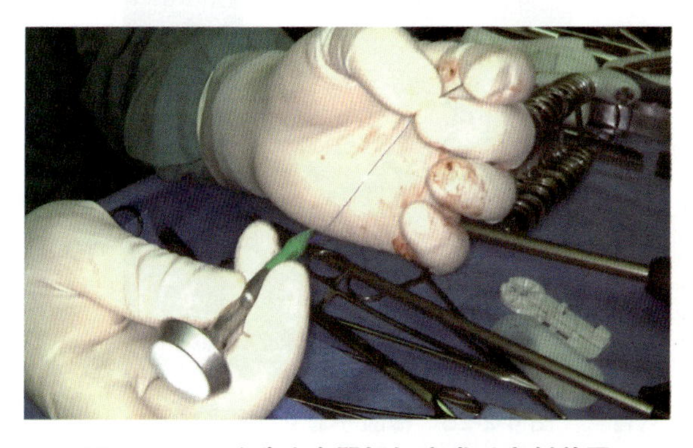

图 4-2-20 改造吻合器抵钉座成反穿刺装置

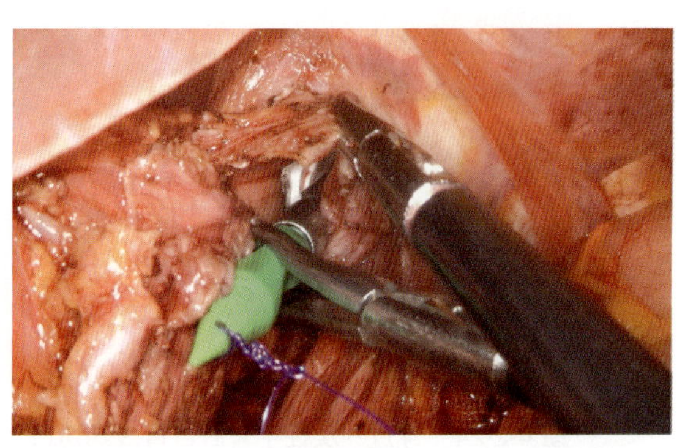

图 4-2-21 切开食管左侧壁，放入反穿刺装置

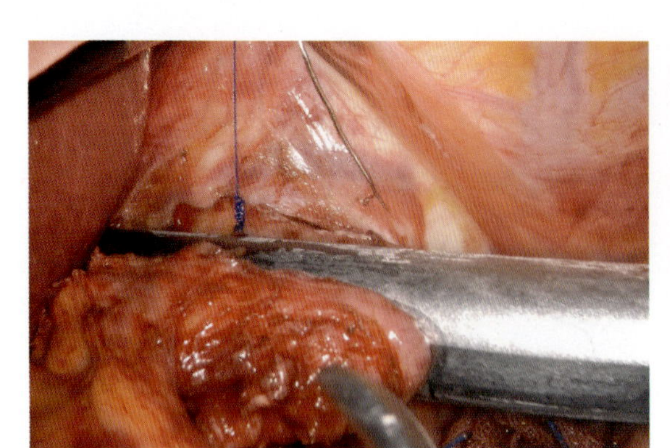
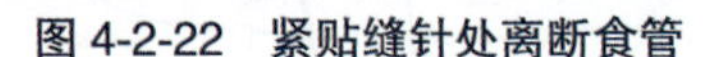

图 4-2-22　紧贴缝针处离断食管

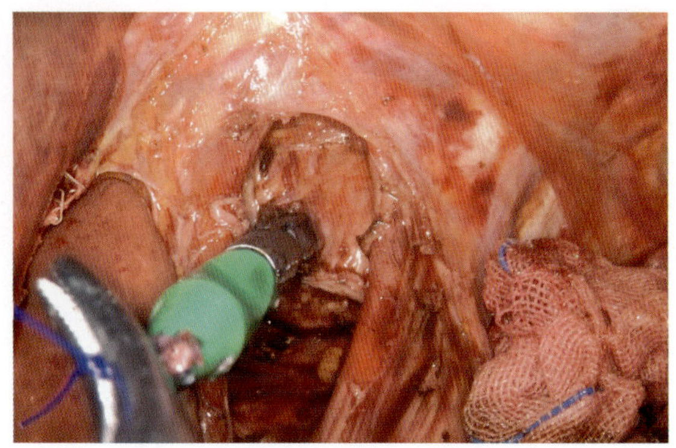

图 4-2-23　牵拉牵引线，反穿刺完成抵钉座的放置

③经此切口将 RPD 以头端朝口腔的方向整体送入食管下段,随后将 RPD 尾端的带线针在切口上方约 3cm 处食管前壁“反向”缝出,助手持钳并顺势向上收紧牵引线。

④用内镜下直线切割闭合器夹闭食管,确定前后壁全层夹闭确切,再击发直线切割闭合器完成食管的切割。

⑤牵拉牵引线,从食管断端前壁穿出,抵钉座放置完毕。

2)反穿刺吻合技术要点(图 4-2-24～图 4-2-28)

①管状胃制作:同腹腔镜辅助管状胃食管吻合。

②置入吻合器前需将吻合器先行穿过一次性无菌橡胶手套的中指套(自制手套装置以重建气腹)。

③置入吻合器:同腹腔镜辅助管状胃食管吻合。

④重建气腹,经自制手套装置置入吻合器,在腹腔镜监视下将吻合器与抵钉座接合,完成食管与胃大弯侧前壁端侧吻合,吻合完成后直线闭合器关闭胃残端切口。

⑤吻合口距幽门至少须保持 15cm 以保证抗反流效果。

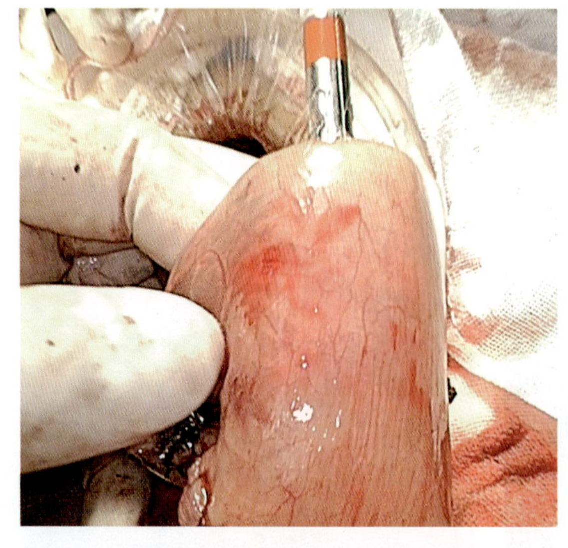

图 4-2-24　穿过一次性手套后自胃残端切口置入吻合器，于胃大弯侧偏前壁穿出，完成吻合器的置入

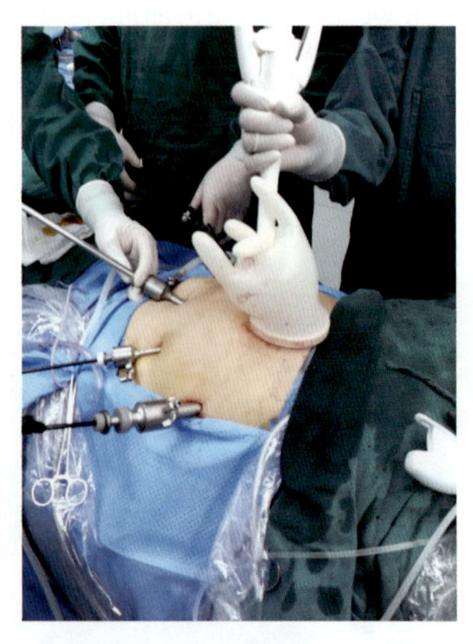

图 4-2-25　橡胶手套封闭腹腔并置入吻合器杆

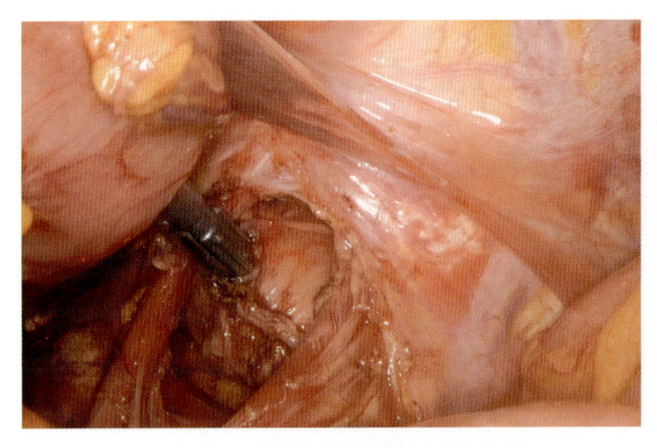

图 4-2-26 腹腔镜下完成食管残胃吻合

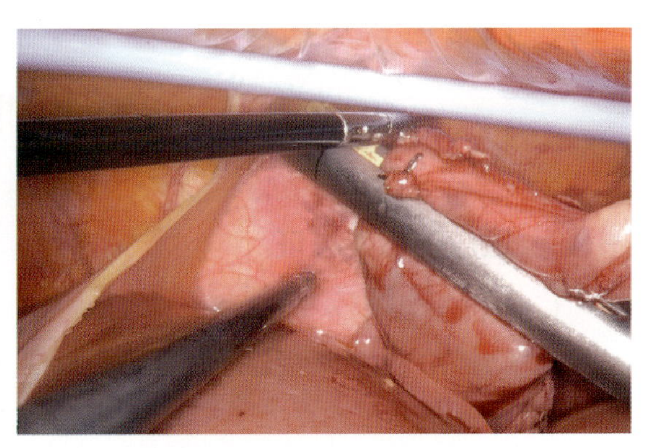

图 4-2-27 腹腔镜下离断胃残端

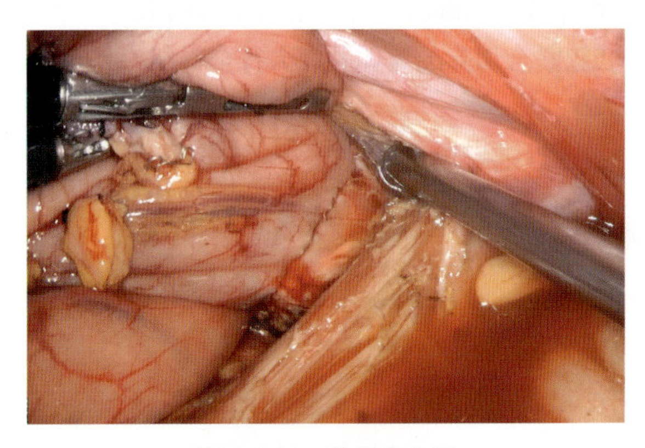

图 4-2-28 检查吻合口

17. 冲洗、留置引流管、关腹

同本章第一节腹腔镜根治性远端胃切除术，腹腔引流管经文氏孔放置于食管残胃吻合口右侧，吻合口左侧放置一根引流管于左侧腹壁穿出（图 4-2-29、图 4-2-30）。

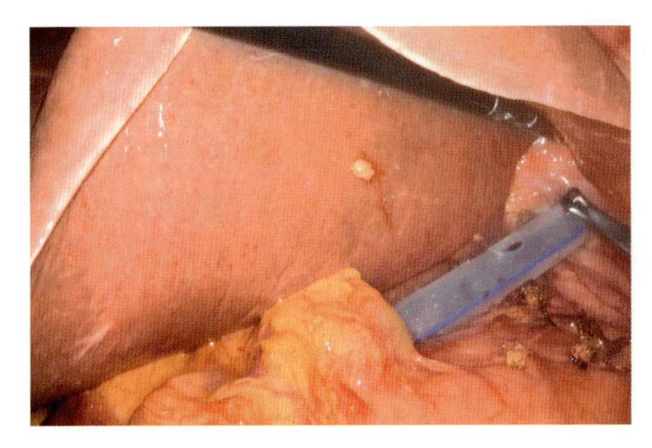

图 4-2-29 食管残胃吻合口右侧放置引流管

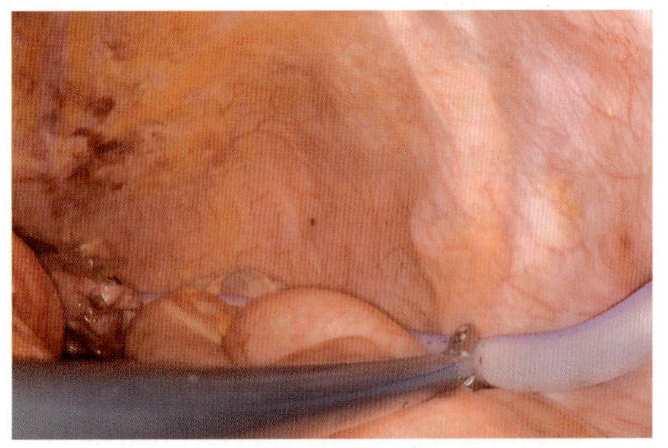

图 4-2-30 食管残胃吻合口左侧放置引流管

五、术后处理

同本章第一节腹腔镜根治性远端胃切除术。

第三节 腹腔镜根治性全胃切除术

一、适应证和禁忌证

1. 适应证

(1)胃上部或食管胃接合部腺癌(Siewert Ⅲ型及部分 Siewert Ⅱ型)。

(2)胃体癌,行近端胃切除术或远端胃切除术均无法达到安全切缘者。

(3)远端胃切除术可切除原发肿瘤,但已明确 No.4sb 组淋巴结转移的胃体大弯 T_2 期及以上肿瘤需行全胃切除术 + 脾切除或保留脾脏的脾门淋巴结清扫术。

(4)因胰腺浸润而行胰腺联合切除的胃体肿瘤需行全胃切除术。

2. 禁忌证

同本章第一节腹腔镜根治性远端胃切除术。

二、手术切除范围

1. 应切除大网膜、全胃、食管下段、十二指肠第一段。

2. 食管切缘距肿瘤应>3cm。

3. 淋巴结清扫范围:D2 根治术应常规清扫 No.1、No.2、No.3、No.4sa、No.4sb、No.4d、No.5、No.6、No.7、No.8a、No.9、No.10、No.11p、No.11d、No.12a 组淋巴结;如食管受累及还应清扫 No.19、No.20、No.110、No.111 组淋巴结。

三、手术技巧

1. 体位和站位

2. 戳孔位置

3. 探查腹腔

4. 游离胃结肠韧带和横结肠系膜前叶

5. 处理胃网膜右血管

6. 处理胃网膜左血管

1～6 步骤同本章第一节腹腔镜根治性远端胃切除术。

7. 清扫脾门区淋巴结,处理胃短血管

8. 清扫 No.2 组淋巴结

9. 剥离胰腺前被膜,清扫 No.11p、No.11d 组淋巴结

7～9 步骤同本章第二节腹腔镜根治性近端胃切除术。

10. 清扫 No.7、No.8a、No.9 组淋巴结

同本章第一节腹腔镜根治性远端胃切除术。

11. 从腹腔干分离至膈脚

同本章第二节腹腔镜根治性近端胃切除术。

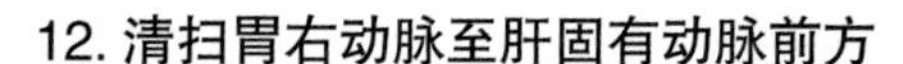

12. 清扫胃右动脉至肝固有动脉前方

13. 清扫胃小弯侧淋巴结

12～13 步骤同本章第一节腹腔镜根治性远端胃切除术。

14. 裸化食管

同本章第二节腹腔镜根治性近端胃切除术。

15. 消化道重建

Roux-en-Y 吻合术操作简单,且可维持患者较好的营养状况和理想体脂量,应用较多。腹腔镜根治性全胃切除术后消化道重建可分为辅助和全腹腔镜两种。全腹腔镜根治性全胃切除术后消化道重建方式根据食管空肠吻合的方式分类较多,操作也较复杂,目前还没有公认的最佳吻合方式,应结合术者和患者情况选择。全腹腔镜根治性全胃切除术后消化道重建可采用圆形吻合器、直线型吻合器等不同器械。目前使用圆形吻合器时吻合器抵钉座的放置多采用反穿刺或者 OrVil 法,直线型吻合器多采用 overlap 技术或者 π 吻合。

(1)腹腔镜辅助消化道重建

一般采用圆形吻合器进行吻合。抵钉座放置完毕后,距屈氏韧带 15～20cm 处离断空肠,近端空肠置入吻合抵钉座,游离远端空肠,自远断端插入吻合器,自断端以远 40～50cm 空肠的对系膜缘穿出,完成近端空肠远端空肠端侧吻合。空肠空肠吻合也可采用直线型吻合器行侧侧吻合,方法同根治性远端胃癌根治术中空肠空肠布朗式吻合。自远端空肠再次置入与食管抵钉座匹配的吻合器,距断端约 5cm 自空肠对系膜缘穿出,行食管与远端空肠的端侧吻合。采用直线切割闭合器关闭空肠断端。

(2)完全腹腔镜下消化道重建

1)圆形吻合器

圆形吻合器完成食管空肠吻合的难点主要是吻合器抵钉座的放置,目前临床上采用的方法主要是 RPD 技术和 OrVil 技术,后者由于需要有经验的麻醉医师配合,费用高,且存在腹腔内污染等缺点,应用较少,目前应用最广的是 RPD 技术。

①食管内吻合器抵钉座的放置:游离贲门及食管下段,取上腹正中切口长约 5cm,经此切口入腹,置入 RPD,重新建立气腹,在贲门上 2cm 处食管左侧壁或者右侧壁用超声刀做一个约 2cm 的横形切口;经此切口将 RPD 以头端朝口腔的方向整体送入食管下段;随后将 RPD 尾端的带线针在切口上方约 3cm 处食管前壁“反向”穿出,并顺势适当抽紧牵引线;再用内镜下直线切割闭合器夹闭离断食管。用分离钳夹住牵引线用力向外抽,直至将抵钉座内芯从食管前壁穿出,然后抽除内芯,抵钉座放置完毕(方法同根治性近端胃切除术吻合器抵钉座的放置)。

②食管空肠吻合:经先前的上腹部 5cm 辅助切口将近端小肠提出,距屈氏韧带 15cm 处离断空肠,近端空肠置入吻合抵钉座,游离远端空肠,自远断端插入吻合器,自断端以远 40～60cm 空肠对系膜缘穿出,直视下完成近端空肠远端空肠端侧吻合,关闭系膜裂孔。此吻合也可由直线型吻合器行近端空肠远端空肠侧侧吻合。继而自远端空肠再次置入与食管抵钉座匹配的吻合器,距断端约 5cm 自空肠对系膜缘穿出,经上腹正中切口置入,用自制手套装置重新建立气腹,行食管与远端空肠的端侧吻合。采用内镜下直线切割闭合器关闭空肠残端。此吻合技术与根治性近端胃切除的食管残胃吻合类似(图 4-3-1～图 4-3-10)。

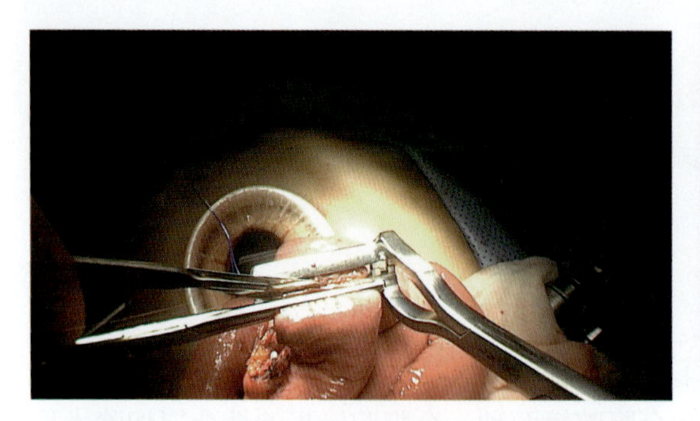

图 4-3-1　辅助切口处理空肠系膜，离断空肠

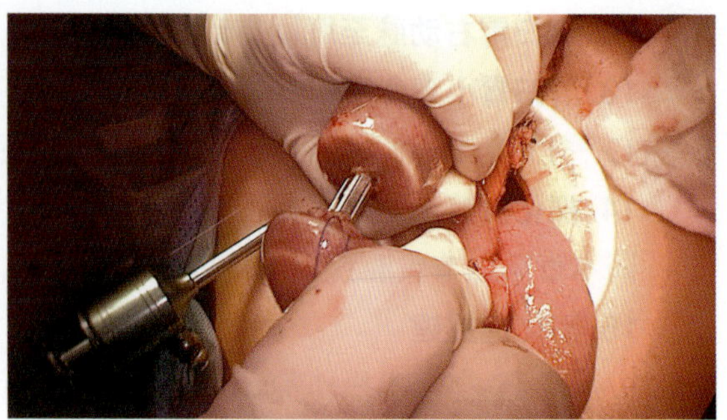

图 4-3-2　完成近端空肠远端空肠的端侧或者侧侧吻合，并关闭小肠系膜裂孔

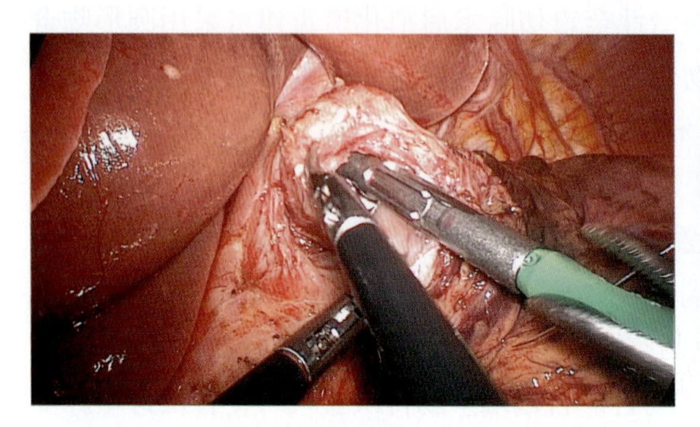

图 4-3-3　食管末端侧壁切口，置入反穿刺器

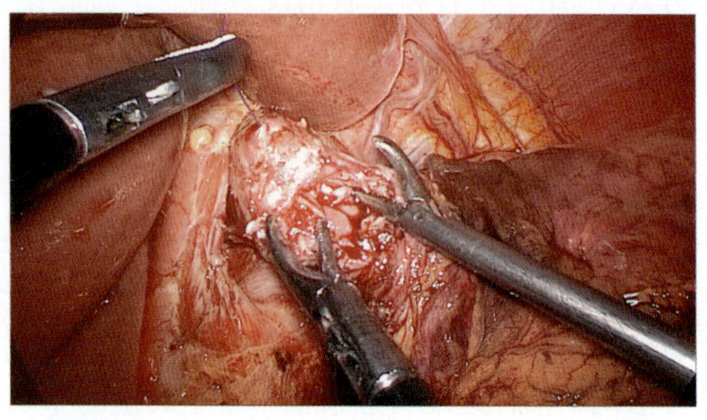

图 4-3-4　牵引线从食管预吻合处穿出，拉紧

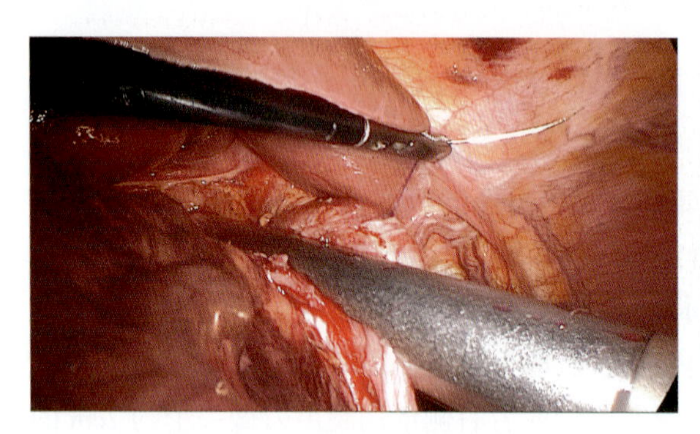

图 4-3-5　切割闭合器离断食管

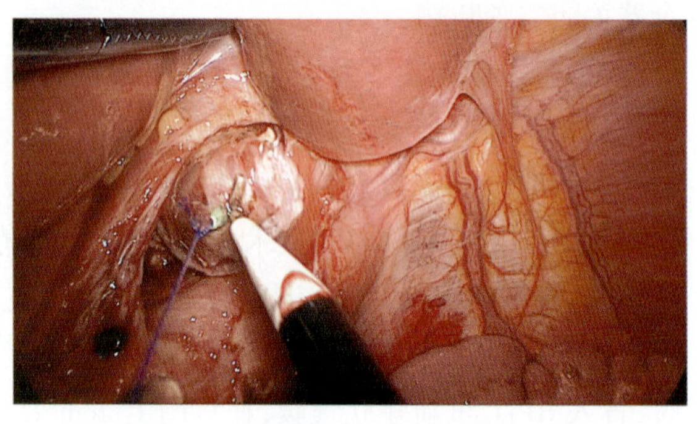

图 4-3-6　牵拉牵引线，电凝钩切开食管，切忌切断牵引线

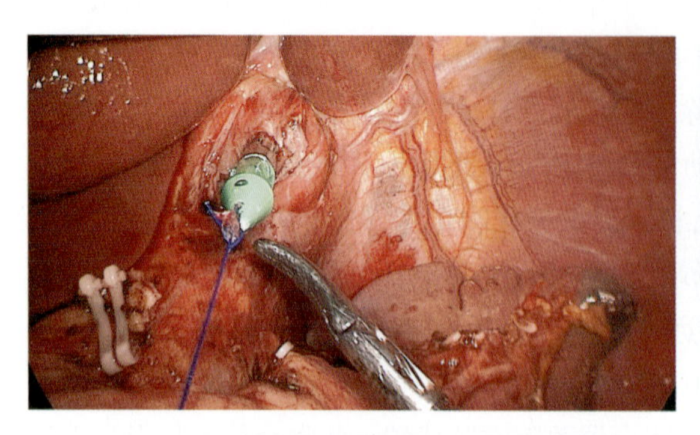

图 4-3-7　拉出吻合器抵钉座，完成放置

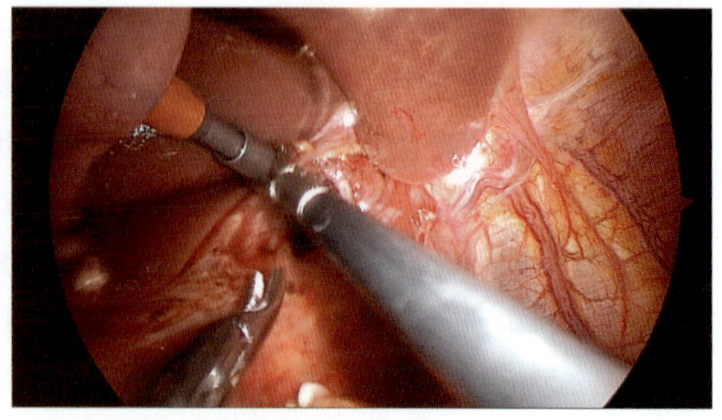

图 4-3-8　腹腔镜下完成置入吻合器杆，与抵钉座对接

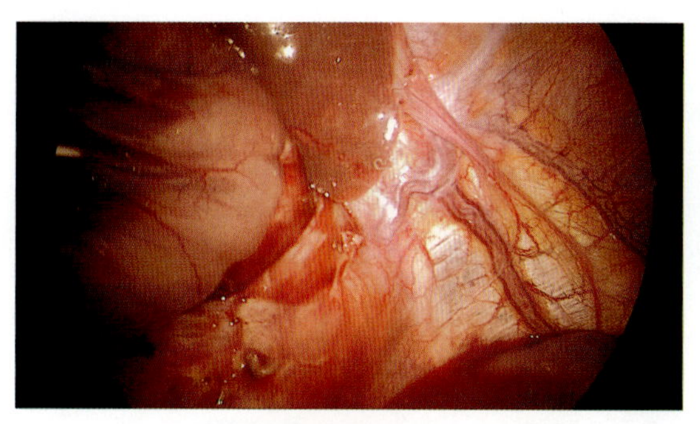

图 4-3-9　旋紧吻合器，击发完成吻合

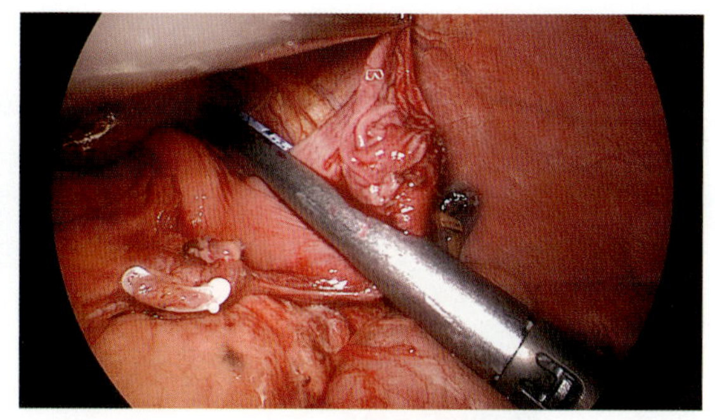

图 4-3-10　切割闭合器离断空肠残端

2）直线型吻合器

① overlap 技术：在贲门上 2cm 用腔镜下直线切割闭合器断食管（也可在完成食管空肠侧侧吻合后离断食管，此方法可利用残胃的下牵力避免食管回缩）。腹腔镜下游离空肠系膜，离断血管，距屈氏韧带以远 15～20cm 处直线切割闭合器离断空肠（国内黄昌明教授提出也可不处理小肠系膜，不离断小肠血管，先行食管空肠吻合，后于吻合口近端 5cm 离断空肠）。距空肠断端以远约 8cm 的对系膜缘开一小孔。于食管断端的左侧壁开一小孔。将空肠袢置于食管的左侧，分别置入腹腔镜下直线切割闭合器两臂，行食管空肠侧侧吻合。共同开口腹腔镜下连续缝合关闭。空肠空肠吻合可采用侧侧吻合技术完成，参考根治性远端胃切除中的空肠空肠布朗式吻合（图 4-3-11～图 4-3-21）。

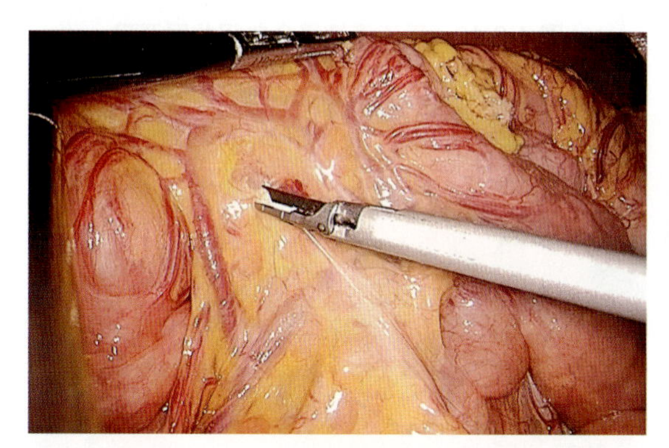

图 4-3-11　处理空肠系膜，离断血管

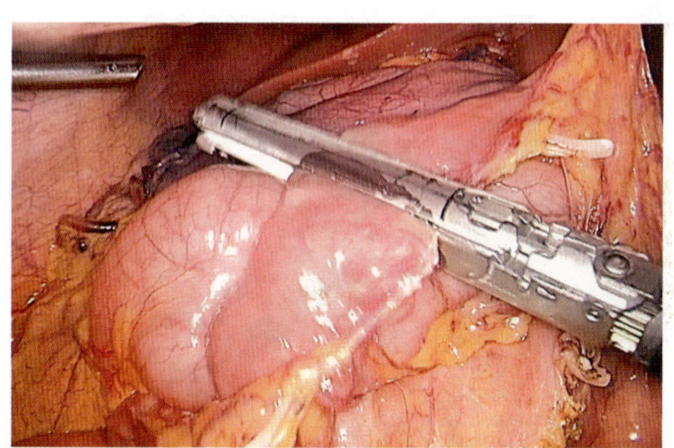

图 4-3-12　离断空肠

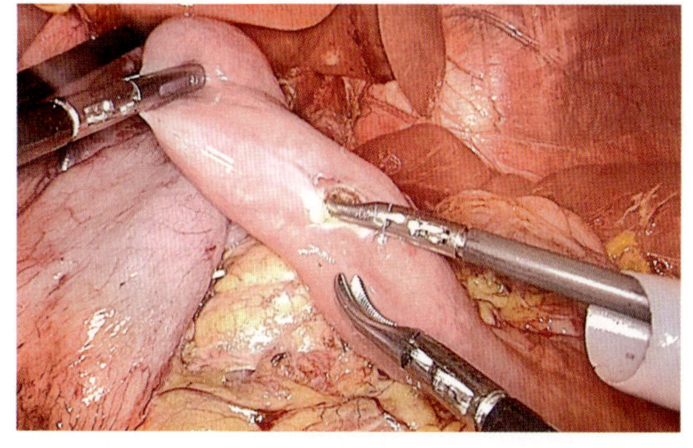

图 4-3-13　远端空肠预行食管空肠吻合处对系膜侧切开空肠壁

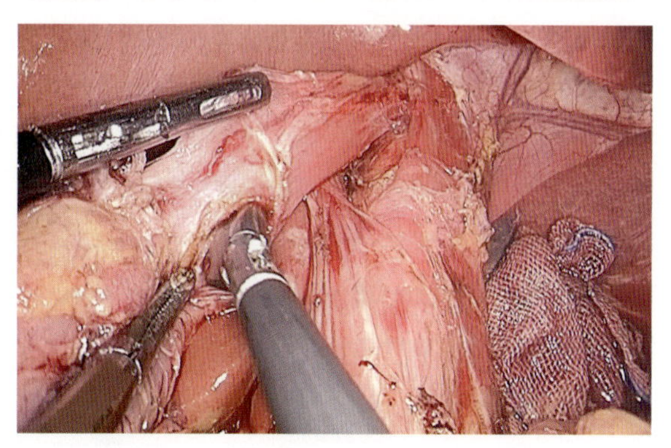

图 4-3-14　食管贲门上方 2cm 预吻合处食管左侧壁切开

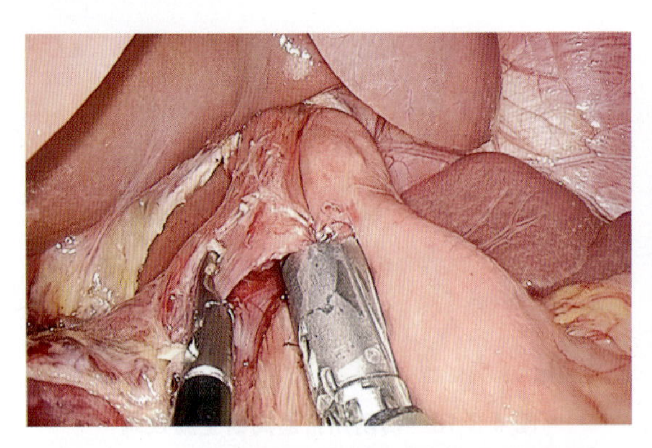

图 4-3-15　直线型吻合器完成食管空肠侧侧吻合

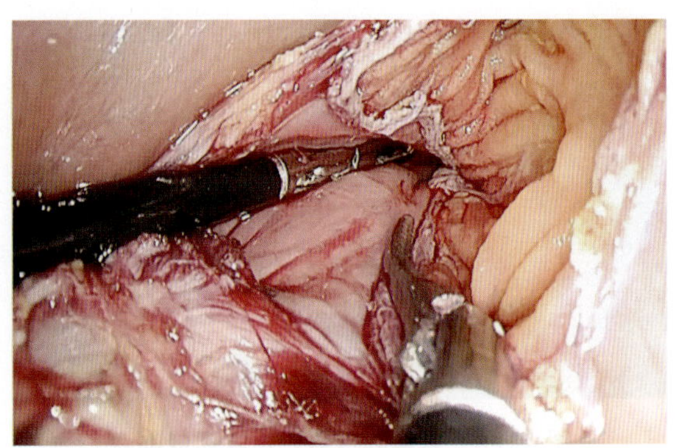

图 4-3-16　检查吻合口，有无出血，有无假道吻合

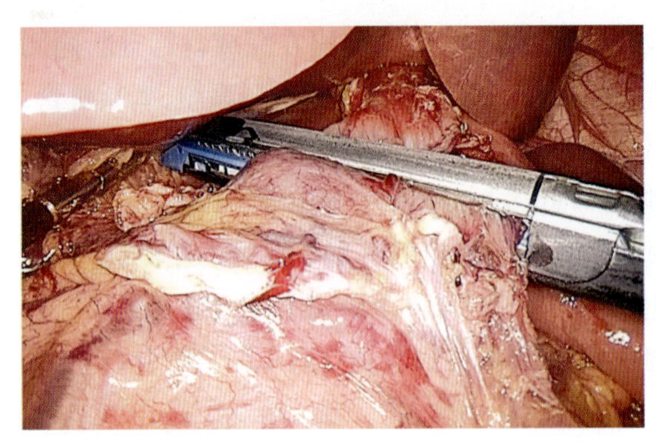

图 4-3-17　吻合口下方离断食管

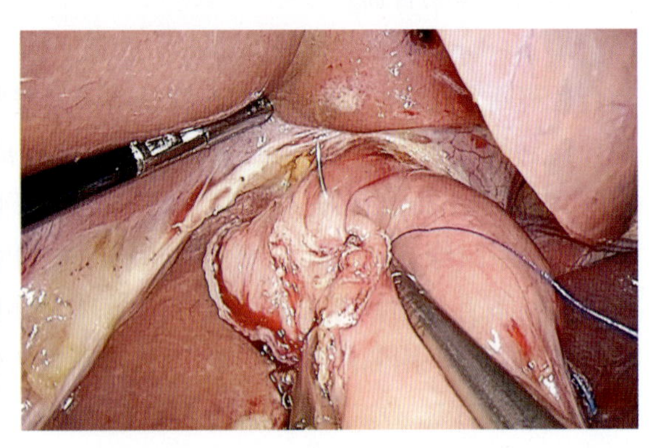

图 4-3-18　手工连续缝合关闭共同开口

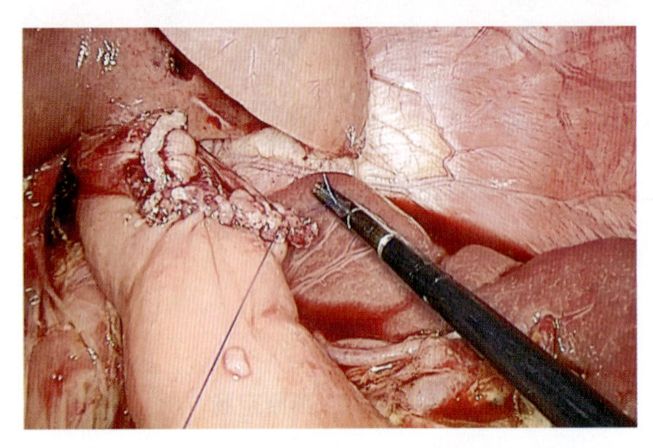

图 4-3-19　关闭共同开口后食管空肠吻合口展示

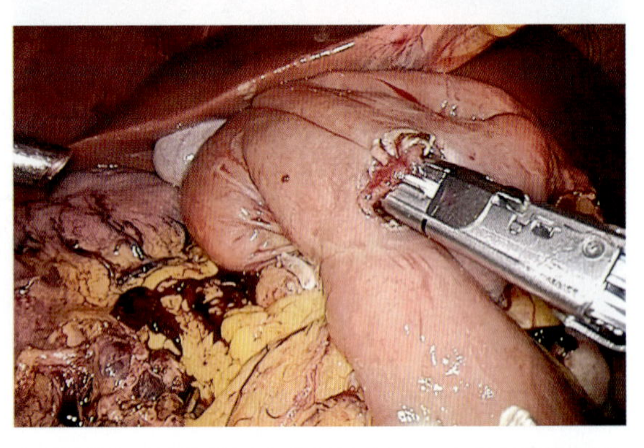

图 4-3-20　腹腔镜下完成近端空肠远端空肠侧侧吻合

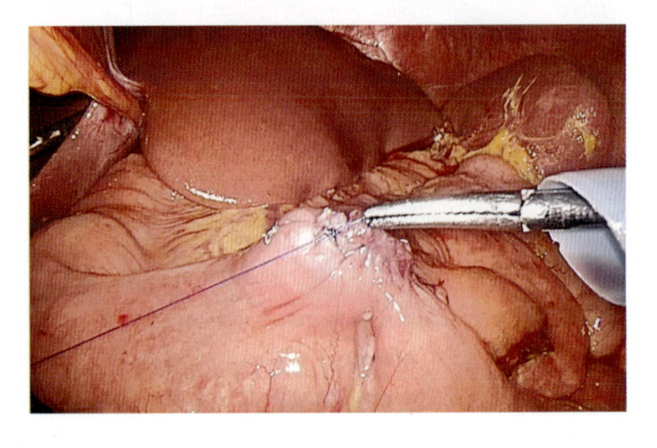

图 4-3-21　腹腔镜下连续缝合关闭共同开口

② π 吻合：游离完成后，先离断十二指肠。使用尼龙绳或者橡皮筋系紧胃食管接合部，向下牵拉，在空肠对系膜侧和食管右侧切开，使用腹腔镜下直线型切割闭合器完成食管空肠的侧侧吻合。使用切割闭合器切断食管和空肠，同时也关闭了共同开口。该吻合方式优点是离断食管、空肠和关闭共同开口一步完成，缺点是空肠有向下的拉拽，形成吻合口近侧端的张力（图 4-3-22～图 4-3-24）。

16. 冲洗、留置引流管、关腹

同本章第一节腹腔镜根治性远端胃切除术，腹腔引流管经文氏孔放置于食管空肠吻合口右侧，吻合口左侧放置一根引流管于左侧腹壁穿出（图 4-3-25）。

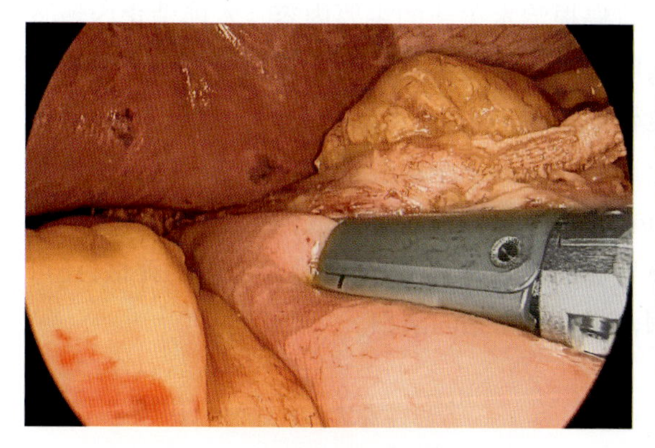

图 4-3-22　直线型吻合器于食管右侧完成食管空肠侧侧吻合

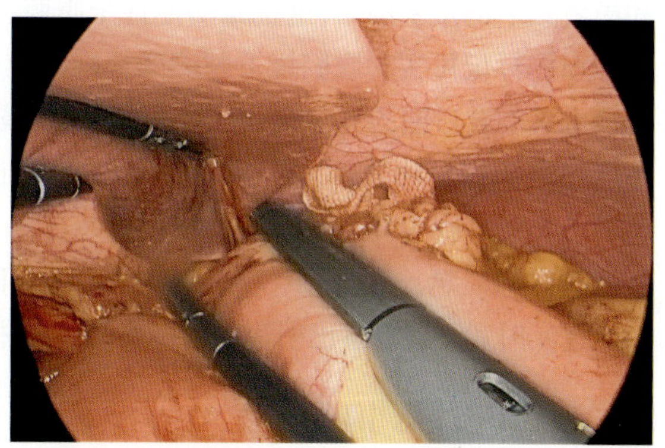

图 4-3-23　直线型吻合器关闭食管空肠吻合口共同开口完成 π 吻合

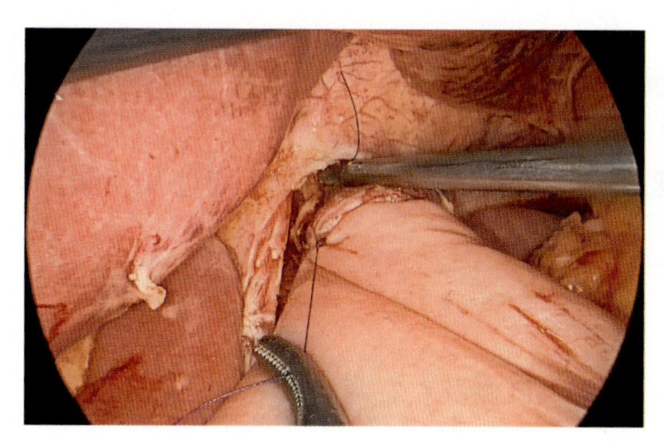

图 4-3-24　π 吻合完成后展示

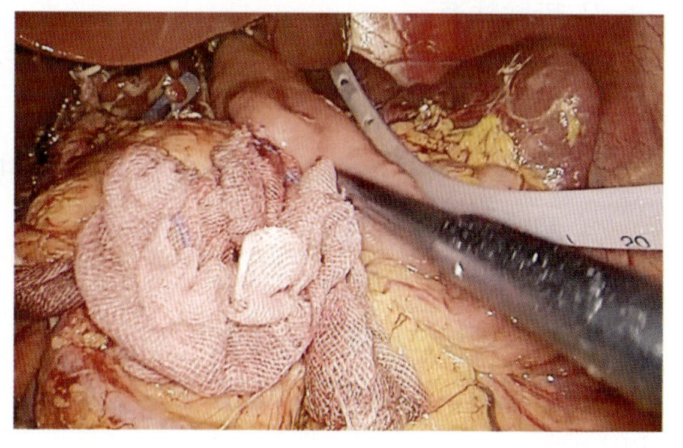

图 4-3-25　于食管空肠吻合口左右分别放置腹腔引流管各 1 根

四、术后处理

同本章第一节腹腔镜根治性远端胃切除术。

第四节　吲哚菁绿标记下全腹腔镜胃癌根治术

随着全腹腔镜胃癌根治术的推广和普及，全腹腔镜胃癌根治术的安全性和患者的预后已逐渐成为腔镜外科医师追求的新目标，加上近年来功能性腹腔镜技术的开发和应用，功能性全腹腔镜胃癌根治术应运而生。与传统开腹手术不同的是，全腹腔镜胃癌根治术由于少了手的触觉感知，对胃部肿瘤的精准定位远不及开腹手术，并且与开腹手术相同的是，胃癌根治术消化道重建过程中吻合口的血供和淋巴结清扫的完整性是影响全腹腔镜胃癌根治术后近远期并发症的发生和患者预后的重要因素，这也是功能性全腹腔镜胃癌根治术关注的主要内容。术前消化内镜下对肿瘤的标记可实现腹腔镜下肿瘤的精准定位，吻合口血供的可视性量化评估可显著降低胃癌根治术后吻合口漏的发生率，而淋巴引流导航技术可指导胃癌根治术淋巴结清扫的过程，显著提高淋巴结清扫的数量和完整率，这些新技术的出现显著提高了全腹腔镜胃癌根治术的安全性和患者的预后。作为功能性腹腔镜技术的重要一员，吲哚菁绿标记近红外成像荧光腹腔镜技术的开发已日趋成熟，该技术不仅可以完成腹腔镜下胃癌的精准定位，术中吻合口血供的评估，还可以通过实时观测胃癌淋巴引流的范围指导胃癌根治术中淋巴结的清扫。

一、标记注意事项

1. 应用范围

拟施行腹腔镜胃癌根治术的患者。

2. 排除标准

对吲哚菁绿或者碘过敏的胃癌患者；不能耐受腹腔镜手术的患者。

3. 吲哚菁绿配制浓度

0.625～1.250mg/ml：用无菌注射用水配制，现用现配，配制完成至注射完成不超过30分钟。

4. 吲哚菁绿注射时间

术前12～24小时内。

5. 吲哚菁绿注射途径及部位

在消化内镜下寻找到肿瘤位置，在肿瘤边缘的口侧、肛侧及左右两侧四个象限进行黏膜下注射。

6. 吲哚菁绿黏膜下注射方法及用量

“三明治”法，即在每个注射部位首先在黏膜下注入0.5ml的生理盐水抬举肿瘤，随后注入0.5ml配制好的吲哚菁绿溶液，最后注入0.5ml生理盐水进行封堵以防吲哚菁绿渗漏。注射总量为0.5ml × 1.25mg/ml × 4=2.5mg。

7. 腹腔镜下肿瘤的定位及切除范围的确定

NIR腔镜荧光模式下观察胃部绿色荧光所在位置，肿瘤多数处于绿色荧光范围的中心部位，可据此对肿瘤进行精准定位。手术切除范围的确定也应以此为根据，因胃癌根治术的主要术式为远端、近端及全胃切除，因此切除范围的确定主要参考胃纵轴方向上切除线与肿瘤边缘的距离，以山东大学齐鲁医院的经验，在胃纵轴上肿瘤边缘距离绿色荧光的边缘在大弯侧为 7～10cm，在小弯侧为 3～5cm，因此沿绿色荧光的边缘进行胃的切除是完全符合胃癌根治性切除的标准的，而对于特殊部位肿瘤如胃窦部及贲门胃底部的胃癌（尤其是 Borrmann Ⅳ型胃癌），吲哚菁绿向十二指肠及食管的扩散不明显，可适当根据绿色荧光范围及术前消化内镜的结果调整切除的范围，对于切缘阴性不确定者可行术中快速病理，对切缘进行定性判断。

8. 指导淋巴结清扫过程

手术过程中不断切换荧光腹腔镜的普通模式、绿色荧光及黑白荧光模式，注意观察胃周淋巴结荧光情况，并判断所属淋巴结的站点，对于出现荧光阳性的淋巴结站点建议进行全站清扫，对于未出现荧光而淋巴结肿大的站点亦应进行全站清扫，而对于未出现荧光且未肿大的淋巴结可以考虑不清扫或者保守性清扫，这样即可在保证淋巴结清扫完整性的前提下避免过度或者不必要的淋巴结清扫，既达到了根治的目的亦可避免因淋巴结过度清扫导致并发症的发生。注意在清扫的过程中游离裸化血管时应切换至普通模式，在保证清扫绿染淋巴结的同时避免损伤血管导致不必要的出血。

二、吲哚菁绿标记根治性远端胃切除

见图 4-4-1～图 4-4-10。

消化道重建和术后处理：同本章第一节腹腔镜根治性远端胃切除术。

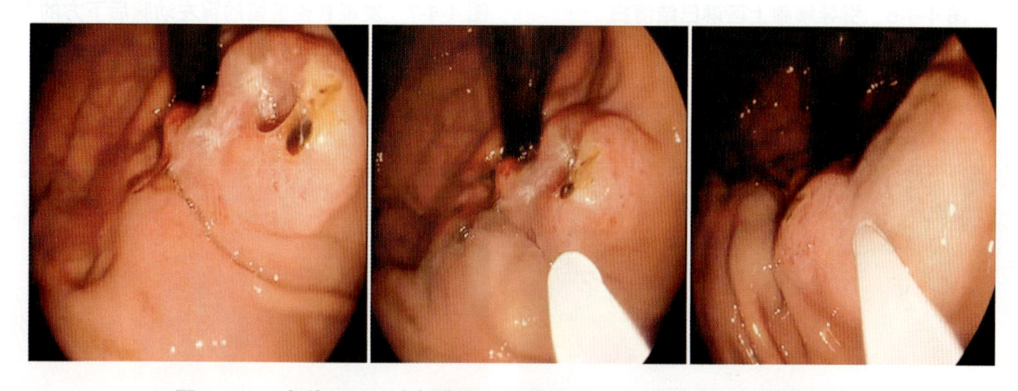

图 4-4-1　术前 24 小时内胃镜下肿瘤边缘 4 点黏膜下注射吲哚菁绿

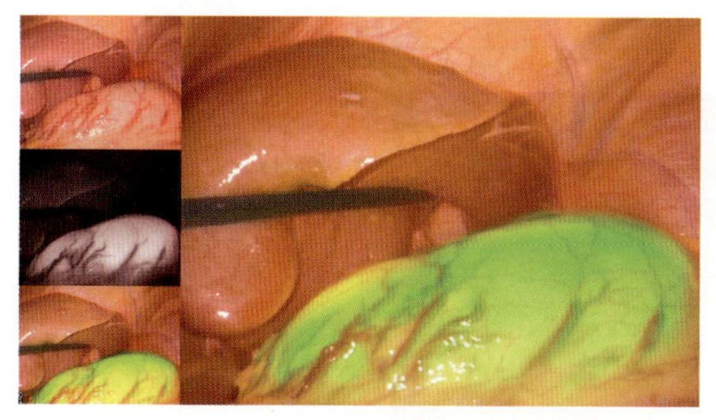

图 4-4-2　荧光模式下绿染部位是肿瘤和肿瘤边缘胃组织

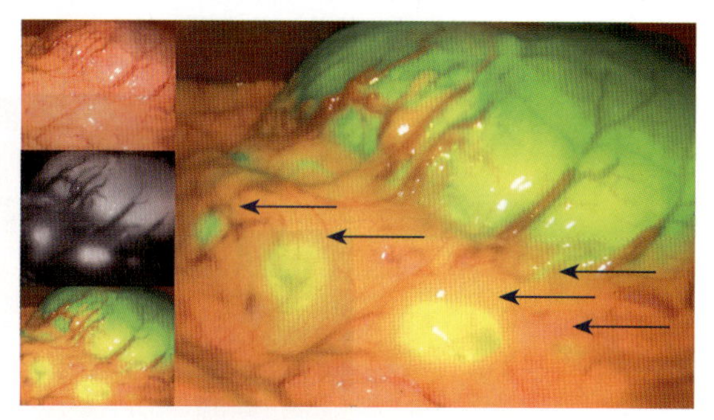

图 4-4-3　荧光模式下见胃周多发绿染的淋巴结（箭头示荧光淋巴结）

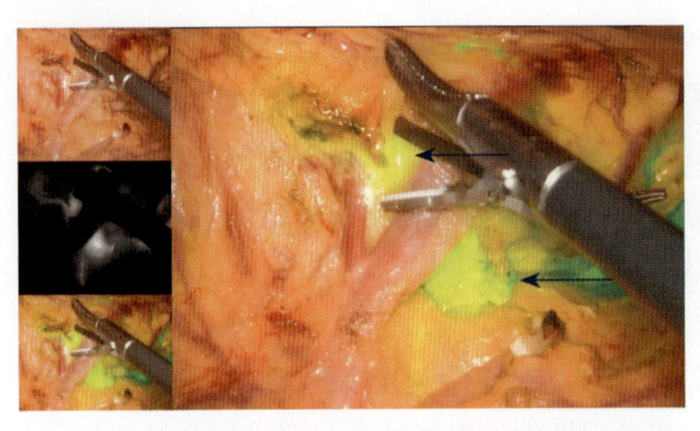

图 4-4-4 荧光模式下见幽门下区绿染淋巴结，引导清扫游离过程（箭头示荧光淋巴结）

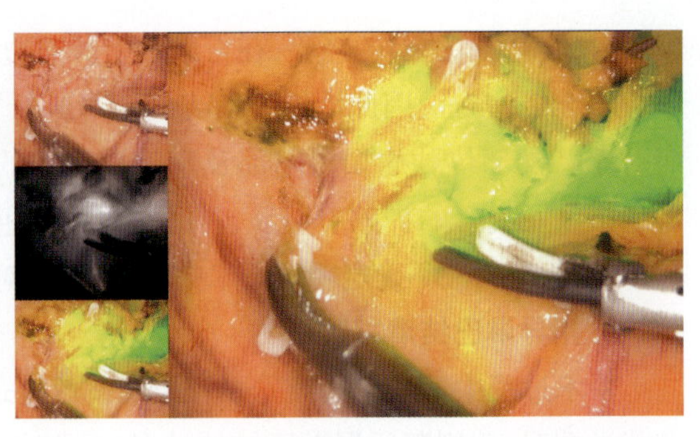

图 4-4-5 引导 No.6 组淋巴结清扫，检测清扫效果

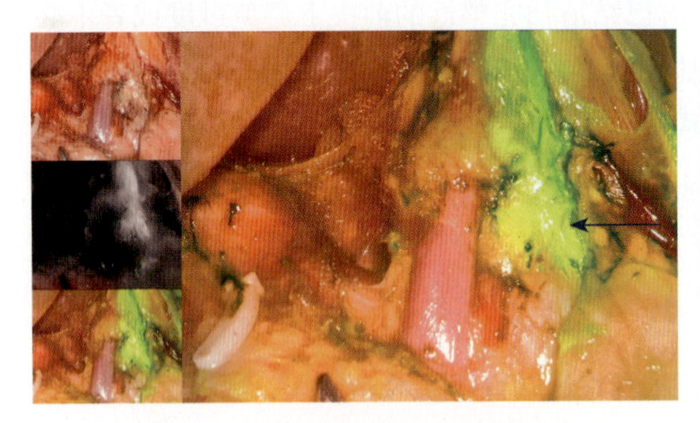

图 4-4-6 引导胰腺上区淋巴结清扫（箭头示荧光淋巴结）

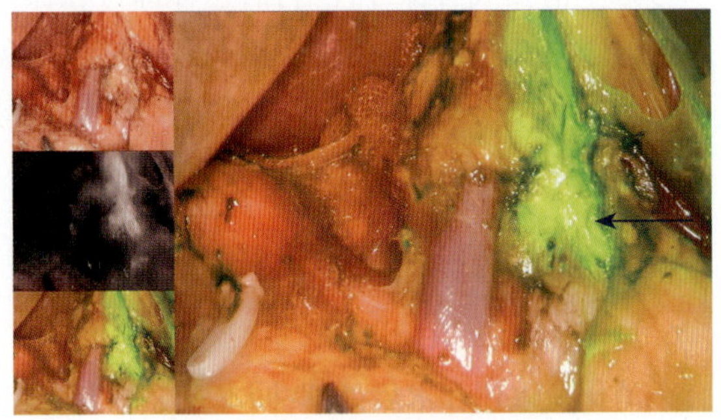

图 4-4-7 发现容易遗留的胃左动脉后下方的 No.9 组淋巴结（箭头示荧光淋巴结）

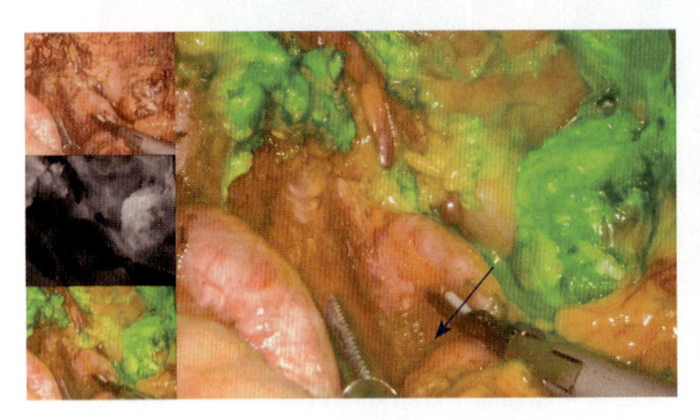

图 4-4-8 引导脾动脉的游离，发现容易遗留的 No.11p 组淋巴结（箭头示荧光淋巴结）

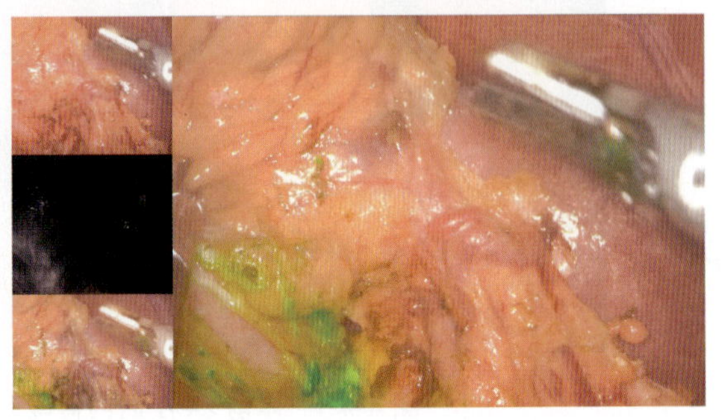

图 4-4-9 引导胃网膜左血管的游离和解剖

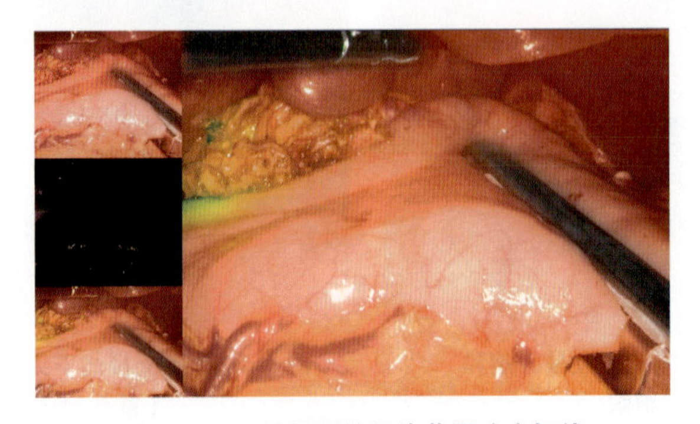

图 4-4-10 根据胃的绿染范围确定切线

三、吲哚菁绿标记根治性全胃切除

见图 4-4-11～图 4-4-19。

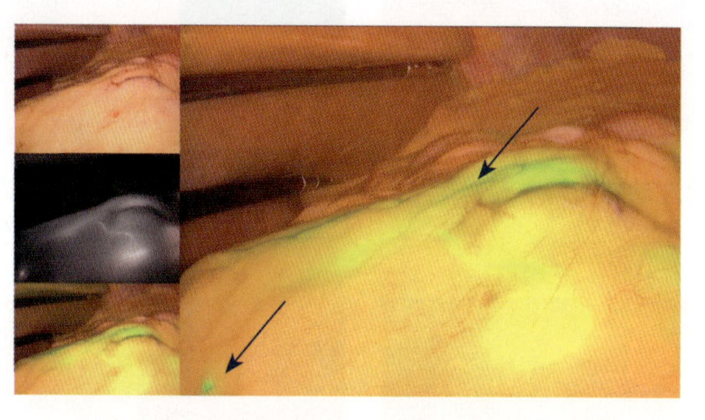

图 4-4-11　荧光模式显示肿瘤部位和显影淋巴结 [箭头示荧光淋巴结（左下）及肿瘤部位（右上）]

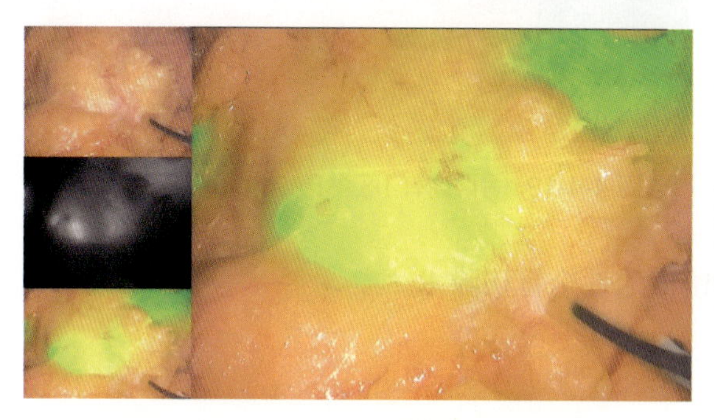

图 4-4-12　荧光模式引导寻找正确间隙

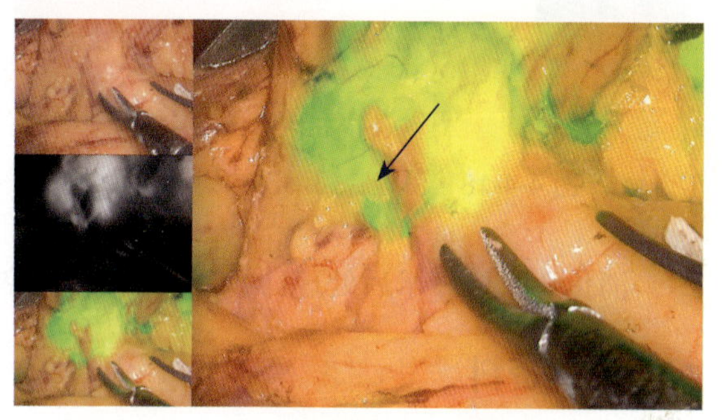

图 4-4-13　引导清扫 No.6v 组淋巴结（箭头示荧光淋巴结）

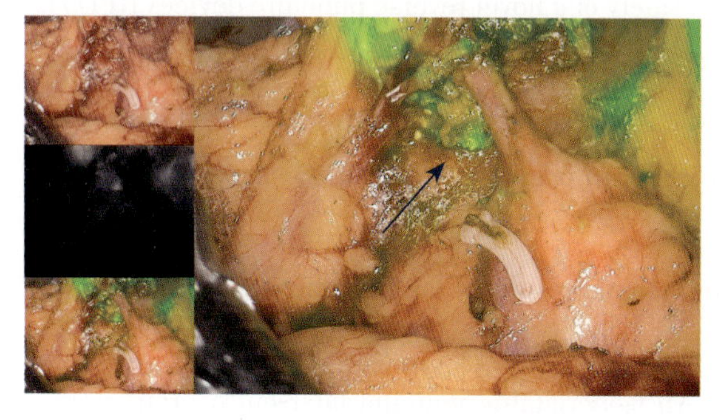

图 4-4-14　引导清扫 No.6a 组淋巴结（箭头示荧光淋巴结）

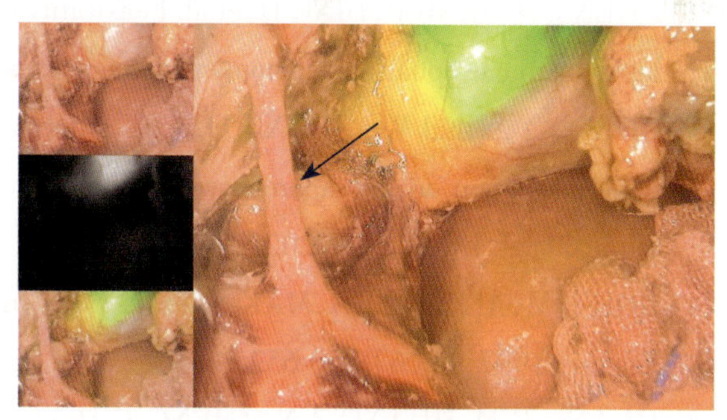

图 4-4-15　引导游离胃右动脉

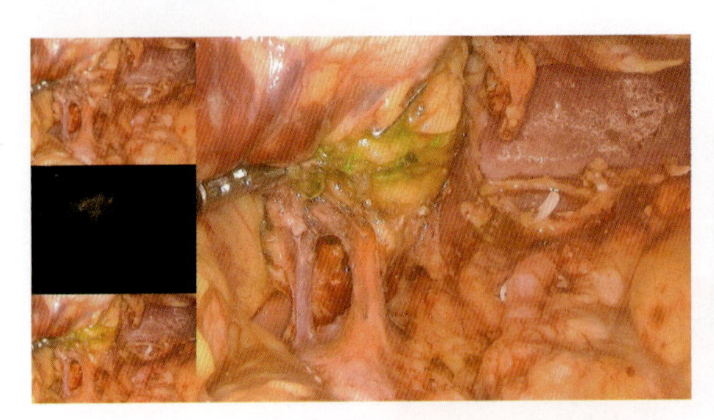

图 4-4-16　引导游离胃左动脉和胃左静脉

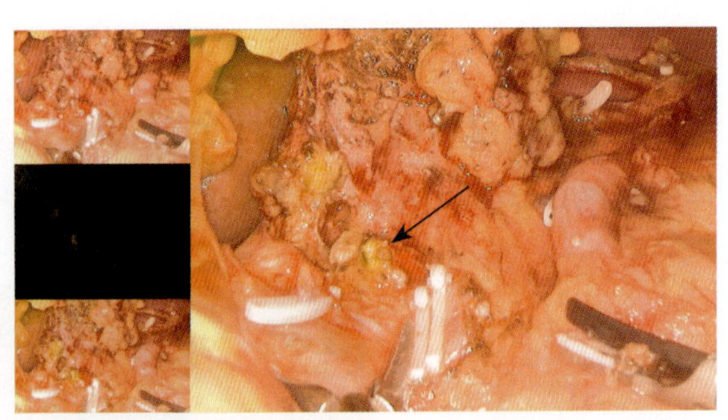

图 4-4-17　引导发现遗漏的 No.9 组淋巴结（箭头示荧光淋巴结）

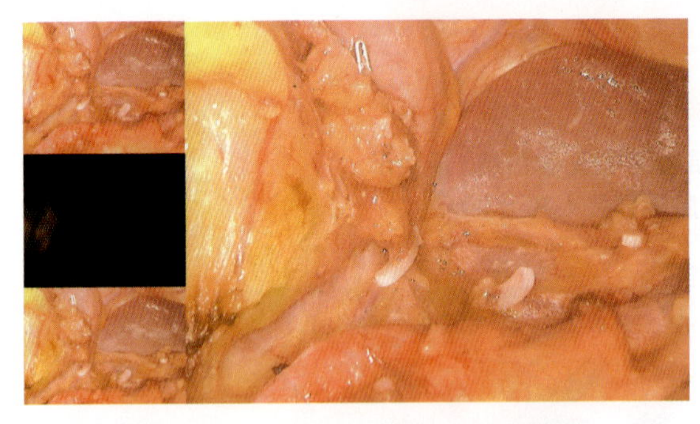

图 4-4-18　引导脾门淋巴结的清扫

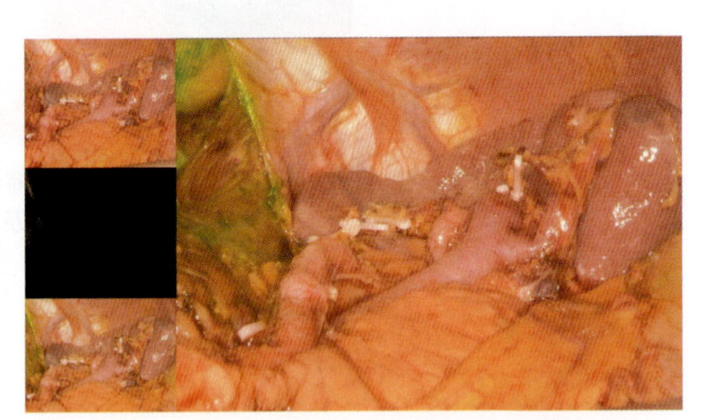

图 4-4-19　引导脾门区淋巴结清扫完成后展示

消化道重建和术后处理：同本章第三节腹腔镜根治性全胃切除术。

推荐阅读资料

[1] AZAGRA J S, GOERGEN M, DE SIMONE P, et al. Minimally invasive surgery for gastric cancer. Surg Endosc, 1999, 13: 351-357.

[2] CHEN D, CHENG P, DING D, et al. Feasibility and safety of a novel reverse puncture device (RPD) for laparoscopic esophagogastrostomy/esophagojejunostomy. Int J Clin Exp Med, 2014, 7: 2497-2503.

[3] CHENQ Y, XIE J W, ZHONG Q, et al. Safety and efficacy of indocyanine green tracer-guided lymph node dissection during laparoscopic radical gastrectomy in patients with gastric cancer: a randomized clinical trial. JAMA Surg, 2020, 155 (4): 300-311.

[4] GOH P M, ALPONAT A, MAK K, et al. Early international results of laparoscopic gastrectomies. Surg Endosc, 1997, 11 (6): 650-652.

[5] HUANG C M, HUANG Z N, ZHENG C H, et al. An isoperistaltic jejunum-later-cut overlap method for esophagojejunostomy anastomosis after totally laparoscopic total gastrectomy: a safe and feasible technique. Ann Surg Oncol, 2017, 24 (4): 1019-1020.

[6] INABA K, SATOH S, ISHIDA Y, et al. Overlap method: novel intracorporeal esophagojejunostomy after laparoscopic total gastrectomy. J Am Coll Surg, 2010, 211 (6): e25-29.

[7] KIM T H, KONG S H, PARK J H, et al. Assessment of the completeness of lymph node dissection using near-infrared imaging with indocyanine green in laparoscopic gastrectomy for gastric cancer. J Gastric

Cancer, 2018, 18(2): 161-171.

[8] KITANO S, ISO Y, MORIYAMA M, et al. Laparoscopy-assisted Billroth Ⅰ gastrectomy. Surg Laparosc Endosc, 1995, 5(5): 359-362.

[9] KUNISAKI C, MAKINO H, TAKAGAWA R, et al. A systematic review of laparoscopic total gastrectomy for gastric cancer. Gastric Cancer, 2015, 18: 218-226.

[10] KWON I G, SON T, KIM H I, et al. Fluorescent lymphography-guided lymphadenectomy during robotic radical gastrectomy for gastric cancer. JAMA Surg, 2019, 154(2): 150-158.

[11] KWON I G, SON Y G, RYU S W. Novel intracorporeal esophagojejunostomy using linear staplers during laparoscopic total gastrectomy: π-shaped esophagojejunostomy, 3-in-1 technique. J Am Coll Surg, 2016, 223(3): e25-29.

[12] LIAO G Q, OU X W, LIU S Q, et al. Laparoscopy-assisted total gastrectomy with trans-orally inserted anvil (OrVil™): a single institution experience. World J Gastroenterol, 2013, 19(5): 755-760.

[13] OKABE H, TSUNODA S, TANAKA E, et al. Is laparoscopic total gastrectomy a safe operation? A review of various anastomotic techniques and their outcomes. Surg Today, 2015, 45: 549-558.

[14] OMORI T, OYAMA T, MIZUTANI S, et al. A simple and safe technique for esophagojejunostomy using the hemidouble stapling technique in laparoscopy-assisted total gastrectomy. Am J Surg, 2009, 197(1): e13-17.

[15] SHIM J H, YOO H M, OH S I, et al. Various types of intracorporeal esophagojejunostomy after laparoscopic total gastrectomy for gastric cancer. Gastric Cancer, 2013, 16: 420-427.

[16] UMEMURA A, KOEDA K, SASAKI A, et al. Totally laparoscopic total gastrectomy for gastric cancer: literature review and comparison of the procedure of esophagojejunostomy. Asian J Surg, 2015, 38: 102-112.

[17] UYAMA I, SAKURAI Y, KOMORI Y, et al. Laparoscopy-assisted uncut Roux-en-Y operation after distal gastrectomy for gastric cancer. Gastric Cancer, 2005, 8(4): 253-257.

（张光永　于文滨　魏猛）

第五章 腹腔镜减重与代谢手术

肥胖(obesity)和2型糖尿病(type 2 diabetes mellitus,T2DM)是危害人类健康的两大疾病,均在我国和世界范围内广泛流行。减重与代谢手术可以显著减轻患者体重并长期维持,同时迅速、持久地缓解或改善肥胖合并的糖尿病,对肥胖合并的阻塞性睡眠呼吸暂停低通气综合征、高血压、冠心病、脂肪肝、高脂血症、痛风、多囊卵巢综合征和女性不孕症、糖尿病眼病、糖尿病肾病等均有显著的疗效。1991年,世界卫生组织即已确立了减重手术治疗病态肥胖(morbid obesity)的外科治疗指南。目前减重与代谢手术治疗肥胖和糖尿病已经获得美国糖尿病学会、国际糖尿病联盟、中华医学会糖尿病学分会、中国医师协会外科医师分会肥胖及糖尿病外科医师委员会等国内外学术组织的推荐并写入指南。

减重与代谢手术术式繁多,本章主要介绍目前开展较为广泛的胃袖状切除术(sleeve gastrectomy,SG)和Roux-en-Y式胃旁路术(Roux-en-Y gastric bypass,RYGB)。

适应证及禁忌证

综合中华医学会外科学分会甲状腺及代谢外科学组、中国医师协会外科医师分会肥胖及糖尿病医师委员会、国际肥胖外科联盟、国际糖尿病联盟、美国糖尿病学会等国内外学术组织的指南,推荐对以下患者开展减重与代谢手术治疗。

1. 单纯肥胖患者手术适应证

(1)BMI≥37.5kg/m^2,建议积极手术;32.5kg/m^2≤BMI<37.5kg/m^2,推荐手术;27.5kg/m^2≤BMI<32.5kg/m^2,经改变生活方式和内科治疗难以控制,且至少符合两项代谢综合征组分,或存在合并症,综合评估后可考虑手术。

(2)男性腰围≥90cm、女性腰围≥85cm,参考影像学检查提示中心型肥胖,经多学科综合治疗协作组(MDT)广泛征询意见后可酌情提高手术推荐等级。

(3)建议手术年龄为16～65岁。

注:①代谢综合征组分(国际糖尿病联盟定义)包括高三酰甘油(TG,空腹≥1.70 mmol/L)、低高密度脂蛋白胆固醇(HDL-C,男性空腹<1.03mmol/L,女性空腹<1.29mmol/L)、高血压(动脉收缩压≥130mmHg或动脉舒张压≥85mmHg)。②合并症包括糖代谢异常及胰岛素抵抗,阻塞性睡眠呼吸暂停低通气综合征(OSAHS)、非酒精性脂肪性肝炎(NASH)、内分泌功能异常、高尿酸血症、男性性功能异常、多囊卵巢综合征、变形性关节炎、肾功能异常等,尤其是具有心血管风险因素或2型糖尿病等慢性并发症。③对BMI为27.5～32.5kg/m^{2}的患者有一定疗效,但国内外缺少长期疗效的充分证据支持,建议慎重开展。④双能X线吸收法测量android脂肪含量与腹部脂肪和内

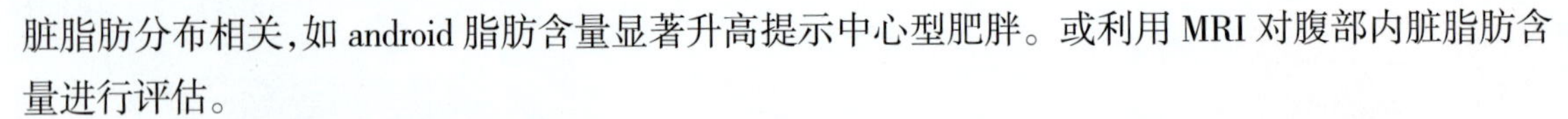

脏脂肪分布相关，如 android 脂肪含量显著升高提示中心型肥胖。或利用 MRI 对腹部内脏脂肪含量进行评估。

2. 2 型糖尿病患者手术适应证

（1）2 型糖尿病患者仍存有一定的胰岛素分泌功能。对于病史在 5 年以内的患者，术后糖尿病长期缓解率显著高于病史较长的患者，建议手术及早进行。

（2）BMI≥32.5kg/m^2，建议积极手术；27.5kg/m^2≤BMI＜32.5kg/m^2，推荐手术；25kg/m^2≤BMI＜27.5kg/m^2，经改变生活方式和药物治疗难以控制血糖，且至少符合两项代谢综合征组分，或存在合并症，慎重开展手术。

（3）对于 25kg/m^2≤BMI＜27.5kg/m^2 的患者，男性腰围≥90cm、女性腰围≥85cm 及影像学检查提示中心型肥胖，经 MDT 广泛征询意见后可酌情提高手术推荐等级。

（4）建议手术年龄为 16～65 岁。对于年龄＜16 岁的患者，须经营养科及发育儿科等 MDT 讨论，综合评估可行性及风险，充分告知及知情同意后谨慎开展，不建议广泛推广；对于年龄＞65 岁的患者应积极考虑其健康状况、合并疾病及治疗情况，行 MDT 讨论，充分评估心肺功能及手术耐受能力，知情同意后谨慎实施手术。

3. 禁忌证

（1）明确诊断为非肥胖型 1 型糖尿病。

（2）以治疗 2 型糖尿病为目的的患者胰岛 B 细胞功能已基本丧失。

（3）对于 BMI＜25.0kg/m^2 的患者，目前不推荐手术。

（4）妊娠期糖尿病及某些特殊类型糖尿病患者。

（5）滥用药物、酒精成瘾或患有难以控制的精神疾病。

（6）智力障碍或智力不成熟，行为不能自控者。

（7）对手术预期不符合实际者。

（8）不愿承担手术潜在并发症风险者。

（9）不能配合术后饮食及生活习惯的改变，依从性差者。

（10）全身状况差，难以耐受全身麻醉或手术者。

第一节　胃袖状切除术

腹腔镜胃袖状切除术是目前国际上开展最广泛的减重与代谢手术。该手术最初是针对重度肥胖患者，作为腹腔镜胃旁路术或胆胰转流术的一期手术，目的是降低患者的 BMI，减少胃旁路术或胆胰转流术的并发症。近期的研究结果表明，腹腔镜胃袖状切除术的减重效果和治疗糖尿病的效果与胃旁路术相近。该手术操作相对简单、花费小，易于学习和推广，而且不改变消化道的正常解剖顺序，慢性营养不良等并发症少，尤其适用于治疗青少年肥胖患者。此外，胃袖状切除术避免了残胃癌发生的争议。因此，在东亚等胃癌发生率较高的地区，该术式受到越来越多的欢迎。山东大学齐鲁医院于 2006 年 12 月开展了首例腹腔镜胃袖状切除术，是国内最早的开展该手术的单位之一。

一、术前评估、准备

1. 肥胖和糖尿病患者多合并多种代谢相关并发症，患者手术前评估的目的是明确诊断、评估病情严重程度、判断手术指征、评价手术风险、预估手术效果。所以，术前评估既要系统全面，又要具有一定的针对性。

2. 明确患者肥胖和糖尿病病史，饮食及生活习惯，是否进行过减肥、降糖治疗，采用何种方式、效果如何，反弹情况如何；是否已出现常见合并症，包括高血压病、高脂血症、脂肪肝、高尿酸血症、膝骨关节病、腰椎病、胃食管反流病、结石病、微量元素缺乏、垂体病变、月经紊乱、不孕、多囊卵巢综合征、阻塞性睡眠呼吸暂停低通气综合征、糖尿病眼病、糖尿病肾病等。

3. 术前糖尿病病情评估：糖化血红蛋白、糖耐量试验、胰岛素 C 肽释放试验、糖尿病相关自身抗体。

4. 术前其他基本情况评估，除基本抽血项目外，还包括血清微量元素、性激素检查，心电图、胸部 X 线片、消化系统彩超、泌尿系统彩超、肾上腺彩超、子宫及附件彩超、胃镜、垂体 MRI，行双能 X 线吸收法测量 android 脂肪含量。术前还需完善眼底检查，请精神心理科评估患者精神状态。

5. 尤其对于高龄、BMI≥50kg/m^2、并发症多的患者，需仔细评估患者的心肺功能、阻塞性睡眠呼吸暂停低通气综合征，评估患者的手术风险。必要时行减重与代谢外科、内分泌科、呼吸科、麻醉科等多科学会诊。对于 BMI≥50kg/m^2、肥胖并发症多的患者，建议术前减重。合并阻塞性睡眠呼吸暂停低通气综合征，尤其存在严重二氧化碳潴留的患者，建议术前佩戴无创呼吸机治疗。

6. 个案管理师和手术医师加强术前术后宣教，对患者进行预康复、锻炼、戒烟戒酒、术后饮食方案、生活方式指导，告知按期随访的重要性。

7. 由于肥胖患者腹壁组织厚重，腹腔内脂肪组织堆积造成空间相对狭小等原因，术前应准备好手术器械。推荐使用 30° 高清腹腔镜设备，准备标准长度或者加长型腹腔镜、操作器械。

二、手术步骤和技巧

1. 体位和站位

患者采用水平仰卧位，两腿分开、双臂展开，固定四肢，双侧腰部置挡板。建议使用可调节式手术床，便于术中调整头高足低、左高右低体位。手术床铺垫滑移垫便于患者转运。

术者站立于患者右侧，助手站立于患者左侧，扶镜手站立于两腿之间；或术者站立于两腿之间，扶镜手及助手站立于患者右侧。器械台立于患者右侧、腿侧，便于器械护士向术者传递器械（图 5-1-1）。

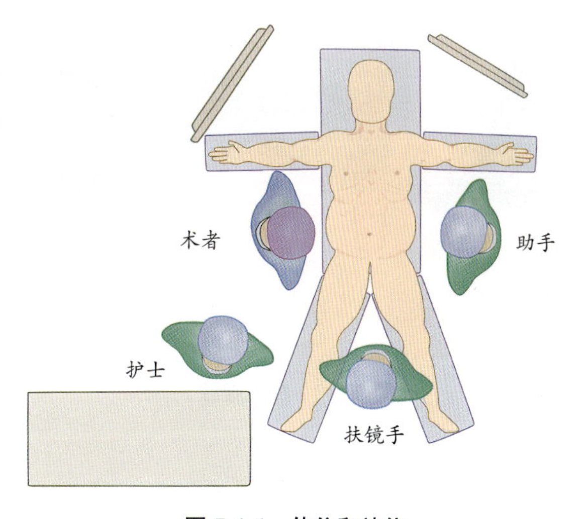

图 5-1-1　体位和站位

2. 建立气腹，置入腹腔镜

在脐上缘行 10mm 弧形切口，穿刺气腹针，建立气腹。穿刺 10mm 套管针，置入腹腔镜，调整气腹压力为 12～14mmHg。

手术要点：

因肥胖患者腹壁厚，穿刺气腹针时勿将脐部皮肤垂直上提过高，以免气腹针长度不够。身高较高、BMI 较大的患者，可考虑于脐上 2～5cm 正中线位置穿刺 10mm 套管针作为观察孔。

3. 操作孔的位置（重要）

在脐上缘或上部建立观察孔后，在右锁骨中线或其内侧约 2cm、观察孔水平线上 2～3cm 行戳孔作为主操作孔，右腋前线或偏内侧 2cm、肋缘下 2cm 行 5mm 戳孔为辅助操作孔。在左锁骨中线平观察孔水平线上 2～3cm、左腋前线肋缘下 2cm 分别行两个 5mm 戳孔为助手操作孔。如果患者肝左外叶肥大，术中显露胃底、贲门困难，可选择在剑突下穿刺 5mm 戳孔协助挑肝、显露（图 5-1-2）。

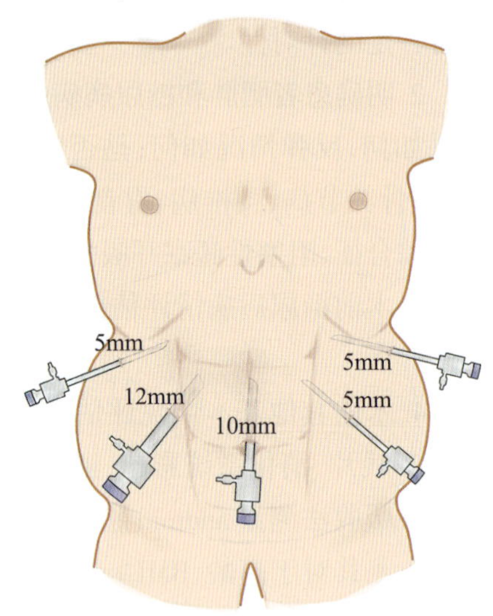

图 5-1-2　操作孔的位置

手术要点：

穿刺孔的位置选择要基于几个原则，如三角原则、邻近原则。避免任何三个穿刺孔在一条直线上，在操作时相互干扰或成为直线视野。

肥胖患者腹壁较厚，穿刺套管针时应注意垂直腹壁或稍朝向上腹部手术区域，便于操作。

根据使用的切割闭合器要求，主操作孔可以选择相适合的一次性套管针或金属套管针。

4. 探查腹腔

置入腹腔镜和操作器械后，开始探查。注意患者脂肪肝、大网膜堆积等情况（图 5-1-3）。肥胖患者食管裂孔疝发病率较高，注意探查是否存在食管裂孔疝（图 5-1-4）。不可忽略对于腹盆腔肿瘤的探查。

如果胃腔内气体、胃液较多，建议先行经口置入 36Fr 胃引导管将气体、胃液排除干净，以利于显露、操作。

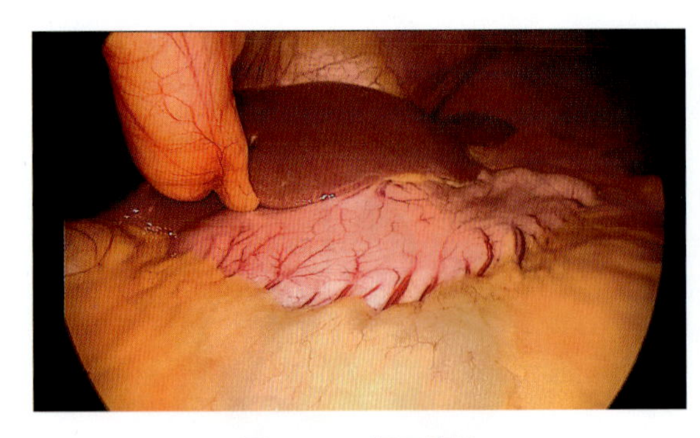

图 5-1-3　探查腹腔

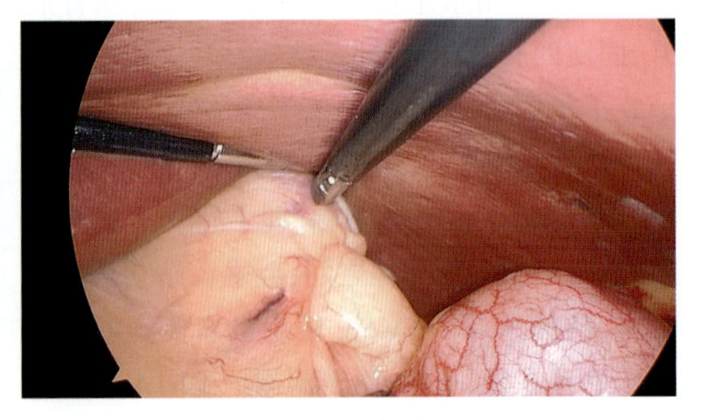

图 5-1-4　合并食管裂孔疝

5. 显露幽门

探查完毕，调整为头高足低 15°～30° 体位，利于腹腔内脂肪自然下垂。显露并识别幽门环，以标尺测量幽门环至大弯侧 2～4cm 的位置，确定游离范围和切割起始点（图 5-1-5）。

6. 游离胃大弯（重要）

以超声刀距幽门近端2～4cm，沿胃大弯于血管弓内开始游离，打开小网膜囊后向上依次离断胃大弯侧网膜弓进出胃的血管、胃短血管，完全游离胃大弯。

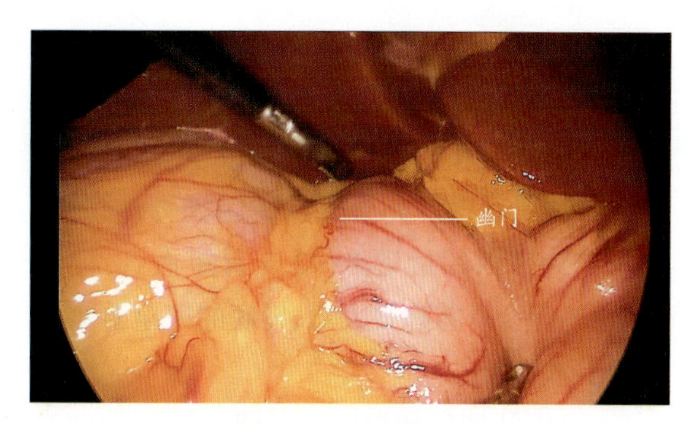

图5-1-5　显露幽门

手术要点：

（1）游离起始点可以选择距幽门近端2～4cm处，此处多为胃网膜和结肠系膜融合处，应注意解剖层次。也可以选择胃角对侧作为游离起始点，此处大网膜较薄，便于进入小网膜囊（图5-1-6、图5-1-7）。

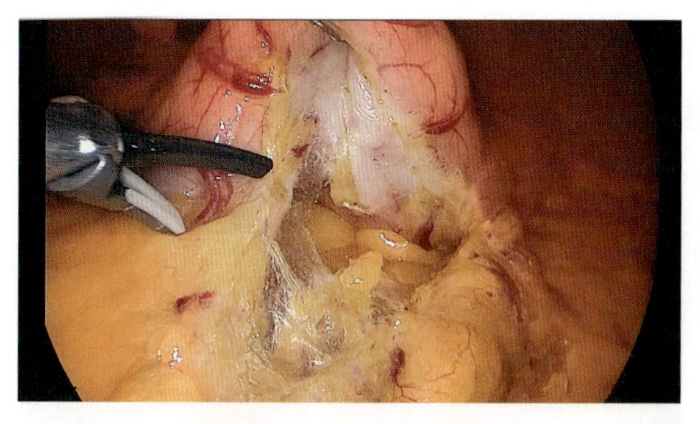

图5-1-6　打开小网膜囊

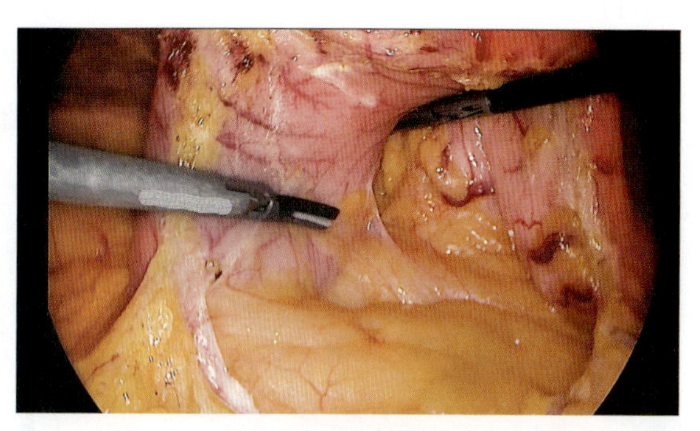

图5-1-7　游离至距离幽门2～4cm

（2）游离过程中，术者上提胃壁，助手协助牵拉大网膜并随时调整牵拉大网膜的位置和方向。

（3）靠近胃网膜左血管的胃大弯侧网膜最为肥厚，应分层打开网膜、注意辨识血管，同时使用“防波堤”技术离断血管，必要时使用血管夹夹闭血管后离断（图5-1-8、图5-1-9）。

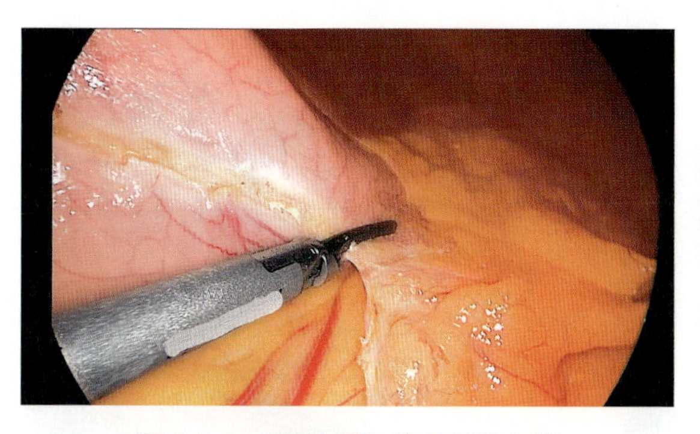

图5-1-8　“防波堤”技术离断血管

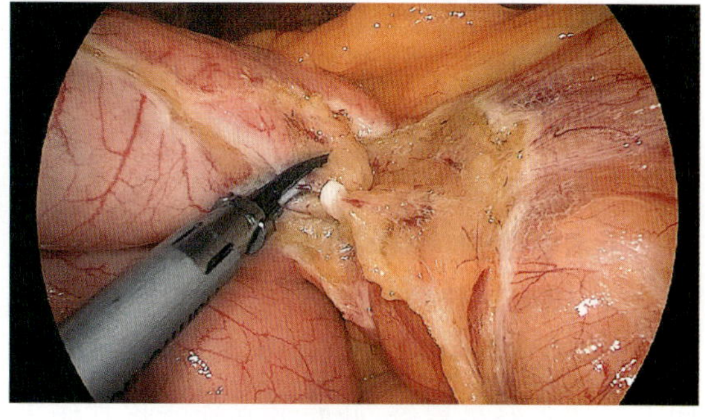

图5-1-9　血管夹夹闭血管

（4）胃脾韧带上半部胃短血管较短、空间狭小，外加肥胖、麻醉肌松程度等多种因素的限制，此步骤为游离胃大弯最困难的操作部分。助手需要将左外叶肝脏充分挑起，必要时采用左高右低体位，以便于显露（图5-1-10）。同时操作时要格外注意牵拉胃壁的力度，避免造成脾脏被膜的撕裂。如果操作困难，可留待下一步完成。

7. 游离胃底、显露 His 角（重要）

将胃壁向右上方牵拉或挑起胃后壁，适当处理胃胰韧带和胃后壁与胰腺被膜的粘连带，充分游离胃后壁。充分显露左侧膈脚，同时处理胃脾韧带内的最后 1～2 支胃短血管，保证 His 角的完全暴露和胃大弯、胃底的完全游离。

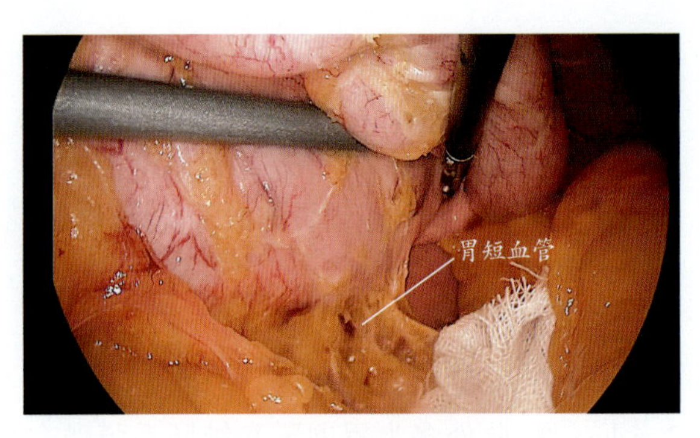

图 5-1-10　胃脾韧带处理

手术要点：

（1）胃胰韧带和胃后壁与胰腺被膜的粘连带是导致胃后壁显露困难的重要原因，应注意及时处理、便于显露。此处经常遇到胃后血管或者左膈下血管向胃的分支，应注意识别和处理（图 5-1-11）。

（2）术中应充分显露左侧膈脚，避免在处理完成胃底与脾上极粘连后即认为分离完成，导致出现由于 His 角分离不完全而引起较大胃底残留（图 5-1-12）。

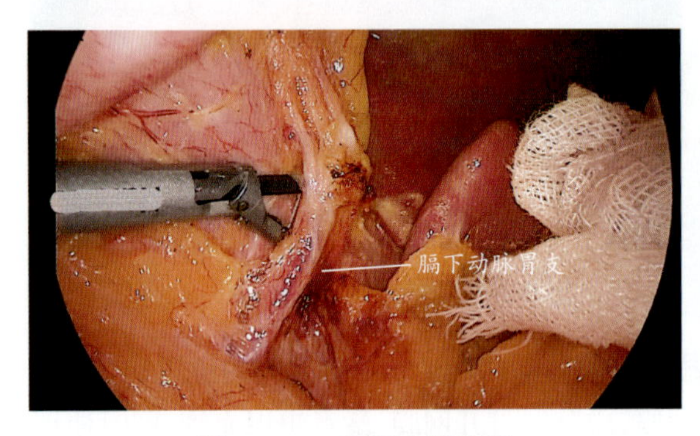

图 5-1-11　胃短血管处理

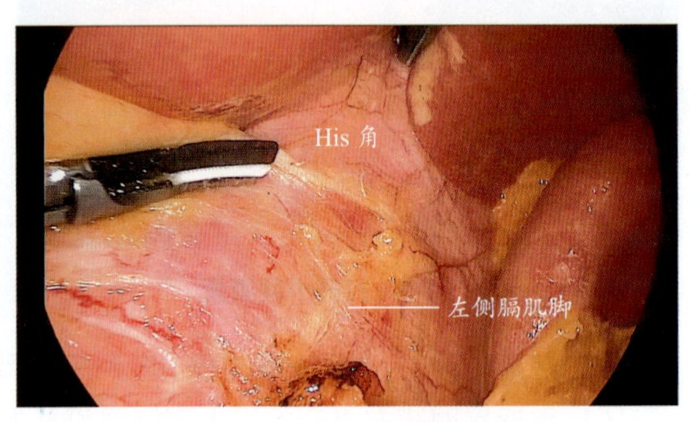

图 5-1-12　充分显露左侧膈脚

8. 置入引导管

完成胃大弯、胃底的游离后，请台下助手经口置入标记胃管进入胃腔，贴近胃小弯通过幽门进入十二指肠（图 5-1-13）。

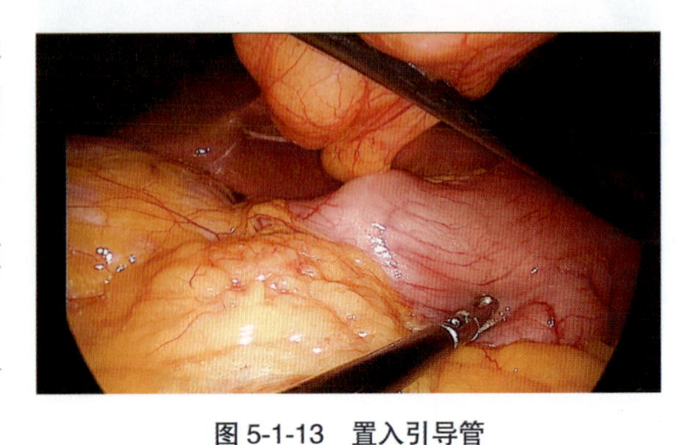

图 5-1-13　置入引导管

手术要点：

（1）因引导管较硬，放置引导管时，术者应注意和台下助手协作，将引导管导入十二指肠。如术前置入经鼻胃管，此时务必注意将其撤入食管中。

（2）根据专家共识，一般采用的标记胃管的周径应该为 32～44Fr，建议采用 36Fr 的标记胃管进行引导（图 5-1-14、图 5-1-15，山东大学齐鲁医院自主研发的引导管，专利号：2017215530279）。

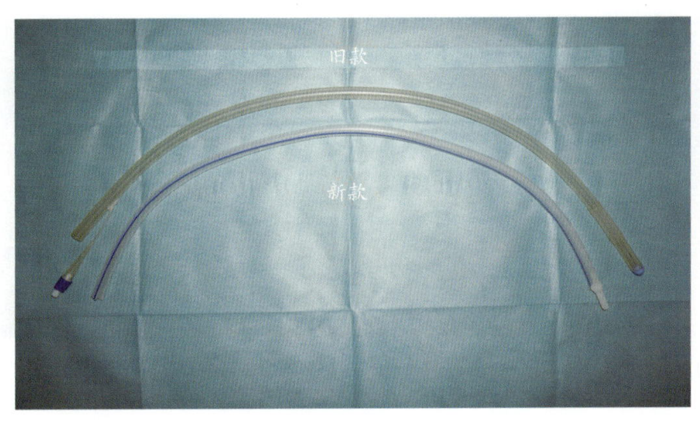

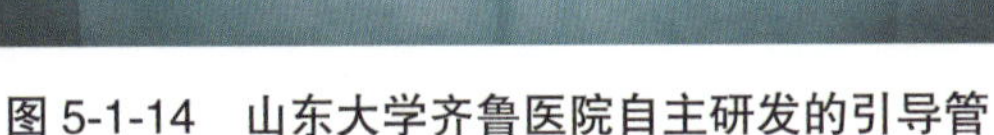
图 5-1-14 山东大学齐鲁医院自主研发的引导管

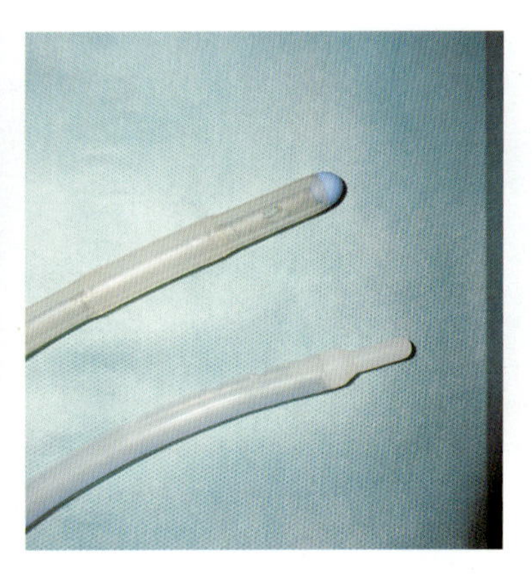
图 5-1-15 引导管头端细节

（3）术中采用电子胃镜也是较好的选择，既可以作为引导，完成切割后又可以检查胃腔有无出血等情况，同时减少了一次性测量胃管的耗材支出。缺点是需要内镜医师配合，时间较长。

9. 胃壁切割（重要）

置入引导管后，开始进行切割。建议距离幽门 2～4cm 开始进行切割，调整钉仓尖端方向，沿胃小弯多次切割，切割线的末端需要离开贲门 1～1.5cm。完成切割一般需要 5～7 个 60mm 钉仓，切割完成后撤除引导管。

手术要点：

（1）根据胃壁厚度选择钉仓，长度选择 60mm，胃下部一般采用 4.8mm（绿色）钉仓，切割 1～2 次后更换 3.8mm（金色）、3.5mm（蓝色）或紫色（不同成钉高度）钉仓。推荐在切割闭合器咬合组织 15 秒后激发，减少出血或“爆钉”的情况发生（图 5-1-16）。

（2）第一次切割钉仓应与胃角切线平行，切不可将钉仓头端紧贴测量胃管或指向胃角，如此容易导致第一、二次切割交点位置的狭窄、引起术后梗阻（图 5-1-17）。

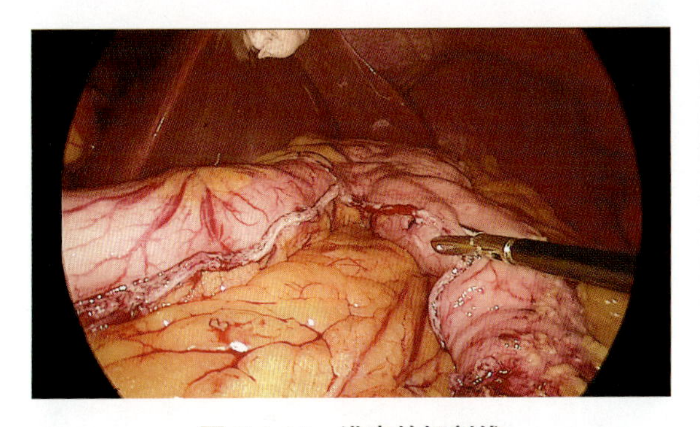
图 5-1-16 满意的切割线

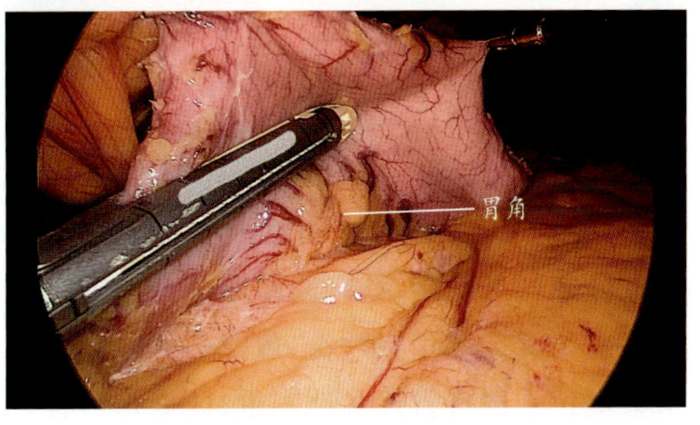

图 5-1-17 第一次切割

（3）第二次之后的切割应注意靠近引导管，但不可紧贴，调整钉仓方向与之平行。助手协助将胃前后壁展平、对称，避免胃后壁残留过多。

（4）最后一次切割时应清楚地观察到贲门结构，末端需要离开贲门 1～1.5cm，避免损伤贲门（图 5-1-18、图 5-1-19）。

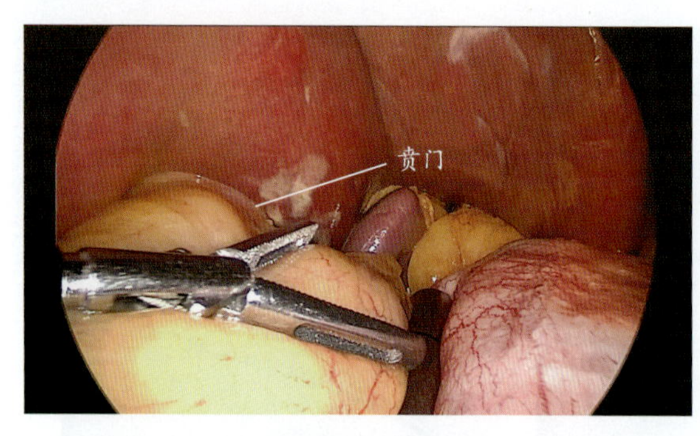

图 5-1-18　胃前方观察距离贲门距离

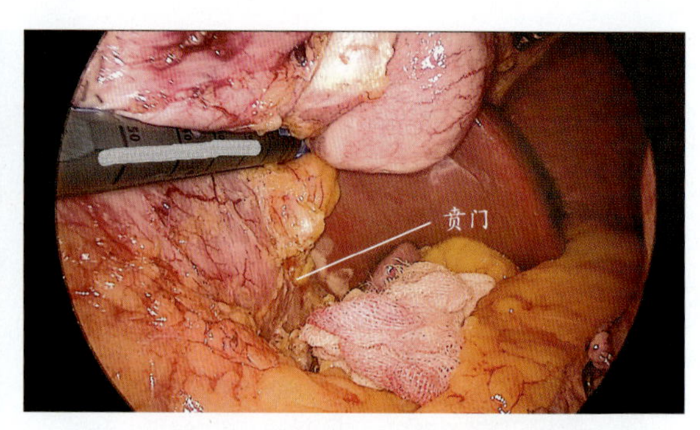

图 5-1-19　胃后方观察距离贲门距离

10. 切缘处理与测漏

胃壁切割过程中的切缘出血可采用电凝钩电凝止血。建议采用可吸收缝线连续全层或浆肌层缝合的方法加固切缘，防止术后出血和漏的发生（图 5-1-20、图 5-1-21）。虽然研究显示是否缝合的术后出血发生率差异无统计学意义，但缝合仍然具有积极的意义。目前对于是否将游离的大网膜与袖状胃缝合复位仍然存在争议，建议在胃角对侧、胃窦处将胃与横结肠系膜分别固定 1 针，防止胃扭转。

切缘处理完成后可选择进行测漏测试。使用胃管或术中胃镜，采用注气或注入法。术中胃镜检查同时可以明确切割线出血的存在。

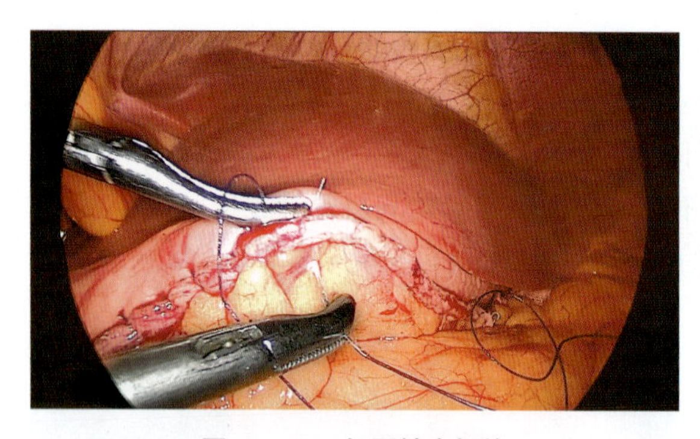

图 5-1-20　加固缝合切缘

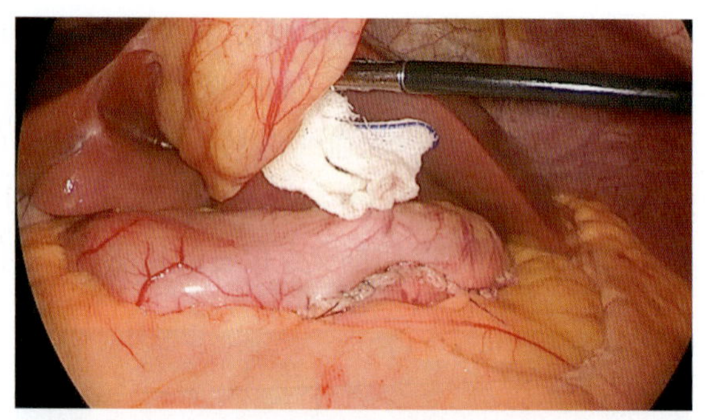

图 5-1-21　胃的固定

11. 冲洗，检查，留置引流管

仔细检查胃切缘、网膜断端有无出血。根据术中情况选择是否冲洗、放置引流管。引流管尖端位于胃食管接合部附近，该处是最容易发生切线漏的位置。在技术成熟的情况下也可以不放置引流，但是对于初学者或手术经验尚不丰富的术者，推荐放置引流管。

12. 取出标本

手术完成后，将标本放置于标本袋（图 5-1-22）。将主操作孔延长至 15mm，使用大弯钳扩张

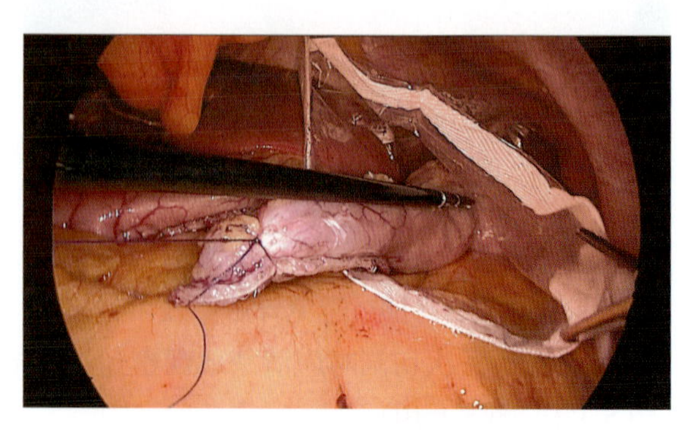

图 5-1-22　标本置入标本袋

内侧切口后将标本取出。建议于切除胃的胃窦尖端系一缝线，或以抓钳抓住胃窦尖端，经主操作孔提出（图 5-1-23、图 5-1-24）。

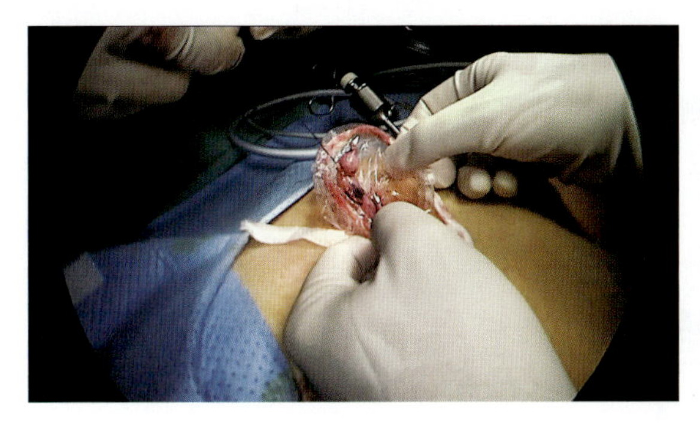

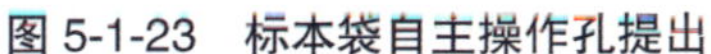

图 5-1-23 标本袋自主操作孔提出

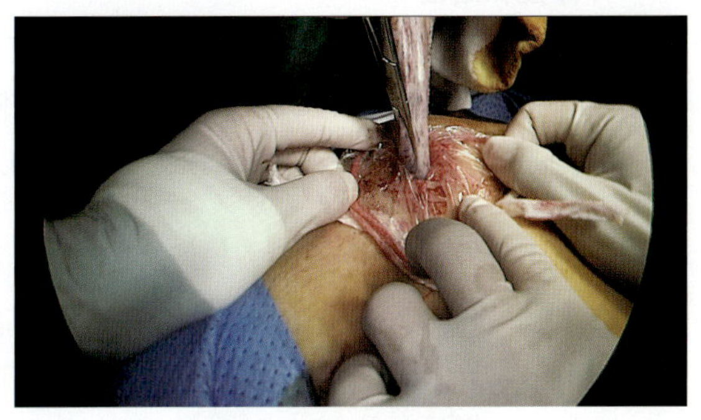

图 5-1-24 标本取出

13. 关闭戳孔

手术完成后，撤除套管针，务必于镜下观察戳孔有无活动性出血。放除气腹，关闭主操作孔和观察孔，防止戳孔疝发生。

三、术后小结

1. 肥胖患者麻醉苏醒较慢，应注意严密监测患者呼吸情况。如患者术前检测肺功能较差、存在严重的阻塞性睡眠呼吸暂停低通气综合征，建议转入重症监护室复苏。拔除气管插管后可以考虑序贯无创通气。

2. 通常在术后第 2 天以后进行消化道造影，查看术后袖状胃形态、有无漏。患者可试饮水、少量多次流质饮食。

3. 出院前加强术后饮食、运动指导，如有腹痛、发热、持续呕吐等情况请及时联系主管医生，育龄期女性术后 1 年内请注意避孕。

第二节 Roux-en-Y 式胃旁路术

胃旁路术（gastric bypass）最早由 Edward E. Mason 医生于 1967 年报道，其手术方式几经改进，最后发展为目前的 Roux-en-Y 式胃旁路术（RYGB）。胃袖状切除术和 Roux-en-Y 式胃旁路术治疗糖尿病效果的优劣存在争议，目前国内外减重与代谢外科专家仍倾向于将 Roux-en-Y 式胃旁路术作为糖尿病治疗的“金标准”术式。

一、术前评估、准备

Roux-en-Y 式胃旁路术的术前评估和准备与胃袖状切除术基本相同。由于胃旁路术旷置了远端胃，术后检查困难，因此，术前应仔细询问患者有无消化性溃疡病史，同时对患者行胃镜检查，排除胃炎、消化性溃疡、息肉等可能病变。若胃镜发现远端胃有溃疡、息肉等病变，可建议治疗后复查再手术，如患者同意，也可术中行远端胃切除术。

二、手术步骤和技巧

1. 体位和站位

与胃袖状切除术相同。各种站位均有利弊，应根据术者操作习惯和患者具体情况而定。术者站立于患者两腿之间，扶镜手站立于患者右侧，另两位助手分立患者左右两侧。术者这样站位的好处是，对胃小囊部的操作较为方便，可以很好地显露胃底及进行胃空肠吻合（图 5-2-1、图 5-2-2）。

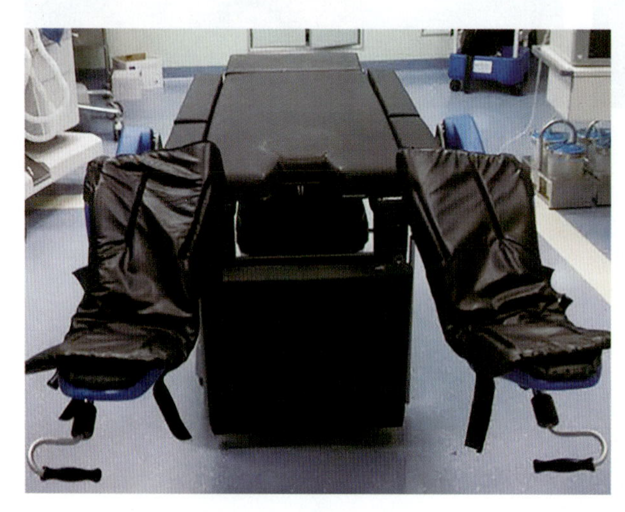

图 5-2-1　专用手术床

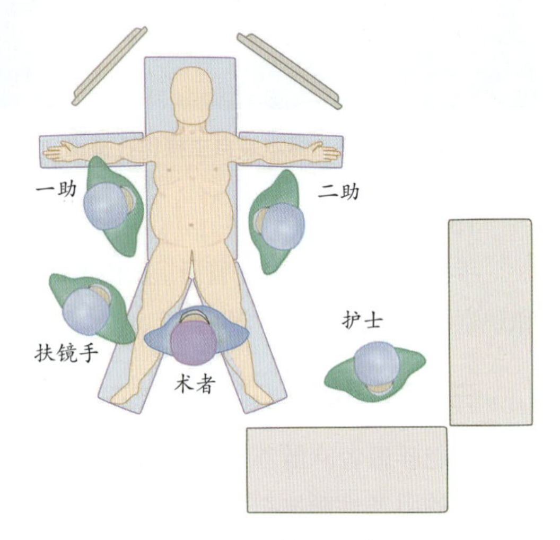

图 5-2-2　体位和站位

2. 建立气腹，置入腹腔镜

经脐正中做一 10mm 纵向切口，穿刺气腹针，建立气腹。穿刺 10mm 套管针，置入腹腔镜，调整气腹压力为 12～15mmHg。肥胖患者腹壁肥厚，而脐部是腹部最薄弱处，经此进入腹腔相对容易。制作脐部切口时用镊子提起脐部皮肤，尽量找到脐部最薄弱处刺入气腹针，气腹针进入腹腔时有较明显的突破感，说明进腹成功。其余穿刺口可在腹腔镜直视下置入。

3. 操作孔的位置（重要）

一般采用五孔法。经脐为观察孔，左侧腋前线平脐线稍上、左侧锁骨中线肋缘下、剑突下各为一 5mm 操作孔，右侧锁骨中线平脐线稍上为 12mm 切割器置入口（图 5-2-3）。

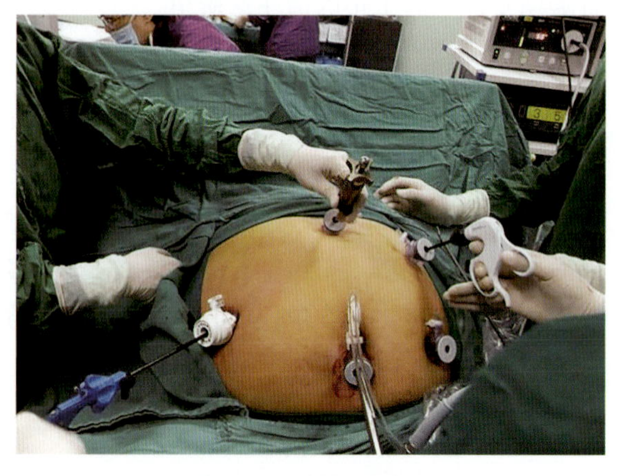

图 5-2-3　操作孔位置

4. 探查腹腔

同胃袖状切除术。

5. 建立胃小囊(重要)

助手挑起肝左外叶,巡回护士插入36Fr引导胃管排空胃。首先处理贲门左侧脂肪,充分暴露、游离His角,显露膈脚。在胃左血管第一、二分支间游离小弯,进入胃小网膜囊,分离时注意紧贴胃壁,但不损伤胃壁,避免切断胃左血管(图5-2-4)。在两支血管之间以3.5mm(蓝钉)或3.8mm(金钉)60mm钉仓稍向左上方斜行切割胃体,切割长度一般为4～5cm合适(图5-2-5)。置入引导胃管作为指引,继续分离胃小囊后壁,以3.5mm或3.8mm 60mm钉仓靠近引导胃管向胃食管交界位置切割,完全离断胃底,建立胃小囊(图5-2-6)。

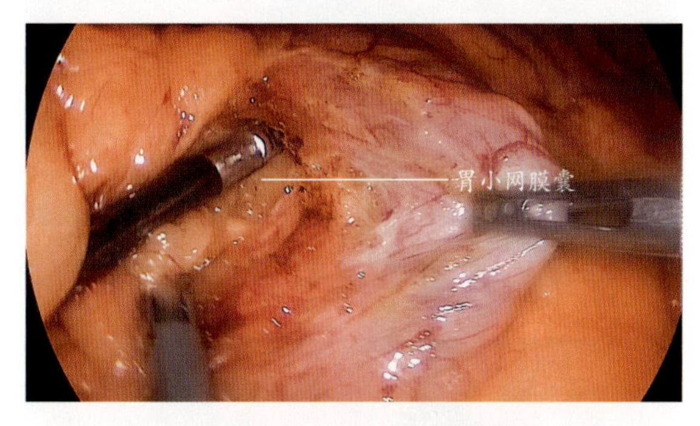

图5-2-4　打开胃小网膜囊

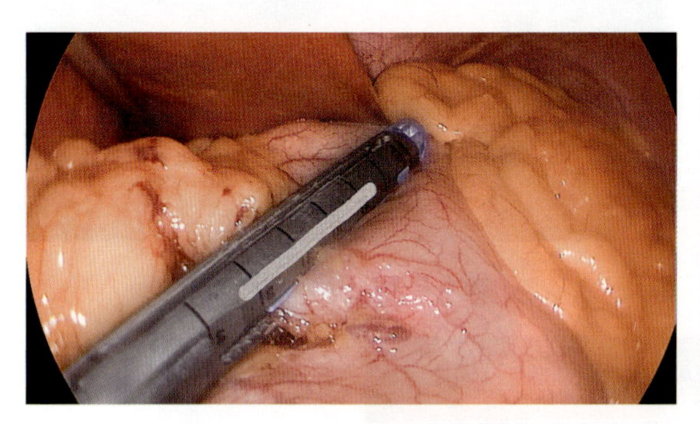
图5-2-5　左上方斜行切割胃体

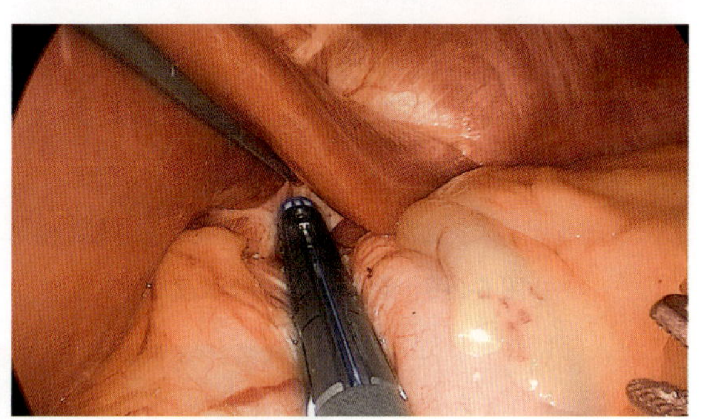
图5-2-6　建立胃小囊

手术要点:

(1)胃小囊的建立是Roux-en-Y式胃旁路术最关键的手术步骤之一。胃小囊容积应控制在15～30ml。

(2)在建立胃小囊前,注意将胃排空,部分患者胃底特别大,且向后方延伸,如不排空,制作胃小囊时很困难。

(3)胃后壁的分离过程中需仔细,注意勿损伤脾和胰腺,必要时可以切断1～2支胃短血管。可以一次分离至胃食管联合部后方,也可以分离局部,然后在第一次切割胃壁后继续分离。

(4)胃小囊一般需要2～3次切割完成,最后一次切割时距离贲门0.5～1.0cm为宜。

6. 测量、标记小肠

结肠后法:将大网膜和横结肠牵拉开,寻找屈氏韧带和空肠起始端。以预剪长度的无菌布带向远端测量小肠,建议胆胰支肠管屈氏韧带下25cm,由助手钳夹牵引或标记(图5-2-7)。以3.0mm 60mm钉仓(白钉或紫钉)离断小肠和部分系膜,同时继续游离小肠系膜(图5-2-8)。向远端继续测量小肠Roux袢长度(图5-2-9)。

结肠前法:同法显露屈氏韧带和空肠,测量近端空肠100cm作为胆胰袢,不切断小肠。超声刀或Ligasure劈开大网膜(图5-2-10),将小肠经结肠前上提,靠近胃小囊,拟行胃空肠吻合(图5-2-11)。

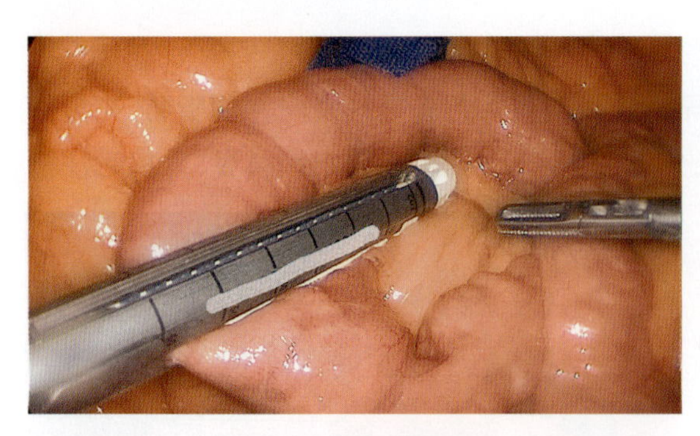

图 5-2-7　建立胆胰支

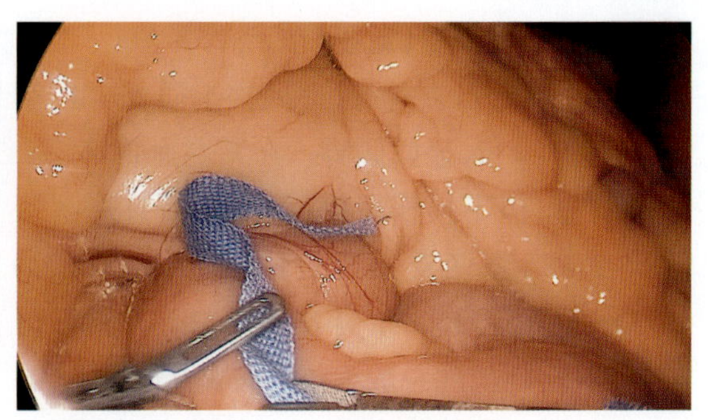

图 5-2-8　测量胆胰支长度

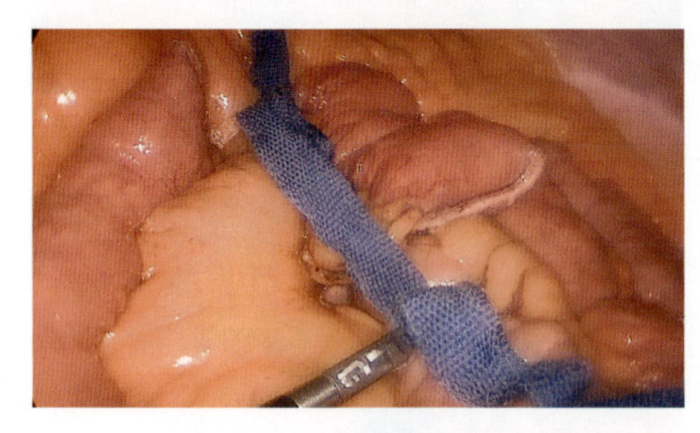

图 5-2-9　测量 Roux 袢长度

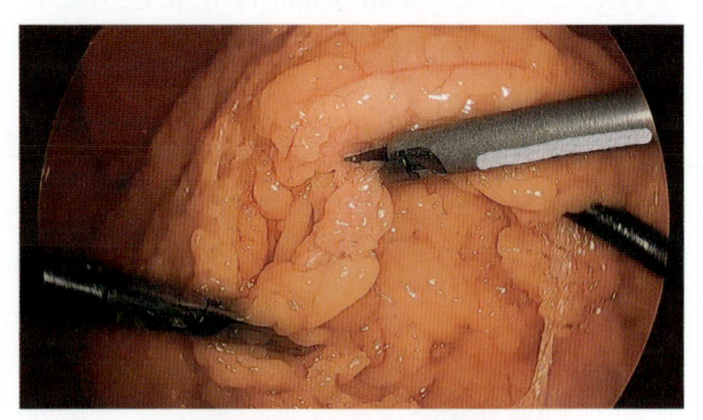

图 5-2-10　劈开大网膜

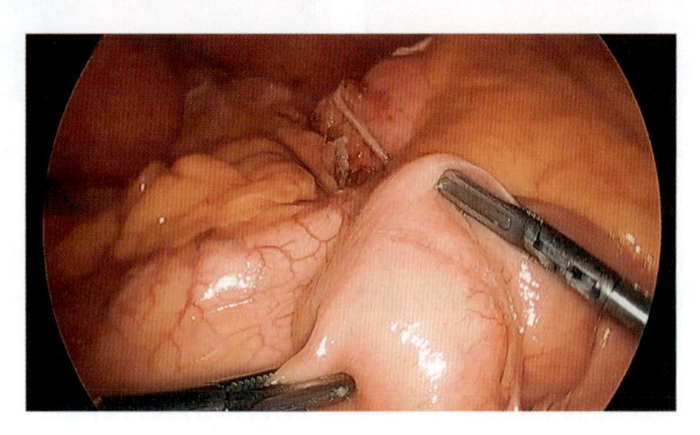

图 5-2-11　将小肠经结肠前上提

手术要点：

（1）Roux 袢的长度取决于患者的 BMI 和糖尿病情况，一般留取长度为 150～200cm。

（2）如行结肠前吻合，可先不离断小肠，待完成吻合后再离断肠管。如行结肠后吻合，则需要先行离断肠管。

（3）结肠前吻合时，由于小肠需跨越肥厚的大网膜和横结肠，所以胆胰袢需超过 50cm，并且需剖开大网膜，以减少张力。

7. 空肠空肠吻合（重要）

结肠后法：在胆胰袢及 Roux 袢一端对系膜缘处，以电凝钩各做一切口，置入 3.0mm 钉仓（白钉或紫钉）行空肠空肠吻合，吻合口大小为 6cm（图 5-2-12）。取出切割器，检查吻合口有无活动性出血，如见活动出血，可以丝线缝合止血。再用 3.0mm 钉仓（白钉或紫钉）切闭或者以 2-0 可吸收缝线缝合关闭小切口（图 5-2-13、图 5-2-14），同时连续缝合关闭小肠系膜裂孔（图 5-2-15）。

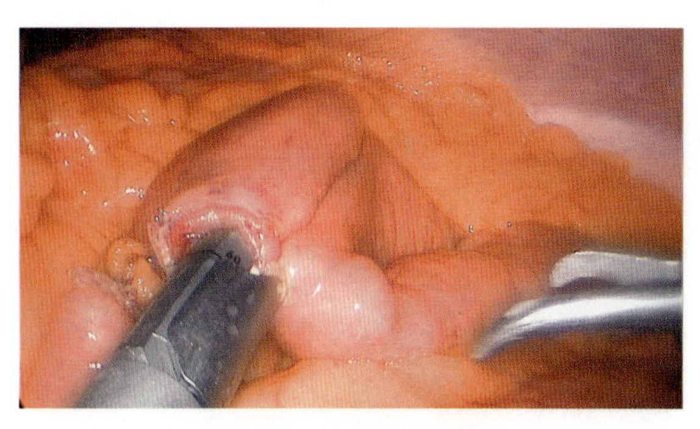

图 5-2-12　空肠空肠吻合

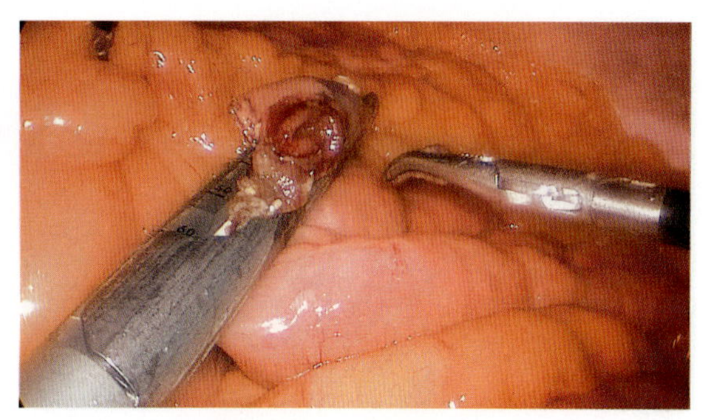

图 5-2-13　切闭小切口

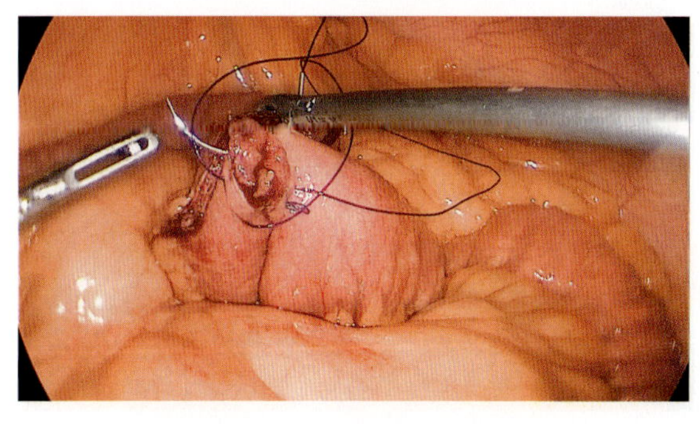

图 5-2-14　缝合关闭小切口

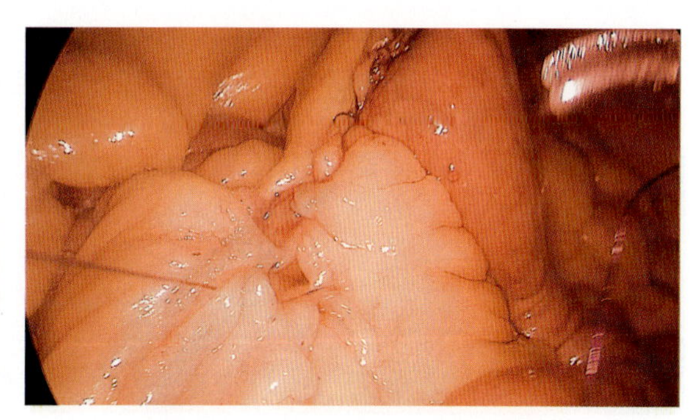

图 5-2-15　缝合关闭小肠系膜裂孔

结肠前法:在完成胃空肠吻合后再进行空肠空肠吻合。明确胃空肠吻合口的输入袢与输出袢,测量胃空肠输出袢以远约 100cm,将输出袢拉近输入袢距胃肠吻合口大约 3cm 处(图 5-2-16),以 3.0mm 钉仓(白钉或紫钉)行空肠空肠侧侧吻合,吻合口直径 6cm(图 5-2-17)。以可吸收缝线连续缝合或使用切割闭合器关闭共同开口,再以可吸收缝线关闭小肠系膜裂孔(图 5-2-18)。再在胃肠吻合与空肠空肠吻合口之间,切断小肠(图 5-2-19)。

8. 胃空肠吻合(重要)

结肠后法:建议结肠后吻合。于屈氏韧带上横结肠系膜无血管区处切开一约 3cm 切口(图 5-2-20),将 Roux 袢送入,进入大网膜后方(图 5-2-21)。将横结肠复位,于胃大网膜对应位置切开,拉出 Roux 袢,2-0 可吸收缝线全层连续缝合空肠与胃小囊,此处为加强胃空肠吻合口后壁(图 5-2-22)。切开胃小囊前壁,在吻合预标记处切开小肠对系膜缘,以 3.5mm 高、45mm 或 60mm 长的钉仓(蓝钉或紫钉)行胃空肠吻合,吻合口大小一般为 1.5～2.0cm(图 5-2-23)。将引导胃管通过

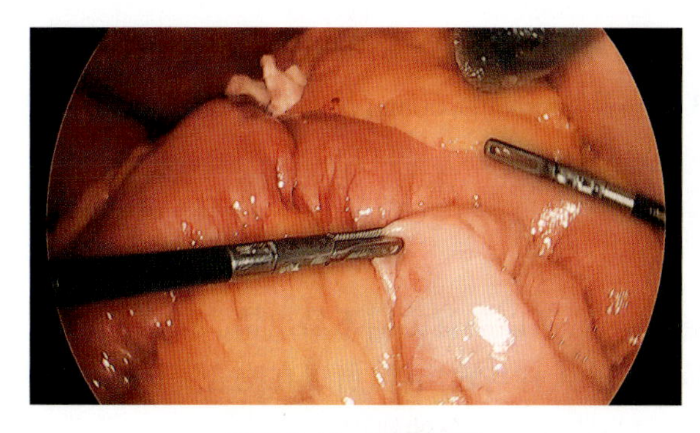

图 5-2-16　测量肠袢

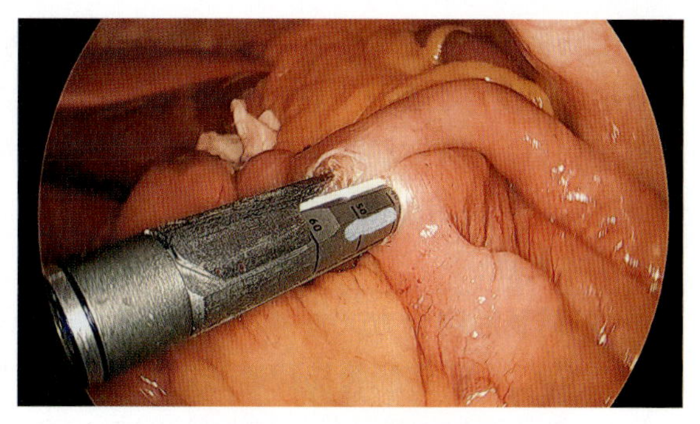

图 5-2-17　空肠空肠吻合

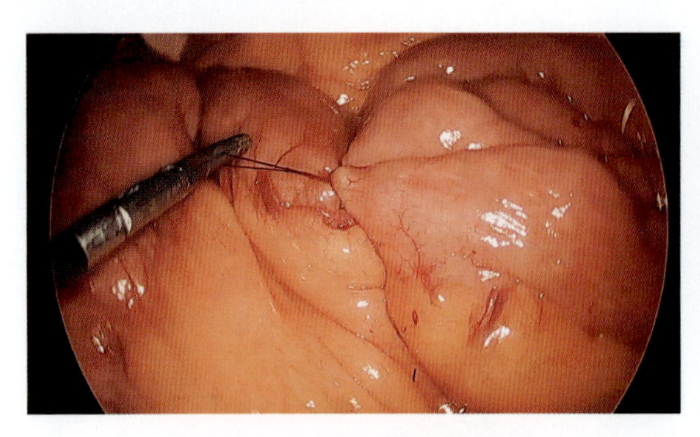

图 5-2-18　关闭小肠系膜裂孔

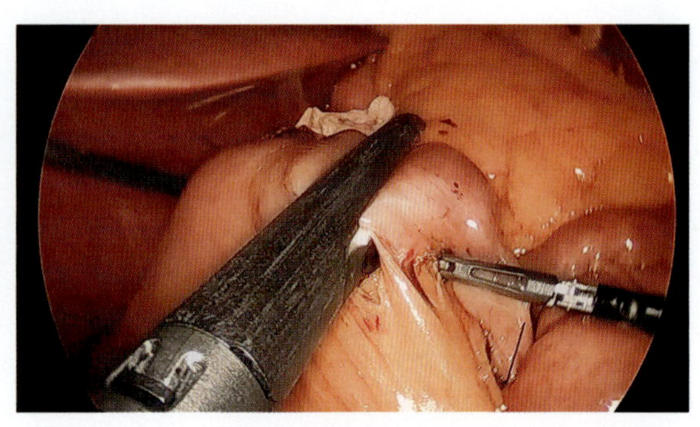

图 5-2-19　切断小肠

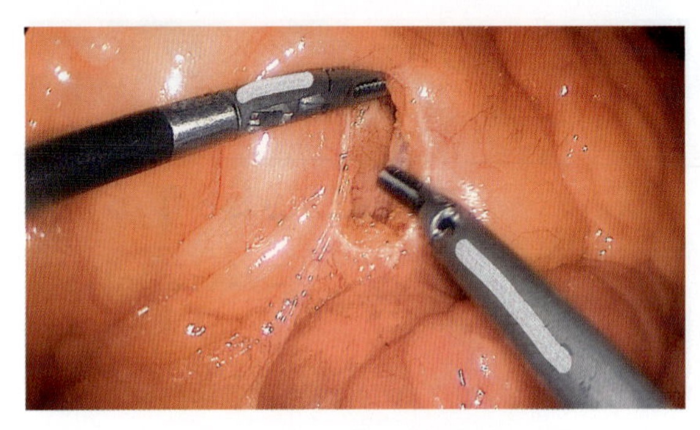

图 5-2-20　打开结肠系膜

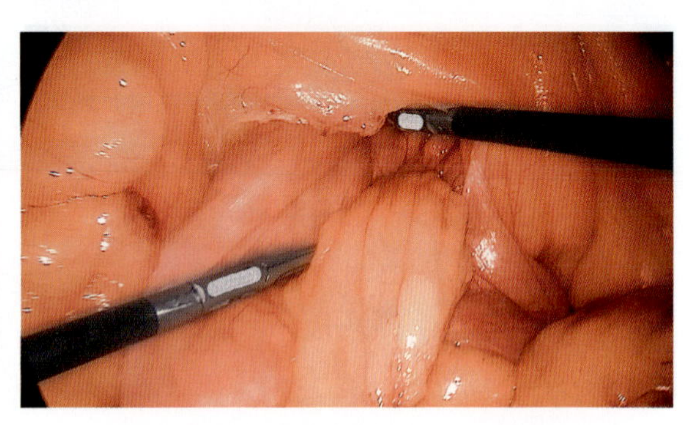

图 5-2-21　将 Roux 袢送入大网膜后方

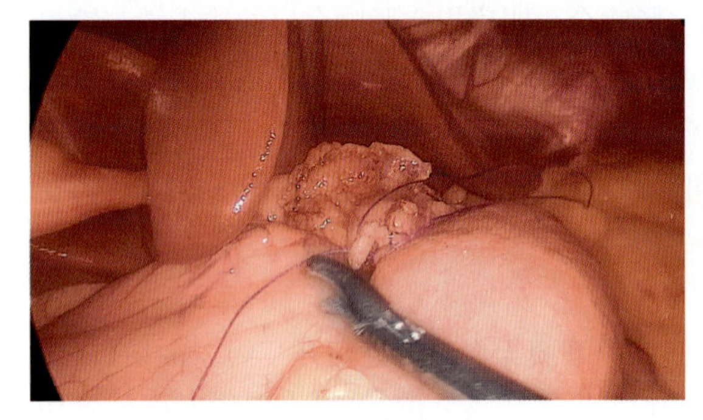

图 5-2-22　缝合加固吻合口后壁

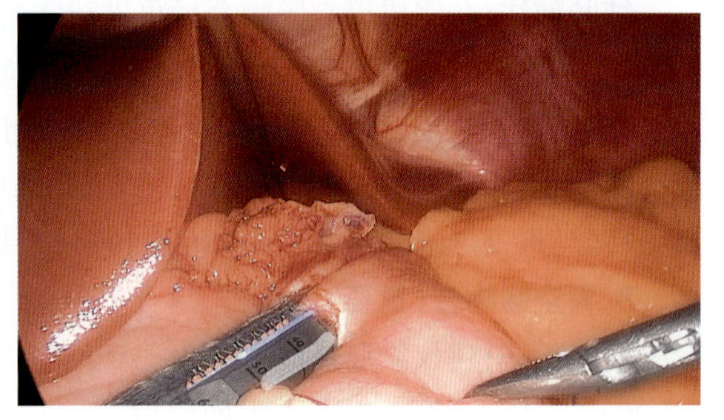

图 5-2-23　胃肠吻合

吻合口作为支撑，以 2-0 可吸收缝线全层连续缝合关闭小切口，再以 3-0 可吸收缝线连续浆肌层缝合加固吻合口前壁（图 5-2-24）。

结肠前法：将空肠经结肠前上提至胃小囊旁，胆胰袢为 50～100cm，Roux 袢为 100cm。电凝钩或超声刀在胃小囊及空肠上各做一切口，置入 3.5mm 高、45mm 或 60mm 长的钉仓（蓝钉或紫钉，亦可用白钉）行胃空肠吻合，吻合口大小为 1.5～2.0cm（图 5-2-25）。再以 2-0 或 3-0 可吸收缝线全层连续缝合关闭小切口。

手术要点：

（1）结肠后吻合方式，一般都已完成了空肠空肠吻合，所以肠管方向不易出错。结肠前胃空肠吻合方式，由于将肠管提拉离开原本位置，容易混淆输入袢与输出袢，所以在吻合完毕后切断空肠时，必须要仔细辨认输入袢与输出袢，以免造成胃与胆胰袢吻合的错误。

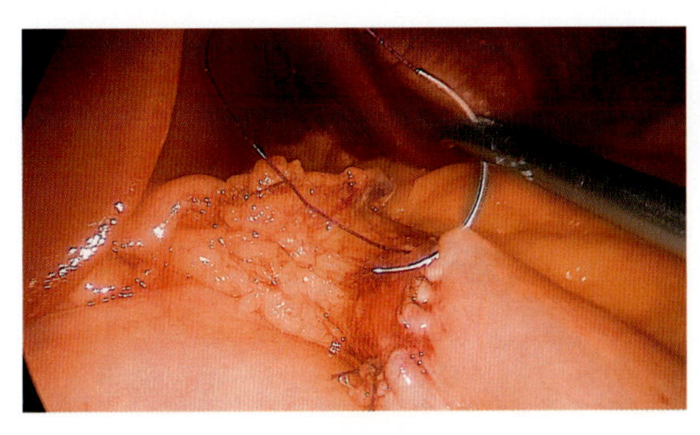

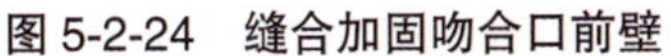

图 5-2-24 缝合加固吻合口前壁

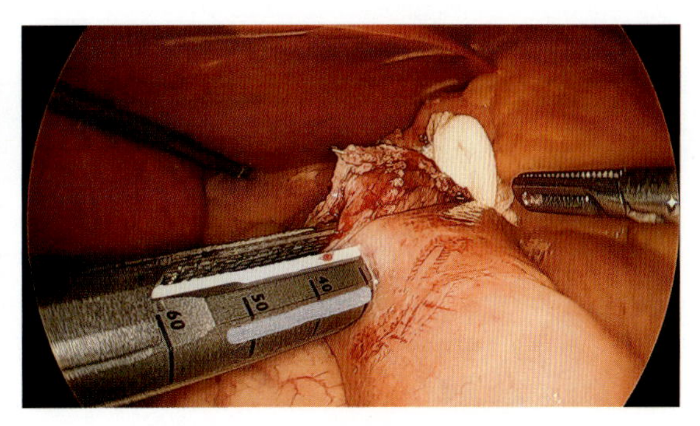

图 5-2-25 结肠前法胃空肠吻合

(2)结肠后的吻合方式,需要在横结肠系膜无血管区做一切口,以便小肠通过,注意勿损伤中结肠动脉,以免影响结肠血供。

(3)在提拉小肠时,需以肠钳或钝头钳操作,以免损伤肠管造成术后肠漏。

(4)胃的血运丰富,吻合口可位于胃小囊前壁、后壁或原有的切割线处,一般不会影响血供造成吻合口漏。在进行结肠后的胃空肠吻合方式时,一般进行吻合口后壁连续缝合加固,此时缝合的长度一般超过 4cm,在胃小囊处的缝合部位一般位于后壁,这样操作便于进行器械胃空肠吻合的击发。

(5)胃空肠吻合口的大小,已经明确与术后减重及缓解代谢病的效果相关,因此,吻合口大小一般不超过 2.0cm。

(6)在以切割器进行胃空肠吻合后,将引导胃管通过吻合口,以胃管作为支撑,缝合关闭胃肠小切口,同时缩小吻合口。

9. 关闭小肠系膜裂孔、横结肠系膜裂孔及 Peterson 裂孔

关闭小肠系膜裂孔方法已在前文描述。结肠后吻合形成的横结肠系膜裂孔,需以缝线自屈氏韧带上连续缝合关闭,以减少内疝发生(图 5-2-26)。Peterson 裂孔在结肠后吻合方式中,与横结肠系膜裂孔同时连续缝合关闭(图 5-2-27)。对于结肠前方式,Peterson 裂孔需要由下往上缝合,直至横结肠壁(图 5-2-28)。

10. 冲洗,检查,留置引流管

仔细检查各吻合口、残端,必要时局部冲洗腹腔,胃肠吻合口旁放置腹腔引流管 1 根。术者手术操作熟练度可,确定无吻合口漏,以及快速康复时,可不放置引流管。

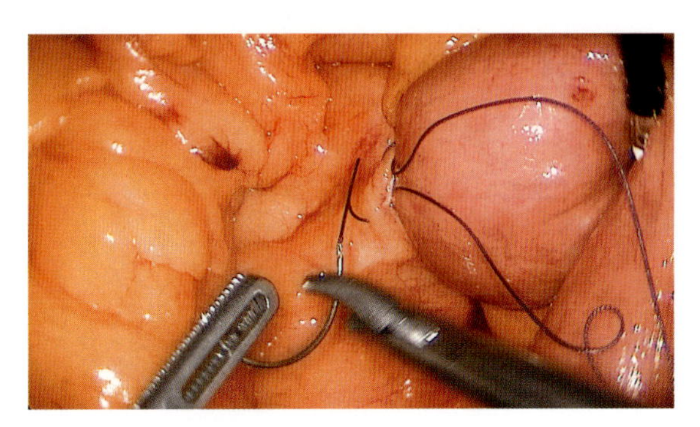

图 5-2-26 关闭小肠系膜裂孔

11. 关腹

同胃袖状切除术。

致谢:

本章图片来源于暨南大学附属第一医院肥胖代谢外科,结肠后方法由王存川教授主刀完成,结肠前方法由巴西 Almino Ramos 教授完成,特此向参与手术的医生、护士及患者致谢!

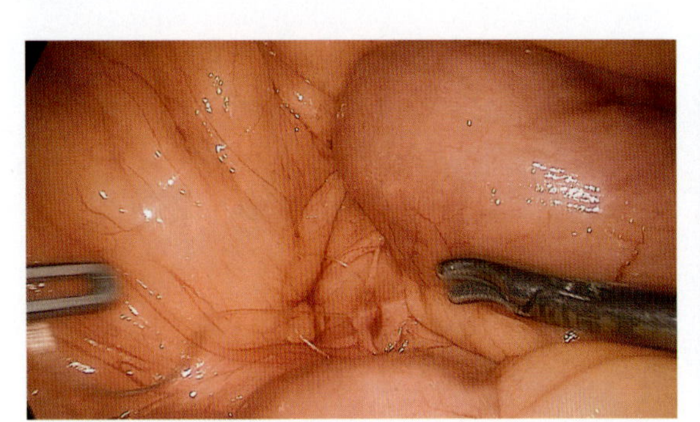

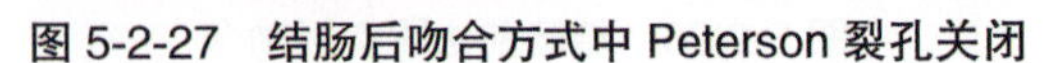

图 5-2-27　结肠后吻合方式中 Peterson 裂孔关闭

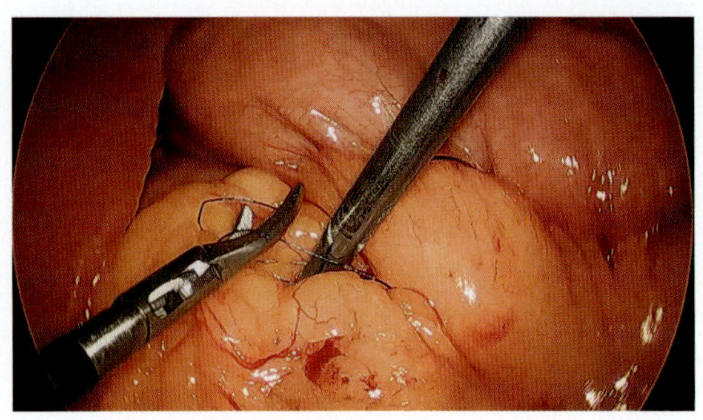

图 5-2-28　结肠后吻合方式中 Peterson 裂孔关闭

推荐阅读资料

[1] 胡三元，FREZZA E E，李峰，等．腹腔镜胃袖套状切除减肥术（附 1 例报告）．腹腔镜外科杂志，2007，12（5）：370-373.

[2] 中华医学会外科学分会甲状腺及代谢外科学组，中国医师协会外科医师分会肥胖及糖尿病外科医师委员会．中国肥胖及 2 型糖尿病外科治疗指南（2019 版）．中国实用外科杂志，2019，39（4）：301-306.

[3] MASON E E，ITO C. Gastric bypass in obesity. Surg Clin North Am，1967，47（6）：1345-1351.

[4] RUBINO F，NATHAN D M，ECKEL R H，et al. Metabolic surgery in the treatment algorithm for type 2 diabetes：a joint statement by International Diabetes Organizations. Diabetes Care，2016，39（6）：861-877.

（刘少壮　仲明惟　刘腾）

第六章 腹腔镜脾脏手术

脾脏是人体最大的免疫器官,具有造血及免疫功能。1549 年意大利 Adriano Zaccaria 教授对 1 例脾大患者进行了开腹脾切除术。1991 年澳大利亚 Delaitre 等首次报道了腹腔镜脾切除术(laparoscopic splenectomy,LS),国内胡三元、许红兵等于 1994 年率先在国内开展腹腔镜脾切除术。经过 20 余年的发展,随着外科手术技术的进步及器械设备的改进,国内外开展该项技术的医院越来越多,其适应证由最初的血液病中等大小的脾脏切除扩大至门静脉高压症巨脾切除加贲门周围血管离断术,腹腔镜部分脾切除及单孔腹腔镜脾切除的临床应用也日益广泛。本章将对常见腹腔镜脾脏手术,包括腹腔镜脾切除术、腹腔镜脾部分切除术、腹腔镜脾囊肿开窗引流术、腹腔镜脾切除联合贲门周围血管离断术及杂交式腹腔镜经脐单孔脾切除术手术要点及注意事项进行逐一介绍。

第一节 腹腔镜脾切除术

与开放脾切除相比,腹腔镜脾切除具有微创、术后恢复快、术野清晰开阔等优势,目前在临床推广应用,已成为脾切除的标准术式。但实际临床工作中仍应严格把握手术指征,术中仔细操作,特别是对于门静脉高压症所致巨脾患者应提高警惕,予以重视。

一、适应证及禁忌证

1. 适应证

(1)需行脾切除治疗的血液病患者,如免疫性血小板减少性紫癜(immune thrombocytopenic purpura,ITP)、血栓性血小板减少性紫癜(thrombotic thrombocytopenic purpura,TTP)、溶血性贫血、遗传性球形红细胞增多症、霍奇金淋巴瘤、非霍奇金淋巴瘤、慢性淋巴性白血病等。

(2)脾脏良性占位病变,如脾错构瘤、脾多发性囊肿、肉芽肿性脾炎、脾多发血管瘤等。

(3)脾外伤。腹部外伤患者,腹腔镜探查脾粉碎性破裂,无法保脾者,如患者生命体征平稳,全身状况允许,可考虑行急症腹腔镜脾切除术。

(4)脾转移瘤。原发肿瘤能切除,脾脏有转移瘤,可以同时或异时行腹腔镜脾切除术。

2. 禁忌证

(1)重要器官功能不全,难以耐受麻醉。

(2)难以纠正的凝血机制障碍。

（3）脾脏周围炎症、腹腔粘连严重，腹腔镜下操作困难者。

（4）相对手术禁忌包括有上腹部手术史、巨脾。

二、术前评估、准备

1. 术前行腹部超声、CT 或 MRI 等检查，明确脾脏大小、病变部位及性质、脾脏血管情况等，必要时行 ECT 检查明确有无副脾。

2. 对于不明原因脾大、脾功能亢进，应行骨髓穿刺，明确诊断，并请血液科会诊，对于骨髓纤维化等原因引起的脾大，应谨慎行脾切除术。

3. ITP 患者如术前使用肾上腺皮质激素，术中、术后仍需使用适当剂量激素，以防止肾上腺皮质功能不全。

4. 严重贫血者术前可适量输注浓缩红细胞。凝血机制障碍者，纠正凝血机制障碍。血小板严重减少者（$< 20 \times 10^9$/L）可考虑输注血小板，但不建议术前输注，可在手术开始或术中脾动脉结扎后再输注，以减少血小板的破坏。

5. 对于肝硬化、门静脉高压症患者，术前进行保肝、补充白蛋白、利尿等治疗，使肝功能分级达到 Child A 或 B 级。

6. 常规术前准备，行心肺肾功能检查，了解重要脏器功能。术前 24 小时进流质饮食，进行肠道准备，术晨禁饮食，放置胃管，备皮。

三、手术步骤

1. 体位和站位

患者呈水平仰卧位，两腿分开、双臂展开。手术操作时，头高足低，左季肋区垫高，右侧斜位 30° 。

术者通常站立于患者右侧，助手站立于患者左侧，扶镜手站立于两腿之间，器械台位于患者右侧、足侧，便于器械护士向术者传递器械（图 6-1-1）。

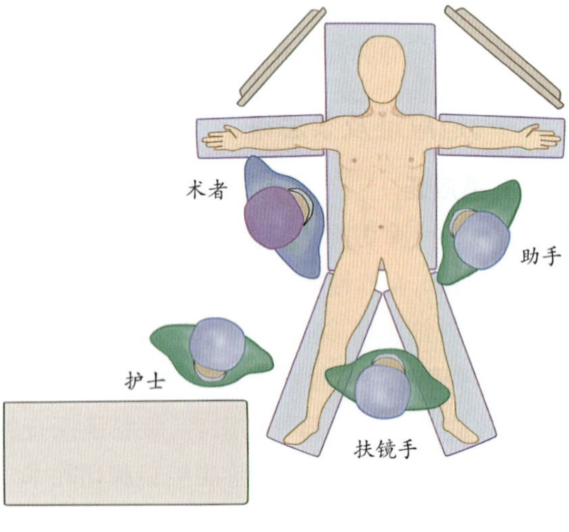

图 6-1-1　患者体位及手术站位示意图

2. 建立气腹，置入腹腔镜

取脐下缘弧形切口，长约 10mm，采用气腹针穿刺，充入 CO_2 气体，建立气腹，压力维持在 12mmHg。

手术要点：

对于既往手术患者，或脾脏巨大，超过中线及脐水平患者，穿刺建立气腹应在脾脏下缘平面以下，并采用开放法，避免损伤肠管和脾脏。

3. 操作孔布局

取四孔法操作，脐下作为观察孔。操作孔分别位于：剑突下肝圆韧带左侧做 5mm 切口穿刺 5mm 套管针、左锁骨中线肋缘下 3cm（主操作孔）做 12mm 切口穿刺 12mm 套管针和左腋前线肋缘下 3cm 做 5mm 切口穿刺 5mm 套管针（图 6-1-2）。

手术要点：

套管针具体位置需根据脾脏大小进行适当调整，如脾脏巨大，观察孔及主操作孔均需向足侧下移，保证手术操作顺利进行。

4. 游离切断脾结肠韧带和脾肾韧带

手术操作由脾下极开始，先用无创伤抓钳或肠钳将脾区结肠向下牵开（图 6-1-3）。显露出脾结肠韧带，用超声刀或电凝钩分离，血管用 Hem-o-lok 夹或钛夹夹闭后切断（图 6-1-4、图 6-1-5）。

将脾下极向上向内侧挑起，显露脾肾韧带，用电凝钩或超声刀切断脾肾韧带（图 6-1-6）。

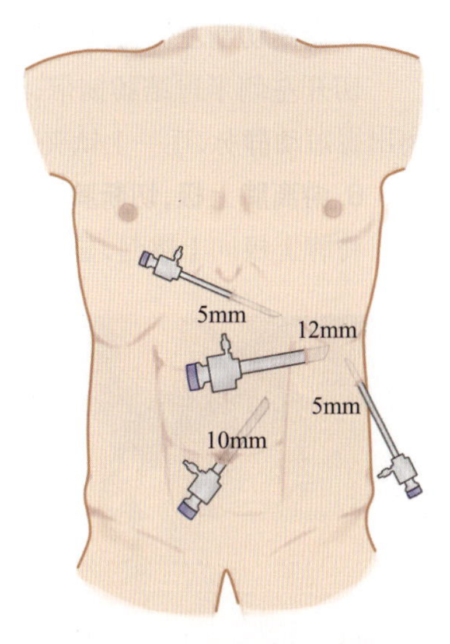

图 6-1-2　套管针布局示意图

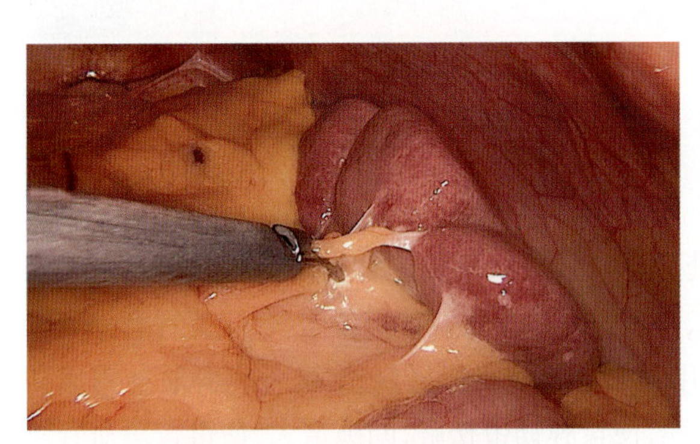

图 6-1-3　显露并处理脾下极

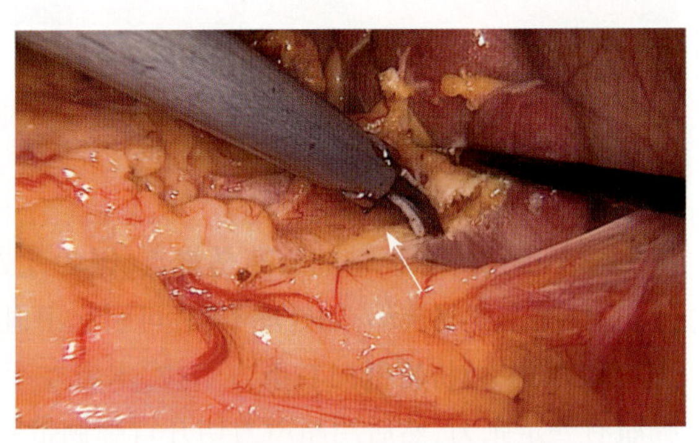

图 6-1-4　分离切断脾结肠韧带（箭头示脾结肠韧带）

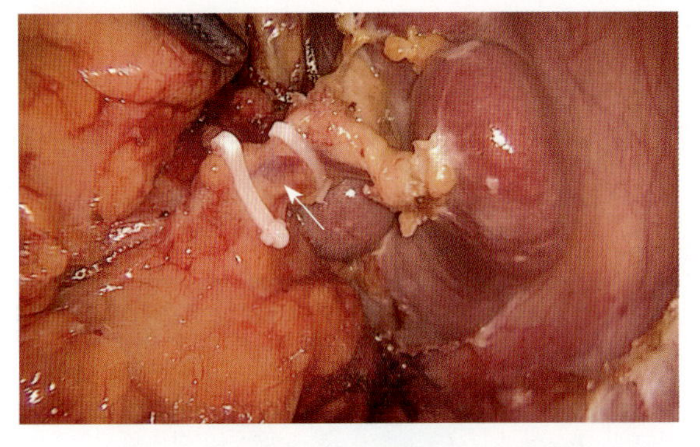

图 6-1-5　脾下极血管 Hem-o-lok 夹夹闭（箭头示脾下极血管）

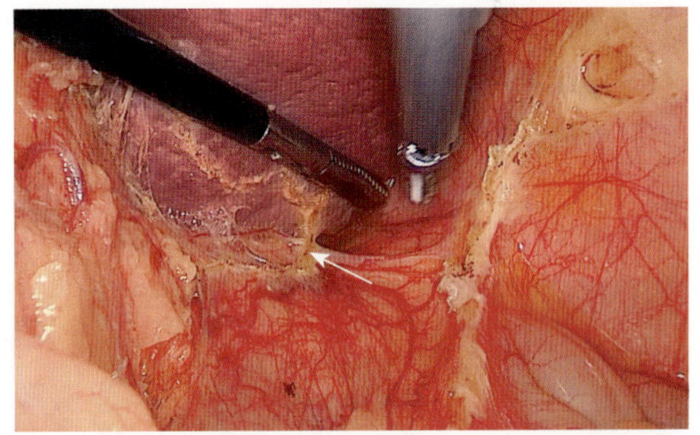

图 6-1-6　处理脾肾韧带（箭头示脾肾韧带）

手术要点：

在游离脾结肠韧带过程中，应注意仔细辨认结肠走行，避免游离过程中损伤结肠脾曲。特别是肥胖、左上腹有粘连的患者更应注意仔细轻柔操作，避免撕破脾被膜，损伤结肠。另外，游离过程中应紧贴脾脏，术者或助手在挑起脾脏时应注意避免损伤脾脏，如损伤后出血，将影响手术操作。

5. 游离切断左侧胃结肠韧带和胃脾韧带

切开左侧半胃结肠韧带，继续向左侧游离，显露胃脾韧带，靠脾脏用电凝钩或超声刀逐渐分离出胃短动静脉，逐一上钛夹或 Hem-o-lok 夹夹闭后切断（图 6-1-7）。

6. 游离脾上极，切断脾膈韧带

将脾上极向上挑起，显露脾膈韧带，电凝钩或超声刀切断脾膈韧带（难点一），见图 6-1-8。

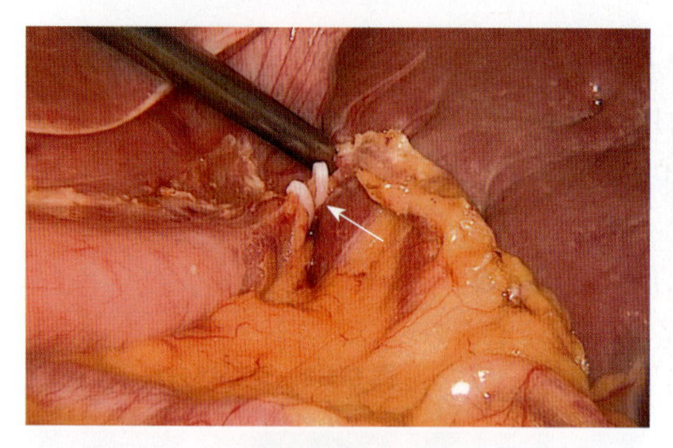

图 6-1-7　显露胃脾韧带并夹闭切断胃短血管（箭头示胃短血管）

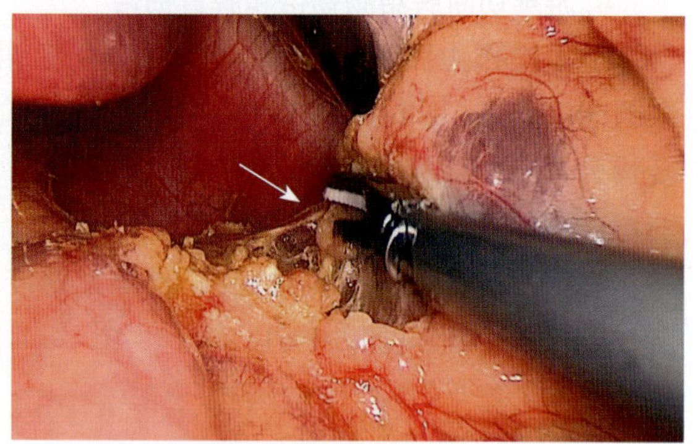

图 6-1-8　处理脾膈韧带（箭头示脾膈韧带）

难点对策：

脾上极及脾膈韧带的游离是难点，因为此处脾脏紧邻胃壁及膈肌，内有胃短血管走行，较难显露，且操作空间狭小，如处理不当，可引起出血、胃壁及膈肌损伤。如有胃胀气，应置胃管抽出胃内容物，助手可将胃壁向右下方牵拉，术者左手用吸引器将脾上极轻轻抬起，使得脾脏与胃底和膈肌有一定张力，然后用超声刀切开胃脾韧带浆膜，使胃脾韧带松解，间隙增大，使得胃短血管游离，显露清楚后再用超声刀或者血管夹夹闭切断，这样不易损伤胃壁及脾脏。如为门静脉高压症患者，曲张静脉应该用血管夹依次结扎切断，避免术中及术后出血。

7. 结扎脾动脉主干

于胰尾上缘解剖出脾动脉，7 号丝线结扎，或 Hem-o-lok 夹或钛夹夹闭后切断（图 6-1-9～图 6-1-11）。

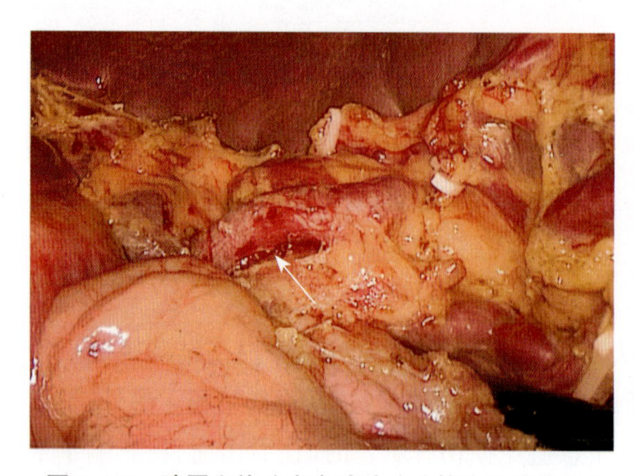

图 6-1-9　胰尾上缘分离出脾动脉（箭头示脾动脉）

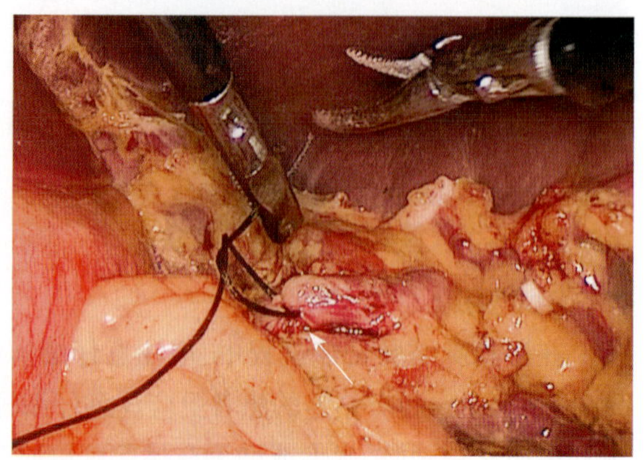

图 6-1-10　7 号丝线结扎脾动脉（箭头示脾动脉）

手术要点：

游离脾脏周围韧带后可于胰体尾胰腺上缘寻找辨认脾动脉，将其游离后结扎，特别是对于门静脉高压症患者，脾动脉结扎尤为重要。脾动脉结扎后脾脏灌注减少，脾脏质地变软，体积稍缩小，减少出血，降低手术难度，有利于后续操作。如在胰体尾上缘寻找脾动脉困难，可沿肝总动脉走行，向左侧游离，寻找辨认脾动脉。需要注意的是，部分患者脾动脉走行迂曲，应仔细辨认是主干还是分支。

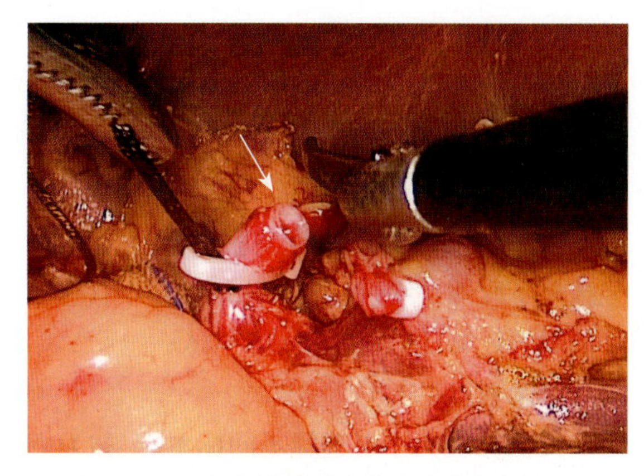

图 6-1-11 切断脾动脉（箭头示脾动脉断端）

8. 处理脾门

脾门处理可采用 2 种方法，第一种方法于脾门处依次分离脾动静脉及其分支，Hem-o-lok 夹夹闭后分别予以切断，另一种方法应用腔镜下直线切割闭合器闭合切断脾蒂，注意勿损伤胃壁和胰尾（难点二），见图 6-1-12、图 6-1-13。

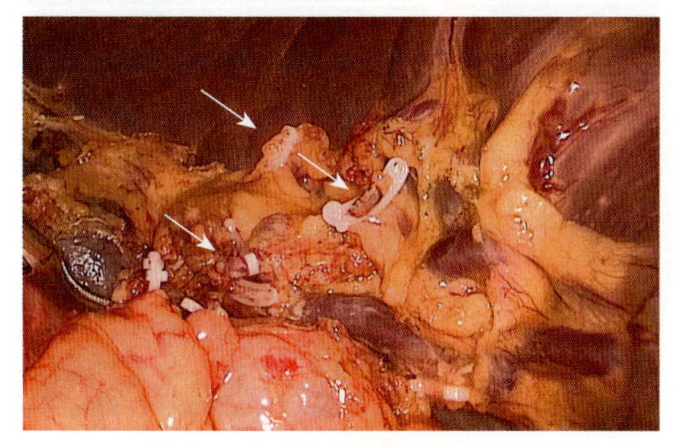

图 6-1-12 脾门处依次分离脾动静脉及其分支，Hem-o-lok 夹夹闭后分别切断（箭头示切断的脾血管各分支）

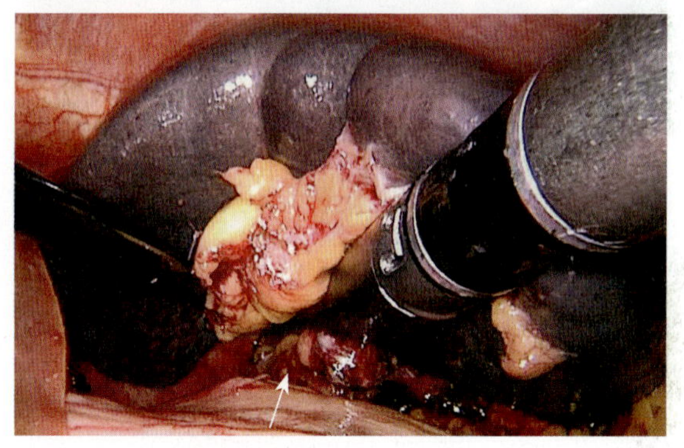

图 6-1-13 腹腔镜下直线切割闭合器闭合切断脾蒂（箭头示脾蒂）

难点对策：

脾门的处理是腹腔镜脾切除术的难点，国内外中心有各自不同的手术方案，可概括为如前所述两大类：前一种方法对脾蒂血管逐个解剖、结扎切断，止血确切可靠，但较费时，对于肥胖、脾门血管迂曲扩张明显、胰尾周围粘连等患者，这种方法游离脾蒂血管较为困难，而且解剖游离过程容易引起出血，因此对于这类患者，建议使用第 2 种方法，采用第 2 种方法时游离应充分，避免损伤胰尾及胃壁。另外，根据组织厚度选择钉仓厚度，如脾门组织较多较宽，血管迂曲，可先用丝线整块结扎后，待脾蒂变窄后再用内镜下切割闭合器切断，确保离断效果。需要强调的是击发切割闭合器前需确认钉仓内未夹到血管夹、悬吊带、纱布条等，避免引起闭合不良，导致大出血。

9. 脾脏标本取出

切除脾脏，使脾完全游离，将标本袋放到脾窝处，并张开袋口，头低足高位，挟持脾上或下极韧带，拖脾脏至袋内（图 6-1-14），用抓钳夹闭袋口，ITP 或遗传性球形红细胞增多症患者的脾脏，可用卵圆钳或血管钳从袋内将脾夹碎后经脐部戳孔取出。如患者为脾恶性肿瘤、淋巴瘤等恶性疾病，脾脏标本需完整取出者，可将标本袋拖至下腹部，经耻骨上方切口取出，以获得更好的美容效果（图 6-1-15、图 6-1-16）。

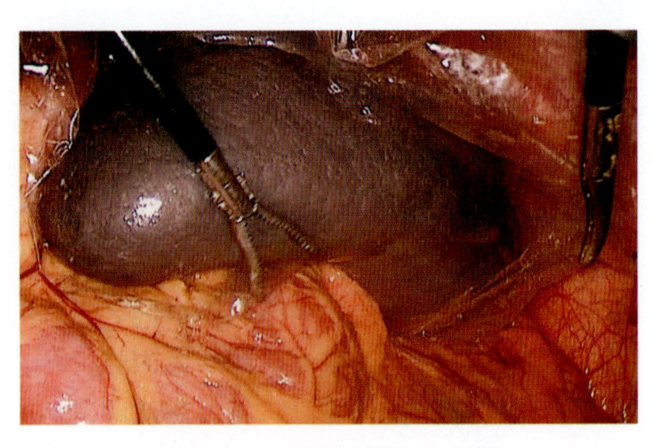

图 6-1-14　将标本装入标本袋

手术要点：

根据脾脏大小可选择不同标本袋，如为中等大小脾脏可选用一次性吸引器无菌内包装袋作为取物袋，如为巨脾，可用切口保护贴膜的包装袋等作为取物袋。另取标本过程中可采用碎瘤器等器械或用卵圆钳钳夹将脾组织打碎后再取出，切勿将标本袋弄破，如标本袋破损，脾组织碎片可落入腹腔，继而形成脾种植，影响血液系统疾病的治疗效果。

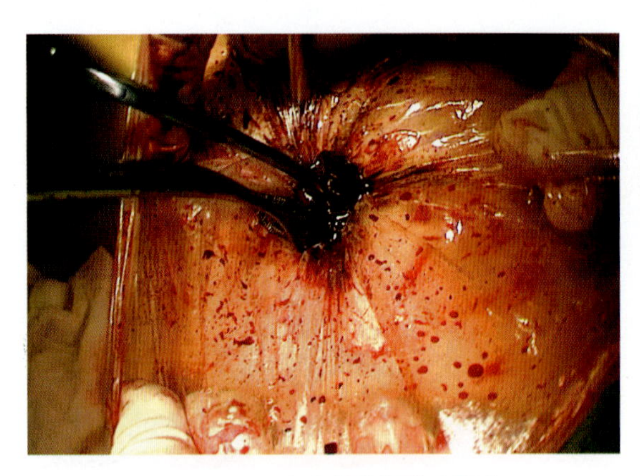

图 6-1-15　脾脏自脐部戳孔取出

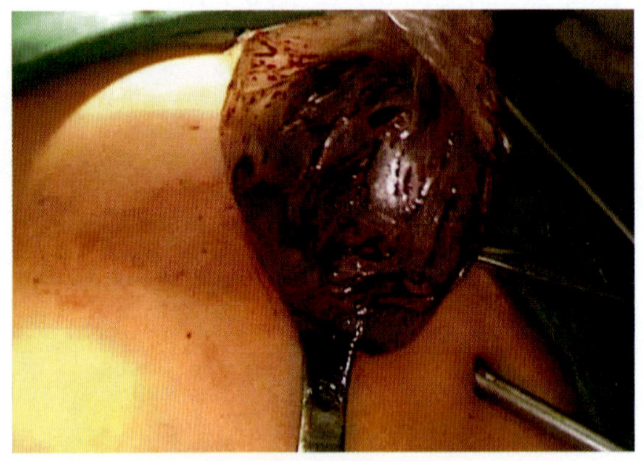

图 6-1-16　脾脏经耻骨联合上切口取出

10. 冲洗、检查、留置腹腔引流管

温盐水冲洗腹腔，观察有无活动性出血、胰腺及结肠损伤，并了解有无副脾。于脾窝放置引流管，自左上腹引出固定。

11. 缝合腹壁切口

四、术后处理要点

1. 密切监测生命体征及肝脏、凝血功能，观察腹腔引流管引流液色、量，注意有无腹腔出血、胰瘘、胃瘘、腹腔感染、膈下感染等。

2. 术后每 2 天复查血常规一次，监测血小板变化，如血小板计数 $> 500 \times 10^9/L$，给予阿司匹林；如血小板计数 $> 800 \times 10^9/L$ 给予羟基脲等药物治疗，并密切监测血常规变化。

3. 预防感染、营养支持，纠正水电解质酸碱平衡紊乱。

第二节 腹腔镜脾部分切除术

1952年，King等报道了5例先天性溶血性贫血婴儿在脾切除后6周至3年内，发生了脑膜炎、脓毒症，其中2例死亡，因此提出脾切除术后凶险性感染（overwhelming post-splenectomy infection，OPSI）的概念。OPSI的提出，使人们开始重视脾脏功能及脾切除对机体的影响。随着对脾脏功能研究的深入，发现脾脏在抗感染及机体免疫功能中发挥重要作用，保留脾脏功能的要求越来越高。部分脾切除在切除病灶的同时，最大限度地保留健康脾脏组织，从而保留了脾脏正常的抗感染和免疫功能。1995年Poulin等首次报道腹腔镜脾部分切除（laparoscopic partial splenectomy，LPS），随着外科医生手术技术的进步及器械设备的改进，该手术临床应用日益广泛。

一、适应证及禁忌证

1. 适应证

（1）局限于一极的脾脏占位性病变：包括良性肿瘤如血管瘤、非寄生虫性脾囊肿、脓肿、转移瘤等。

（2）血液系统疾病，如遗传性球形红细胞增多症。

（3）脾损伤：对于Ⅰ～Ⅲ级脾损伤患者，若血流动力学稳定、生命体征平稳，可考虑腹腔镜部分脾切除术。

（4）其他：对于不明原因的脾大，可于腹腔镜下行部分脾切除术，获取病理诊断。医源性脾损伤，如腹部手术过程中脾脏撕裂，可视情况切除受损部位。

2. 禁忌证

同本章第一节腹腔镜脾切除术。

二、术前评估、准备

1. 术前行腹部增强CT或MRI等检查，初步判断脾脏肿瘤的良恶性、脾脏病变部位及脾脏切除范围等。

2. 外伤性脾破裂，做好积极充分的术前非手术治疗措施，如输血、输液、维持生命体征平稳及纠正血容量不足等，术前严重贫血患者，纠正贫血。

3. 常规术前准备：同本章第一节腹腔镜脾切除术。

三、手术步骤

1. 体位和站位

2. 建立气腹，置入腹腔镜

3. 操作孔布局

1～3步骤同本章第一节腹腔镜脾切除术。

4. 根据切除范围，游离切断脾周韧带

对于位于脾上极的肿瘤，拟行脾上极切除者，需先游离胃脾韧带、脾膈韧带，脾下部的肿瘤需

先游离脾结肠韧带及后下方的脾肾韧带(图 6-2-1)。

5. 切断预切除脾脏供养血管(脾段血管)

以无创伤抓钳向右侧牵拉胃体,显露胃脾韧带,用超声刀切断,注意避免撕裂损伤胃短血管造成出血(图 6-2-2)。

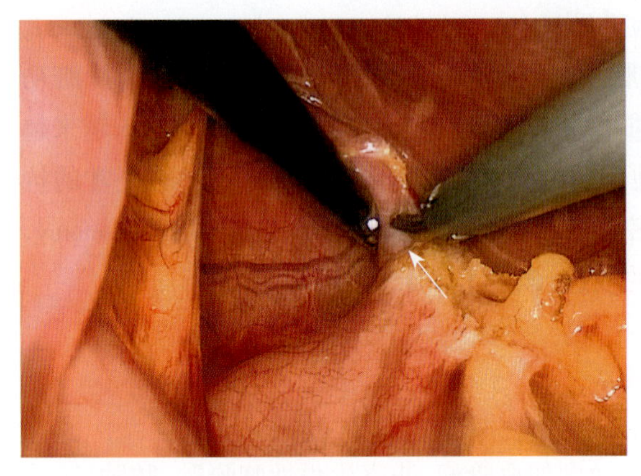

图 6-2-1　处理脾膈韧带(箭头示脾膈韧带)

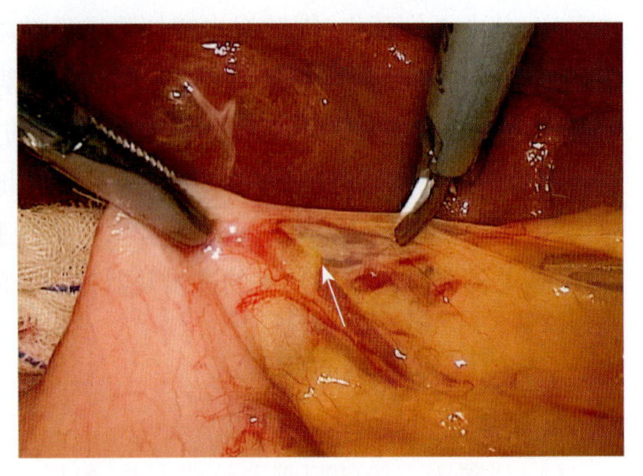

图 6-2-2　处理胃脾韧带(箭头示胃脾韧带)

用 Hem-o-lok 夹夹闭并用超声刀切断预切除脾脏供养血管(脾段血管,图 6-2-3),可见脾脏表面缺血分界线(难点一),见图 6-2-4。

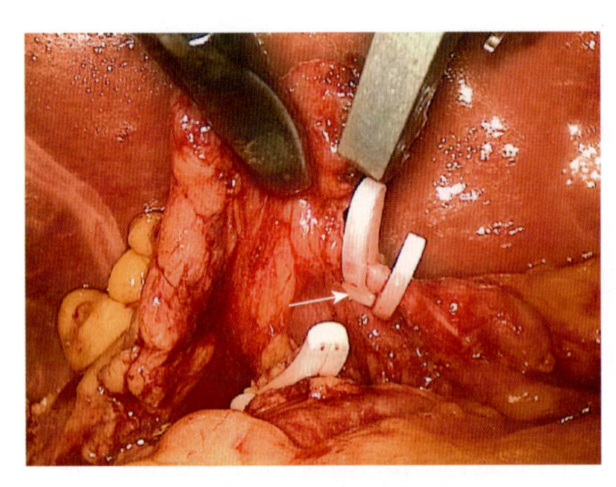

图 6-2-3　处理预切除脾脏供养血管
(箭头示脾脏供养血管)

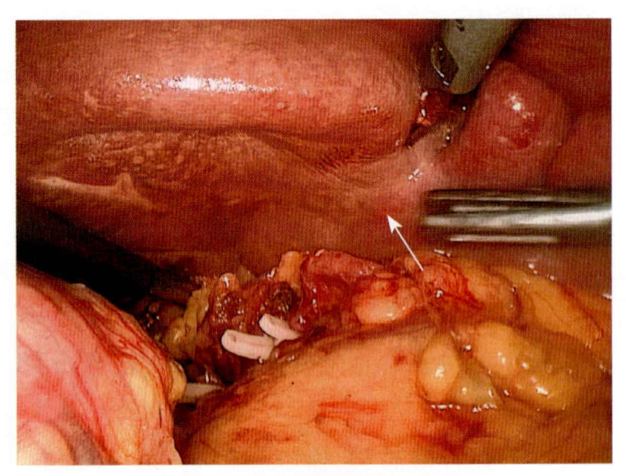

图 6-2-4　脾脏表面缺血分界线
(箭头示脾脏缺血分界线)

难点解析:

(1)对于脾脏的游离应当适度,如果切除脾上极,则只游离脾上极的相应韧带;而切除脾下极,则充分游离下极,并保留上极韧带。这样可有效保留脾胃间侧支循环或脾结肠韧带中的滋养血管,避免术后脾脏梗死缺血。

(2)于胰腺上缘解剖出脾动脉主干,以备术中意外出血时阻断用,然后于脾门处解剖出拟切除脾极的相应脾叶动脉,由于脾段之间存在相对无血管区域,脾叶动脉夹闭后,脾脏表面很快形成明显的缺血分界线,然后夹闭切断相应脾叶脾静脉属支。需要强调的是,部分患者脾动脉及分支在脾门处走行迂曲,需仔细解剖辨认;如果结扎了病变相应的脾叶血管,相应脾脏颜色仍有部分未变化，则证明仍存在血管供血，应继续解剖、寻找其他血管。

6. 离断脾脏

用超声刀距血运分界线缺血端约 0.5cm 处离断脾脏（图 6-2-5）。

手术要点：

（1）脾脏切开应在缺血线内侧 0.5～1.0cm 处，减少出血。

（2）术者用左手或助手使用吸引器洗净创面渗血，确切止血，并保证切缘阴性。

（3）对于脾破裂患者，需坚持“抢救生命第一，保留脾脏第二”的原则，脾如腹腔出血较多且破裂处活动性出血时，手术视野不清，应及时果断中转开腹行脾切除术。

7. 脾脏断面处理

观察残余脾脏颜色，保证血运正常。观察创面有无活动性出血，可用电凝（Spray 模式）或氩气刀对创面进行严密止血，必要时可使用止血胶或止血纱布进行覆盖（图 6-2-6）。

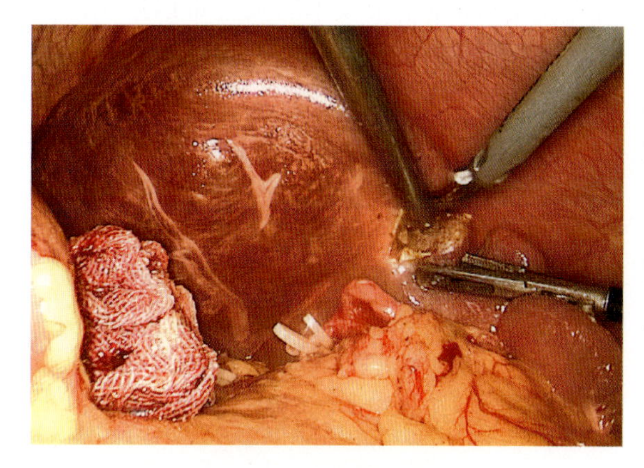

图 6-2-5　切开脾脏组织

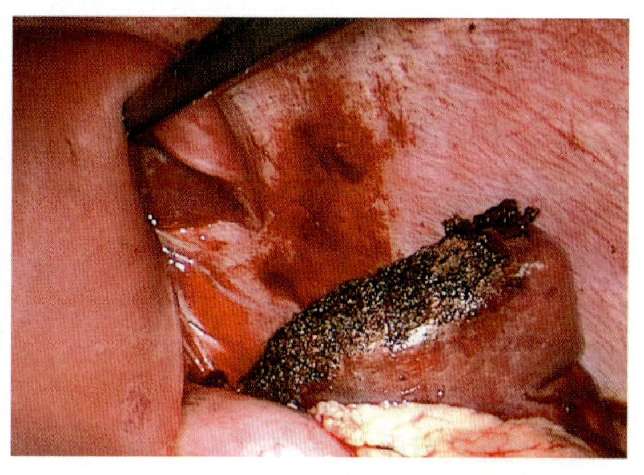

图 6-2-6　残余脾脏

8. 脾脏标本取出

9. 冲洗、检查、留置腹腔引流管

8、9 步骤同本章第一节腹腔镜脾切除术。

四、术后处理要点

1. 监测患者生命体征及腹腔引流情况，注意有无腹腔出血。

2. 术后行增强 CT 检查，明确残余脾脏的血运情况，对患者进行随访，监测部分脾切除后的患者免疫功能状态。

第三节　腹腔镜脾囊肿开窗引流术

脾囊肿是一种临床罕见病，各年龄段均可发病，以 20～50 岁居多，男女发病率比例 1∶2～2∶3。随着腹部超声、CT 和 MRI 检查的应用，一些无症状脾囊肿的诊出率较前增加。传统治疗多采用开腹全脾切除术，随着腹腔镜技术的成熟，腹腔镜治疗脾囊肿的报道越来越多，具体术式包括：腹腔镜脾囊肿开窗引流术、腹腔镜脾部分切除术和腹腔镜全脾切除术。其中脾囊肿开窗引流术已成为某些脾囊肿的首选方法。本节主要介绍腹腔镜脾囊肿开窗引流术。

一、适应证及禁忌证

1. 适应证

(1)直径>5cm或快速增长,有破裂可能的囊肿。

(2)有腹胀、左上腹疼痛不适等症状的脾囊肿应手术治疗。其中单一的或多发的,体积较大,位于脾脏表面或边缘的囊肿,是腹腔镜脾囊肿开窗引流术最理想的适应证。

2. 禁忌证

(1)位于脾脏实质中间的脾囊肿。

(2)脾脏背面的囊肿暴露困难,强行牵拉可引起脾脏撕裂,以及巨大脾囊肿(直径>15cm),不建议行脾囊肿开窗引流术,需行脾切除术。

(3)囊肿位于脾门的患者应慎重行脾囊肿开窗引流术,以免术中或术后发生难以控制的大出血。

二、术前评估、准备

同本章第一节腹腔镜脾切除术。

三、手术步骤

1. 体位和站位

2. 建立气腹,置入腹腔镜

3. 操作孔布局

1~3步骤同本章第一节腹腔镜脾切除术。

4. 囊肿开窗引流

游离脾脏周围韧带,充分显露囊肿(图6-3-1)。先以穿刺针抽吸囊液,观察囊液颜色及性质,并做细菌培养、细胞学及头节和子囊等生物学检查(图6-3-2)。

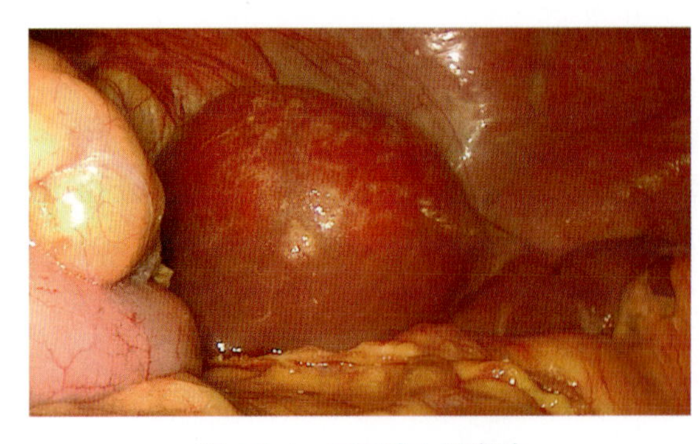

图6-3-1 显露脾上极囊肿

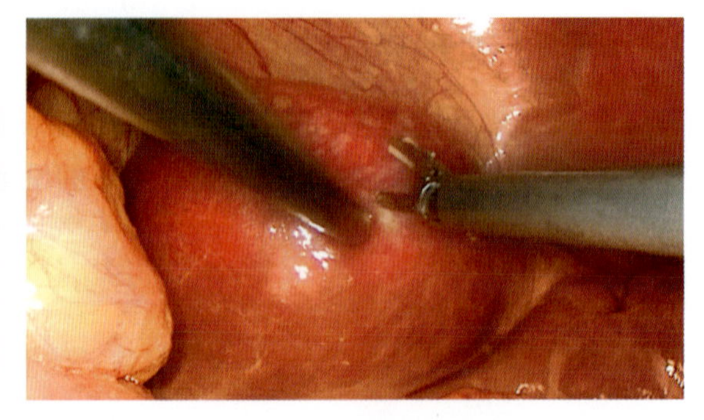

图6-3-2 吸取囊液检查

采用电凝钩或超声刀沿距离脾脏实质0.5cm处切开囊壁(图6-3-3),立即用吸引器吸净囊液。用电凝钩或超声刀最大限度地切除囊壁,边切边电凝止血,切除的囊壁送术中快速病理检查(图6-3-4)。

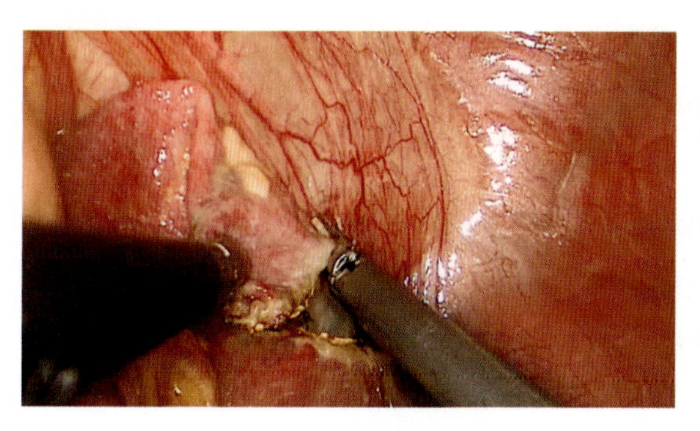

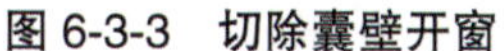

图 6-3-3　切除囊壁开窗

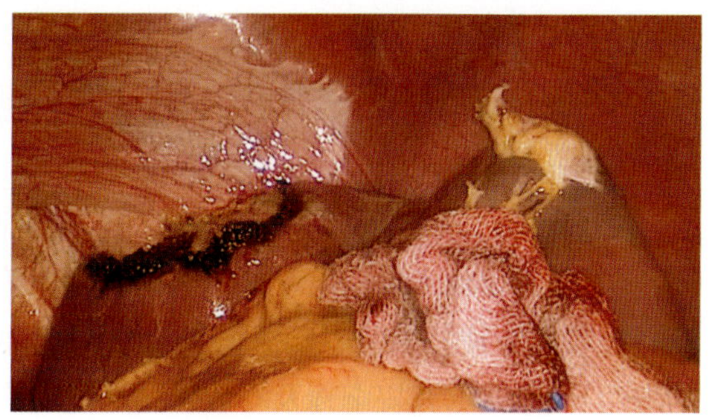

图 6-3-4　脾囊肿开窗后

手术要点：

（1）术中一定将囊肿之间的分隔完全切除，以使引流充分。

（2）术中应充分显露出全部游离面的囊壁，尽可能少地残留脾囊肿组织，紧靠囊壁与正常脾实质的交界处将游离面的囊壁完全切除，并将大网膜置入囊腔，这样即使残留的脏面囊壁仍有部分分泌功能，由于囊腔的充分敞开及周围网膜组织的移行黏附作用，再加上术后的腹腔引流，均可有效防止术后积液及远期复发。

（3）脾囊肿位于脾门，或位于脾脏背面的囊肿暴露困难，强行牵拉可引起脾脏撕裂，导致术中或术后发生难以控制的大出血。对于上述脾囊肿，可考虑行脾切除术。

5. 囊腔处理

仔细观察残余囊肿内壁是否光滑，有无乳头样突起以排除恶性肿瘤。残余囊肿内壁予以电凝烧灼，残余囊腔可注入事先配制好的 10% 高渗盐水或无水乙醇，破坏囊壁内皮细胞以减少或阻止囊液分泌。注意穿刺孔周围的防护，保留 5 分钟后尽可能完全抽出注入的高渗盐水或无水乙醇。

6. 冲洗、检查、留置腹腔引流管

于囊腔内放置引流管（图 6-3-5），大网膜填塞囊腔，切除囊壁置入标本袋内取出。

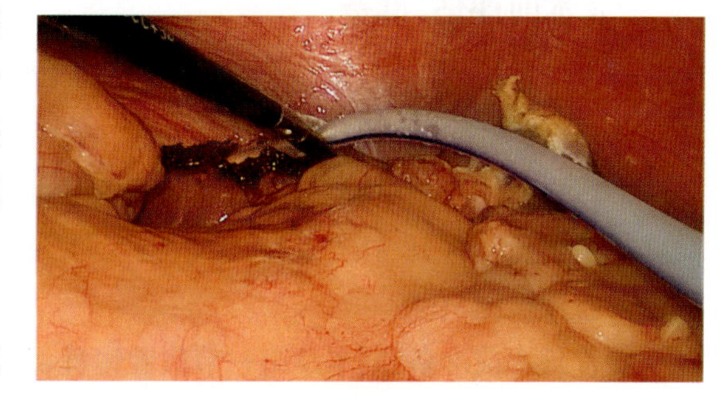

图 6-3-5　囊腔内放置引流管

四、术后处理要点

1. 对于多发脾囊肿患者采用腹腔镜脾囊肿开窗引流术要谨慎，开窗不可能完全引流，没开窗的囊肿会逐渐增大，已开窗的囊肿会复发。因此，手术治疗效果不理想，易导致患者家属不理解、不满意。一旦出现脾囊肿复发，对于较小的脾囊肿，如果没有症状，可随访观察；对于有临床症状的，可再次行脾囊肿手术，甚至全脾切除术，也可选择超声引导下经皮穿刺引流及无水乙醇注射治疗。

2. 严密监测腹腔引流情况，了解有无腹腔出血等情况。

第四节　腹腔镜脾切除联合贲门周围血管离断术

脾切除联合贲门周围血管离断术是门静脉高压症外科治疗的标准术式。腹腔镜技术开展早期,腹腔镜脾切除术仅应用于血液病等所致中等大小脾脏的切除,门静脉高压症被列为手术禁忌证。随着腹腔镜技术的不断成熟和发展,目前腹腔镜脾切除联合贲门周围血管离断术在临床上的应用日益广泛,其安全性及有效性已得到证实。但由于门静脉高压症患者肝功能差、凝血功能异常,脾胃区血管迂曲扩张明显,且脾脏体积巨大,影响镜下操作,手术较为困难,外科医师可根据患者具体情况及手术团队经验,灵活把握手术指征。

一、适应证及禁忌证

1. 适应证

(1)肝硬化门静脉高压症伴有脾功能亢进,同时有不同程度的食管 - 胃底静脉曲张及消化道出血史。

(2)肝功能 Child A 级或 B 级。

(3)凝血功能基本正常或凝血酶原时间(PT)延长<2 秒。

2. 禁忌证

肝功能 Child C 级,难以纠正的凝血功能异常,其余同本章第一节腹腔镜脾切除术。

二、术前评估、准备

1. 术前行腹部增强 CT 或 MRI 等检查,了解肝硬化程度、肝脏体积大小、有无腹水及脾胃区静脉曲张情况,并同时除外有无合并原发性肝癌可能等。

2. 行胃镜或上消化道钡剂造影检查,了解食管下端及胃底静脉曲张情况。

3. 术前给予保肝、补充新鲜血浆、白蛋白、冷沉淀、利尿及营养支持等治疗,纠正腹水、低蛋白血症及凝血机制紊乱。

4. 常规术前准备:同本章第一节腹腔镜脾切除术。

三、手术步骤

1. 体位和站位

同本章第一节腹腔镜脾切除术。

2. 建立气腹,置入腹腔镜

同本章第一节腹腔镜脾切除术。

手术要点:

部分门静脉高压症巨脾患者脾脏可能位于脐周,甚至脐下或超过中线至脐右侧,穿刺气腹时需小心谨慎,避免损伤脾脏。可先腹部触诊,大致了解脾脏界限,必要时可开放法建立气腹。

3. 操作孔布局

同本章第一节腹腔镜脾切除术,主操作孔及助手套管针可根据患者脾脏大小下移至脾脏下缘水平主操作孔，如操作困难，助手可加一操作孔，帮助显露及吸引。

4. 游离切断脾周韧带

同本章第一节腹腔镜脾切除术所述，依次游离脾结肠韧带、脾肾韧带、胃脾韧带及脾膈韧带（图 6-4-1、图 6-4-2）。

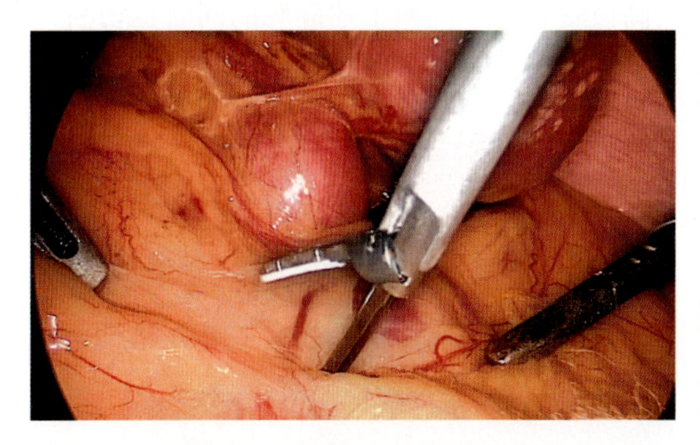

图 6-4-1 分离切断脾结肠韧带

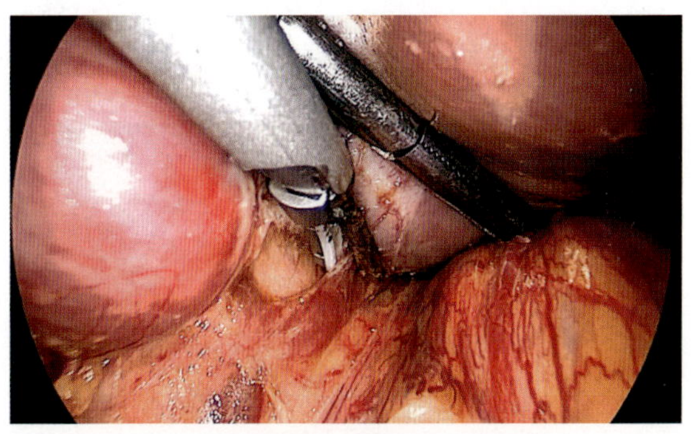

图 6-4-2 分离脾肾韧带（超声刀下方为腹膜后曲张静脉）

手术要点：

（1）门静脉高压症患者脾胃区血管迂曲扩张，且患者凝血功能较差，游离脾周韧带过程中应仔细止血，较粗的曲张血管可使用 Hem-o-lok 夹等止血夹夹闭后切断，避免出现创面渗血及迟发性出血。

（2）部分门静脉高压症患者腹膜后静脉曲张严重，游离脾肾韧带过程中应紧贴脾脏游离，避免间隙走深后，进入肾前间隙，损伤腹膜后曲张静脉，引起大出血。

5. 结扎脾动脉

胰尾上缘解剖出脾动脉，7 号丝线结扎后切断（图 6-4-3）。

手术要点：

巨脾者，可首先结扎脾动脉，使脾脏体积减小，再游离脾脏周围韧带，这样便于手术操作。

6. 处理脾门

将脾蒂游离，使用腔镜下直线切割闭合器将脾动静脉一起离断，注意勿损伤胃壁和胰尾（图 6-4-4）。

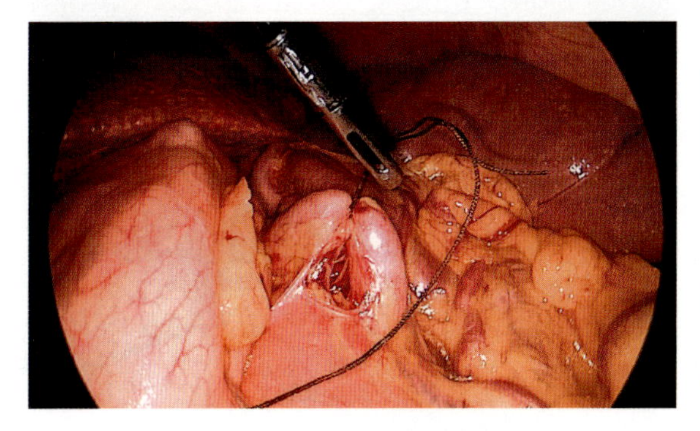

图 6-4-3 结扎处理脾动脉

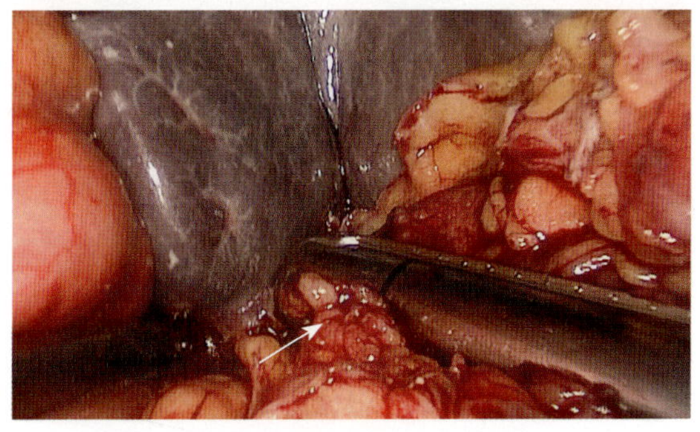

图 6-4-4 腔镜下直线切割闭合器切断脾蒂（箭头示脾蒂）

手术要点：

门静脉高压症患者脾蒂血管迂曲成团，逐一分离困难，建议使用内镜下切割闭合器切断。

7. 贲门周围血管离断

贲门周围血管离断，将胃后血管、左膈下静脉分离离断（图 6-4-5）。

处理胃冠状静脉及其分支，包括胃支、食管支、高位食管支。离断上述静脉的同时也切断与其伴行的同名动脉，向上游离食管 6～8cm（难点一），见图 6-4-6～图 6-4-10。

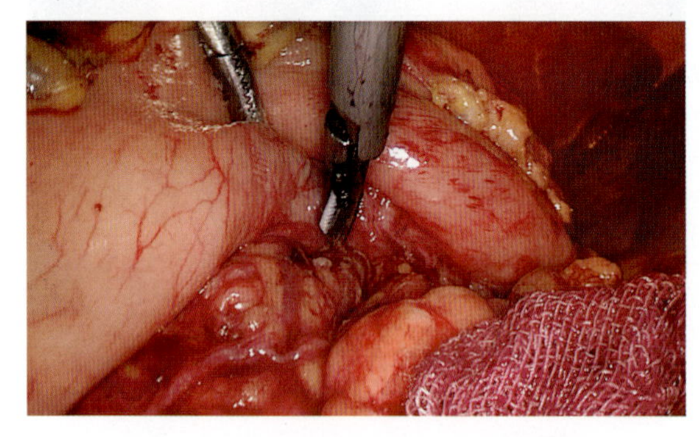

图 6-4-5　处理胃后血管、左膈下静脉

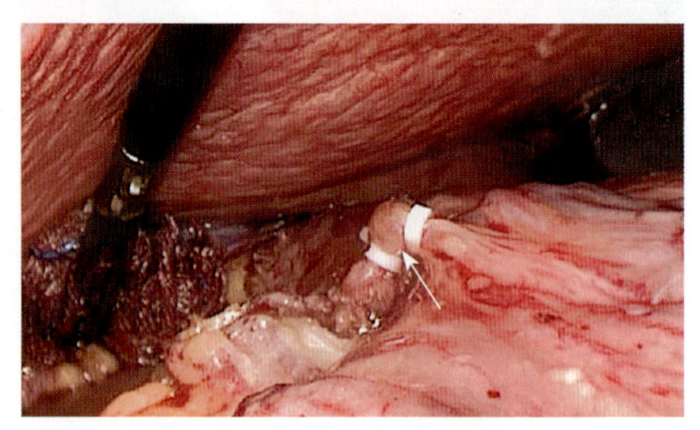

图 6-4-6　游离胃支（箭头示胃支）

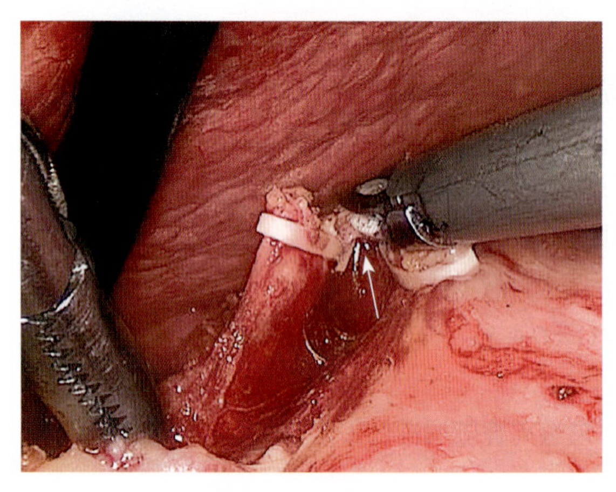

图 6-4-7　Hem-o-lok 夹夹闭后切断胃支（箭头示胃支）

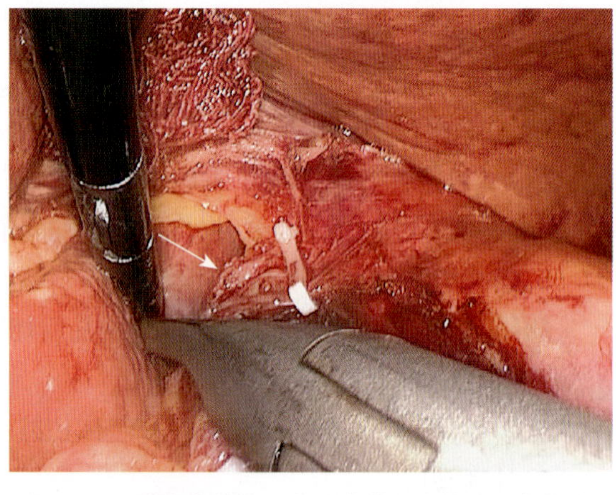

图 6-4-8　游离食管支、高位食管支（箭头示食管支）

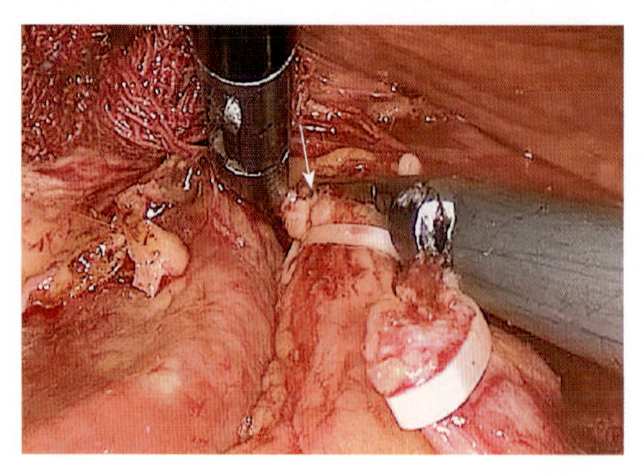

图 6-4-9　Hem-o-lok 夹夹闭后切断食管支、高位食管支（箭头示食管支）

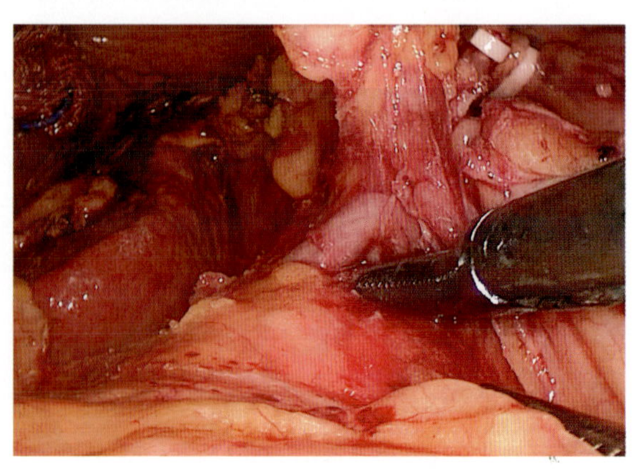

图 6-4-10　离断胃冠状静脉

难点解析：

（1）贲门周围血管离断过程同开放手术一致，需依次离断胃冠状静脉主干及其各分支。游离过程应仔细，轻柔操作，尽量不用超声刀快挡将血管离断，较细小的血管可用超声刀慢挡依次离断，粗大的血管需用 Hem-o-lok 夹等止血夹夹闭后离断，避免术后出血。

（2）断流过程中注意保护胃壁和食管下端，断流完成后应仔细检查，如发现有胃壁或食管浆膜破损，可用可吸收缝线间断缝合加固，避免术后胃瘘或食管穿孔的发生。

（3）断流要彻底，特别是高位食管支及胃后静脉，可结扎胃左动脉，减少胃灌注，防止术后再出现消化道出血。

8. 脾脏标本取出

9. 冲洗、检查、留置腹腔引流管

8、9 步骤同本章第一节腹腔镜脾切除术。

四、术后处理要点

1. 鼓励患者咳嗽，防止肺部感染，必要时行胸部 X 线片或 CT 检查，了解有无胸腔积液，如胸腔积液量大，患者出现呼吸困难，可行胸腔穿刺治疗。

2. 术后加强营养、抑酸、保护肝功能，并预防性应用抗生素。

3. 术后监测肝肾功能，术后每 2 天复查血常规一次，观察血小板变化，发现异常时，具体处理同本章第一节腹腔镜脾切除术。

4. 术后 24～48 小时密切监测生命体征，观察胃管及腹腔引流管引流液量、颜色，注意有无消化道出血、腹腔出血及胰瘘、胃瘘的发生。

5. 注意观察体温变化及腹部体征，了解有无腹腔感染及膈下感染的发生，必要时给予抗感染或腹腔穿刺置管引流。

第五节　杂交式经脐单孔腹腔镜脾切除术

经自然腔道内镜手术（natural orifice transluminal endoscopic surgery，NOTES）及单孔腹腔镜手术（laparoendoscopic single-site surgery，LESS）是当今国际微创外科领域研究与临床应用的热点。经自然腔道内镜手术尚待进一步发展，而单孔腹腔镜手术是现阶段最可行的体表“无瘢痕”技术，是经自然腔道内镜手术的过渡。国际上首例单孔腹腔镜脾切除术于 2009 年由土耳其 Barbaros 等报道。笔者于 2011 年 11 月实施首例杂交式经脐单孔腹腔镜脾切除术（hybrid transumbilical single-port laparoscopic splenectomy），本节介绍该术式主要步骤及注意事项。需要强调的是，该手术操作难度高，对于临床经验尚不丰富的腹腔镜外科医师，完成此手术仍存在较大困难，造成手术时间增长，术中出血多，患者不能从中受益，且术中出现并发症导致中转开腹可能性高，偏离了单孔腹腔镜减少创伤、增加美观性的初衷，不应勉强开展。亦不需为过分追求体表无瘢痕，舍弃术后瘢痕相对较小的辅助戳孔及术后引流。术者应根据自身及团队经验及患者具体情况灵活掌握适应证。

一、适应证及禁忌证

1. 适应证

脾脏中等大小，患者体型较瘦，$\mathrm{BMI} < 25\mathrm{kg/m^2}$。

2. 禁忌证

巨脾、患者肥胖，其余同本章第一节腹腔镜脾切除术。

二、术前评估、准备

同本章第一节腹腔镜脾切除术。

三、手术步骤

1. 体位和站位

同本章第一节腹腔镜脾切除术。

2. 建立气腹，置入腹腔镜

取脐下缘弧形切口，长约 25mm，切开腹壁各层，置入切口保护套（直径 50mm 左右），同经脐单孔腹腔镜脾切除术部分所述，使用无菌手套，制作自制单孔手术装置（图 6-5-1），亦可使用商品化单孔装置（图 6-5-2），但较为昂贵。

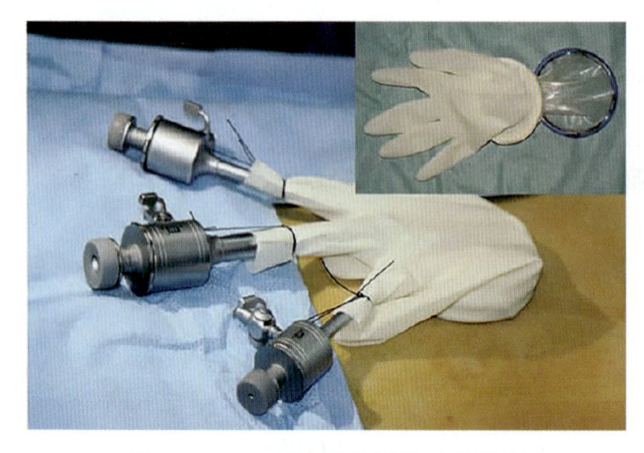

图 6-5-1　自制单孔腹腔镜手术装置

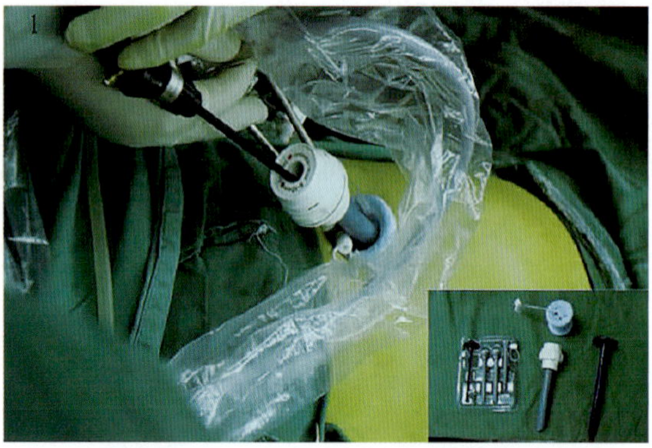

图 6-5-2　商品化 SILS 单孔装置

3. 操作孔布局

置入单孔装置后，建立气腹，如患者肥胖、脾脏较大，显露困难时，可于左侧腋前线肋缘下 2cm 处做 5mm 切口并置入 5mm 套管针（图 6-5-3），作为辅助操作孔，此孔术中为操作方便也可作为观察孔，术毕经此孔放置腹腔引流管，这样可大大简化手术操作难度。

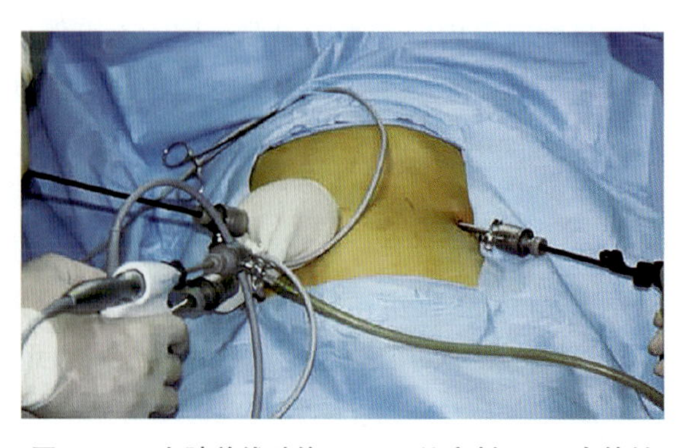

图 6-5-3　左腋前线肋缘下 2cm 处穿刺 5mm 套管针

4. 游离切断脾结肠韧带和脾肾韧带

单孔腹腔镜脾切除手术流程与传统多孔手术大致相同，手术操作首先由脾下极开始，游离脾结肠韧带和部分脾肾韧带（图 6-5-4），游离切断左侧胃结肠韧带和胃脾韧带，用超声刀逐渐分离出胃短动静脉，逐一上钛夹或 Hem-o-lok 夹夹闭后切断（图 6-5-5）。

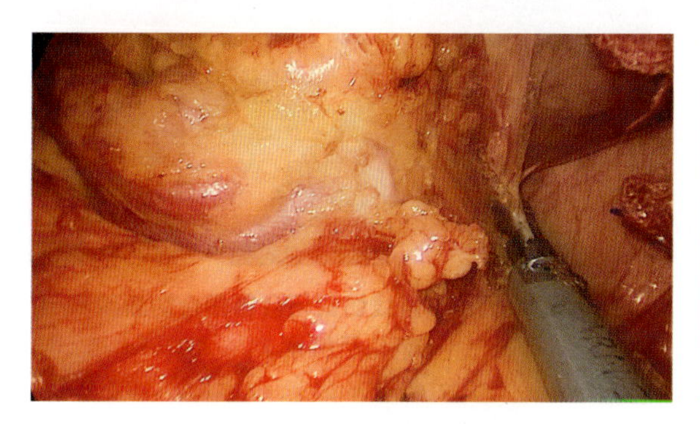

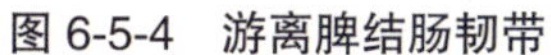
图 6-5-4 游离脾结肠韧带

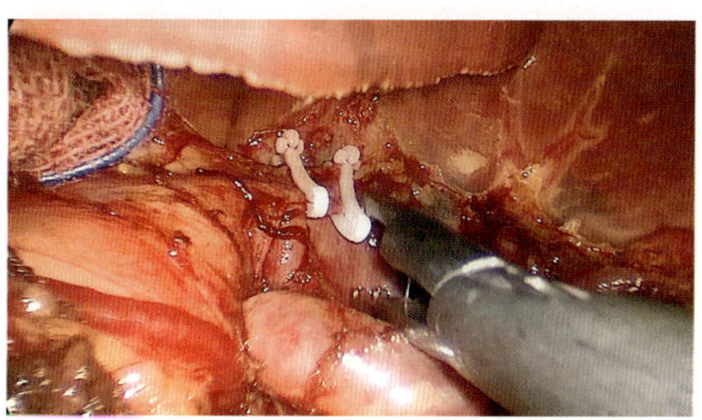

图 6-5-5 游离胃脾韧带，结扎切断胃短血管

手术要点：

（1）由于“筷子效应”，单孔手术难度较大，器械与腹腔镜之间相互影响，在游离脾结肠韧带过程中应仔细、耐心、轻柔操作，注意保护结肠，避免撕破脾被膜。

（2）使用加长、可调节弧度的单孔专用器械，可降低手术难度（图 6-5-6）。

5. 游离脾上极，切断脾膈韧带

将脾上极向上挑起，显露脾膈韧带，电凝钩或超声刀切断脾膈韧带（难点一），见图 6-5-7。

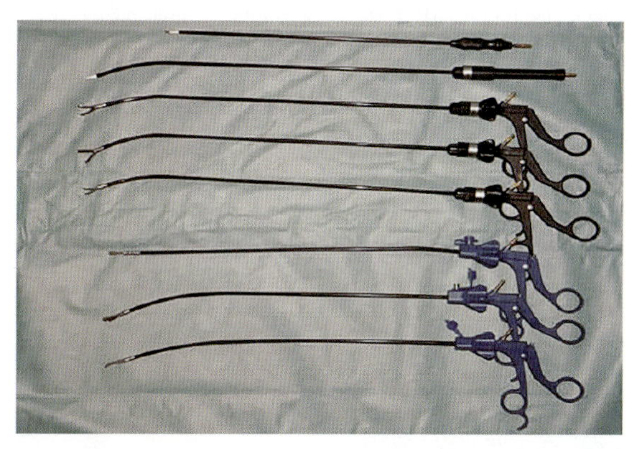

图 6-5-6 单孔腹腔镜专用器械

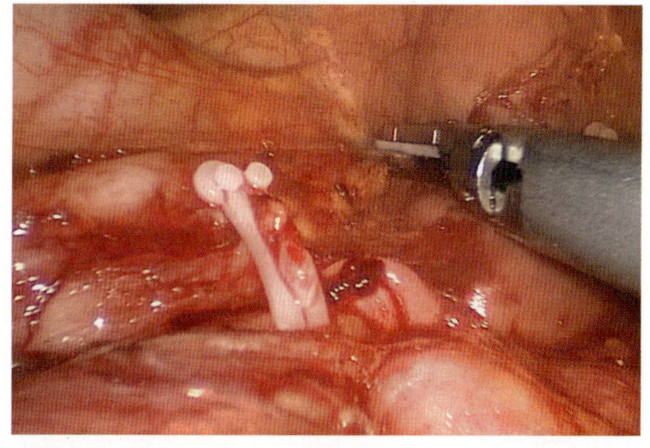

图 6-5-7 处理脾膈韧带

难点对策：

脾上极及脾膈韧带的游离处理是腹腔镜脾切除的难点，在单操作孔下操作更增加了手术难度。游离过程中应注意使脾脏与胃底和膈肌有一定张力，逐层解剖，妥善处理胃短血管，如操作过程中出现脾脏撕裂、大出血等意外情况应果断更改为传统多孔手术或开放手术。

6. 结扎脾动脉主干

于胰尾上缘解剖出脾动脉，Hem-o-lok 夹夹闭后切断（图 6-5-8）。

7. 处理脾门

脾门的处理可采用两种方法，同本章第一节腹腔镜脾切除术，但因单孔下解剖脾门较为困难，多采用腔镜下切割闭合器离断脾门，该方法相对简便、省时和安全（图 6-5-9）。

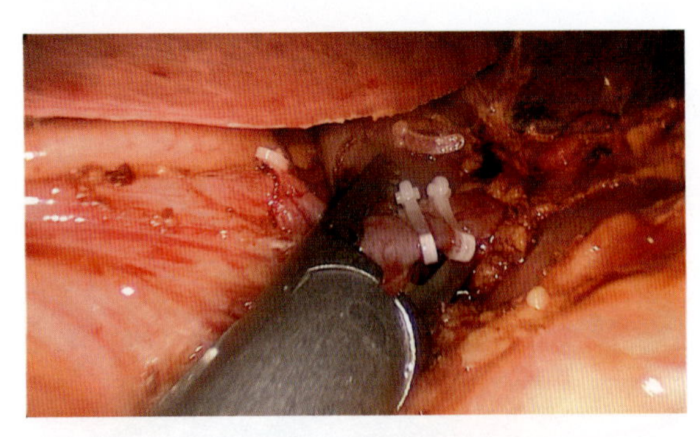

图 6-5-8　Hem-o-lok 夹夹闭切断脾动脉

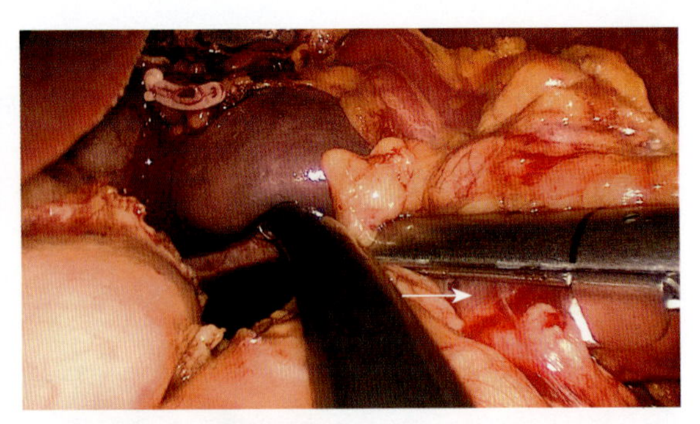

图 6-5-9　腔镜下直线切割闭合器闭合切断脾蒂（箭头示脾蒂）

手术要点：

（1）如操作困难，可经左侧腋前线套管针置入 5mm 腔镜作为观察孔，自脐部操作孔置入内镜下切割闭合器和操作器械，离断脾蒂。

（2）确保脾门游离充分，避免损伤胃壁及胰尾。

8. 脾脏标本取出

将切除的脾脏标本置入标本袋中，自脐部脱出，用卵圆钳或血管钳从袋内将脾夹碎后取出（图 6-5-10）。

9. 冲洗、检查、留置腹腔引流管

温盐水冲洗腹腔，观察有无活动性出血、胰腺及结肠损伤，并了解有无副脾。于脾窝放置引流管，自左腋前线引出固定。

10. 缝合腹壁切口

严密缝合脐部切口，避免术后切口疝的发生（图 6-5-11）。

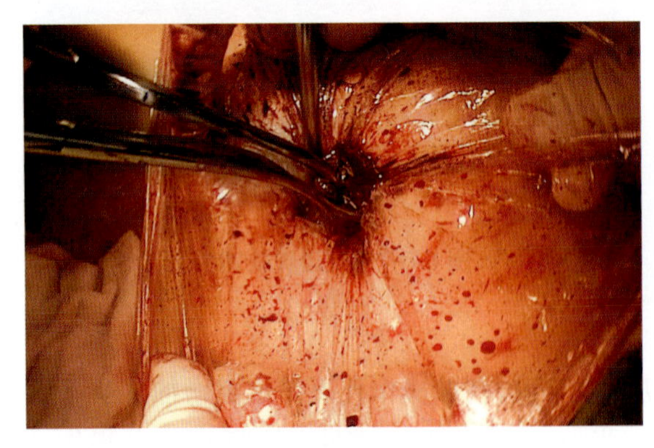

图 6-5-10　自脐部取出标本

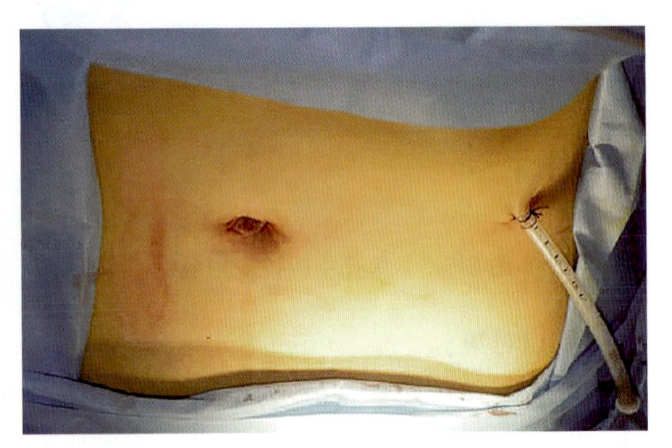

图 6-5-11　术毕腹部图片

四、术后处理要点

同本章第一节腹腔镜脾切除术。

推荐阅读资料

[1] 胡三元,姜希宏,王建伟,等.腹腔镜脾切除一例.山东医科大学学报,1995,33(4):1.

[2] 胡三元.腹腔镜脾切除术.腹腔镜外科杂志,2009,14(5):321-322.

[3] 展翰翔,胡三元.腹腔镜脾切除术的要点与难点.腹腔镜外科杂志,2016,21(8):567-569.

[4] 展翰翔,徐建威,胡三元.腹腔镜部分脾切除术的手术策略与技巧.腹腔镜外科杂志,2016,21(8):570-572.

[5] 张光永,王磊,刘少壮,等.杂交式经脐单孔腹腔镜脾切除术6例报告.腹腔镜外科杂志,2013,18(3):163-167.

[6] CHEN B,HU S Y,WANG L,et al. Laparoscopic splenectomy:a 12-year single-center experience. Chin Med J(Engl),2008,121(8):766-768.

[7] DIONIGI R,BONI L,RAUSEI S,et al. History of splenectomy. Int J Surg,2013,11(Suppl 1):S42-43.

[8] PETROIANU A,CABEZAS-ANDRADE M A,NETO R B. Laparoscopic subtotal splenectomy. Surg Laparosc Endosc Percutan Tech,2008,18(1):94-97.

[9] POULIN E C,THIBAULT C,DESCOTEAUX J G,et al. Partial laparoscopic splenectomy for trauma:technique and case report. Surg Laparosc Endosc,1995,5(4):306-310.

[10] WANG L,XU J,LI F,et al. Partial splenectomy is superior to total splenectomy for selected patients with hemangiomas or cysts. World J Surg,2017,41(5):1281-1286.

(胡三元　展翰翔)

第七章 腹腔镜阑尾切除术

腹腔镜阑尾切除术(laparoscopic appendectomy,LA)由德国 Semm 教授于 1983 年首先报道。LA 具有安全、损伤轻、住院时间短、恢复快、并发症少等优点,其应用也越来越广泛。

一、适应证及禁忌证

1. 适应证

绝大部分阑尾炎患者均可采用 LA,经腹腔镜探查不适宜 LA 者可中转开腹手术,相较于开腹阑尾切除术(open appendectomy,OA),LA 对以下患者尤为适用。

(1)肥胖者

肥胖患者行 OA 需大切口,位置深、阑尾显露困难,脓液易污染切口,而 LA 显露清楚,腹壁切口小,损伤轻,阑尾不接触切口,避免了脓液对切口的污染,切口感染及腹壁脂肪液化坏死的发生率明显降低。

(2)糖尿病患者

糖尿病患者伴发阑尾炎时,由于需急诊手术治疗,血糖在短时间内不容易被控制,OA 切口感染率增加,由于腹腔镜手术的特点,LA 可大大减少切口感染率及盆腔脓肿形成。

(3)阑尾炎诊断不明确者

对一些右下腹痛伴腹膜炎体征患者,阑尾炎诊断不明确时,经腹腔镜探查后,可以明确诊断,对不适宜应用腹腔镜治疗的疾病,可在腹腔镜引导下就近选择切口开腹手术,避免盲目大切口探查,减少损伤。

(4)育龄妇女

本年龄组阑尾炎误诊率最高,阑尾炎易与异位妊娠破裂出血、卵巢囊肿扭转或破裂、附件炎等疾病混淆,若选择麦氏点切口开腹手术,在探查阑尾正常后,再探查附件时就比较困难,特别是对侧附件,往往需延长或另行切口,增加了手术创伤,腹腔镜手术经探查后可明确病变部位,对附件病变也可同时经腹腔镜治疗,避免大切口探查,有极大的优越性。妊娠时阑尾炎易误诊,且易发生早产和流产,妊娠期阑尾炎处理比较复杂,一般妊娠早期、晚期尽量避免创伤治疗,妊娠中期可行腹腔镜治疗。Schreiber 对 6 例妊娠 8～25 周的孕妇行 LA 后,无并发症发生。

(5)老年患者

老年人阑尾炎易穿孔,回盲部肿瘤发病率增加,应用腹腔镜对穿孔所致盆、腹腔污染处理方便,对回盲部肿瘤也可明确诊断,选择合适切口一期手术,也可在腹腔镜诊断明确后,经肠道准备后二期手术。

(6)病史长、腹膜炎症状明显、估计腹腔内大量脓液者

腹腔镜切除阑尾后可以彻底冲洗盆、腹腔，并在直视下于盆腔最低位放置引流，减少盆腔脓肿、肠间脓肿的发生，以后形成肠粘连、肠梗阻的发生率降低。

(7)阑尾周围脓肿

经腹腔镜行脓肿引流时，可在直视下选择合适的引流部位，对回盲部肿瘤，在肠道准备情况下可中转开腹手术治疗。

2. 禁忌证

(1)心、肺、肝、肾功能明显异常，不能耐受手术者。

(2)阑尾与后腹膜严重粘连或盲肠后位阑尾或阑尾严重坏疽、钳夹提起困难者。

(3)3个月内有下腹部手术史者，因组织粘连水肿，显露困难，尽量避免LA。

(4)早期或晚期妊娠阑尾炎患者。

二、手术步骤和技巧

1. 体位和站位

患者取仰卧头低位，向左侧倾斜15°，以便显露阑尾，术毕冲洗时应将体位改为头高足低位，右侧倾斜15°，以免脓液污染腹腔。

术者和助手均站于患者左侧，其中术者站于足侧，助手站于头侧(图7-0-1)。

2. 建立气腹、置入腹腔镜

经脐上孔置入气腹针，造气腹，气腹压力在8.25～11.25mmHg，下腹部腹腔空间较大，无须过高气腹压力即可得到较好显露。对有腹部手术史者也可应用开放性造气腹，以避免造气腹时造成脏器损伤。造气腹时应密切注意心率、血压、呼吸变化并及时处理。

3. 操作孔的位置

常规采用三孔法，位置分述如下(图7-0-2)。

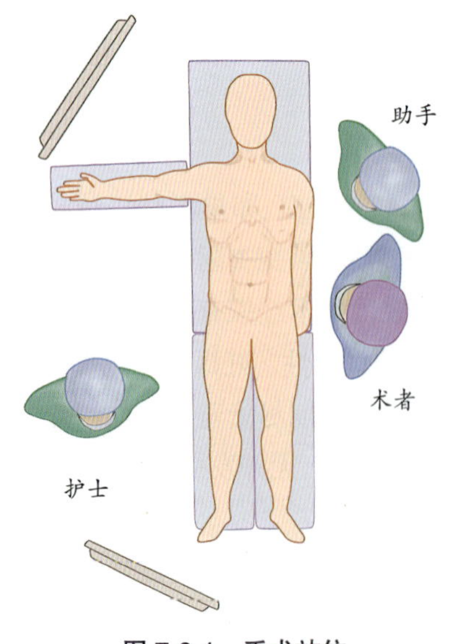

图7-0-1　手术站位

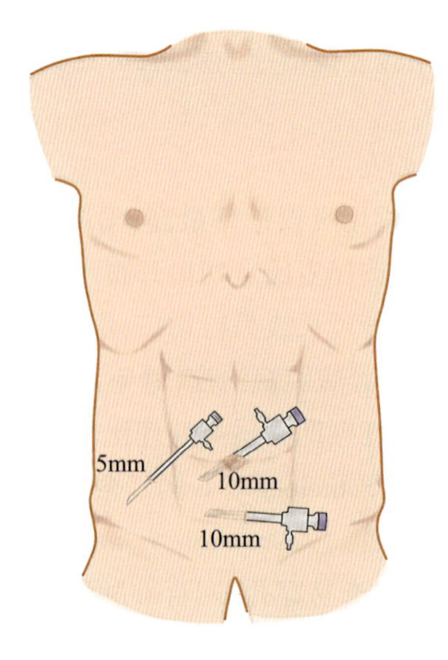

图7-0-2　戳孔位置

观察孔：脐上缘做 1.0cm 弧形切口，用于置入腹腔镜。

主操作孔：脐与耻骨联合连线中点偏左 2cm 处做 1.0cm 切口，用于处理阑尾系膜及根部，并取出阑尾。

副操作孔：在麦氏点处做 0.5cm 切口，用于提起阑尾，协助处理阑尾系膜及根部。

4. 探查腹腔

进镜后首先控查盆腔及腹腔脏器，除外胆囊炎、上消化道溃疡穿孔、附件炎、异位妊娠、Meckel 憩室炎等病变，显露阑尾后探查阑尾及回盲部（图 7-0-3），判断是否适合腹腔镜手术。

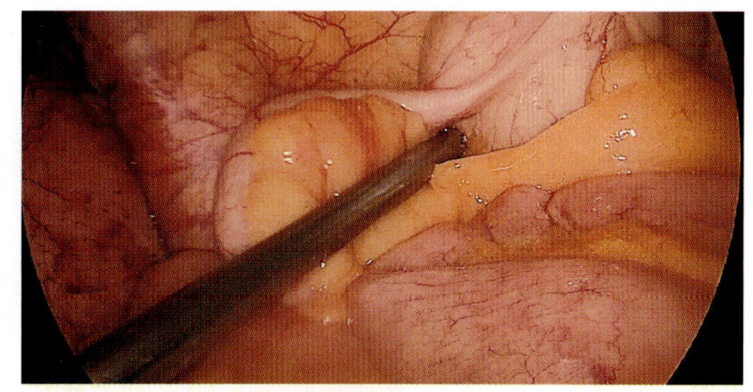

图 7-0-3　术中探查

5. 处理阑尾系膜

辨认出阑尾后，确定系膜位置，首先于阑尾根部紧贴阑尾处分离阑尾系膜（图 7-0-4），而后于阑尾系膜和阑尾之间用电凝钩游离阑尾系膜并裸化阑尾（图 7-0-5）。这样做的优点是出血少，而且取出阑尾较为方便。分离系膜直至阑尾根部后，于阑尾动、静脉近心端置 Hem-o-lok 夹或圈套器结扎阑尾系膜（图 7-0-6），用电凝钩紧靠阑尾烧灼并切断阑尾动、静脉。因阑尾动静脉为边缘血管，靠近阑尾根部系膜可不必置钛夹，直接用电凝钩烧灼处理（图 7-0-7）。

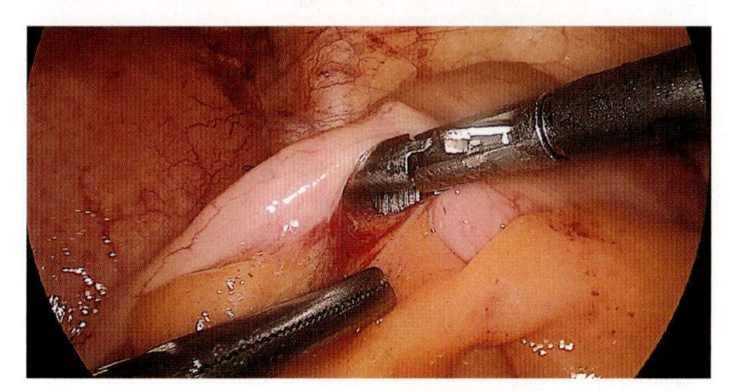

图 7-0-4　分离阑尾系膜

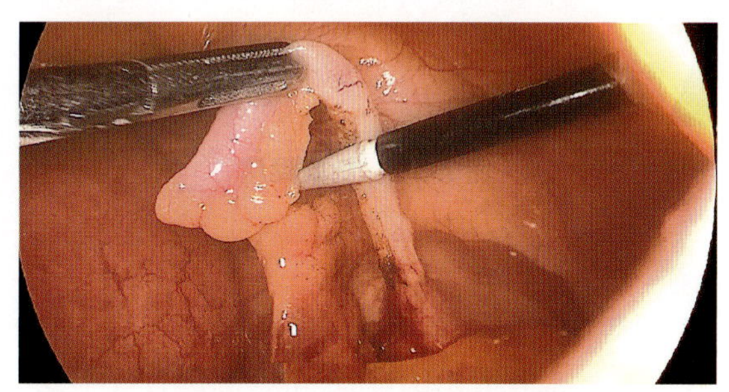

图 7-0-5　充分游离阑尾系膜

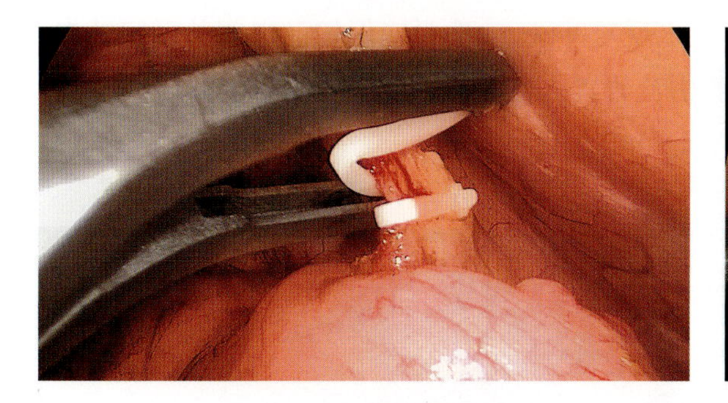

图 7-0-6　夹闭阑尾系膜

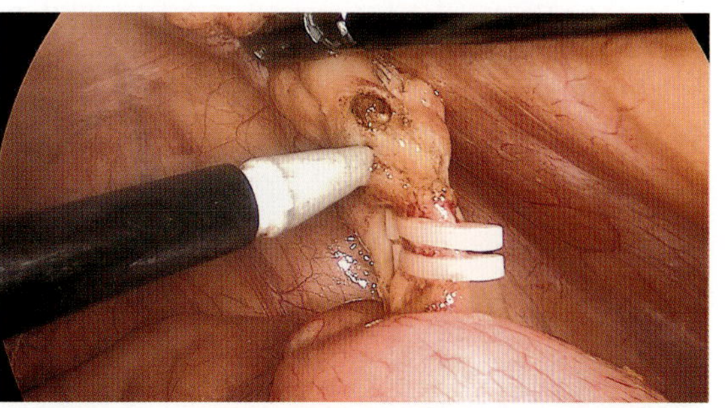

图 7-0-7　切断阑尾系膜

6. 处理阑尾根部

用圈套器距阑尾根部 0.5cm 处套扎 2 道（也可套扎一道，置一枚钛夹，图 7-0-8），距根部 1.5cm 处置钛夹一枚，以避免阑尾腔内污物漏出后污染腹腔，在远端保留一枚夹子的位置切断阑尾（图 7-0-9）。如果无圈套器，可用 Roeder 结（7 号丝线做成）代替，用推结器经主操作孔送入腹腔，代替圈套器套扎阑尾。切断阑尾后，阑尾残端应用电凝钩电灼处理。但电灼时须避开阑尾根部套扎线（图 7-0-10）。

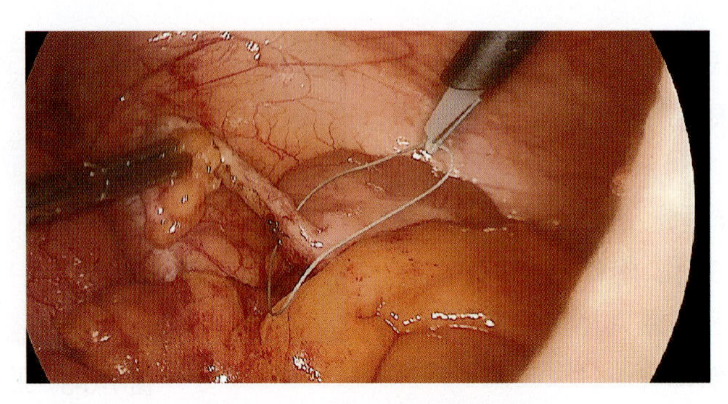

图 7-0-8　圈套器套扎阑尾

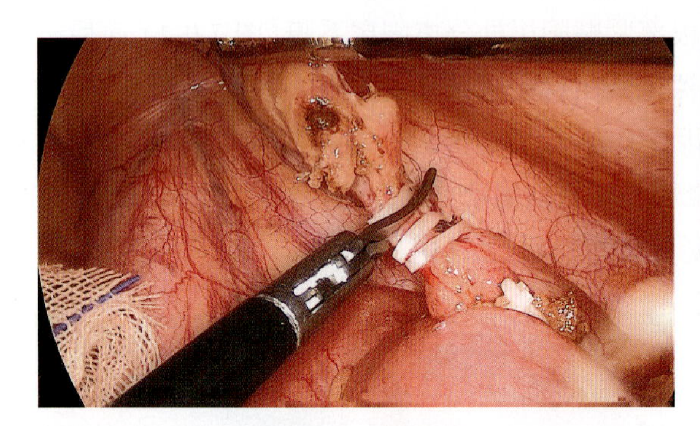

图 7-0-9　切断阑尾

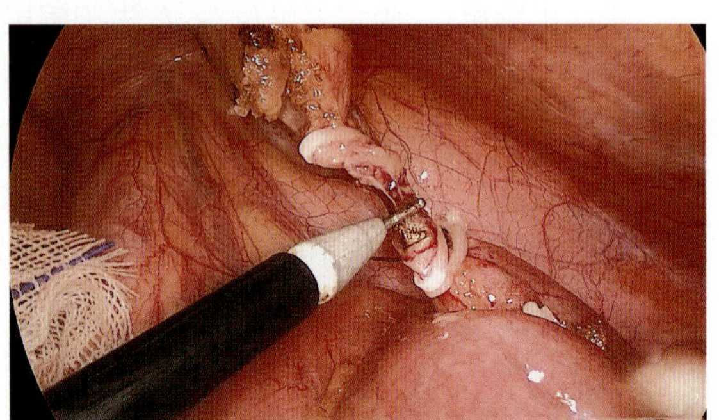

图 7-0-10　烧灼阑尾残端

7. 取出阑尾

阑尾肿胀轻，最大直径不超过 1cm 者，可经主操作孔套管内取出阑尾，若阑尾水肿明显，直径 > 1cm 经套管取出困难时，可将阑尾置入手套或安全套内取出。

8. 冲洗、留置引流管、关腹

盆腔及阑尾周围可在直视下应用大量生理盐水反复冲洗，冲洗时应保护已夹闭的系膜钛夹，以防脱落（图 7-0-11）。渗液多者在直视下将腹腔引流管置入盆腔最低位，引流管经副操作孔或另戳孔引出（图 7-0-12）。

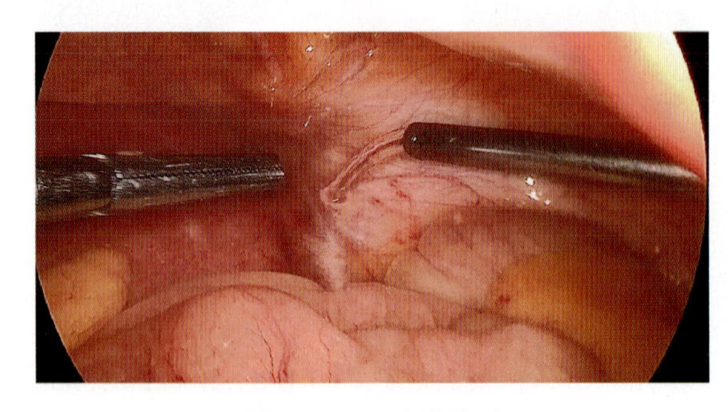

图 7-0-11　冲洗腹腔

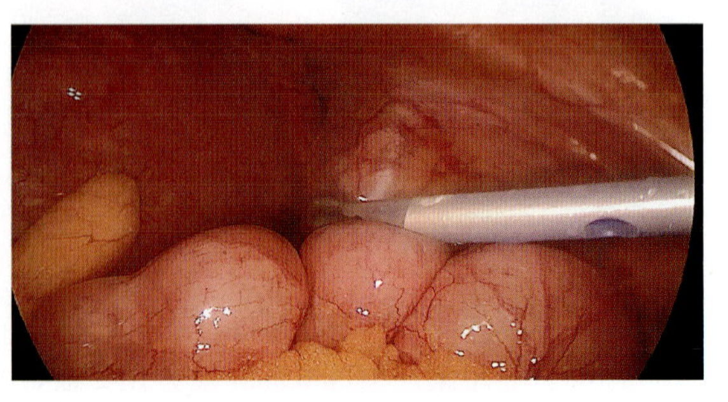

图 7-0-12　放置引流管

主操作孔腹直肌前鞘及观察孔白线各“8”字缝合一针，副操作孔皮下无须缝合，切口应用无菌切口贴或医用黏合胶闭合。

9. 术中特殊情况的处理要点和技巧

（1）阑尾严重坏疽且与后腹膜粘连，分离阑尾时易碎不能提起时，对于有扎实腔镜下缝合打结基础的高年资医师，可考虑用3-0可吸收缝线于腔镜下通过单纯间断缝合或“8”字缝合的方法关闭阑尾残端，但务必确定缝合组织满意。否则，建议中转开腹手术处理。

（2）阑尾周围脓肿，脓肿周围被小肠包绕分离困难。对于缺乏此类情况腹腔镜下分离粘连操作基础的医师，建议中转开腹手术。

（3）术中出现腔镜下难以处理的出血且暴露不清楚的情况下，不应盲目夹闭出血点，否则容易损伤回结肠血管，造成回盲部小肠坏死。遇到此类情况，在出血不凶险的情况下，应辨认出血点，先用弯分离钳钳夹，确认解剖结构后用钛夹夹闭止血。如遇凶险的大出血，应中转开腹手术。

三、术后回顾

1. 气腹并发症

LA与其他腹腔镜外科手术一样，需建立CO_2气腹，以便有足够的手术操作空间，CO_2气腹可形成皮下气肿、高碳酸血症等并发症，但这些并发症只要术中不引起呼吸困难，可继续进行手术，若皮下气肿范围广泛或达颈部，估计腹腔镜手术时间又较长时应中转开腹手术。小范围的皮下气肿，一般术后3～5天内可被吸收。

2. 穿刺并发症

气腹针及观察孔的穿刺均为盲穿，容易引起穿刺损伤，轻者为腹壁小血管、腹腔内大网膜、肠系膜刺伤，出血量少，一般不引起严重后果。严重者为大血管损伤（如腹主动脉）、胃肠穿孔等，均为严重并发症，出血量大，可引起休克，甚至死亡，为了避免副损伤，初学者或患者腹壁薄弱时，也可应用开放性造气腹，避免盲穿，比较安全。

3. 腹腔内操作性损伤

在显露阑尾，分离、结扎阑尾系膜时，若器械操作及电灼不当，可引起小肠戳伤、撕裂伤、出血及电灼伤，严重时可造成肠破裂、穿孔、系膜血管出血。发生迟发性肠坏死、穿孔，后果较严重。因此，术者及助手应有较好的普通外科基础及良好的腹腔镜下操作及配合协调能力，操作时不能急于求成，电灼时应避开正常脏器，防止电凝钩反弹，协助显露器械尽量使用钝性钳，并避免对组织的过度牵拉。

4. 感染并发症

感染并发症包括切口感染及腹腔脓肿，由于腹腔镜手术操作和阑尾取出过程均不污染腹壁切口，切口感染率极低，其发生率在1%以内，远低于开腹手术。LA术中可以彻底冲洗腹腔、盆腔，直视下吸尽脓液，并放置引流，因此，腹腔脓肿及肠间脓肿发生率也很低。

5. 阑尾残端瘘

阑尾残端瘘是严重的并发症，发生原因与根部处理技术及阑尾病变程度有关。根部处理满意时，残端瘘发生率极低，仅0.16%左右，在根部无坏疽穿孔时，根部套扎或钛夹处理即可，但要保证牢固可靠，根部水肿明显时可缝扎，若根部坏疽穿孔，应在镜下缝合，残端周围放置引流。

6.术后出血

术后出血可分为腹壁切口出血和腹腔内出血。腹腔内出血,若发现不及时是致命性的。出血原因主要是阑尾系膜血管充血、水肿明显,牵拉时造成系膜血管断裂,或钛夹钳闭不牢,结扎线滑脱,血管回缩,术中未及时发现,术后在患者活动或血压升高时引起出血。若出血量大,有休克倾向,应在积极抗休克的同时开腹手术。

推荐阅读资料

[1] 王有利,刘凡,叶颖江,等.腹腔镜阑尾切除术在急性和慢性阑尾炎中应用疗效的比较.中华普通外科杂志,2013(2):93-95.

[2] 徐大华,刘东斌.急性阑尾炎腹腔镜手术指征及技巧.中国实用外科杂志,2015,35(5):499-502.

[3] 张学礼,张淑敏.腹腔镜下阑尾切除术.日本医学介绍,1988(11):516.

[4] 中华医学会外科分会腹腔镜与内镜外科学组.腹腔镜阑尾切除术常规.腹腔镜外科杂志,2006(4):359-360.

[5] SEMM K. Endoscopic appendectomy. Endoscopy,1983,15(2):59-64.

(程志强　李临川)

第八章 腹腔镜结直肠手术

1987年,法国医师 Mouret 完成世界首例腹腔镜胆囊切除术,揭开了腹腔镜外科的序幕;到了90年代,随着吻合器的发明,腹腔镜技术开始应用到结直肠外科。1991年,美国医师 Jacobs 报道世界首例腹腔镜结肠癌根治术,标志着腹腔镜结直肠外科时代的到来;经过30余年的发展,腹腔镜结直肠手术已经在世界范围内广泛开展;它具有创伤小、术后痛苦轻、恢复快、住院时间短、美容效果好等优点,其近期疗效明显优于传统手术;且循证医学已经证实,其肿瘤学远期疗效亦不逊于传统手术;目前,腹腔镜结肠癌根治术已得到广泛认可,并被写入美国国立综合癌症网络(NCCN)结肠癌治疗指南,成为结肠癌治疗的标准术式;而腹腔镜直肠癌手术,尤其是低位直肠癌前切除术,难度较大,并发症多,在开展初期有较多争议;随着大量临床研究的证实,腹腔镜直肠癌根治术同样具有不亚于开腹手术的安全性和远期肿瘤学效果,且更适于在狭小的盆腔内操作,能够提高保肛率,目前已经成为标准术式。目前腹腔镜结直肠手术已经在国内二级以上医院逐渐开展普及。

腹腔镜结直肠手术遵循全结肠系膜切除(complete mesocolic excision,CME)和全直肠系膜切除(total mesorectal excision,TME)及膜解剖理念;其手术种类可大致分为腹腔镜辅助、腹腔镜手助和完全腹腔镜三种,目前临床上以腹腔镜辅助结直肠癌手术开展最广泛;随着技术水平的提高,近年来全腹腔镜结肠癌手术也成为热点。在常用的五孔法基础上,还有很多手术改进,如减孔或单孔腹腔镜结直肠癌手术。手术方式除了常用的各种结肠癌根治术,Dixon 术、Miles 术、Hartmann 手术,还有一些新的术式在临床上开展应用,如低位直肠癌经内外括约肌间切除术(intersphincteric resection,ISR)、肛提肌外腹会阴联合直肠癌切除术(extralevator abdominoperineal excision,ELAPE,也称柱状切除)、经自然腔道取标本的结直肠手术(natural orifice specimen extraction,NOSES)、经肛全直肠系膜切除术(trans-anal total mesorectal excision,TaTME)等。此外,还有机器人辅助腹腔镜结直肠手术,但由于受设备条件限制,目前仅在少数单位开展。本章将重点介绍临床上应用较多的腹腔镜右半结肠切除术、左半结肠切除术、乙状结肠癌根治术、全结肠切除术、直肠癌前切除术(即 Dixon 术)、腹会阴联合直肠癌根治术(即 Miles 术)、肛提肌外腹会阴联合直肠癌切除术(即 ELAPE)等。

第一节 腹腔镜右半结肠切除术

一、适应证和禁忌证

1. 适应证

(1)盲肠、升结肠或结肠肝曲的恶性肿瘤。

(2)不适于进行结肠镜切除的盲肠和升结肠多发息肉。

(3)阑尾恶性肿瘤或神经内分泌肿瘤须行扩大切除及淋巴结清扫者。

2. 禁忌证

(1)肿瘤侵及周围脏器或伴有腹腔广泛转移者。

(2)右半结肠病变引起急性肠梗阻者。

(3)上腹部手术史,腹腔广泛粘连者。

(4)心肺肝肾等重要器官功能欠佳,不能耐受气腹及全身麻醉者。

(5)凝血机制异常,有出血倾向者。

二、术前评估、准备

1. 电子结肠镜检查及活检明确诊断。较早期的结肠癌可以肠镜下标记,以利于术中肿瘤定位;肠镜检查中发现的息肉或腺瘤可以一并切除。

2. 完善实验室检查、肿瘤指标检查,行胸腹增强 CT、MRI 或 PET/CT 检查,评估排除远处转移。

3. 评估心肺肝肾等重要器官功能及营养状态,纠正贫血,改善营养,治疗合并症。

4. 肠道准备:一般术前 1 天口服泻剂,不需要清洁灌肠,术前口服补液盐或适当静脉补液;如患者有梗阻表现,可适当延长肠道准备时间,以无渣流质饮食联合缓泻剂为主(如乳果糖、液状石蜡等);术前不常规置胃管,术中可临时置胃管,防止因体位改变而误吸,术后即拔除。

三、切除范围

腹腔镜右半结肠切除术的切除范围根据肿瘤部位有所不同,对于回盲部及升结肠恶性肿瘤,须切除距回盲部 10～15cm 回肠、回盲部、升结肠、横结肠右半部及相应大网膜,于根部处理回结肠血管、右结肠血管、副右结肠静脉及结肠中血管右支,并清扫其周围淋巴脂肪组织(图 8-1-1A);而对于结肠肝曲及横结肠右侧近肝曲恶性肿瘤,须行扩大的右半结肠切除术,即在上述切除范围基础上于根部切断结肠中血管、胃网膜右血管,并清扫其周围淋巴脂肪组织(图 8-1-1B);若治疗回盲部良性病变时,可先游离盲肠及升结肠,对肠系膜不做过多切除。

目前临床上以腹腔镜辅助右半结肠切除术开展最普遍,手术入路包括中央入路、头侧入路、尾侧入路及各种联合入路,可根据肿瘤特点及个人习惯选择;下面重点介绍中央入路。

四、手术技巧

1. 体位和站位

水平仰卧位,双腿分开呈“人”字形(图 8-1-1C);患者向左侧倾斜 10° ～15° ,处理血管及横结肠上区时头高足低 15° ～20° ,游离回盲部时可改头低足高 15° ～20° ;术者位于患者左侧,助手位于患者右侧,扶镜手位于患者两腿之间(图 8-1-1D);术者开始时也可站于两腿之间(图 8-1-1E),完成外科干周围淋巴脂肪组织清扫后再换至患者左侧完成横结肠上区及右半结肠游离,助手位置做相应调整(图 8-1-1F)。

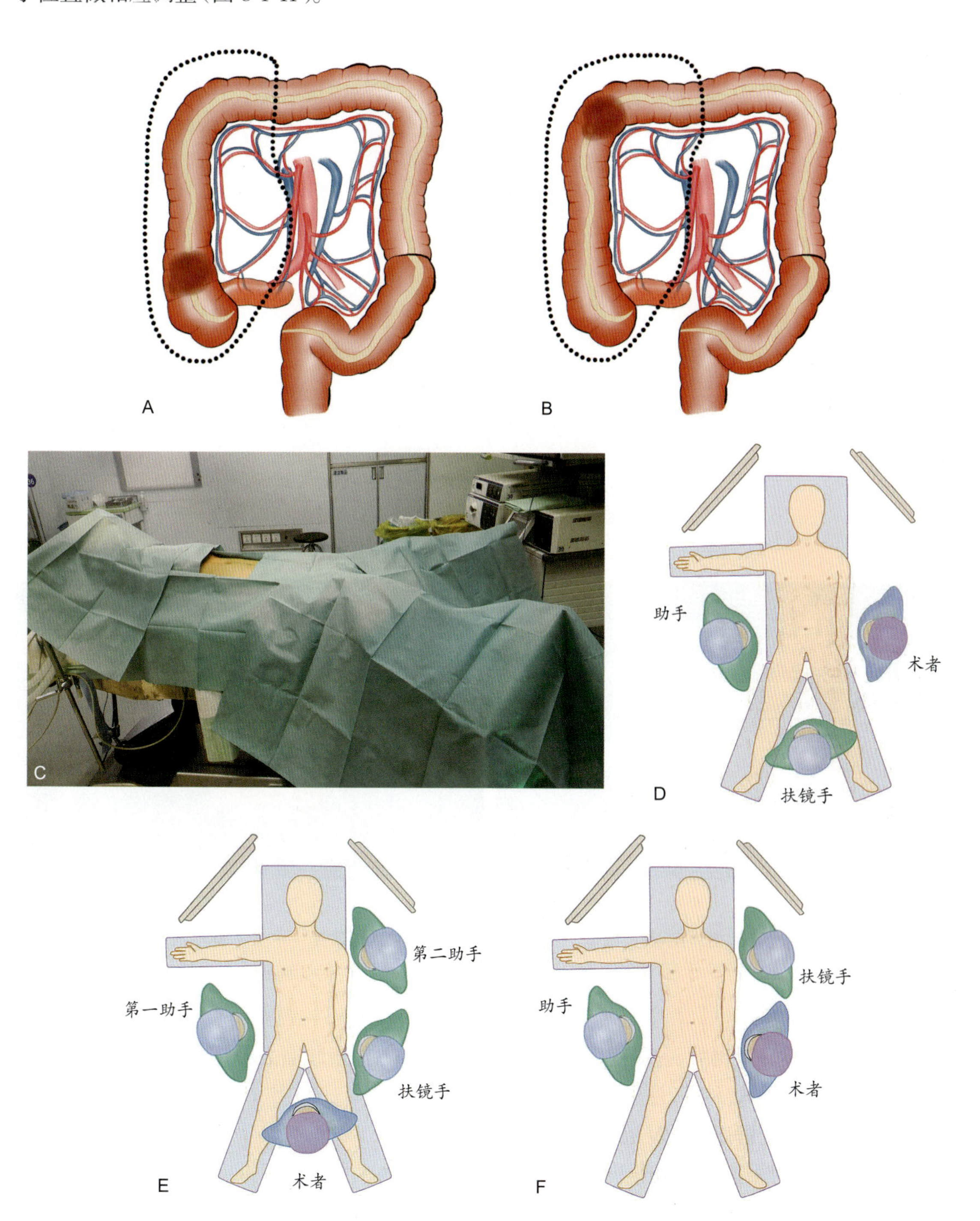

图 8-1-1　右半结肠切除范围、体位及术者站位

A. 标准右半结肠切除术切除范围；B. 扩大右半结肠切除术切除范围；C. 体位；D. 术者左侧站位；E. 术者两腿中间站位；F. 术者站位调整。

2. 戳孔位置

一般采用五孔法(图 8-1-2A、B)。脐下缘做 10mm 戳孔,作为观察孔置入腹腔镜;主操作孔位于左上腹,左锁骨中线脐上 5cm 左右,长度 10mm 或 12mm;副操作孔位于左锁骨中线脐下约 5cm 处,长度 5mm;另外两个副操作孔分别位于右锁骨中线与左侧相对应位置;术者首先站于两腿之间操作时,主操作孔位于左下腹(图 8-1-2C);最后可延长右上腹戳孔或观察孔至 6～8cm 作为辅助切口。

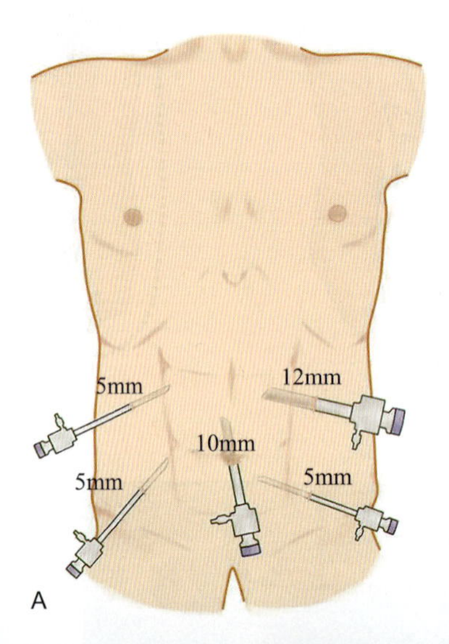

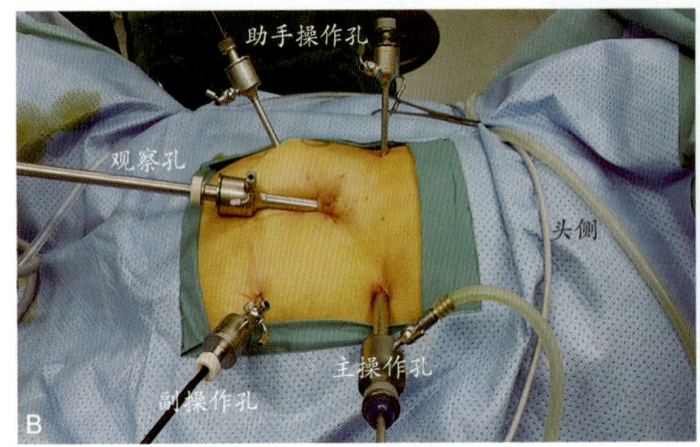

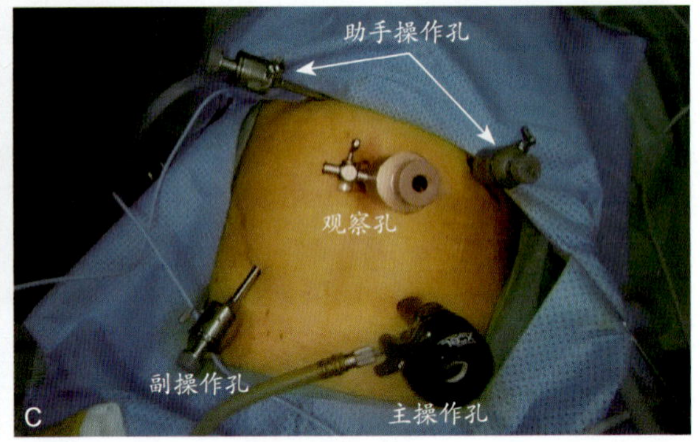

图 8-1-2　戳孔位置

A. 戳孔位置示意图；B. 戳孔位置（术者左侧站位）；C. 戳孔位置（术者两腿中间站位）。

3. 探查

注意肝脏、腹膜、大网膜、盆腔有无转移结节(图 8-1-3);探查肿瘤大小、部位、活动度,与周围脏器关系,有无淋巴结转移等,评估手术可行性(图 8-1-4)。

4. 显露肠系膜上静脉(SMV)及回结肠血管

患者取头高右倾位,将小肠推向左侧腹腔,助手将大网膜及横结肠推向上腹部,显露肠系膜上静脉及回结肠血管轮廓,于回结肠血管上方可见十二指肠(图 8-1-5)。

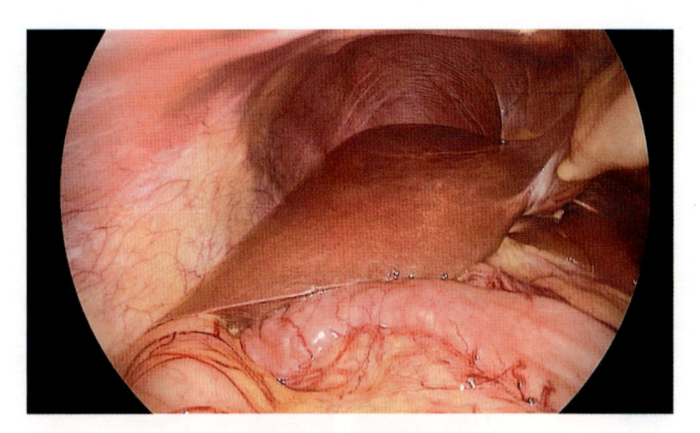

图 8-1-3　腹腔探查

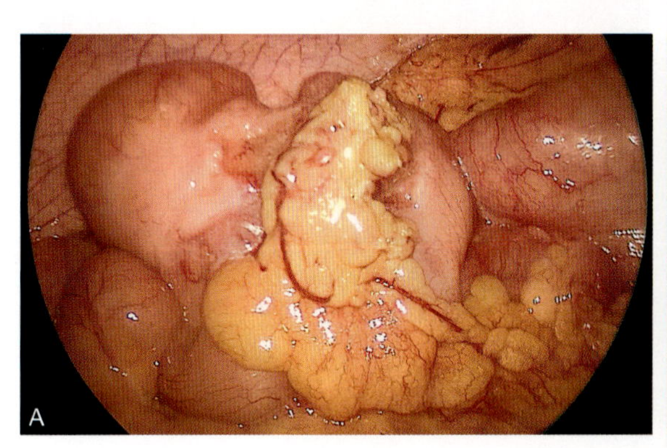

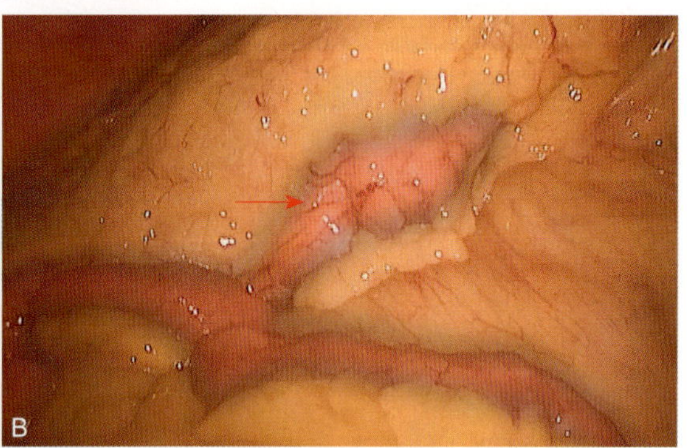

图 8-1-4　探查肿瘤位置

A. 回盲部肿瘤；B. 结肠肝曲肿瘤（箭头）。

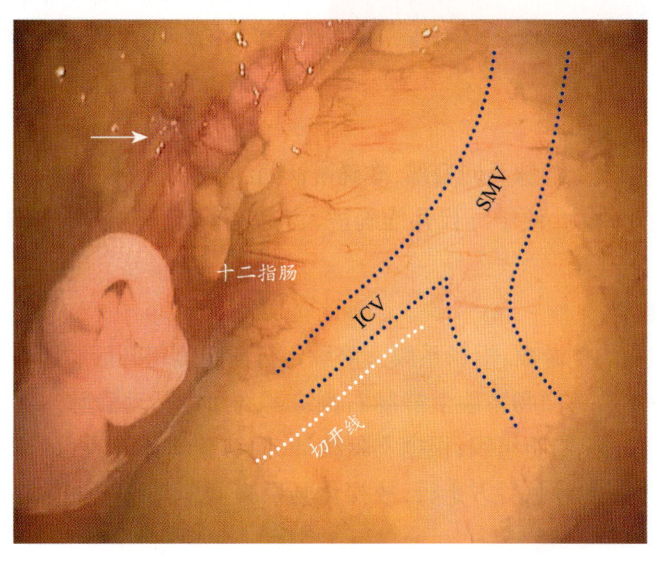

图 8-1-5　显露肠系膜上静脉及回结肠血管轮廓

SMV. 肠系膜上静脉；ICV. 回结肠静脉；箭头示结肠肝曲肿瘤；白色虚线示后腹膜切开线。

5. 寻找进入右 Toldt 间隙

助手提起回结肠血管，于血管皱襞下方切开后腹膜，进入右 Toldt 间隙（图 8-1-6A、B）；将该间隙初步扩展，注意保护十二指肠，避免损伤（图 8-1-6C）。

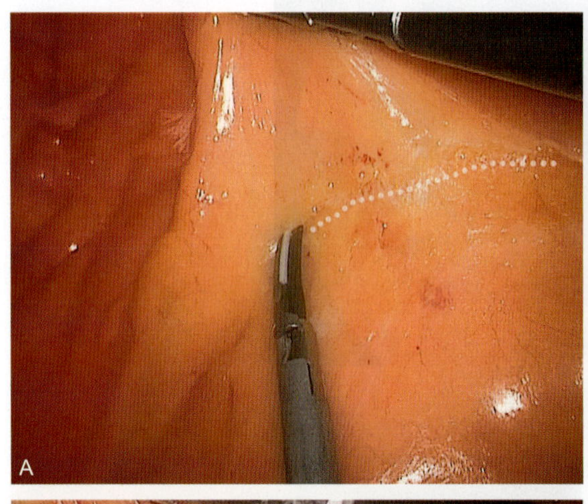

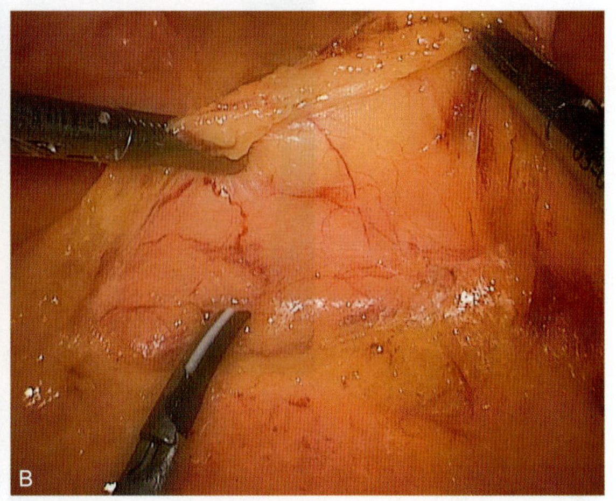

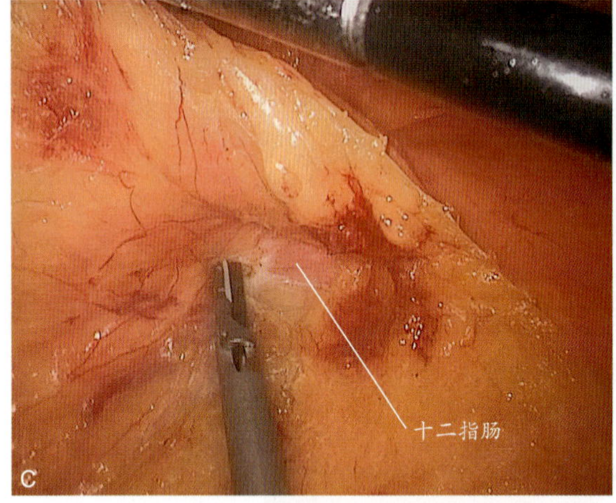

图 8-1-6 寻找进入右 Toldt 间隙

A. 进入右 Toldt 间隙（白色虚线示后腹膜切开线）；B. 进入右 Toldt 间隙；C. 注意保护十二指肠。

手术要点：

（1）充分显露肠系膜上静脉及回盲部，准确辨认回结肠血管。

（2）助手保持充分张力，便于寻找并准确进入右 Toldt 间隙；钝性锐性游离相结合，注意保护十二指肠。

6. 处理回结肠血管

循右 Toldt 间隙向内侧游离，沿肠系膜上静脉走行向头侧切开后腹膜（图 8-1-7A）；游离、裸化肠系膜上静脉（图 8-1-7B）；循肠系膜上静脉右侧缘解剖回结肠动静脉，并分别夹闭切断（图 8-1-7C、D），并清扫其周围淋巴脂肪组织；根据文献统计，回结肠动脉约 1/3 的情况下于肠系膜上静脉前后走行，2/3 于肠系膜上静脉后方走行，故裸化肠系膜上静脉时须注意其前方走行的回结肠动脉（图 8-1-7E、F）。

手术要点：

（1）建议将肠系膜上静脉、回结肠动脉、回结肠静脉骨骼化，既保证清扫彻底性，又利于手术顺利进行；但血管裸化操作须非常精细，并需要助手密切配合；手术者左手使用弯分离钳利于血管骨骼化操作。

（2）对于初学者，右半结肠手术中肠系膜上静脉及其属支处理时容易出现静脉损伤及难以控

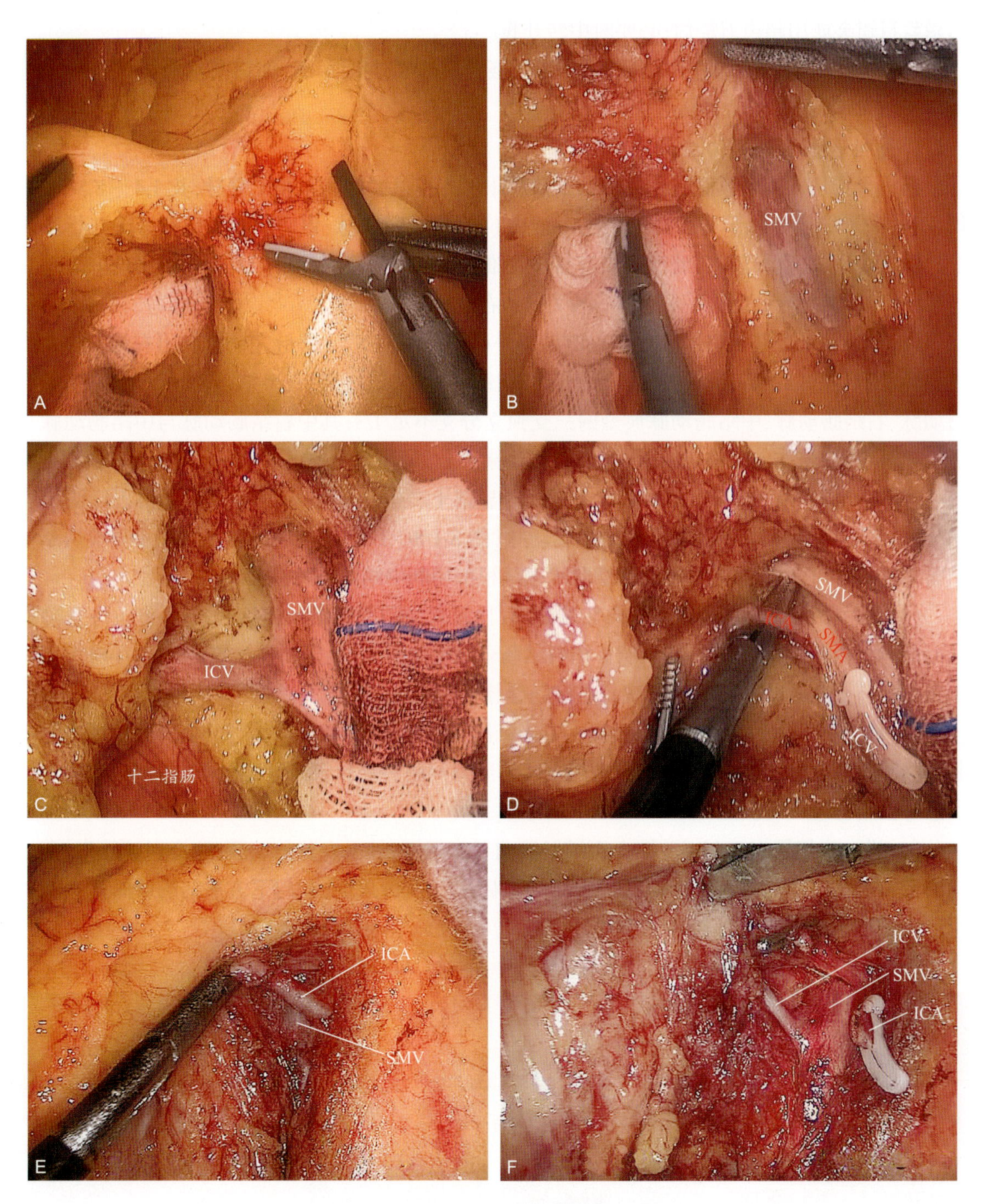

图 8-1-7　处理回结肠血管

SMV. 肠系膜上静脉；ICV. 回结肠静脉；SMA. 肠系膜上动脉；ICA. 回结肠动脉。

A. 切开后腹膜；B. 裸化肠系膜上静脉；C. 解剖回结肠静脉；D. 夹闭切断回结肠静脉后解剖回结肠动脉（后交叉型）；E. 解剖回结肠动脉（前交叉型）；F. 夹闭切断回结肠动脉后，解剖回结肠静脉。

制的大出血，后果严重，建议循序渐进。术中一旦出血，建议首先使用纱条压迫，一般出血可自止；切忌盲目钳夹或用超声刀烧灼；必要时中转开腹。

（3）D3根治手术要求在回结肠动脉、回结肠静脉根部夹闭切断，即切断前应显露上级血管（肠系膜上动脉、肠系膜上静脉）。

7. 外科干处理及右Toldt间隙扩展

外科干指从回结肠静脉入点到胃结肠静脉干汇入点之间的肠系膜上静脉，长1.4～8.5cm，平均3.8cm。胃结肠静脉干又称Henle干，一般由（副）右结肠静脉、胃网膜右静脉和胰十二指肠前上静脉汇合而成，变异较多，处理不当容易导致难以控制的出血。外科干及胃结肠干的处理是右半结肠切除术的难点，也是手术的核心和关键所在。

（1）继续沿肠系膜上静脉表面向头端游离外科干，于肠系膜上静脉左侧解剖出右结肠动脉及中结肠动脉（图8-1-8A），清扫其周围淋巴脂肪组织；根据文献报道，右半结肠动脉变异较多，回结肠动脉、右结肠动脉、中结肠动脉典型的三支独立分支不足1/3；其中右结肠动脉与中结肠动脉共干约52%，独立分支46%，缺如2%，与回结肠动脉共干2%。

（2）游离外科干的同时，扩展右Toldt间隙，显露十二指肠及胰头，清扫其表面淋巴脂肪组织（图8-1-8B）；夹闭切断右结肠动脉及中结肠动脉（图8-1-8C、D）。标准右半结肠切除术要求切断中结肠动脉右支即可，而扩大右半结肠切除术须从根部切断中结肠动脉。

（3）继续沿肠系膜上静脉表面向头端游离，显露胃结肠静脉干及胰腺（图8-1-8E）；注意游离平面及时上抬（爬坡），避免损伤胰腺。沿胃结肠干向远端游离，显露其各个属支（图8-1-8F）；于胰十二指肠前上静脉以远夹闭切断（副）右结肠静脉（图8-1-8G）。

（4）幽门下区清扫。对于扩大根治性右半结肠切除术，需在胰十二指肠前上静脉以远夹闭切断胃网膜右静脉（图8-1-8H），然后向上进一步解剖胃网膜右动脉，夹闭切断（图8-1-8I），清扫幽门下区淋巴脂肪组织（图8-1-8J）。

（5）进一步拓展右Toldt间隙，上至结肠肝曲及幽门下，外至右肾前筋膜，注意保护胰头、十二指肠及肾前筋膜的完整性（图8-1-8K）。游离结束后，于胰腺表面、幽门下方及结肠肝曲塞入纱条（图8-1-8L），为下一步游离做引导。

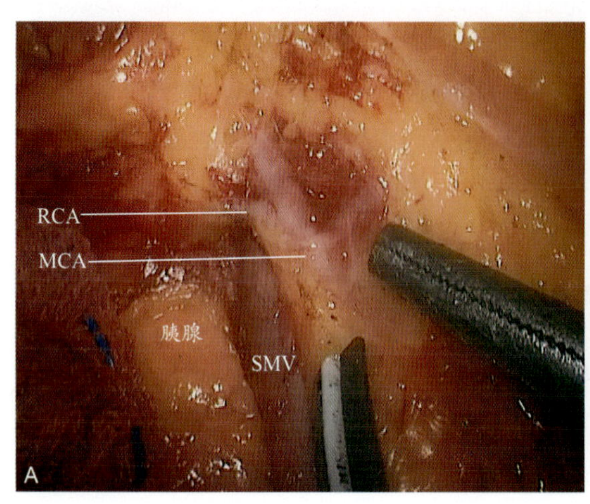

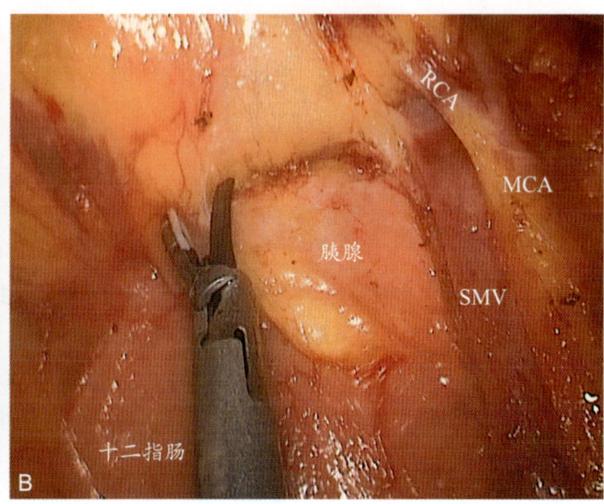

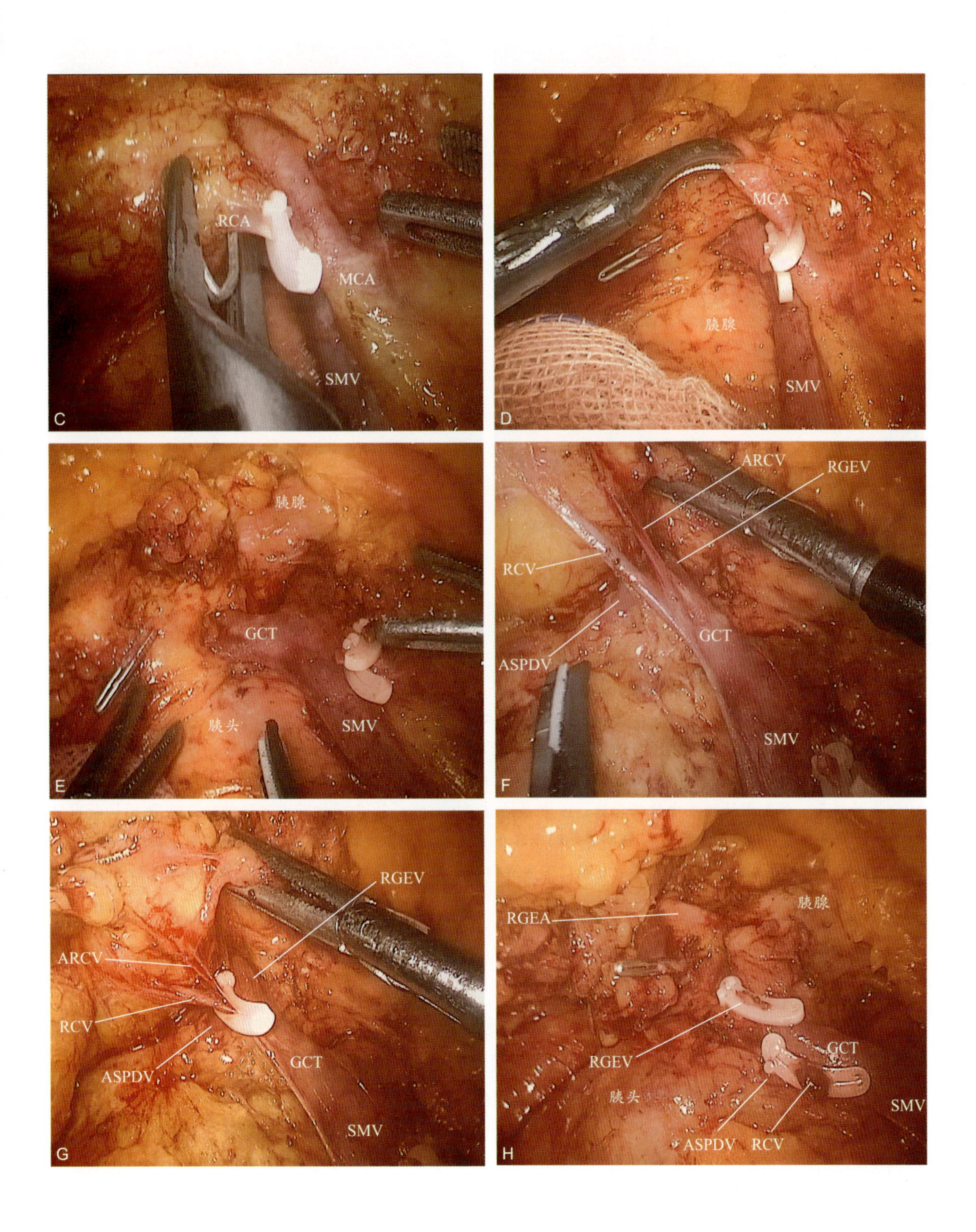
RCA
MCA
SMV
C
MCA
胰腺
SMV
D
胰腺
GCT
胰头
SMV
E
ARCV
RGEV
RCV
ASPDV
GCT
SMV
F
RGEV
ARCV
RCV
ASPDV
GCT
SMV
G
RGEA
胰腺
RGEV
GCT
胰头
SMV
ASPDV
RCV
H

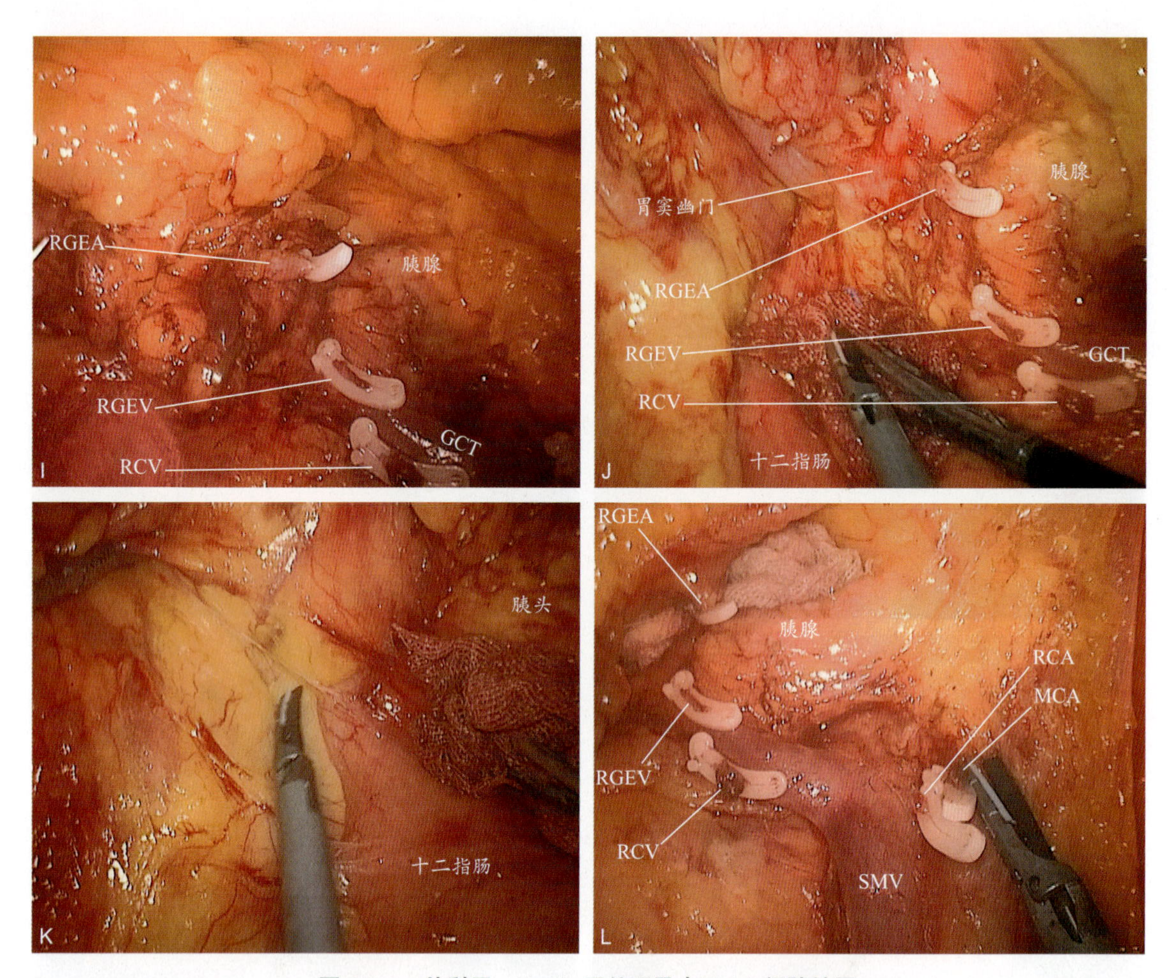

图 8-1-8　外科干、Henle 干处理及右 Toldt 间隙扩展

SMV. 肠系膜上静脉；RCV. 右结肠静脉；RGEV. 胃网膜右静脉；RGEA. 胃网膜右动脉；RCA. 右结肠动脉；MCA. 中结肠动脉；GCT. 胃结肠静脉干；ARCV. 副右结肠静脉；ASPDV. 胰十二指肠前上静脉。

A. 游离外科干，解剖右结肠及中结肠动脉；B. 扩展右 Toldt 间隙；C. 夹闭切断右结肠动脉；D. 夹闭切断中结肠动脉；E. 显露胃结肠干及胰腺；F. 解剖胃结肠干各属支；G. 夹闭切断右结肠、副右结肠静脉；H. 夹闭切断胃网膜右静脉；I. 夹闭切断胃网膜右动脉；J. 幽门下区清扫；K. 充分扩展右 Toldt 间隙；L. 清扫效果及纱条引导。

手术要点：

（1）外科干解剖时沿肠系膜上静脉血管鞘左侧向上方游离，先解剖处理肠系膜上动脉分支，再解剖胃结肠干各属支。

（2）胃结肠干处理时，不宜从其根部夹闭切断，而应解剖出各属支，于胰十二指肠前上静脉以远夹闭切断（副）右结肠静脉及胃网膜右静脉，避免胰腺静脉撕裂出血。

（3）肠系膜上动脉及其分支根部避免过度裸化，防止出现淋巴漏。

（4）外科干处理操作须精细，主刀与助手密切配合；遇术中出血宜首先纱条压迫，忌盲目钳夹，导致不可控的大出血。

8. 横结肠上区的处理

于横结肠中段切断胃结肠韧带（图 8-1-9A），行标准右半结肠切除术时沿胃大弯血管弓外向右侧游离（图 8-1-9B），进入胃系膜结肠系膜融合间隙，注意保护胃网膜右动静脉及血管弓；行扩大切除术时，距幽门约 10cm 处切断胃大弯血管弓，转入血管弓内游离，与横结肠后间隙贯通，可见后方的胰腺、胃网膜右动脉断端及引导纱条（图 8-1-9C、D）；如处理外科干时未行幽门下清扫，需沿根部夹闭切断胃网膜右动脉，并清扫幽门下淋巴结；继续向右侧游离结肠肝曲，注意保护十二指肠、胆囊及右肾前筋膜完整性（图 8-1-9E、F）。

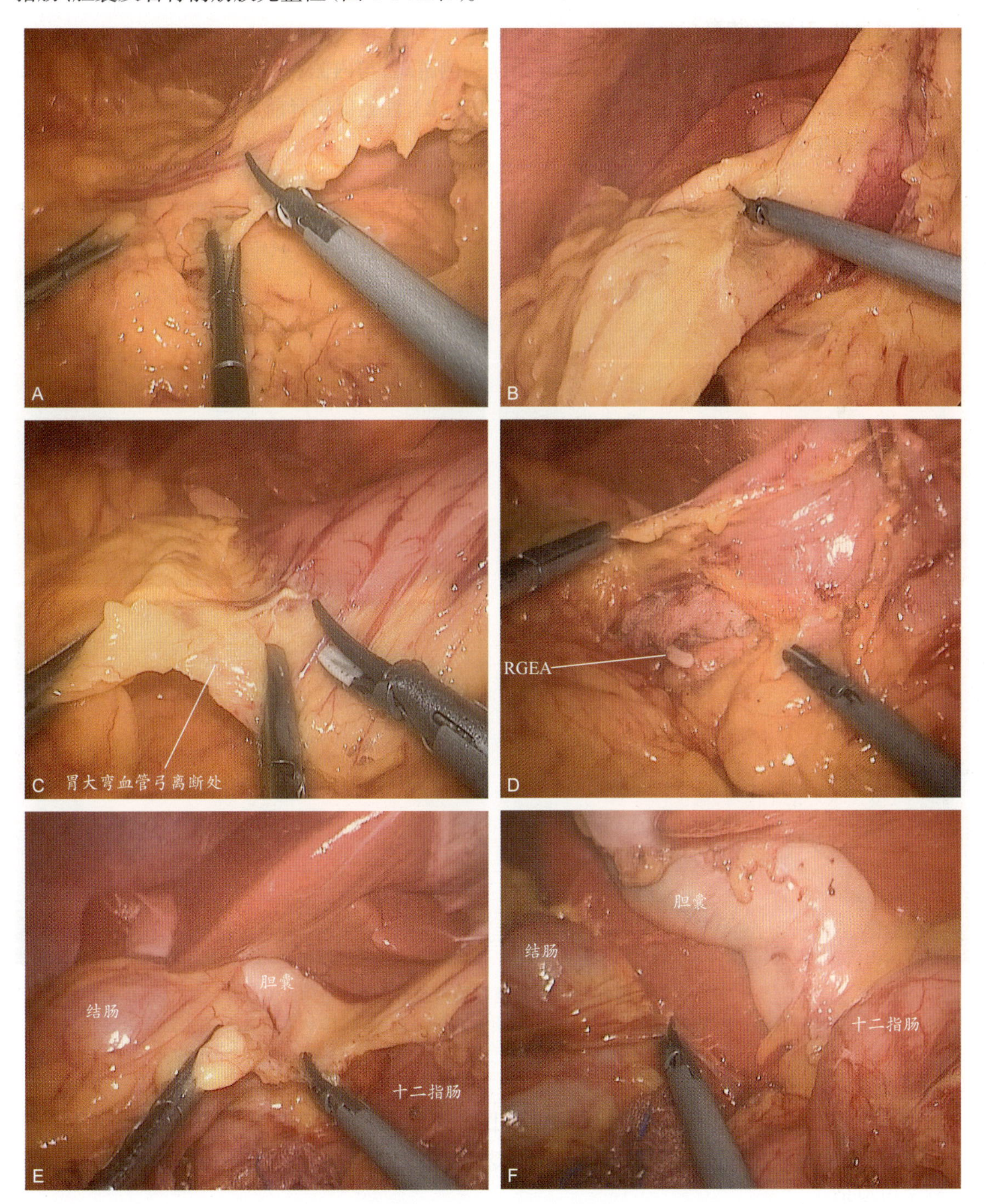

图 8-1-9　横结肠上区处理

A. 切断胃结肠韧带；B. 胃大弯血管弓外游离；C. 胃大弯血管弓离断处；D. 胃大弯血管弓内游离后效果（RGEA. 胃网膜右动脉）；E. 游离结肠与胆囊粘连；F. 游离结肠肝曲。

手术要点：

（1）胃大弯血管弓外游离时沿胃结肠融合筋膜间隙进行扩展，注意结扎胃结肠韧带内的血管穿支。胃大弯血管弓内游离时注意妥善止血，避免损伤胃壁。

（2）助手注意三角牵拉，保持适当张力。注意保护胆囊及十二指肠。

9. 回盲部、升结肠游离

患者改头高位，自回盲部及回肠末端开始向头侧游离，与内侧右 Toldt 间隙及上方游离平面汇合，彻底游离右半结肠及回肠末端系膜（图 8-1-10A、B）。注意保持肾前筋膜的完整（图 8-1-10C），保护输尿管及生殖血管（图 8-1-10D）。

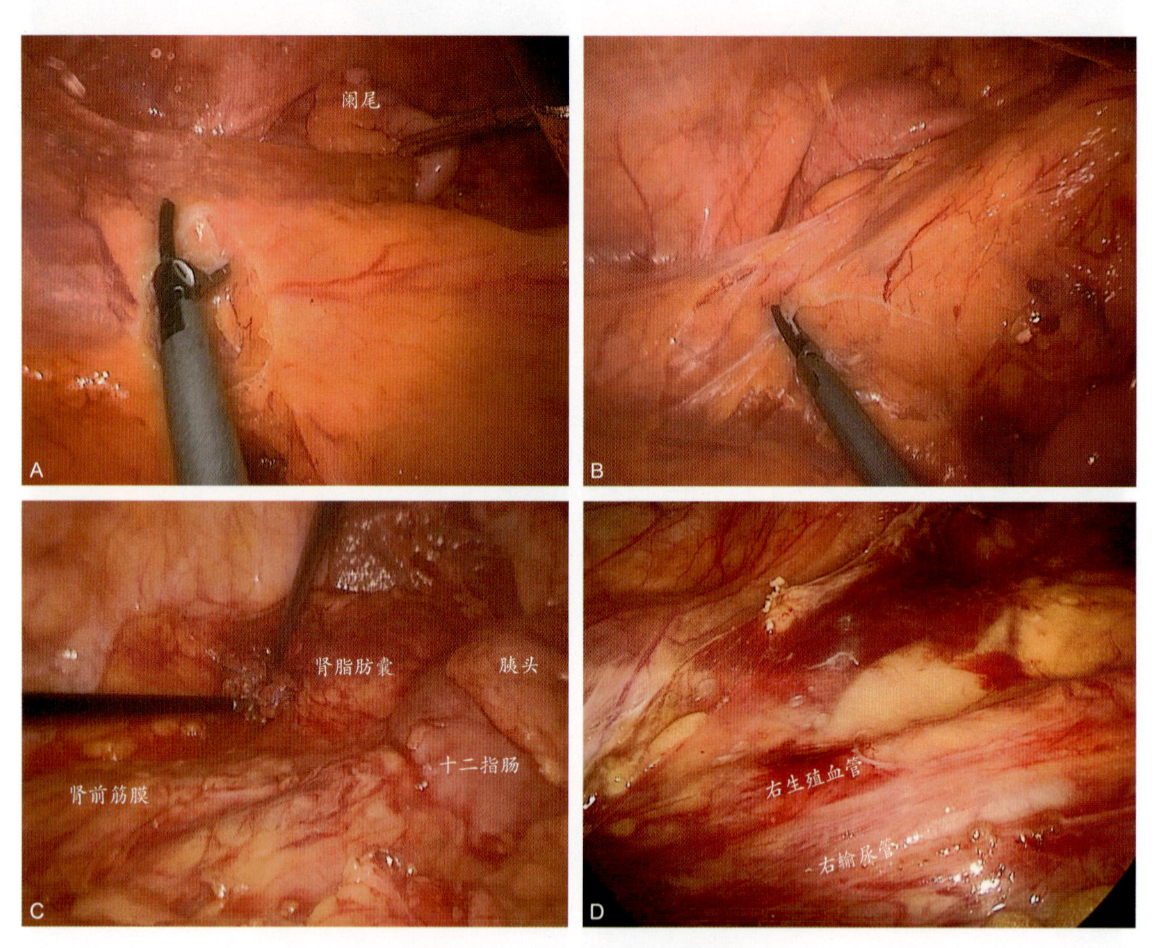

图 8-1-10　游离回盲部及升结肠

A. 游离回盲部；B. 游离升结肠；C. 完整的肾前筋膜；D. 全程保护右输尿管及生殖血管。

手术要点：

（1）右侧输尿管显露及保护，一般来说，采用中央入路，只要找准右 Toldt 间隙，一般不会损伤输尿管，不必常规显露；但如果肿瘤较大，可能侵及输尿管及生殖血管，须仔细操作，首先显露输尿管予以保护。

（2）回盲部及升结肠的游离，可根据个人习惯自上而下或自下而上，或上下内外结合游离；如肿瘤较大，侵及侧腹壁或肾脂肪囊，使用电凝钩游离可能更有优势，但需注意防止副损伤。

10. 右半结肠 D3 游离清扫后的效果(图 8-1-11)

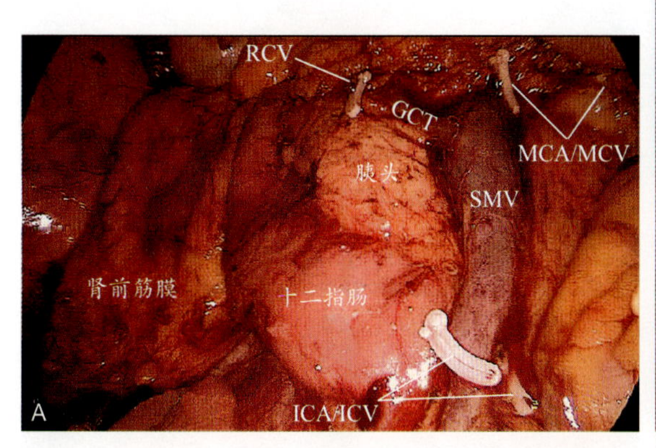

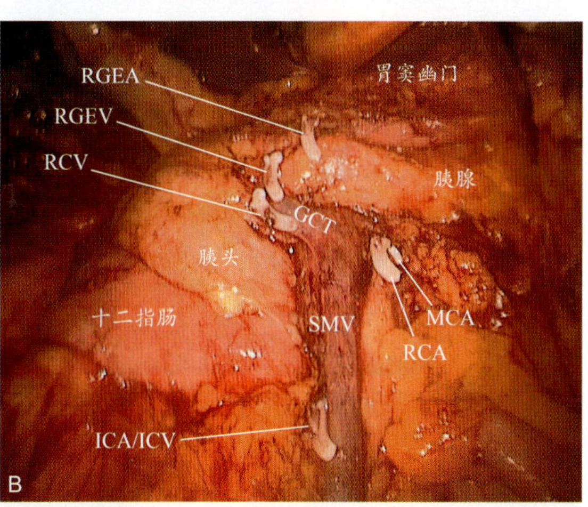

图 8-1-11　清扫后效果

SMV. 肠系膜上静脉；GCT. 胃结肠静脉干；ICA. 回结肠动脉；ICV. 回结肠静脉；MCA. 中结肠动脉；MCV. 中结肠静脉；RCA. 右结肠动脉；RCV. 右结肠静脉；RGEA. 胃网膜右动脉；RGEV. 胃网膜右静脉。
A. 标准右半结肠切除术后的效果图；B. 扩大右半结肠切除术后的效果图。

11. 切除吻合

延长右上腹戳孔至 6～8cm,保护器予以保护切口,提出标本。腔外回肠与横结肠吻合主要有端侧、侧侧吻合两种方式(图 8-1-12A、B),具体根据个人习惯而定。以端侧吻合为例,首先游离回肠系膜,距回盲部 10～15cm 断回肠,置入吻合器抵钉座;裸化横结肠系膜,置入吻合器行回肠横结肠端侧吻合,距肿瘤远端 10cm 以上断横结肠,移除标本,残端可间断缝合加固;腹腔镜手术辅助切口较小,显露欠佳,系膜裂孔一般不予关闭。

此外,也可以采用腔内吻合(intracorporal anastomosis,IA)的方式完成消化道重建(图 8-1-12C～F)。腔镜下裸化小肠及横结肠系膜,用 Endo-GIA 分别离断回肠及横结肠,将标本置入标本袋中;用 Endo-GIA 完成回肠横结肠侧侧吻合,可采用顺蠕动或逆蠕动下的侧侧吻合或 overlap 吻合等,共同开口可以使用倒刺线双层缝合或者使用 Endo-GIA 闭合,除交界处外一般不必全层加固缝合。术中注意无菌及无瘤原则。吻合完成后在合适位置做辅助小切口,将标本取出。

手术要点:

(1)防止吻合时肠管扭转,前提是充分游离回肠末端,吻合前仔细检查结肠,尤其是小肠系膜方向。

(2)腔内吻合安全性已经得到循证医学证实,但是难度较大,有一定学习曲线,需要在腹腔镜技术较为熟练的情况下开展。术前充分准备肠道,选用可靠的腔内切割闭合器。

12. 重新探查,放置引流管

将肠管放入腹腔,关闭切口,重新建立气腹,调整肠管位置,检查小肠及横结肠系膜有无扭转;根据个人习惯选择关闭或者不关闭系膜裂孔;冲洗腹腔,右结肠旁沟放置引流管一根(图 8-1-13),撤除腹腔镜器械,缝合各戳孔。

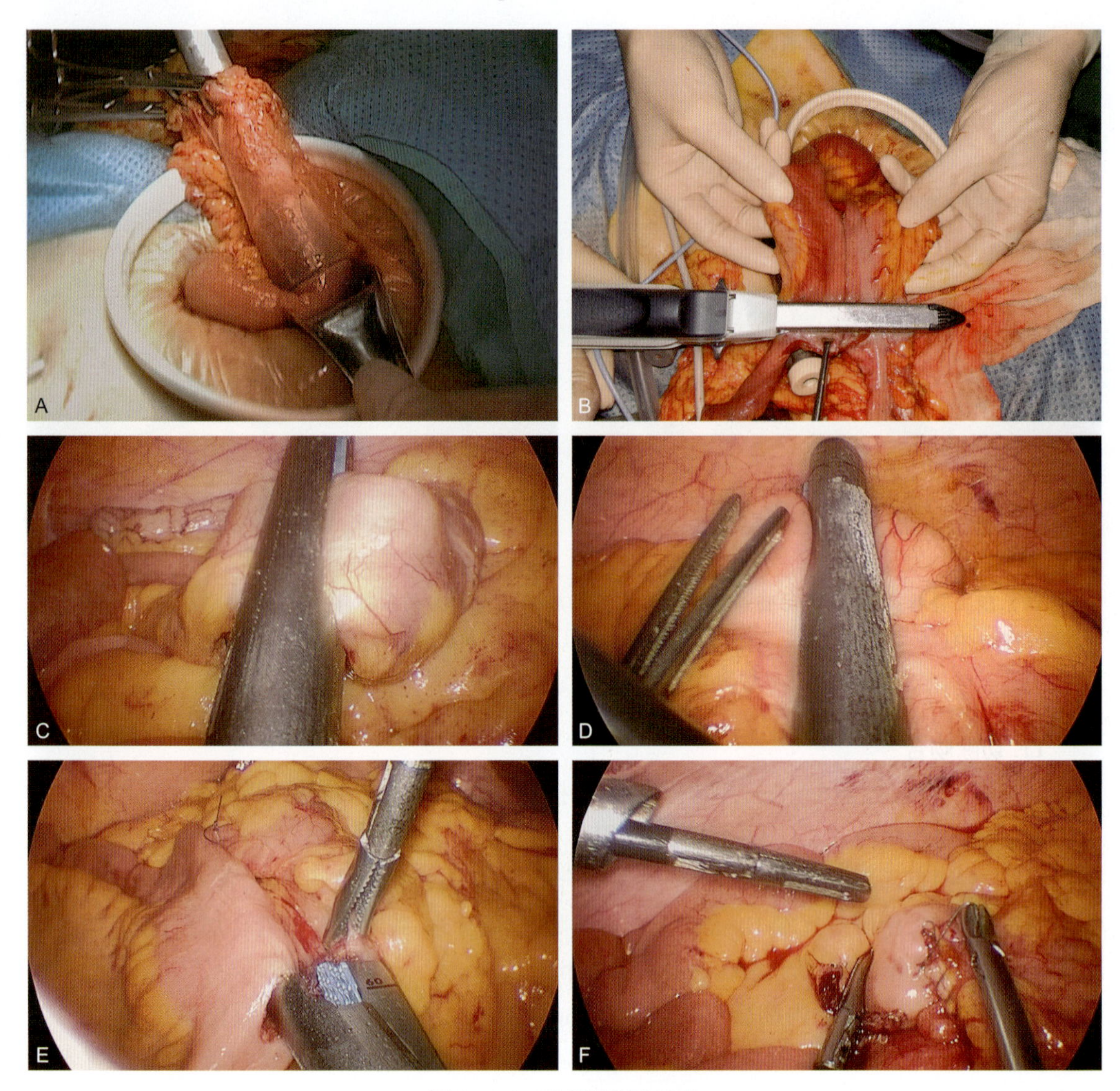

图 8-1-12 腔外及腔内吻合

A. 回肠横结肠端侧吻合；B. 回肠横结肠侧侧吻合；C. 切割闭合器离断回肠末端；D. 切割闭合器离断横结肠；E. 切割闭合器行回肠横结肠侧侧吻合（overlap）；F. 倒刺线双层缝合关闭共同开口。

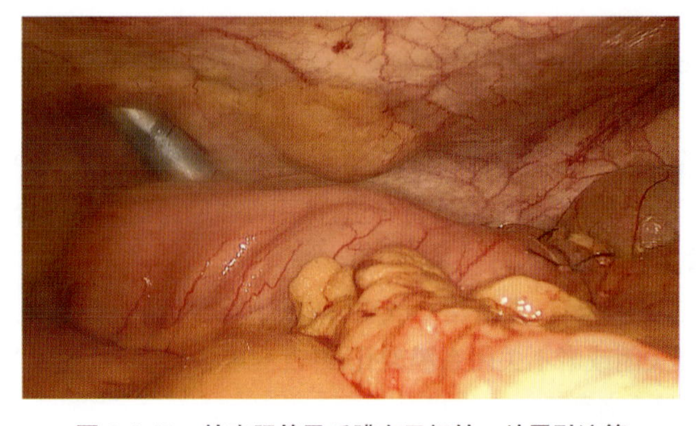

图 8-1-13 检查肠管及系膜有无扭转，放置引流管

五、小结

1. 右半结肠手术入路有很多，包括中央入路、头侧入路、外侧入路、尾侧入路及各种联合入路等，应根据个人习惯、肿瘤位置、患者肥胖程度等选择。一般推荐以中央入路为主的联合入路，可有效降低手术难度，保证手术的安全性。

2. 因为需要处理的血管较多，且血管变异大，腹腔镜右半结肠切除术风险和难度均较高，尤其是对于初学者。主要难点包括右 Toldt 间隙准确寻找、外科干及回结肠血管骨骼化、胃结肠静脉干解剖及处理、幽门下区淋巴结清扫等；主要风险是术中血管损伤和不可控的术中出血。

3. 胃结肠干变异较多，其处理是腹腔镜右半结肠切除术的难点，操作不当容易导致难以控制的出血，须手术团队密切配合；沿外科干游离找到 Henle 干后，不要急于夹闭切断，应沿 Henle 干继续游离裸化，解剖出各属支，保留胰十二指肠上前静脉，分别夹闭切断胃网膜右静脉及右结肠静脉；术中一旦出血，切忌盲目钳夹烧灼，首先用纱条压迫，先游离其他部位；小的出血一般可以自止；如压迫无效，术者与助手配合找准出血部位后予以夹闭；如出血难以控制，必要时应果断中转开腹。

4. 关于右半结肠 D3 根治术的内侧界，一般主张沿肠系膜上静脉左侧进行；也有学者主张沿肠系膜上静脉左侧清扫，可明显增加淋巴结清扫数目，但相应的并发症如淋巴漏也会明显增加，能否使患者在肿瘤学获益也有争议。此外，关于幽门下淋巴结是否清扫也有争议。一般来说，对于进展期结肠肝曲癌，No.6 组淋巴结还是建议予以清扫。上述争议还有待于大规模循证医学研究进一步论证。

5. 是否关闭系膜裂孔尚有争议。无论经辅助切口还是镜下操作，关闭肠系膜裂孔均有一定难度，不必强行要求；根据个人经验及文献报道，系膜裂孔不关闭也很少有内疝及肠梗阻发生。如系膜裂孔不关闭，手术结束前应肠管检查系膜是否扭转，是否有小肠进入系膜裂孔内；也可将大网膜填塞入系膜裂孔，有助于防止内疝发生。当然，也可以根据个人习惯直视下或腹腔镜下使用倒刺线关闭系膜裂孔，手术时间会略有延长，注意避免损伤系膜血管。

第二节　腹腔镜左半结肠切除术

一、适应证和禁忌证

1. 适应证

（1）乙状结肠上段、降结肠或结肠脾曲的恶性肿瘤。

（2）伴梗阻者可先放置自膨式肠梗阻金属支架（SEMS），待梗阻解除后再行腹腔镜手术。

2. 禁忌证

（1）恶性肿瘤侵及周围脏器，或伴有腹腔广泛转移者。

（2）结肠癌并梗阻，近端肠管扩张明显者。

（3）上腹部手术史，腹腔粘连较重者。

（4）肿瘤直径＞10cm 者为相对禁忌。

（5）心肺功能差，不能耐受全身麻醉和腹腔镜手术者。

（6）凝血机制异常，有出血倾向者。

二、术前评估、准备

参照本章第一节腹腔镜右半结肠切除术。

三、切除范围

腹腔镜左半结肠切除术的切除范围根据肿瘤部位有所不同，对于降结肠下段及乙状结肠上段癌，切除范围包括结肠脾曲、降结肠及乙状结肠，根部断扎肠系膜下血管并清扫其根部淋巴结，保留中结肠动脉左支；也可以行高位淋巴结清扫+低位血管结扎，即在清扫肠系膜下动脉根部淋巴结基础上，断扎左结肠动脉及乙状结肠动脉1～2支，保留直肠上动脉，以保证吻合口血供（图8-2-1A）。而对于结肠脾曲癌，须行扩大左半结肠切除术，切除范围包括横结肠左半、结肠脾曲、降结肠及部分乙状结肠，清扫肠系膜下动脉根部淋巴结，保留乙状结肠血管下方1～2支及直肠上动脉，根部断扎结肠中血管并清扫其根部淋巴结（图8-2-1B）。手术操作主要有中央入路法、横向入路法、外侧入路法等，其中以中央入路法更符合肿瘤根治原则，临床应用较多；本章主要介绍中央入路法及横向入路法。

四、手术技巧

1. 体位和站位

采取“人”字形体位或改良截石位（图8-2-1C）；解剖肠系膜下血管时，取头低足高15°～20°，向右侧倾斜15°，术者位于患者右侧，助手位于患者左侧，扶镜手位于术者左侧（图8-2-1D）；游离脾曲时改头高足低位，术者仍位于患者右侧，助手位于患者左侧，扶镜手位于患者两腿之间（图8-2-1E）。

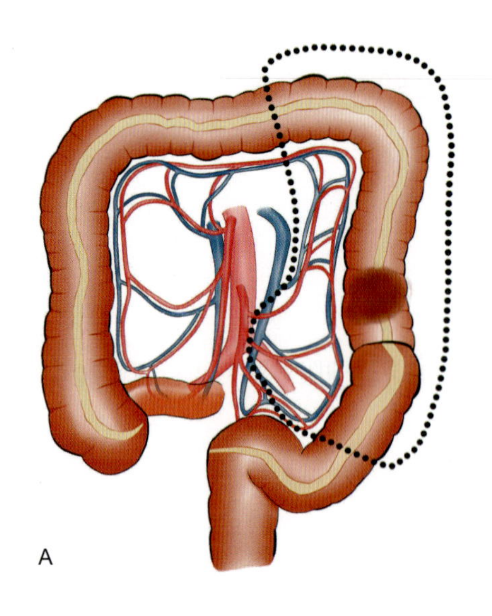

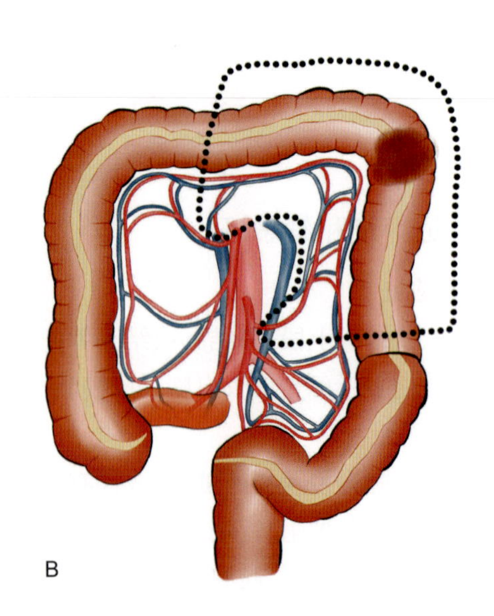

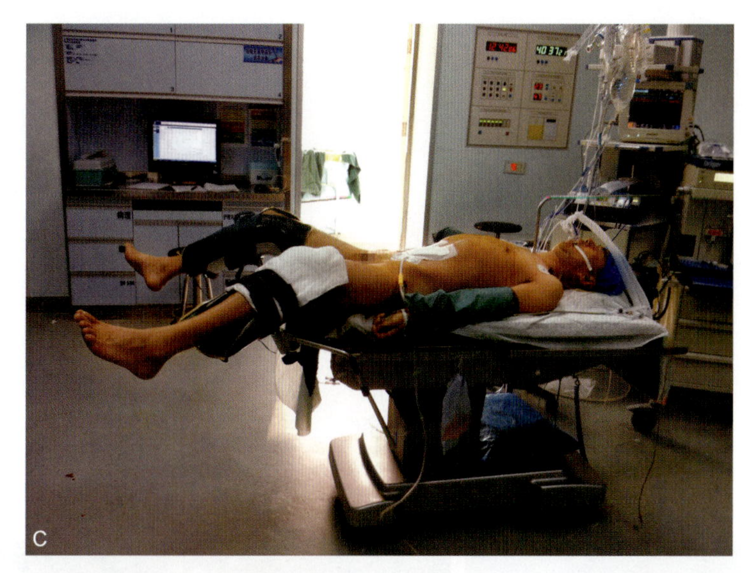

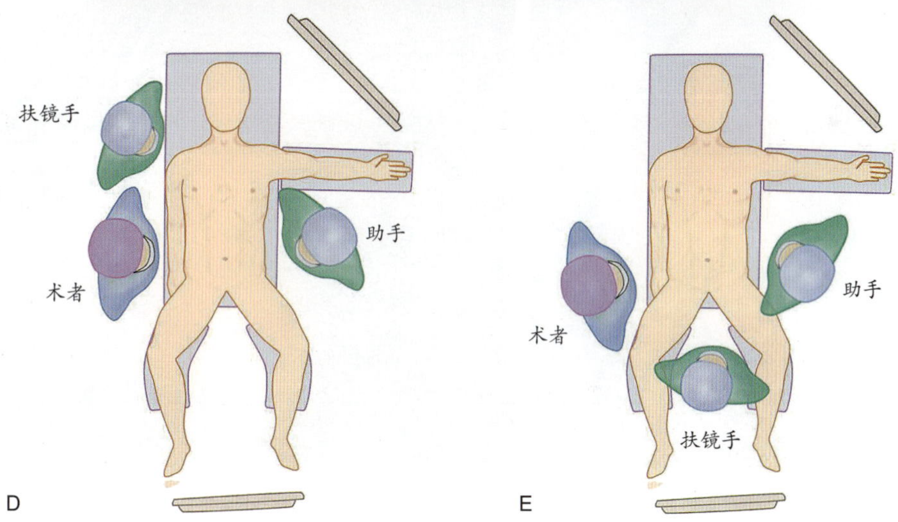

图 8-2-1 切除范围、体位及术者站位

A. 标准左半结肠切除术切除范围；B. 扩大左半结肠切除术切除范围；C. 改良截石位；D. 血管处理术者站位；E. 脾曲游离术者站位。

2. 戳孔位置

多采用五孔法。脐下缘做 10mm 戳孔，作为观察孔置入腹腔镜；主操作孔位于右下腹，锁骨中线脐下 5cm 左右，长度 10mm 或 12mm；副操作孔位于右锁骨中线脐上约 5cm 处，长度 5mm；两个副操作孔分别位于左锁骨中线与右侧相对应位置；为游离结肠脾曲，主操作孔应适当偏上偏内侧（图 8-2-2A、B）；后可延长左上腹戳孔至 6～8cm 作为辅助切口；左下腹操作孔可略靠外侧，便于放置引流管（图 8-2-2C）。

3. 探查

建立气腹，置入腹腔镜，仔细探查腹腔及肿瘤位置。图 8-2-3A 显示肿瘤位于降结肠近脾曲，图 8-2-3B 显示肿瘤位于降结肠乙状结肠交界。该患者因急性肠梗阻入院，首先放置自膨式金属支架行肠道准备 2 周，再行手术治疗。

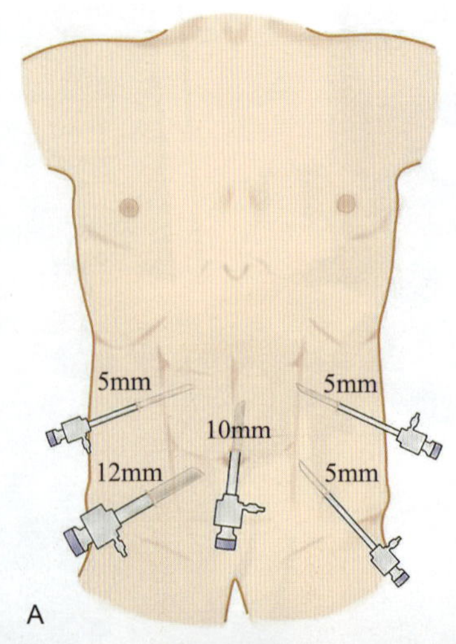

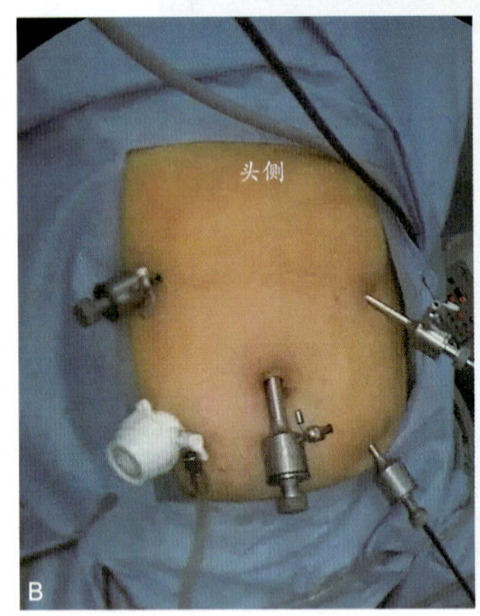

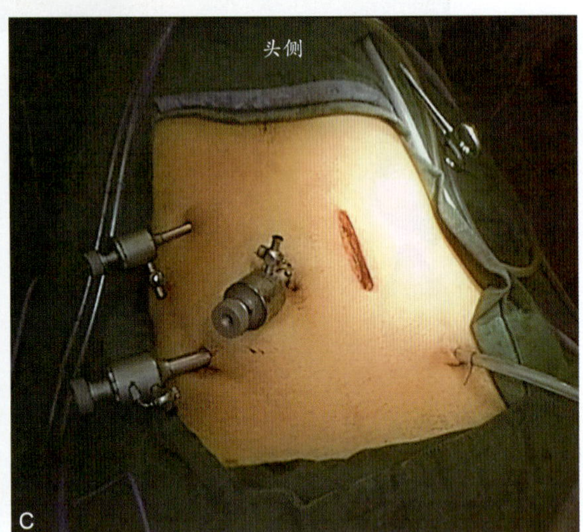

图 8-2-2　戳孔位置

A. 戳孔位置示意图；B. 戳孔位置；C. 戳孔及辅助切口位置。

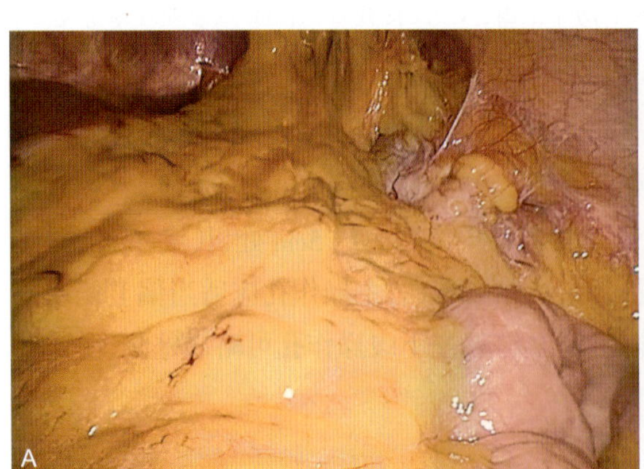

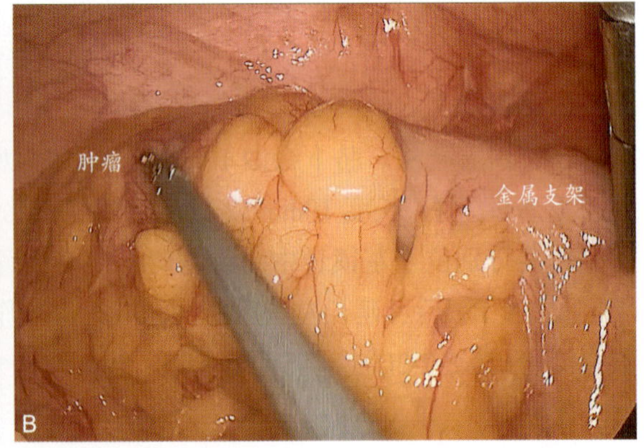

图 8-2-3　探查腹腔及肿瘤位置

A. 结肠脾曲肿瘤；B. 自膨式金属支架置入后。

4. 寻找并进入左 Toldt 间隙

患者先取头低足高右倾位，将小肠推向右上腹部，助手提起乙状结肠及直肠上段系膜，于骶岬处切开后腹膜，沿直肠上动脉（SRA）后方寻找并进入左 Toldt 间隙（图 8-2-4）。

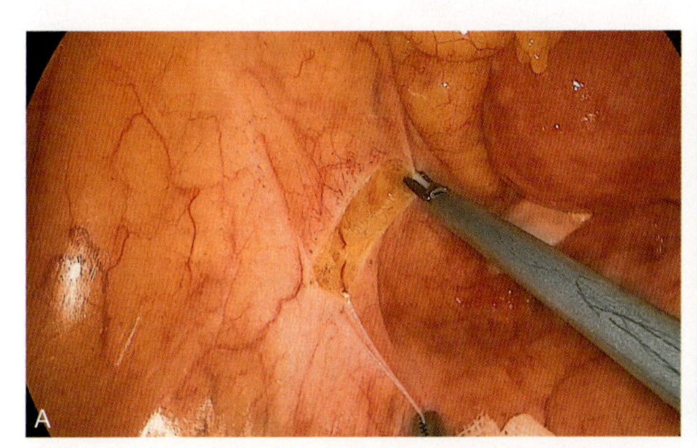

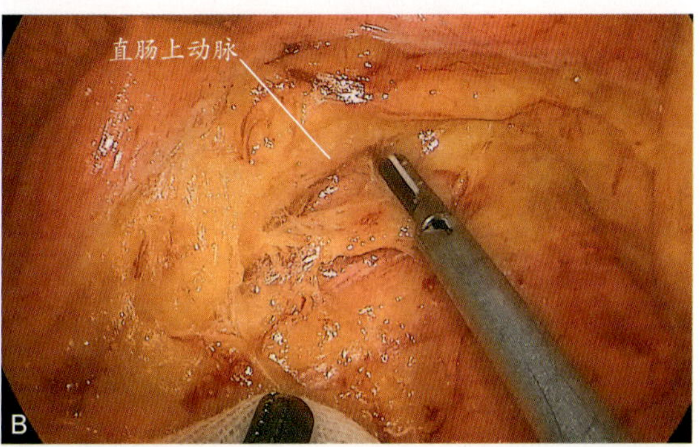

图 8-2-4 进入左 Toldt 间隙

A. 于骶岬处切开乙状结肠系膜；B. 进入左 Toldt 间隙。

手术要点：

（1）助手须提紧乙状结肠及直肠上段系膜，有利于间隙的准确寻找。

（2）沿直肠上动脉及肠系膜下动脉寻找左 Toldt 间隙可避免损伤上腹下神经丛。

5. 肠系膜下动脉及其分支的处理

解剖肠系膜下动脉根部，清扫其周围淋巴脂肪组织，将肠系膜下动脉骨骼化，注意保护肠系膜下神经丛（图 8-2-5A、B）；沿肠系膜下动脉根部向远端游离，解剖出左结肠动脉（LCA）、乙状结肠动脉（SA）及直肠上动脉（SRA）；Hem-o-lok 夹夹闭切断左结肠动脉及乙状结肠动脉，保留直肠上动脉（图 8-2-5C、D）；沿直肠上动脉继续向远端游离，至直肠乙状结肠交界处（图 8-2-5E、F）。

手术要点：

（1）打开肠系膜下动脉血管鞘，沿血管鞘向远端解剖其各个分支，可以使操作更容易。也有人主张进行血管鞘外游离，避免血管损伤。

（2）建议先游离间隙，再解剖血管，有利于神经的保护。

（3）对于乙状结肠上段癌，也可以从肠系膜下动脉根部夹闭切断，可以明显降低手术难度，但吻合时需要从直肠乙状结肠交界处离断直肠，以保证吻合口血运。保留直肠上动脉的左半结肠切除术虽然操作难度增大，但有利于保证吻合口的血运。

6. 左 Toldt 间隙游离扩展

沿血管离断处进入左 Toldt 间隙（图 8-2-6A）；向头侧及外侧逐步扩展（图 8-2-6B～E），上至胰腺下缘，外至侧腹膜，下至直肠乙状结肠交界处；扩展结束后在外侧塞入纱条，为外侧腹膜的游离做引导（图 8-2-6F）。

手术要点：

（1）左 Toldt 间隙的充分扩展在左半结肠切除术中非常重要，既有利于神经、输尿管、生殖血管的保护，也为脾曲的游离奠定了良好的基础。

（2）Toldt 间隙游离扩展采用钝性、锐性结合的方法，适当应用纱条牵引也很有帮助。

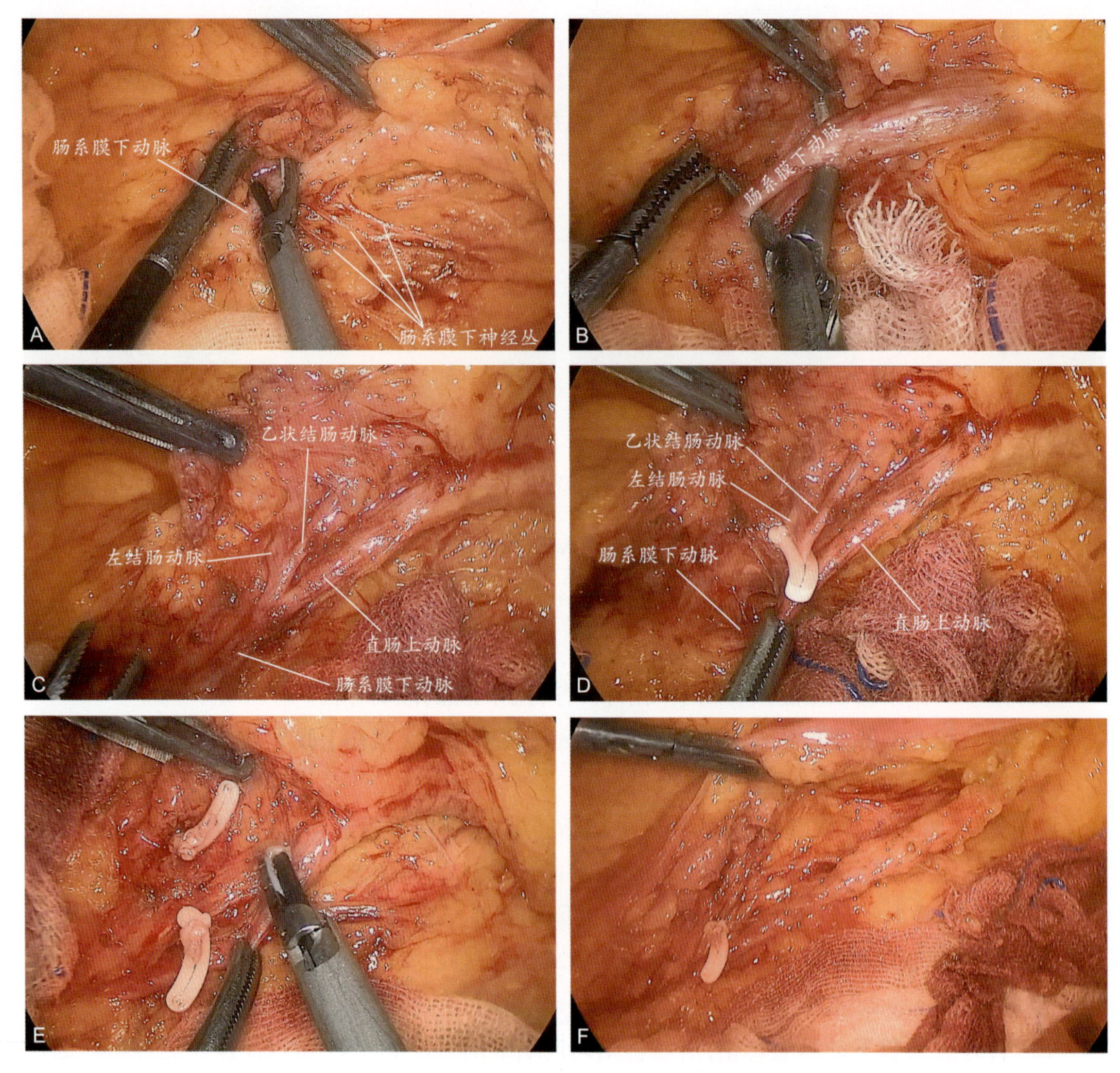

图 8-2-5　肠系膜下动脉及其分支处理

A. 裸化肠系膜下动脉；B. 肠系膜下动脉骨骼化；C. 解剖肠系膜下动脉各分支；D. 夹闭切断左结肠动脉 / 乙状结肠动脉；E. 沿直肠上动脉继续游离；F. 保留直肠上动脉效果。

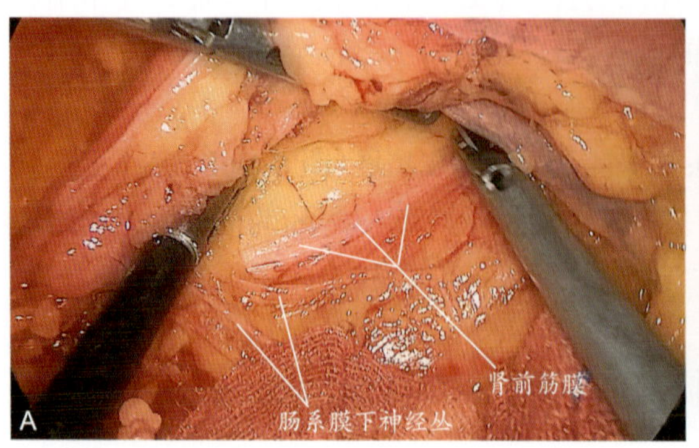

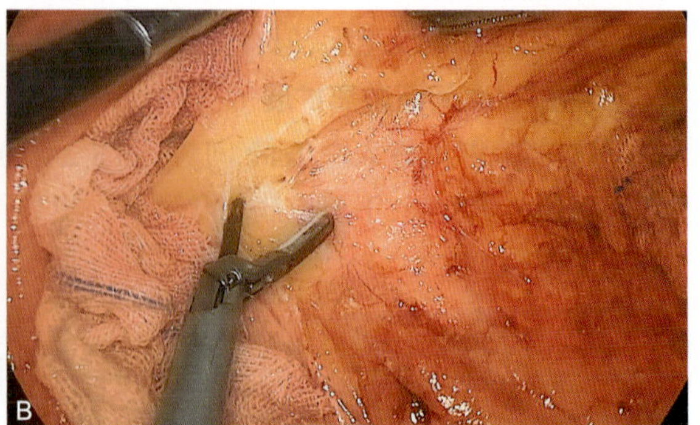

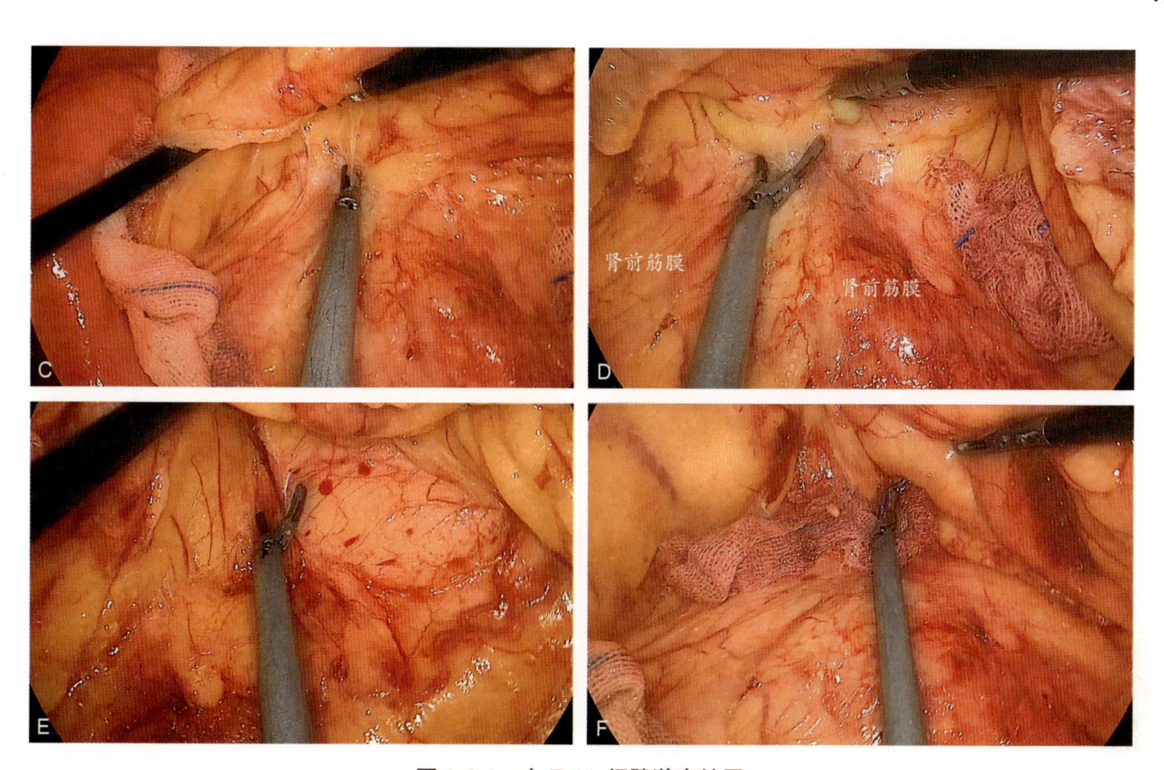

图 8-2-6　左 Toldt 间隙游离扩展

A. 左 Toldt 间隙；B. 向头侧扩展左 Toldt 间隙；C～E. 扩展左 Toldt 间隙；F. 纱条引导。

（3）间隙正确的情况下，可不必常规显露左侧输尿管及生殖血管。

7. 游离乙状结肠及降结肠外侧腹膜

将乙状结肠牵向内侧，切开乙状结肠外侧腹膜（图 8-2-7A、B），下方游离至直肠乙状结肠交界（图 8-2-7C）；改头高足低位，向上方切开降结肠外侧腹膜（图 8-2-7D），至结肠脾曲，游离脾结肠韧带（图 8-2-7E），注意防止撕裂脾下极血管及胰尾损伤。

手术要点：

（1）内侧 Toldt 间隙充分扩展后，置入纱条引导，里应外合，利于外侧腹膜的游离。

（2）游离脾结肠韧带至脾脏下缘即可，不宜勉强转向内侧，以免损伤脾脏及胰尾。

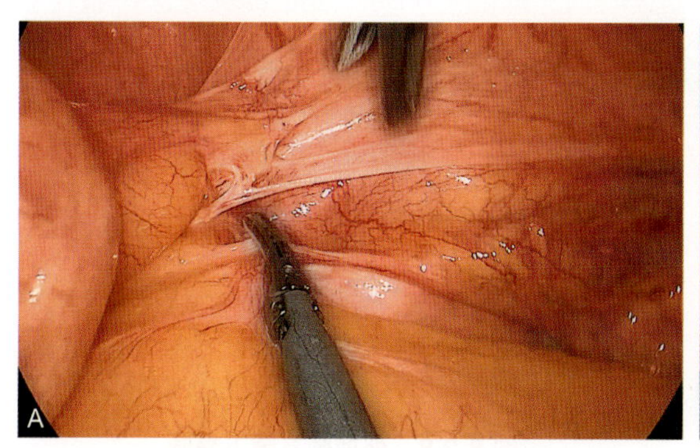

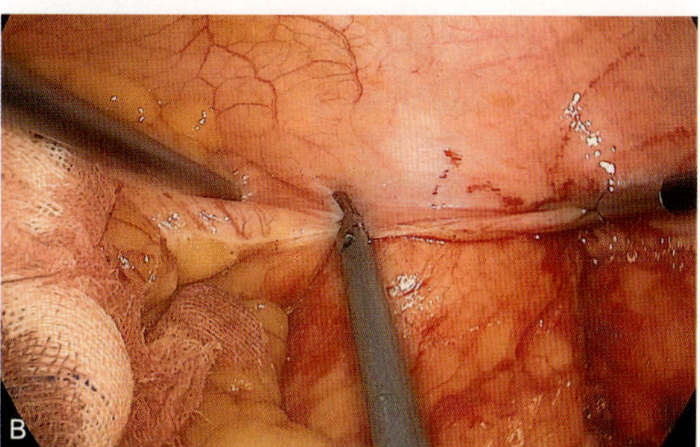

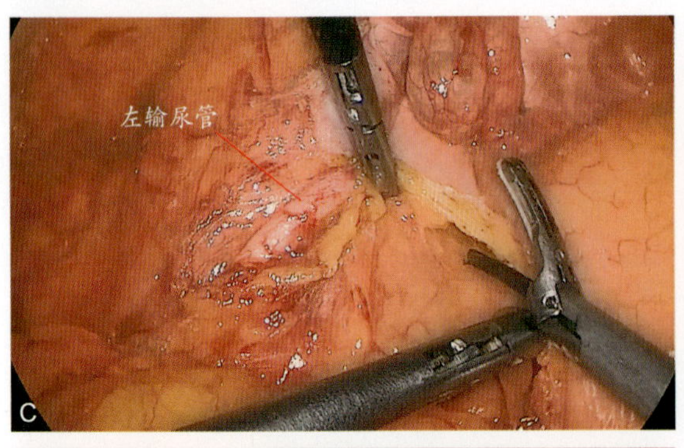

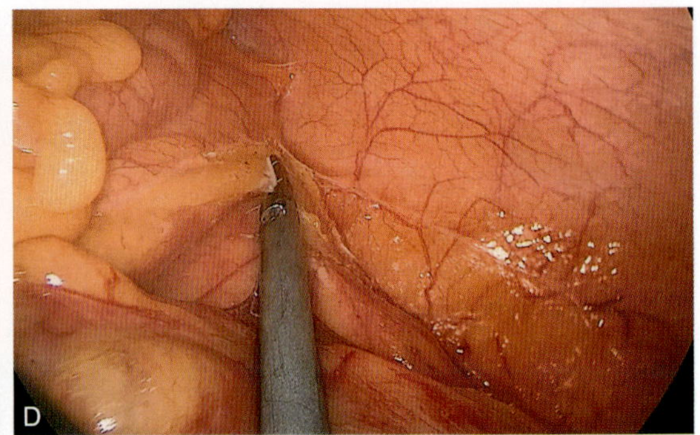

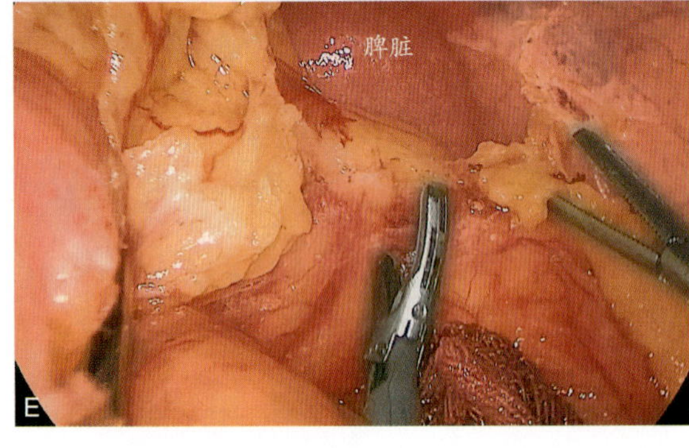

图 8-2-7 游离乙状结肠及降结肠外侧腹膜

A. 切开乙状结肠外侧腹膜；B. 向头侧游离乙状结肠外侧腹膜；C. 向尾侧游离乙状结肠外侧腹膜；D. 切开降结肠外侧腹膜；E. 游离脾结肠韧带。

8. 处理肠系膜下静脉

内侧继续向上方游离肠系膜下静脉至根部（图 8-2-8A）；助手将横结肠向前上方提起，于胰腺上缘切开横结肠系膜，与小网膜囊贯通，并向左侧进行扩展（图 8-2-8B）；于胰腺下缘夹闭切断肠系膜下静脉（图 8-2-8C）。

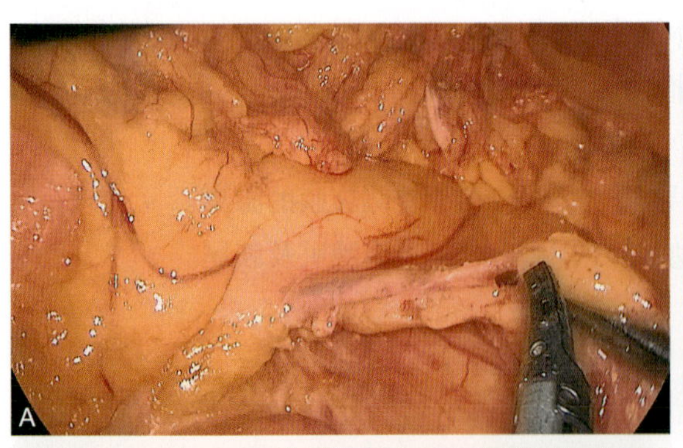

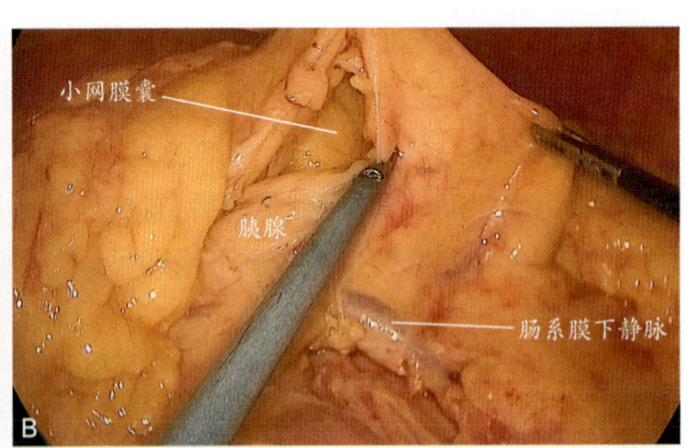

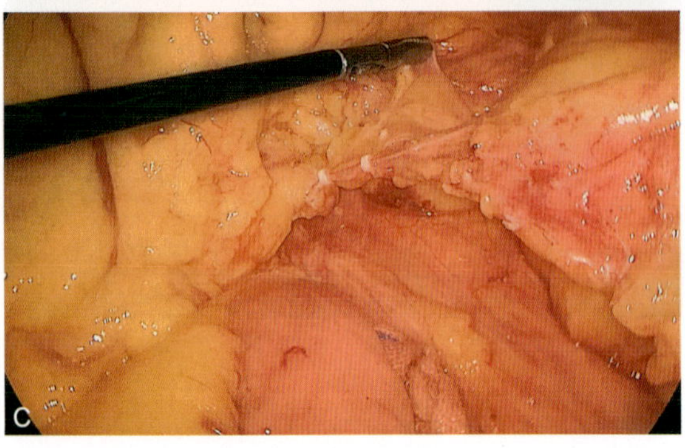

图 8-2-8 处理肠系膜下静脉

A. 肠系膜下静脉；B. 胰腺上缘进入小网膜囊；C. 夹闭切断肠系膜下静脉。

9. 切断胃结肠韧带

然后转向头侧操作。助手向上方提起胃，术者向下方牵拉横结肠，于横结肠中部上缘切开胃结肠韧带，向脾曲方向游离至脾下极（图 8-2-9），注意避免损伤脾脏；如行扩大左半结肠切除术，应于胃大弯血管弓内游离，切断胃网膜左血管。

手术要点：

（1）胃大弯血管弓外游离时注意辨认游离方向，避免损伤脾脏或胃网膜左血管；可以把横结肠系膜切开处作为引导。

（2）游离至脾脏下极时，胃结肠韧带内往往有胃网膜左血管发往结肠的分支（罪恶支），应注意使用超声刀慢挡凝固，或 Hem-o-lok 夹夹闭切断，避免出血（图 8-2-9D）。

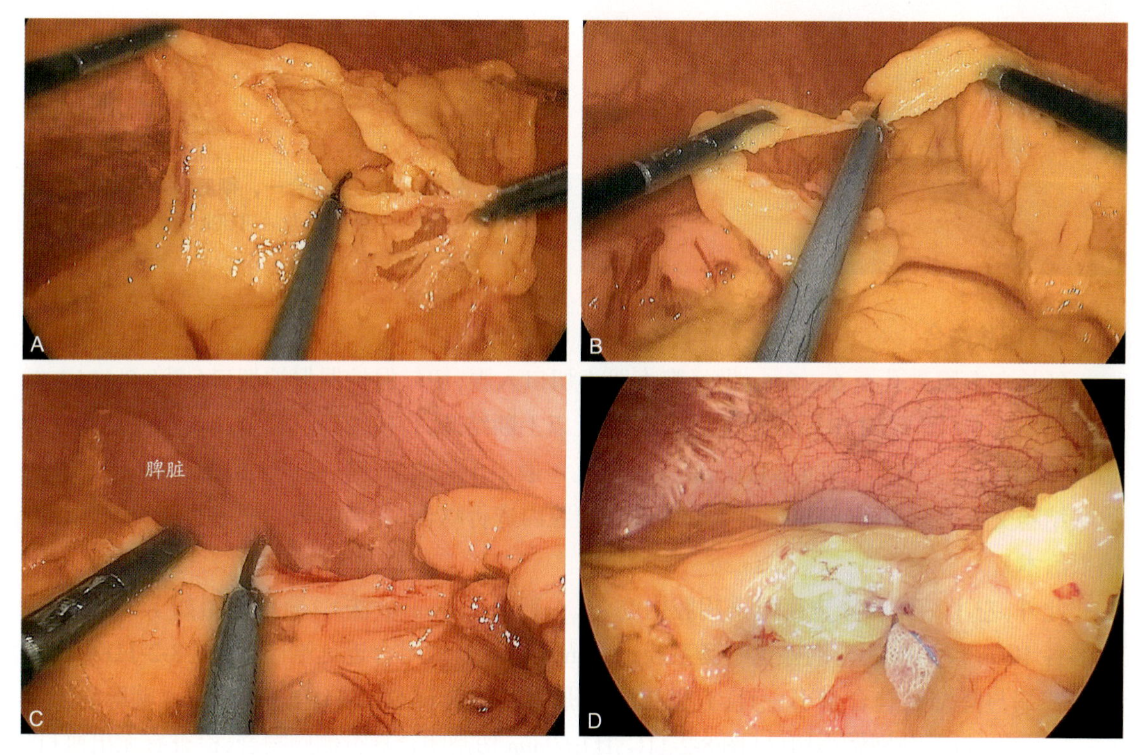

图 8-2-9 切断胃结肠韧带

A. 切开胃结肠韧带；B. 向左侧继续游离；C. 游离至脾下极；D. 罪恶支。

（3）助手牵拉应注意动作轻柔，避免损伤脾脏。

10. 切断横结肠系膜左侧部分，三线合一，彻底游离脾曲

助手提起横结肠及其系膜，继续沿胰腺上缘向脾曲方向游离（图 8-2-10A），与后方的 Toldt 间隙贯通（图 8-2-10B）；切断脾结肠韧带；三线合一（降结肠外侧切开线、横结肠系膜切开线及左侧胃结肠韧带切开线），完成游离脾曲（图 8-2-10C）。

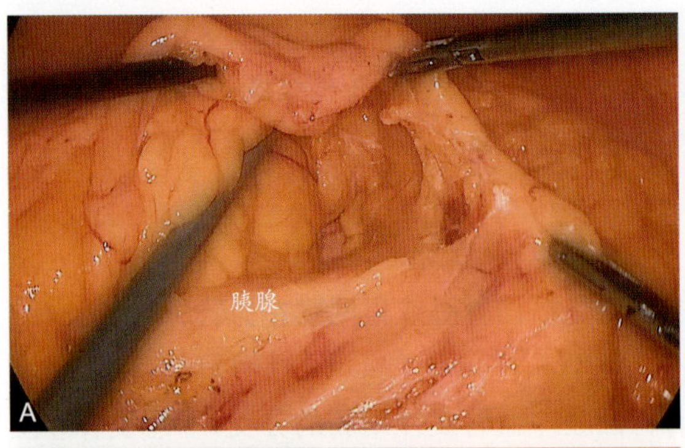

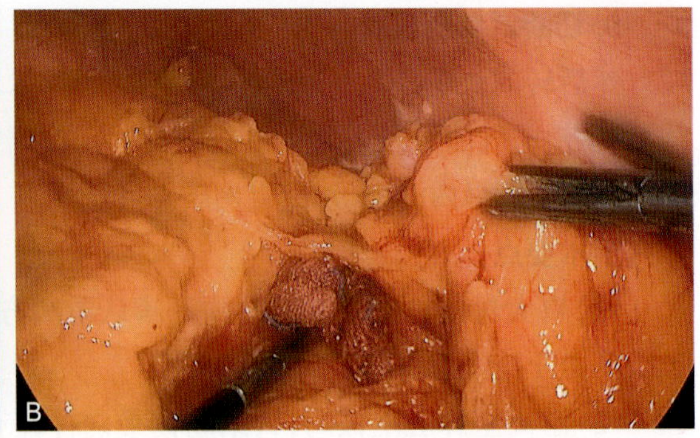

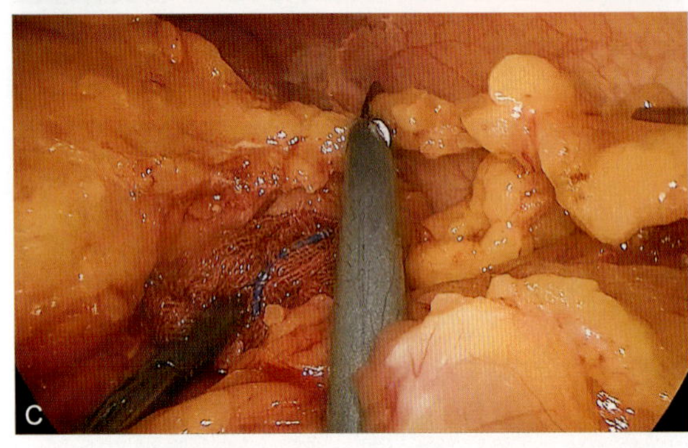

图 8-2-10　三线合一，彻底游离脾曲

A. 切断横结肠系膜；B. 与左 Toldt 间隙贯通；C. 彻底游离脾曲。

11. 切除吻合

延长左上腹戳孔至 6～8cm，做经腹直肌小切口入腹，切口保护器保护切口（图 8-2-11A），经切口提出标本（图 8-2-11B）；距肿瘤近远端 10cm 以上断结肠，行横结肠乙状结肠端端或端侧吻合（图 8-2-11C），移除标本（图 8-2-11D）；肠系膜裂孔一般不予关闭。乙状结肠上段的肿瘤，可在直肠乙状结肠交界处断直肠，经肛门放入吻合器在腹腔内进行吻合（参考本章第三节腹腔镜乙状结肠癌根治术）。

此外，左半结肠切除也可以采用腔内吻合（一般采用 overlap 法）。简单介绍如下：在肿瘤近远端各 10cm 预切线处分别裸化结肠系膜，用 Endo-GIA 分别闭合近远端肠管（图 8-2-11E）；乙状结肠残端与降结肠缝合牵引一针，有助于减轻张力及吻合（图 8-2-11F）；距离近、远端肠管残端 1～2cm、6～7cm 分别做小切口（图 8-2-11G、H）；60mm 切割闭合器行侧侧吻合，检查有无出血（图 8-2-11I、J）；共同开口使用倒刺线（图 8-2-11K～M）或 Endo-GIA 予以关闭；术中注意无菌及无瘤原则；最后做小切口将标本取出。

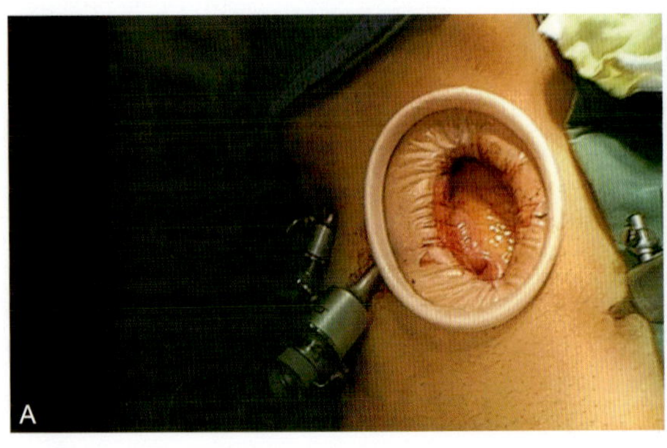

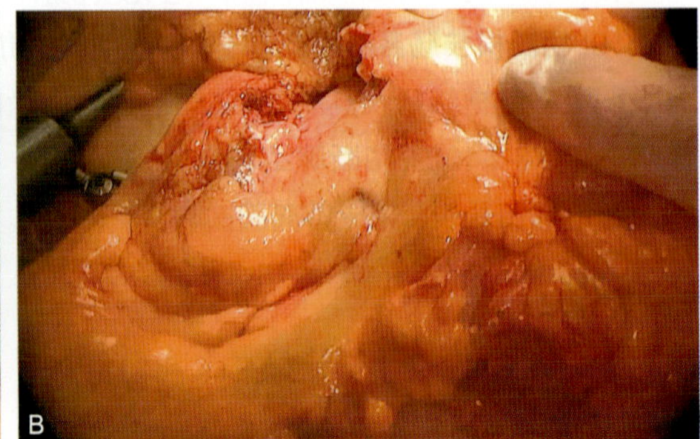

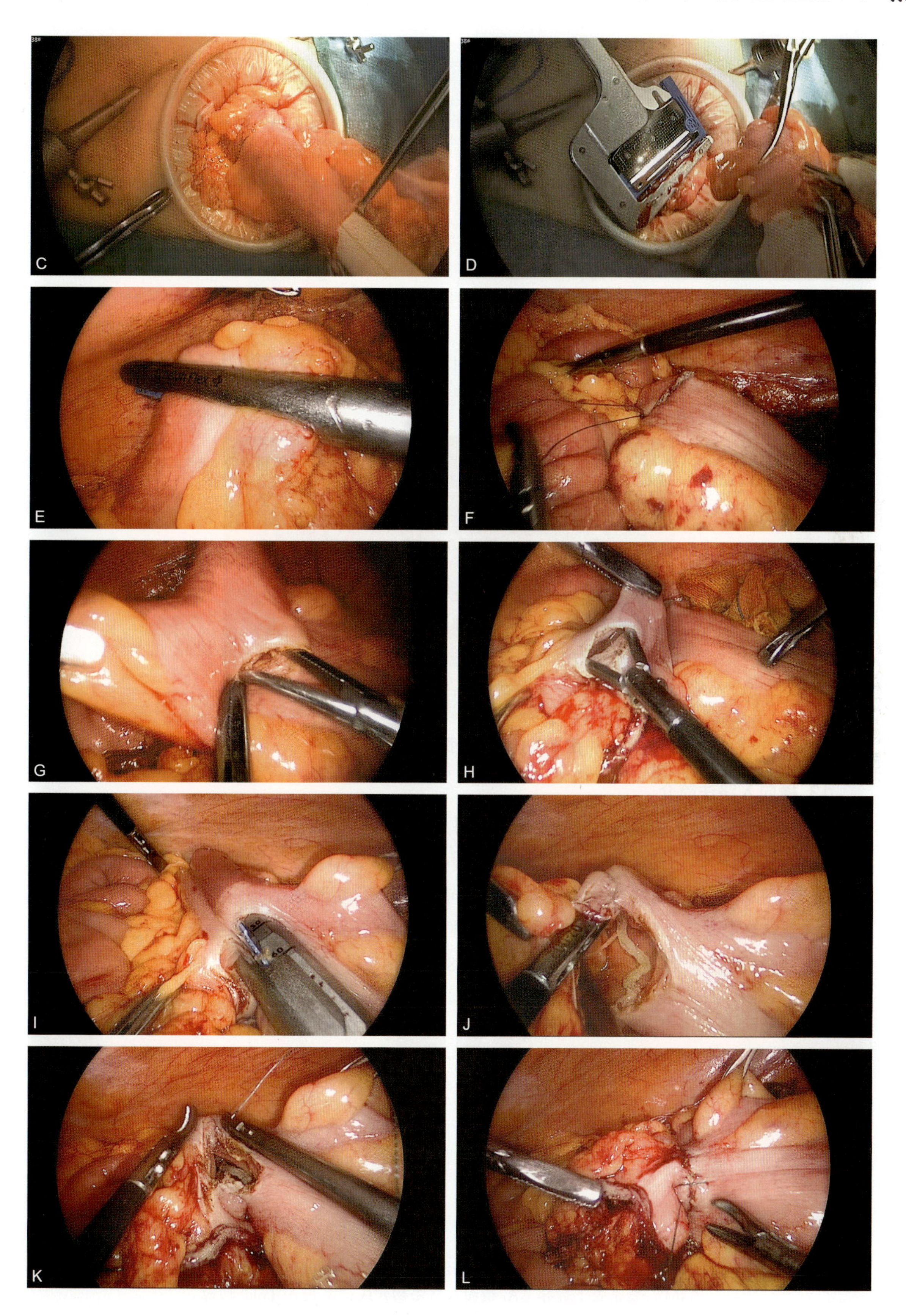
C
D
E
F
G
H
I
J
K
L

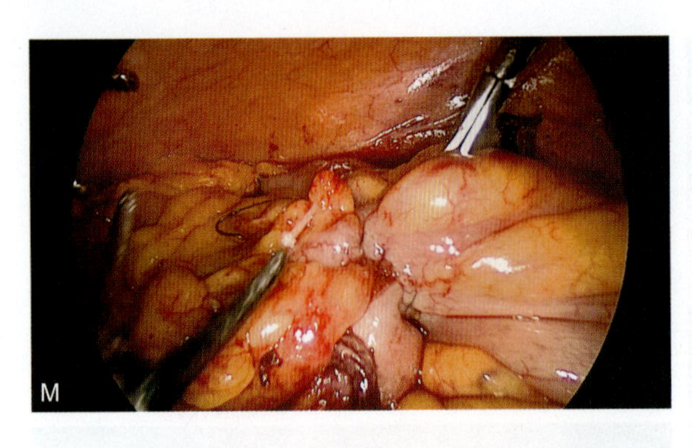

图 8-2-11 腔外及腔内吻合

A. 辅助切口；B. 提出标本；C. 端侧吻合；D. 切除标本；E. 闭合近远端结肠；F. 缝合牵引；G. 切开远端结肠；H. 切开近端结肠；I. 近远端肠管侧侧吻合；J. 检查吻合口有无出血；K. 倒刺线关闭共同开口；L. 双层加固缝合；M. 吻合后效果。

12. 重新探查，放置引流管

重新建立气腹，再次置入腹腔镜检查吻合口有无异常，有无内疝发生及创面有无出血（图 8-2-12），冲洗腹盆腔，左结肠旁沟放置引流管。结束手术。

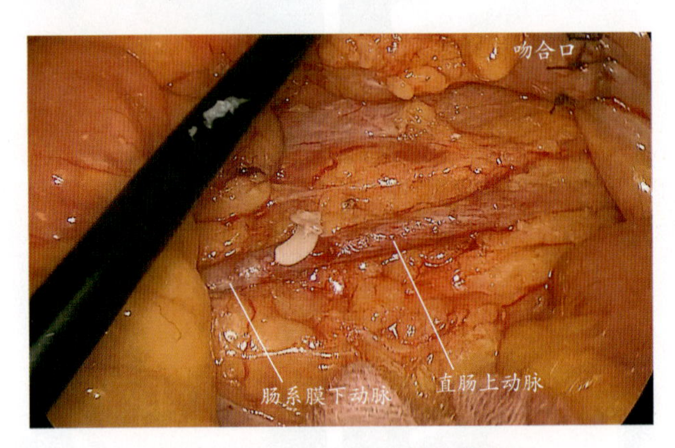

图 8-2-12 重新探查，放置引流管

13. 横向入路法简介

临床上横向入路法应用也较多，该入路法要点如下：①取头高右低位，首先于胰腺下缘、肠系膜下静脉（IMV）内侧切开结肠系膜，进入 Toldt 间隙（图 8-2-13）；②胰腺下缘切断肠系膜下静脉，充分扩展 Toldt 间隙（图 8-2-14）；③沿胰腺表面向脾曲游离，切断横结肠系膜前后叶，进入小网膜囊（图 8-2-15）；④改头低位，切开乙状结肠系膜根部，解剖肠系膜下动脉各分支，结扎切断左结肠动脉及乙状结肠动脉第一支及直肠上静脉（图 8-2-16）；⑤进一步扩展 Toldt 间隙，游离乙状结肠

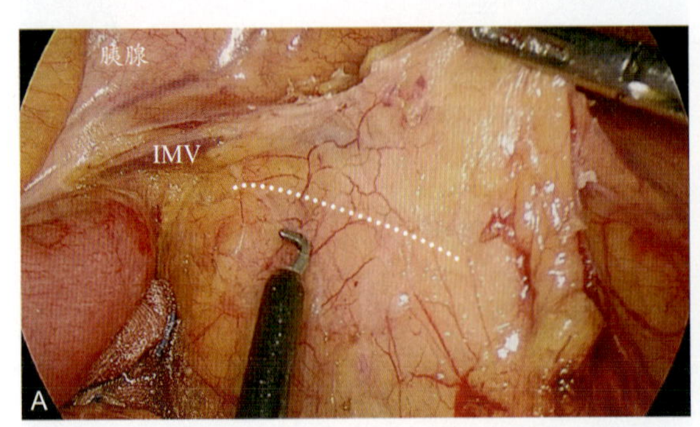

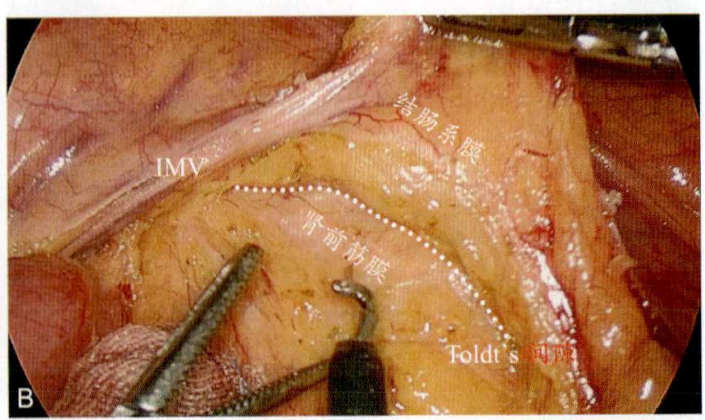

图 8-2-13 横向入路法切开线及左 Toldt 间隙

IMV. 肠系膜下静脉。A. 横向入路法切开线；B. 进入 Toldt 间隙。

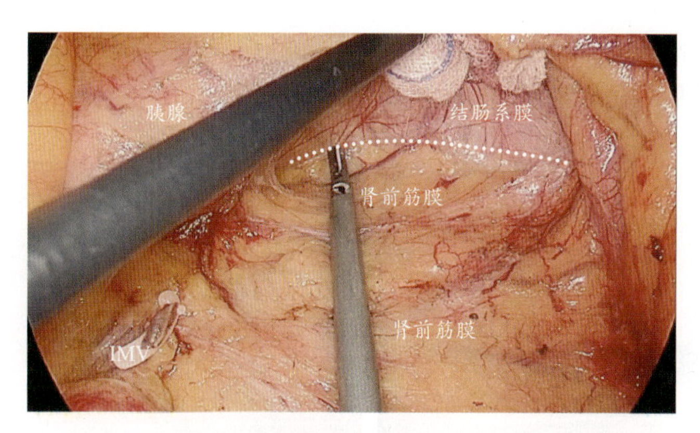

图 8-2-14　夹闭切断肠系膜下静脉，扩展左 Toldt 间隙

IMV. 肠系膜下静脉。

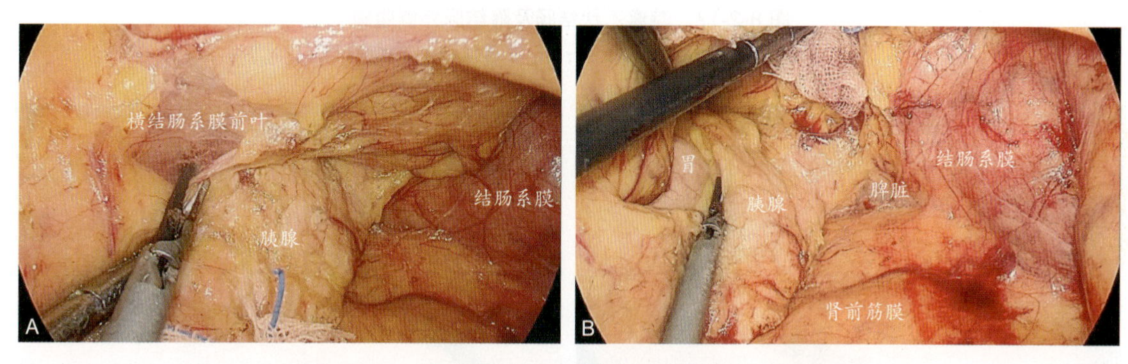

图 8-2-15　沿胰腺上缘切开横结肠系膜并向左侧扩展

A. 沿胰腺切开横结肠系膜；B. 横向游离后效果。

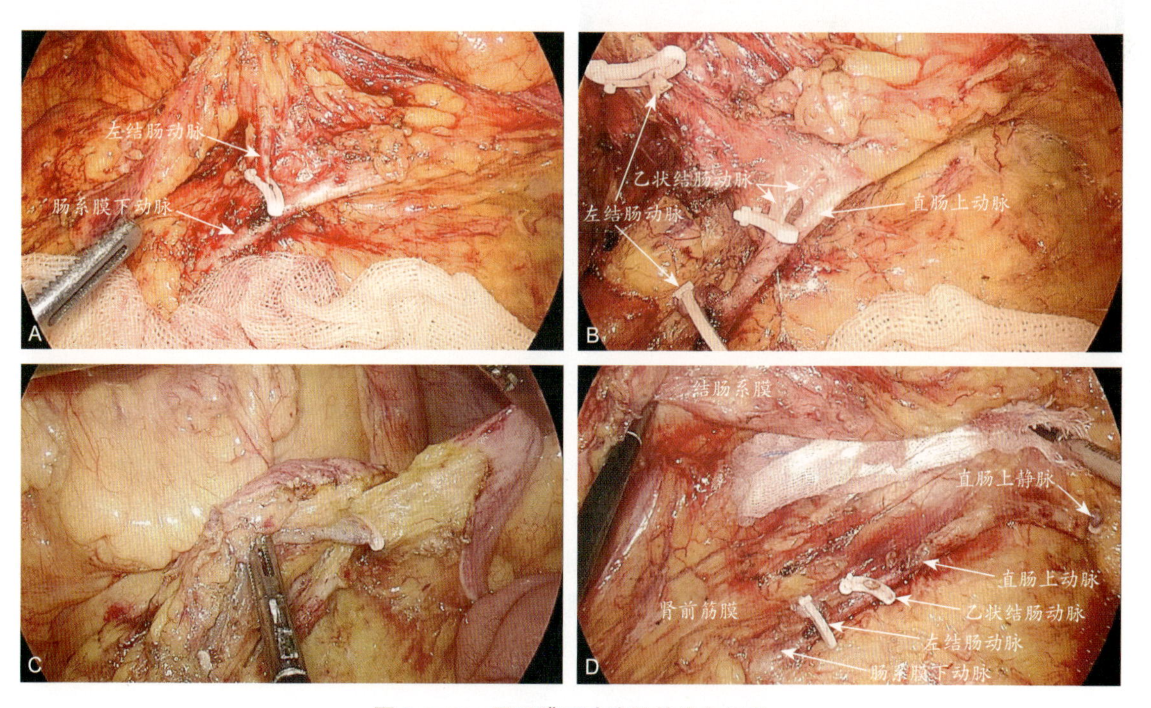

图 8-2-16　肠系膜下动脉及其分支处理

A. 离断左结肠动脉；B. 离断乙状结肠动脉；C. 离断直肠上静脉；D. 血管处理后效果。

及降结肠外侧腹膜至脾曲(图 8-2-17);⑥最后切开胃结肠韧带左侧部分,“三线合一”完成脾曲游离(图 8-2-18),腔外或腔内完成吻合。

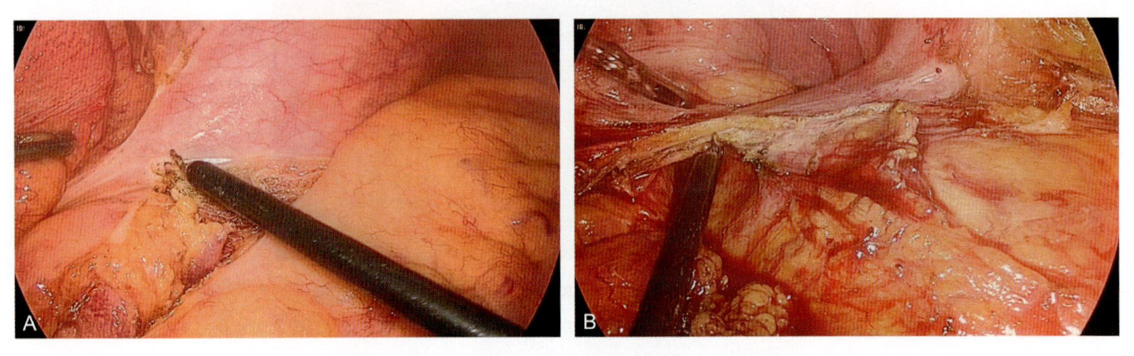

图 8-2-17　游离乙状结肠及降结肠外侧腹膜

A. 游离乙状结肠外侧腹膜；B. 游离降结肠外侧腹膜。

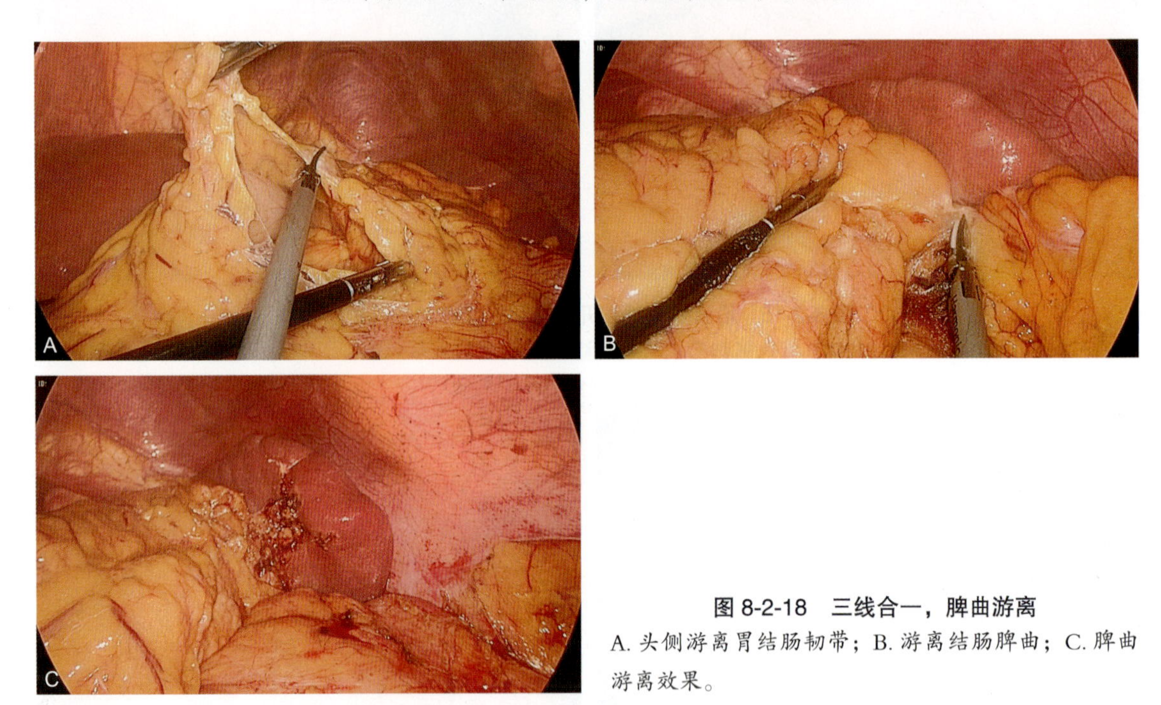

图 8-2-18　三线合一，脾曲游离

A. 头侧游离胃结肠韧带；B. 游离结肠脾曲；C. 脾曲游离效果。

五、小结

结合文献报道,将腹腔镜左半结肠切除术的关键操作归结为“一条血管、一个间隙、三线合一”。一条血管即肠系膜下动脉及其分支的解剖和处理;一个间隙即左 Toldt 间隙的确立和扩展;三线合一是指结肠脾曲的游离,即降乙结肠外侧腹膜切开线、胃结肠韧带切开线、胰腺上缘横结肠系膜切开线。做好以上几点,即可实现左半结肠的全结肠系膜切除(CME)。不管是中央入路法还是横向入路法,都要遵循以上原则。

第三节 腹腔镜乙状结肠癌根治术

一、适应证和禁忌证

1. 适应证

（1）乙状结肠恶性肿瘤。

（2）术前急性梗阻者可先放置肠梗阻导管或支架，待梗阻解除后行腹腔镜手术一期切除吻合。

2. 禁忌证

（1）恶性肿瘤侵及周围脏器，或伴有腹腔广泛转移者。

（2）结肠癌并梗阻，近端肠管扩张明显者。

（3）多次腹部手术史，腹腔粘连较重者为相对禁忌。

（4）心肺肝肾等重要脏器功能差，不能耐受全身麻醉和腹腔镜手术者。

（5）凝血机制异常，有出血倾向者。

二、术前准备、评估

参考本章第一节腹腔右半结肠切除术。

三、切除范围

乙状结肠上段癌需行根治性左半结肠切除术（参考本章第二节腹腔镜左半结肠切除术），乙状结肠中段和下段癌适合行乙状结肠癌根治术。切除范围包括肿瘤近远端10cm肠管，于根部夹闭切断肠系膜下动脉，并清扫其周围淋巴脂肪组织（图8-3-1A），也可以在清扫肠系膜下动脉根部淋巴结基础上，于左结肠动脉分支以远夹闭切断，保留左结肠动脉，以保证吻合口血运；手术操作多采用中央入路法。

四、手术技巧

1. 体位和站位

改良截石位（图8-3-1B），头低足高20°～30°，向右侧倾斜15°；可以用肩托固定双肩部；术者位于患者右侧，助手位于患者左侧，扶镜手位于患者头端（图8-3-1C）。

2. 戳孔位置

一般采用五孔法（图8-3-2）。脐上缘做10mm戳孔，作为观察孔；主操作孔位于右下腹，右髂前上棘内侧，长度12mm；副操作孔位于脐右侧锁骨中线处，长度5mm；另外两个5mm副操作孔分别位于左锁骨中线与右侧相对应位置；后可延长左下腹戳孔或取下腹正中切口5～6cm作为辅助切口。

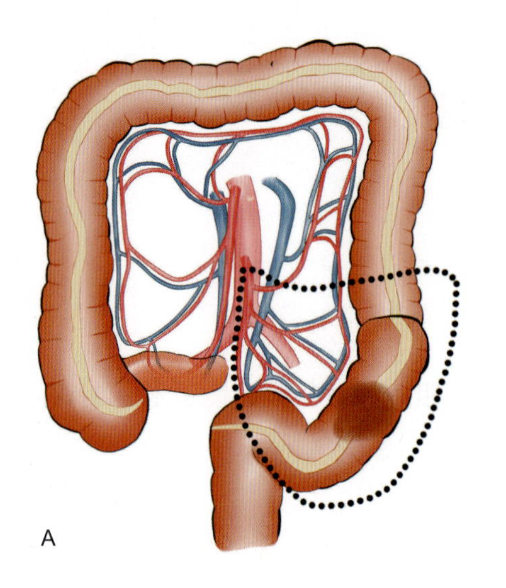

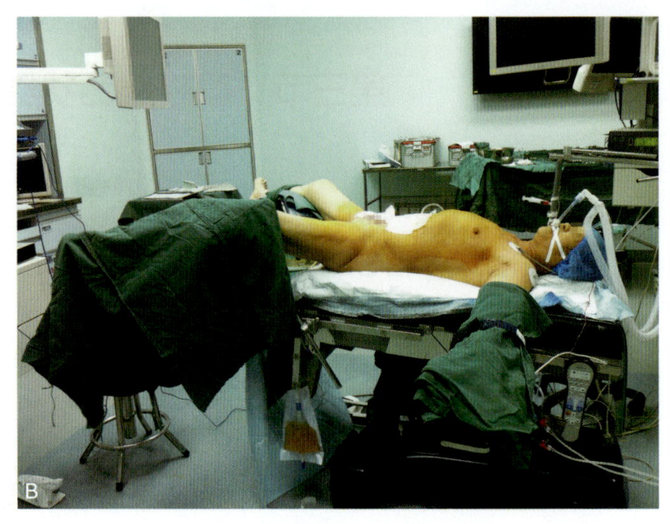

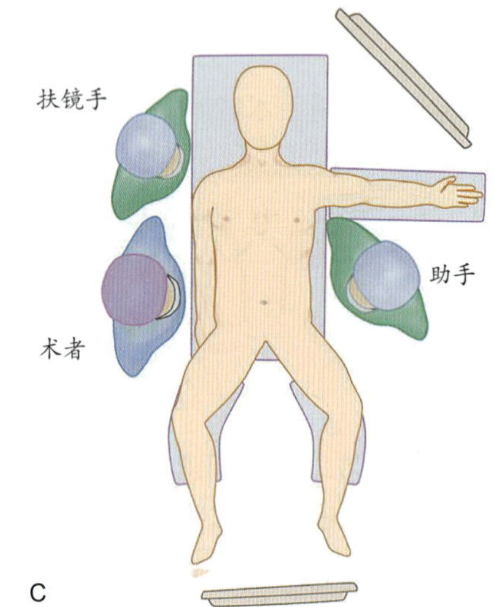

图 8-3-1　切除范围、体位及术者站位

A. 切除范围；B. 体位；C. 术者站位。

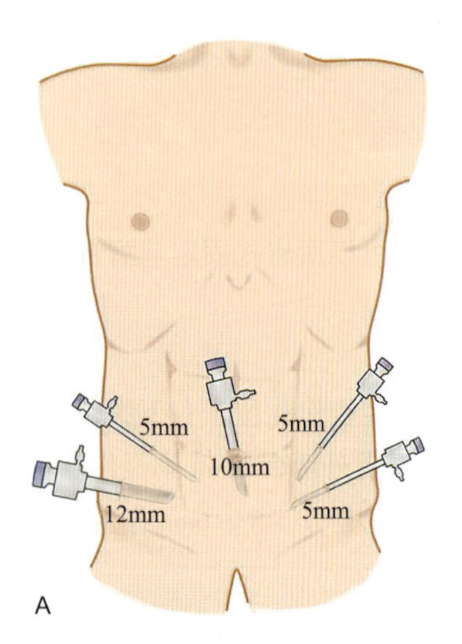

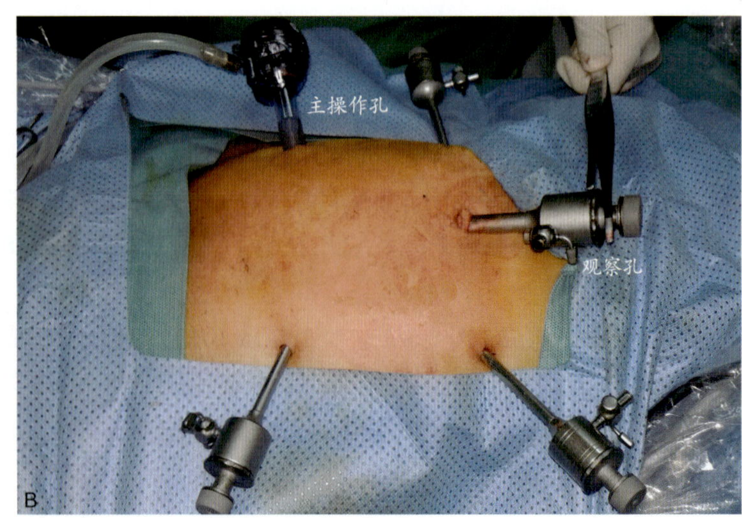

图 8-3-2　戳孔位置

A. 戳孔位置示意图；B. 戳孔位置。

3. 探查

建立气腹，置入腹腔镜，探查腹腔有无转移、肿瘤位置及淋巴结转移情况（图 8-3-3）。

4. 寻找左 Toldt 间隙

助手提起乙状结肠及直肠牵向外上方，显露乙状结肠系膜根部（图 8-3-4）。于骶岬处切开后腹膜，沿直肠上动脉寻找左 Toldt 间隙（图 8-3-5），注意保护上腹下丛。

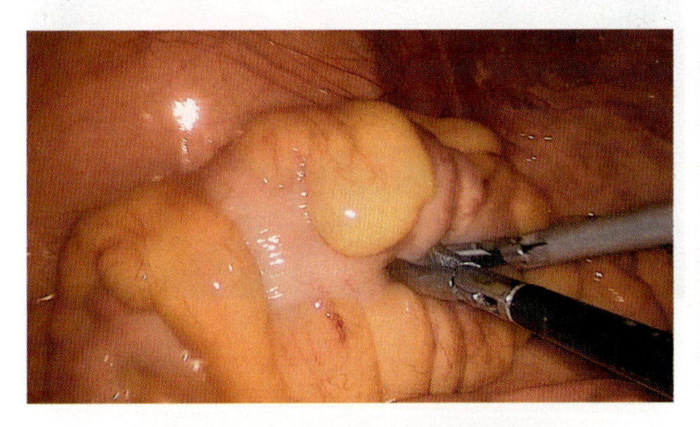

图 8-3-3　探查腹腔及肿瘤位置

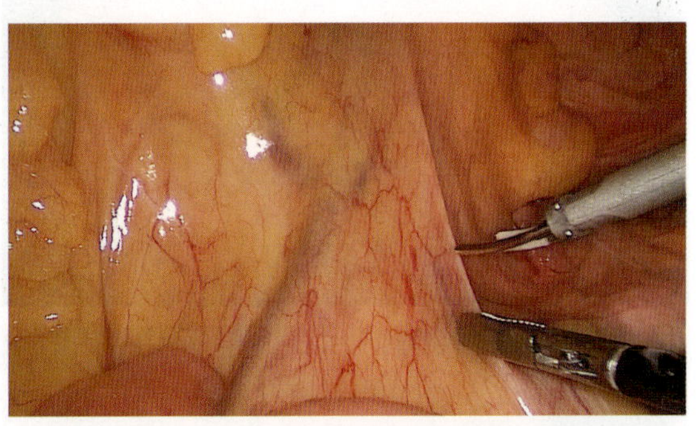

图 8-3-4　显露乙状结肠系膜根部

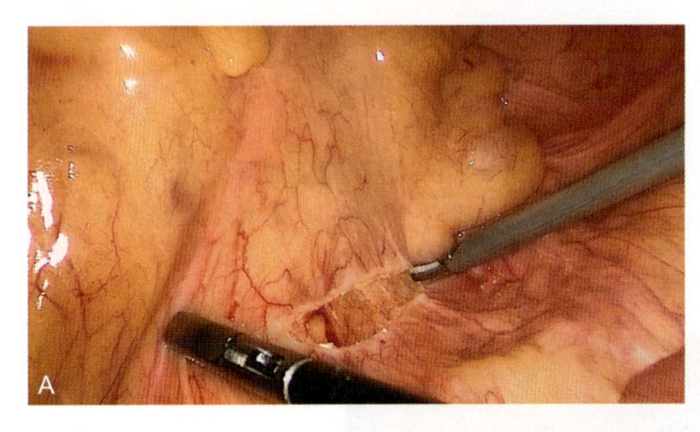

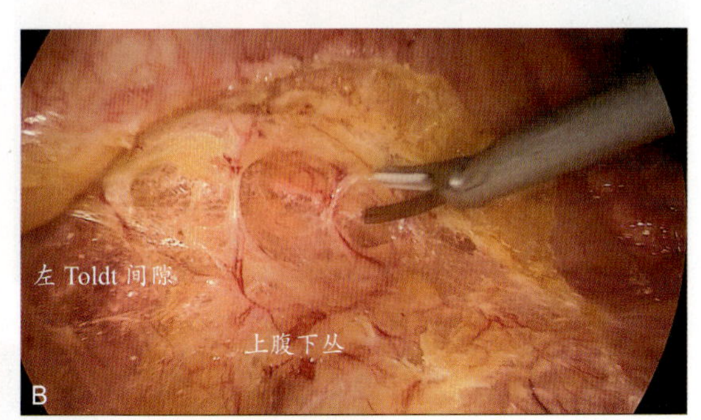

图 8-3-5　寻找左 Toldt 间隙

A. 切开后腹膜；B. 寻找左 Toldt 间隙。

手术要点：

助手及术者配合保持足够的张力，沿肠系膜下动脉及直肠上动脉后方游离，钝性、锐性游离相结合。

5. 肠系膜下血管的处理

解剖肠系膜下动脉根部，清扫其周围淋巴脂肪组织，注意保护肠系膜下神经丛；距根部 1.5～2.0cm 夹闭切断（图 8-3-6A）；继续向上游离结肠系膜，距肠系膜下动脉 1～2cm 可见肠系膜下静脉及左结肠动脉，在相同平面以 Hem-o-lok 夹夹闭切断（图 8-3-6B）。也可沿血管鞘解剖各分支，于左结肠动脉分支以远夹闭切断（图 8-3-6C）。保留左结肠动脉的血管处理及淋巴清扫手术技巧详见本章第五节腹腔镜直肠癌前根治术。

手术要点：

（1）裸化肠系膜下动脉根部前首先游离后方的左 Toldt 间隙，避免损伤肠系膜下神经丛。

（2）对于乙状结肠中下段癌，肠系膜下动脉处理一般推荐高位结扎；对于乙状结肠上段癌，建议保留直肠上动脉；血管处理时可采用鞘内游离更加简单，但需要术者与助手密切配合，避免损伤血管壁。

6. 扩展左 Toldt 间隙

提起血管断端,继续向外侧游离扩展左 Toldt 间隙,注意保护左侧输尿管及生殖血管(图 8-3-7)。

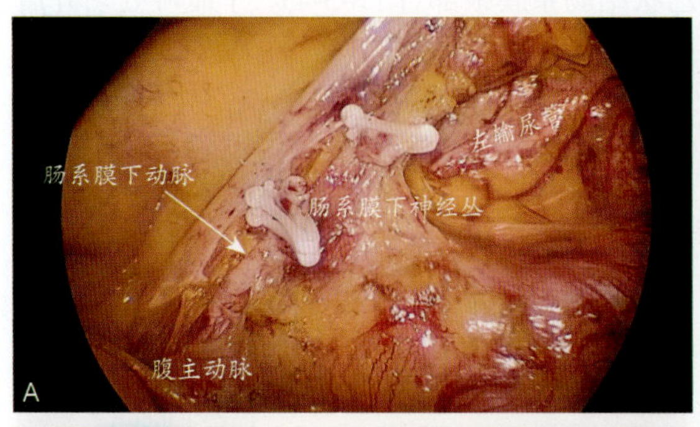

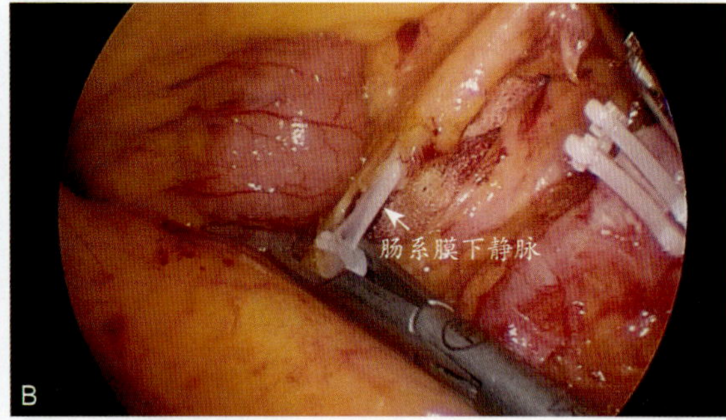

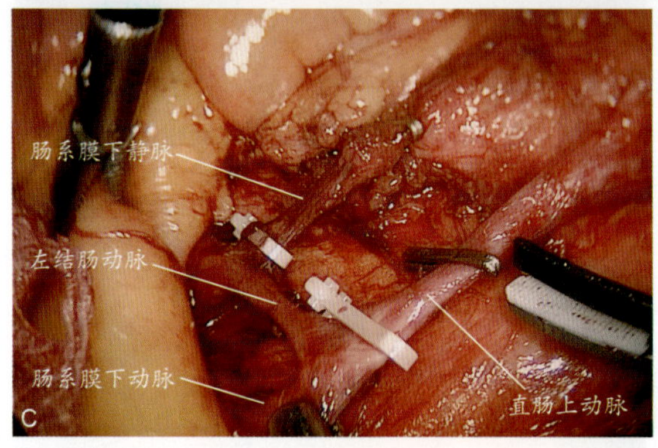

图 8-3-6 肠系膜下血管处理

A. 夹闭切断肠系膜下动脉;B. 夹闭切断肠系膜下静脉;C. 保留左结肠动脉。

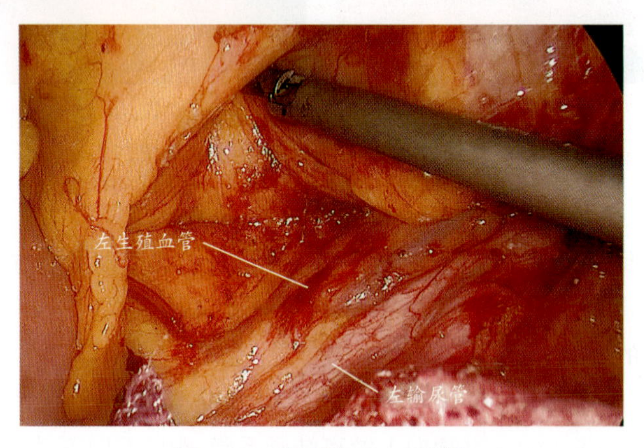

图 8-3-7 扩展左 Toldt 间隙

7. 切开乙状结肠外侧腹膜

将乙状结肠及直肠牵向内侧,切开乙状结肠外侧腹膜,与内侧汇合;切开前左 Toldt 间隙内可塞入一块纱布条作为指引,防止误伤输尿管及其他腹膜后结构(图 8-3-8)。

8. 游离直肠后间隙

助手提起乙状结肠及直肠,沿左 Toldt 间隙向下方游离直肠后间隙,至肿瘤下方 10cm 左右,注意保护上腹下神经丛及双侧腹下神经(图 8-3-9)。

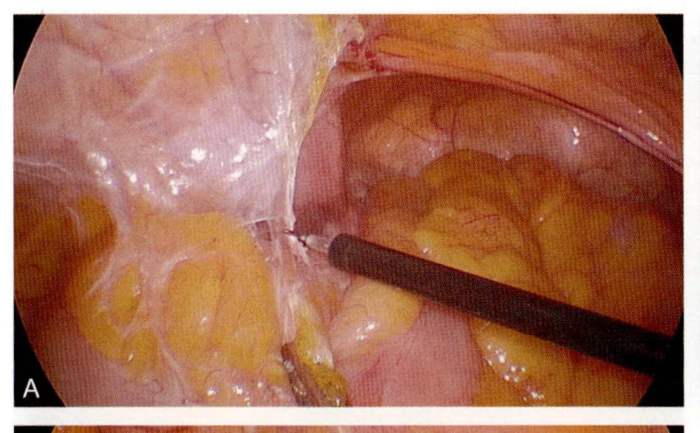

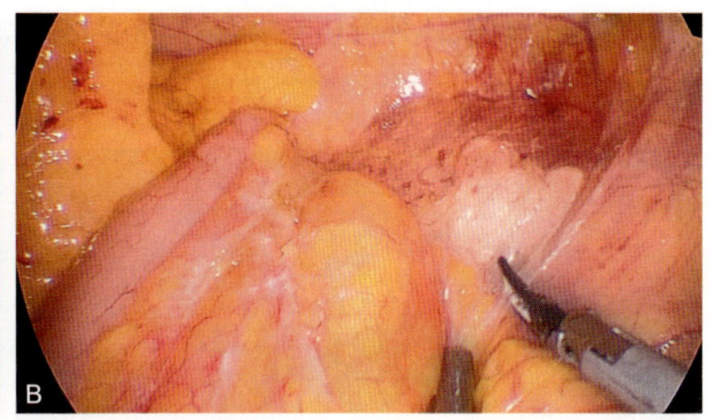

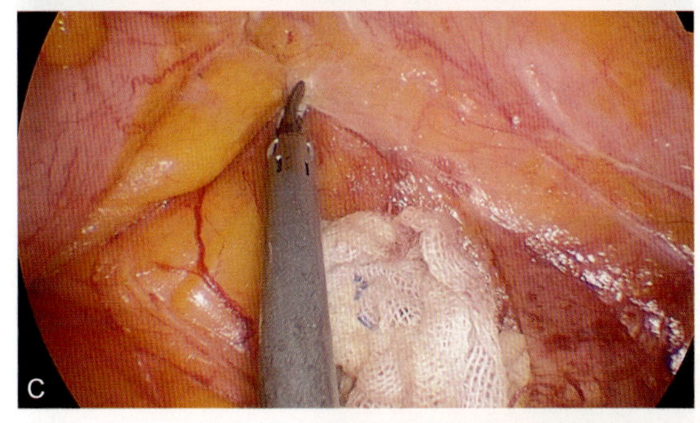

图 8-3-8　切开乙状结肠外侧腹膜

A. 切开乙状结肠外侧粘连；B. 切开乙状结肠外侧腹膜；C. 纱条引导，里应外合。

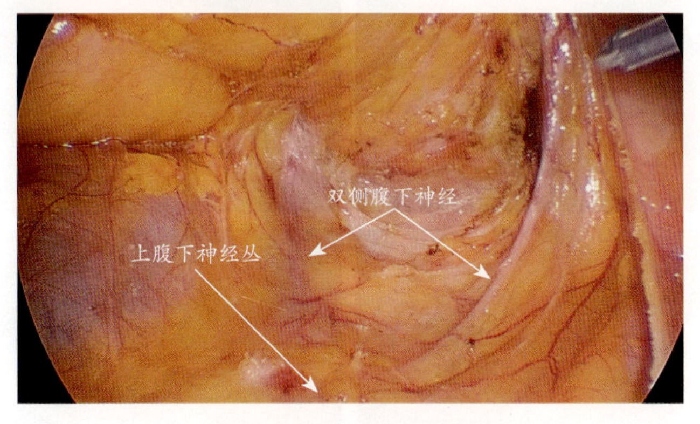

图 8-3-9　游离直肠后间隙

9. 裸化离断远端肠管

距肿瘤远端 10cm 超声刀裸化肠管（图 8-3-10A ～ D）；游离顺序一般先右侧壁，再后壁，最后左侧壁；彻底裸化肠壁，避免脂肪残留（图 8-3-10E）；腔内切割闭合器切断远端肠管（图 8-3-10F）；修剪乙状结肠系膜，注意保护血管弓（图 8-3-10G）。

手术要点：

（1）注意系膜内的直肠上血管，建议血管夹夹闭切断或用超声刀慢挡凝闭避免出血。

（2）切割闭合器离断肠管时一般选用 60mm 蓝色或紫色闭合钉，尽量使用一个钉仓完成闭合。

10. 切除吻合

取下腹正中切口或延长左下腹戳孔至 5 ～ 6cm，切开入腹，保护切口，取出标本；距肿瘤近远端 10 ～ 15cm 离断乙状结肠，移除标本，近端结肠置入吻合器抵钉座，还纳入腹腔，关闭切口（图 8-3-11A、B）；重新建立气腹；腹腔镜监视下吻合器行近远端肠管端端吻合（图 8-3-11C、D）。狗耳朵部位可予以镜下加固缝合（图 8-3-11E）。如肿瘤位于乙状结肠中上段，无法行经肛吻合，可从辅助切口内提出肿瘤，体外行切除吻合（图 8-3-11F、G）或行腔内 overlap 吻合（参见本章第二节中腔内吻合部分）。

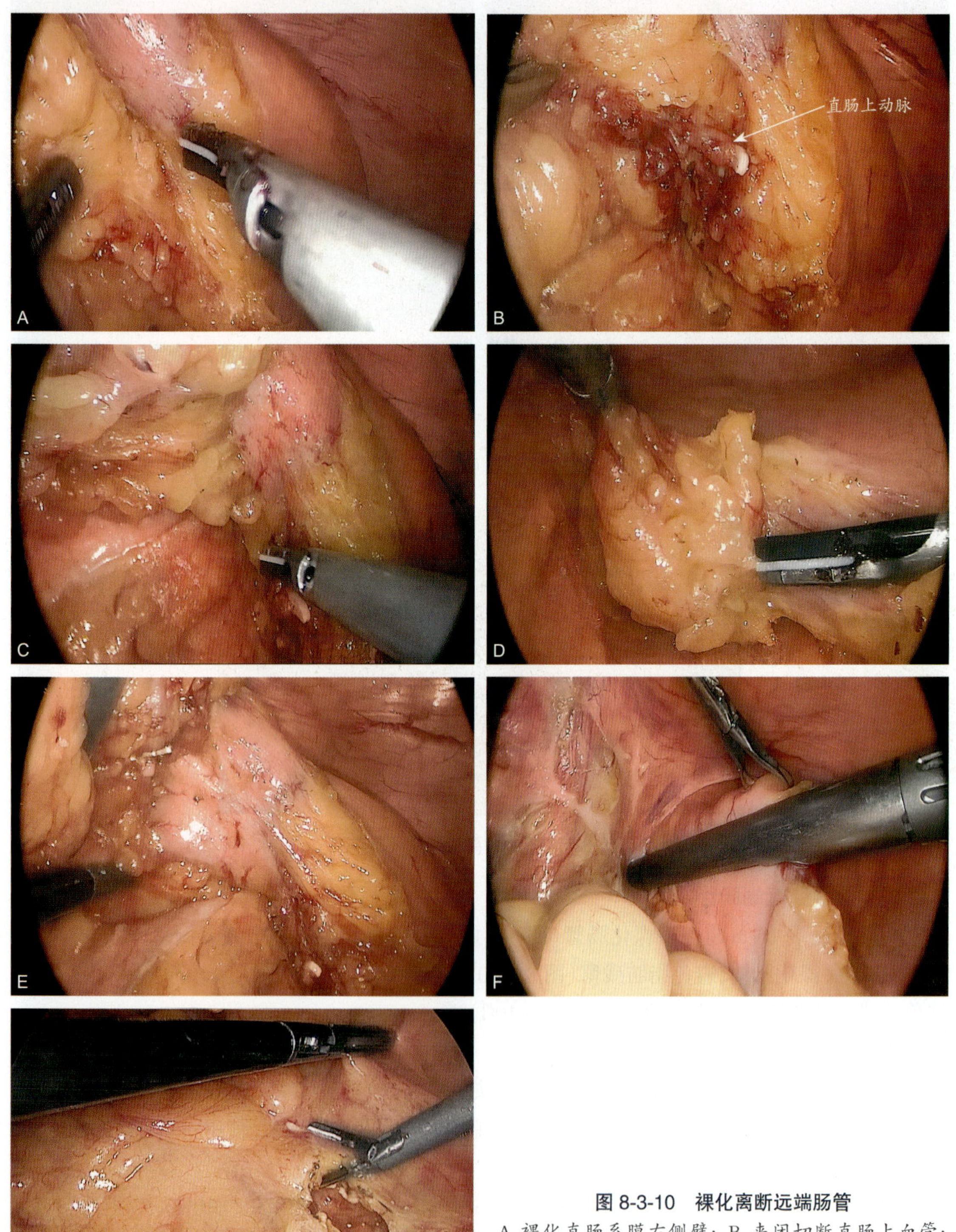

图 8-3-10　裸化离断远端肠管

A. 裸化直肠系膜右侧壁；B. 夹闭切断直肠上血管；C. 裸化直肠系膜后壁；D. 裸化直肠系膜左侧；E. 直肠系膜裸化后；F. 切割闭合器离断直肠；G. 修剪乙状结肠系膜。

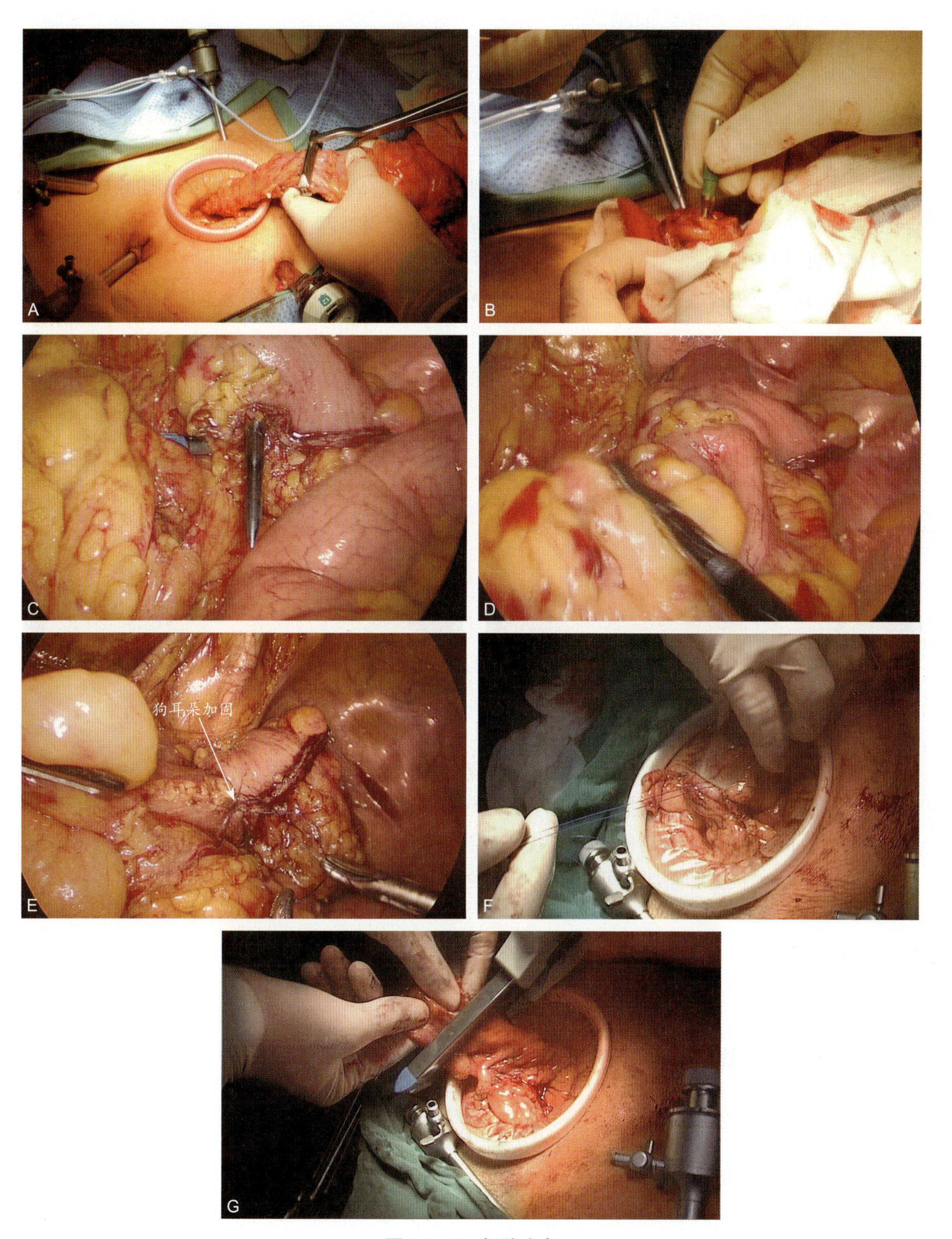

图 8-3-11　切除吻合

A. 切除标本；B. 置入抵钉座；C. 腔镜下直肠乙状结肠吻合；D. 直肠乙状结肠端端吻合；E. 狗耳朵加固；F. 体外吻合；G. 闭合残端，移除标本。

手术要点:

(1)吻合器可以从闭合线中央穿出或偏向一侧穿出(图 8-3-11C);后者可以减少一个狗耳朵,有利于加固缝合。有观点认为,狗耳朵部位是吻合环薄弱区域,条件允许时尽量予以加固缝合,有助于减少吻合口漏发生。

(2)乙状结肠上段肿瘤经肛吻合往往比较困难,可以游离脾曲,远端肠管扩大切除后经肛吻合;或者行腔内吻合,可以避免游离脾曲,降低患者创伤,值得推荐。

11. 冲洗、引流

充气试验检查吻合口有无异常(图 8-3-12),冲洗盆腔,放置引流管(图 8-3-13);结束手术。

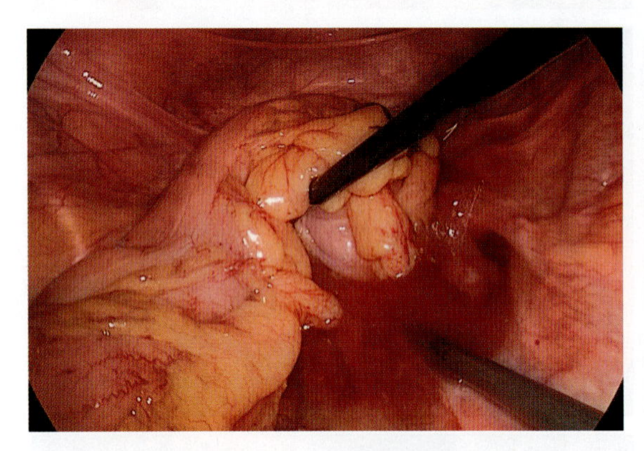

图 8-3-12　充气试验

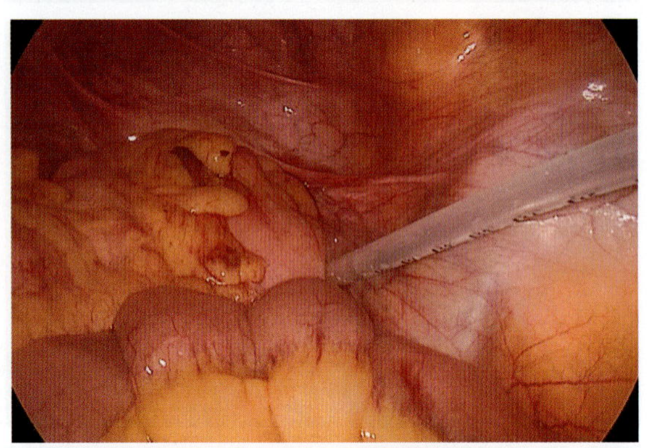

图 8-3-13　放置引流管

五、小结

腹腔镜乙状结肠癌根治术属于腹腔镜结直肠癌手术中的入门手术,难度相对较小,但是乙状结肠上段癌手术有一定难度。肠系膜下动脉处理以高位结扎为主,同时注意保护肠系膜下神经丛;游离左 Toldt 间隙及直肠后间隙时应找准解剖层面及间隙,注意保护上腹下神经丛及左右腹下神经。吻合方式根据肿瘤部位可选择经肛、腔外或腔内吻合。

第四节　腹腔镜全结肠切除术

一、适应证和禁忌证

1. 适应证

(1)结肠息肉病,包括家族性腺瘤性息肉病、黑斑息肉病、Gardner 综合征。

(2)溃疡性结肠炎经内科治疗无效或癌变。

(3)结肠多原发癌。

(4)结肠慢传输性便秘。

(5)成人巨结肠。

2. 禁忌证

(1)不能耐受全身麻醉和腹腔镜手术者。

(2)恶性肿瘤伴有腹腔广泛转移者。

(3)肿瘤太大以致不能自小切口取出者为相对禁忌证。

二、术前准备、评估

参见本章第一节腹腔镜右半结肠切除术。

三、切除范围

腹腔镜全结肠切除术根据疾病性质、范围和患者情况,可行全结肠切除、回直肠吻合术(IRA),全结直肠切除、永久性回肠造口术,或全结直肠切除、回肠储袋肛管吻合术(IPAA);良性疾病可沿结肠或二级弓离断系膜,恶性肿瘤须行相应范围的淋巴结清扫。对于结肠慢传输患者,可行保留回盲部的结肠次全切除术,以防止术后大便次数过多。手术径路多采用自左向右(逆时针)或左右汇合(顺逆结合)的方法(图 8-4-1)。本节以逆时针法就全结肠切除、回直肠吻合术做介绍。

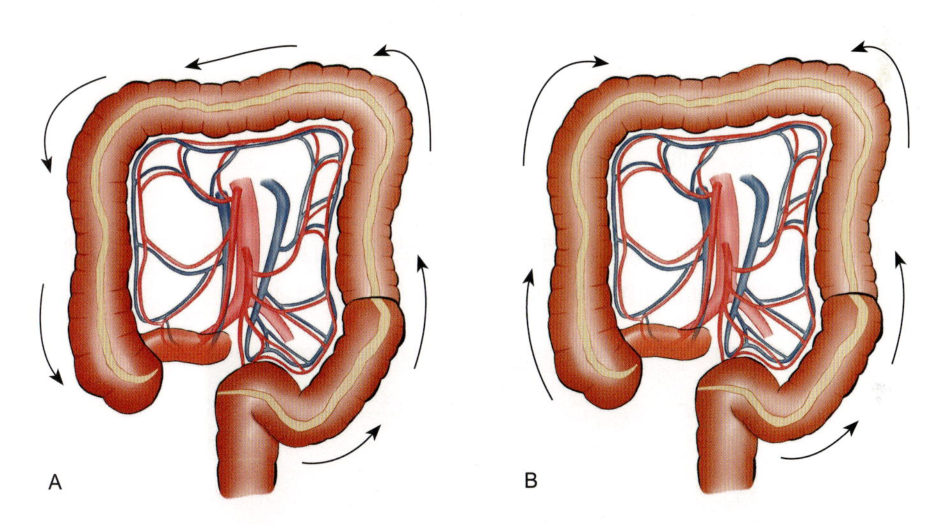

图 8-4-1 手术径路

A. 自左向右(逆时针);B. 左右汇合(顺逆结合)。

四、手术技巧

1. 体位和站位

“人”字形体位或改良截石位,根据操作区域调整为头低足高位或头高足低位,适当向两侧倾斜;游离直肠、乙状结肠、降结肠、脾曲、左半横结肠时术者位于患者右侧,助手位于患者左侧,扶镜手位于患者头端或两腿之间;游离右半结肠时,术者位于患者左侧,助手位于患者右侧,扶镜手位于患者两腿之间。

2. 戳孔位置

采用五孔法。脐上缘做 10mm 戳孔,作为观察孔;第一主操作孔位于右锁骨中线脐下 5cm 处,长度 10～12mm;第二主操作孔位于左锁骨中线脐上 5cm 处,长度 5mm 或 10mm(需夹闭切断右侧结肠血管时);两个 5mm 辅助操作孔位于对侧相应位置;一般取下腹正中切口 5～8cm 作为辅助切口(图 8-4-2)。

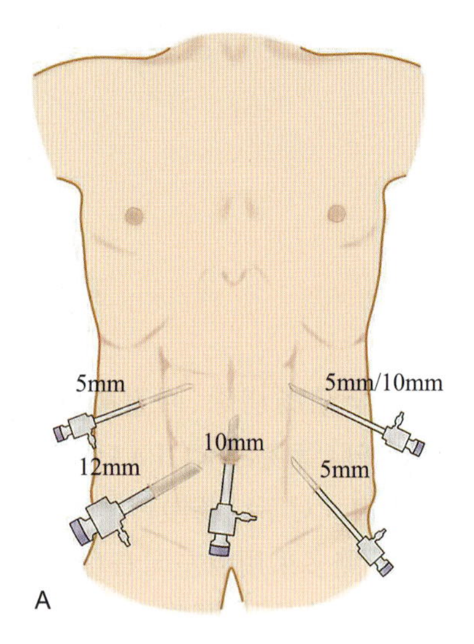

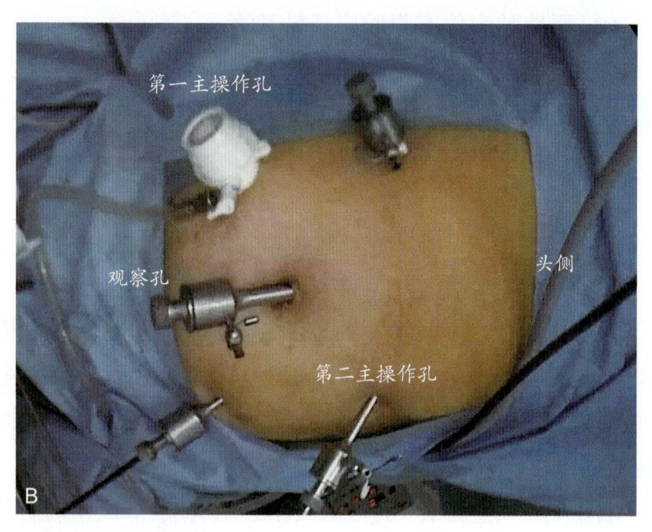

图 8-4-2　戳孔位置

A. 戳孔位置示意图；B. 戳孔位置。

3. 探查

建立气腹，置入腹腔镜，全面探查腹腔（图 8-4-3）。

4. 寻找左 Toldt 间隙

首先采用头低足高右侧倾斜体位，助手提起乙状结肠及直肠，显露肠系膜下动脉，于骶岬处切开结肠系膜根部，寻找左 Toldt 间隙，辨认肠系膜下血管（图 8-4-4）。

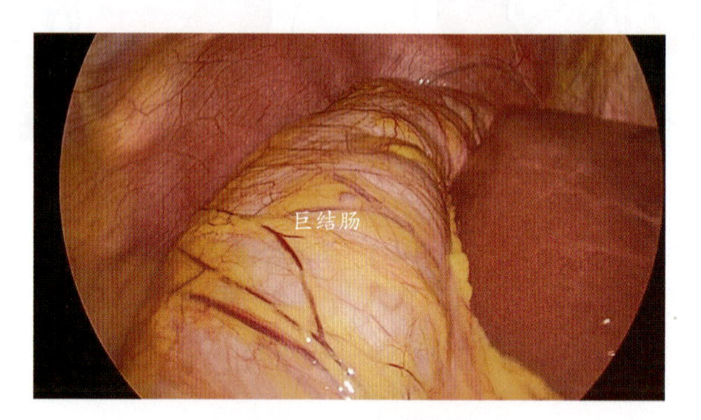

图 8-4-3　探查腹腔

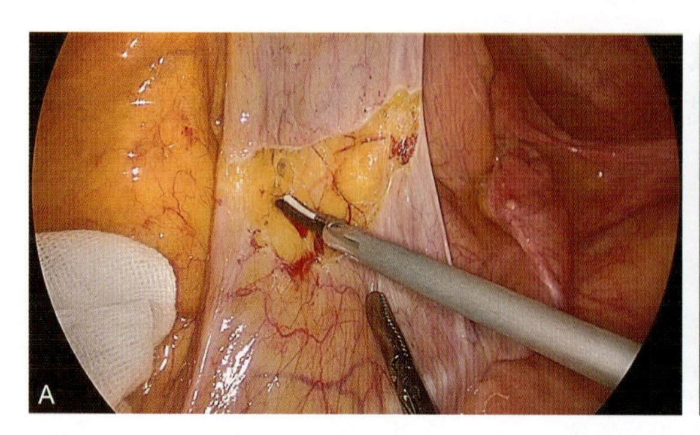

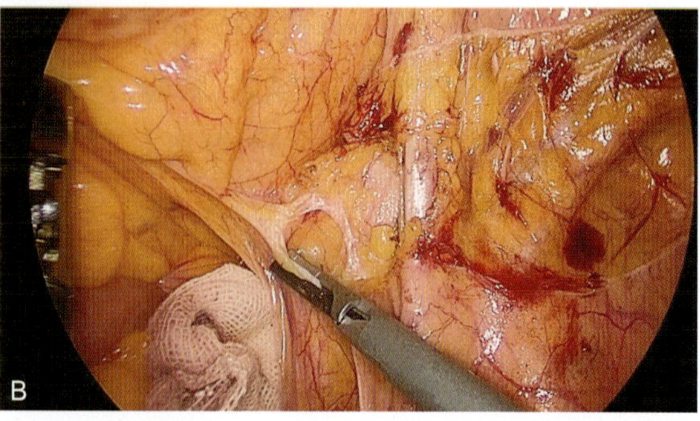

图 8-4-4　寻找左 Toldt 间隙

A. 切开后腹膜；B. 寻找左 Toldt 间隙。

5. 处理肠系膜下动脉各分支

游离裸化肠系膜下动脉，解剖其各分支，分别夹闭切断左结肠动脉、乙状结肠动脉；如为良性疾病且保留直肠，一般保留直肠上动脉（图 8-4-5）；如需切除直肠，可于根部夹闭切断肠系膜下动脉。同水平切断结扎肠系膜下静脉。

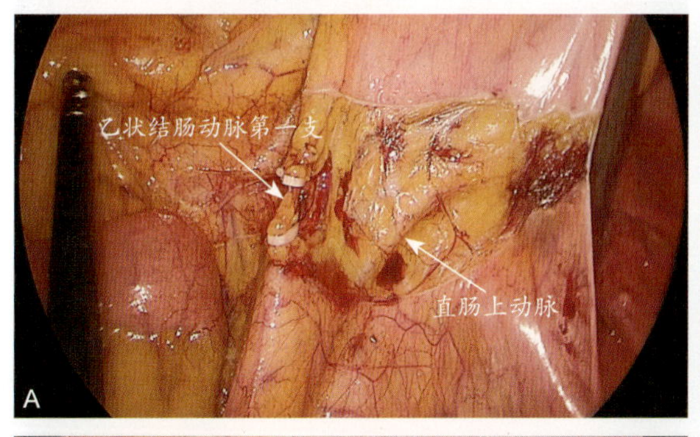

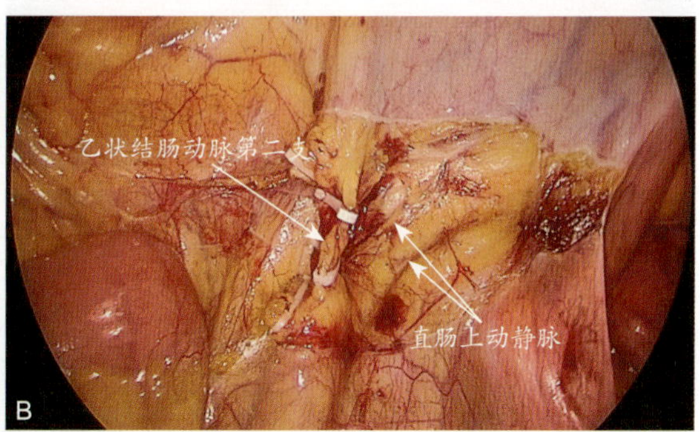

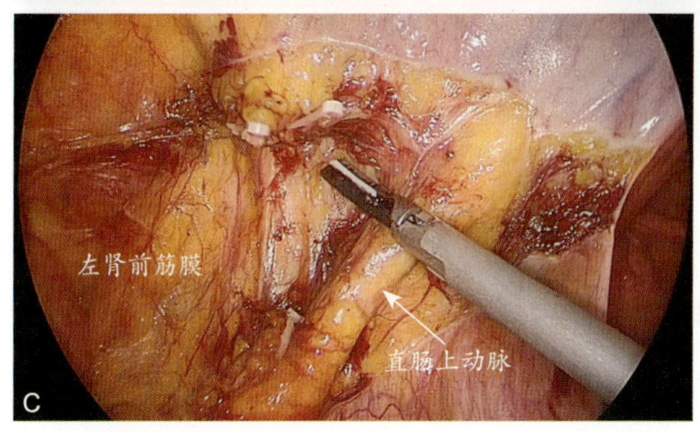

图 8-4-5　处理肠系膜下动脉各分支

A. 夹闭切断乙状结肠动脉第一支；B. 夹闭切断乙状结肠动脉第二支；C. 保留直肠上动脉。

6. 扩展左 Toldt 间隙

扩展左 Toldt 间隙，注意保护输尿管及生殖血管（图 8-4-6）。

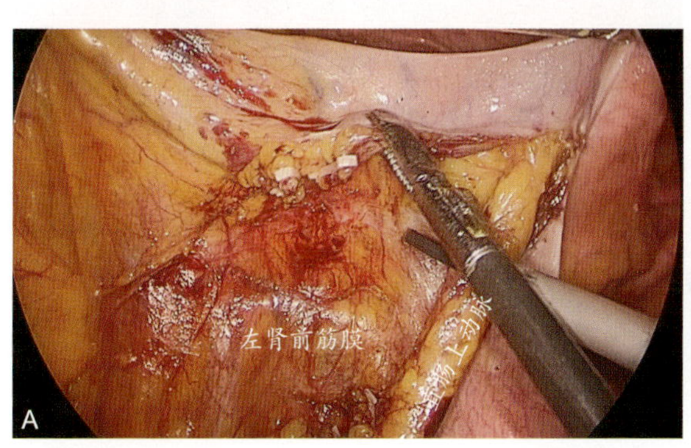

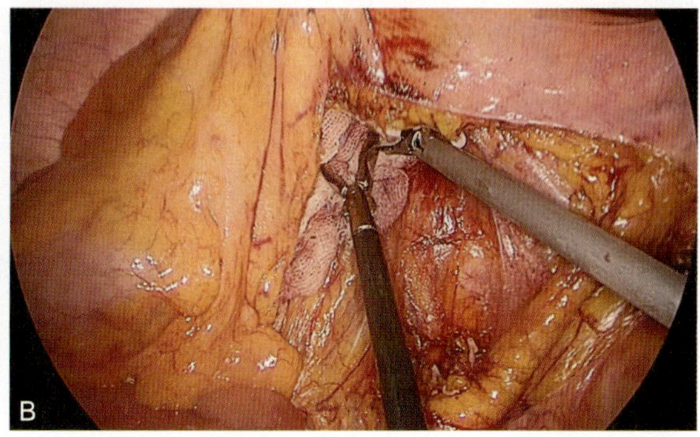

图 8-4-6　游离左 Toldt 间隙

A. 扩展左 Toldt 间隙；B. 置入纱条引导。

7. 切开乙状结肠外侧腹膜

将乙状结肠牵向右侧，沿“黄白线”切开外侧腹膜，与内侧汇合，游离乙状结肠（图 8-4-7）。

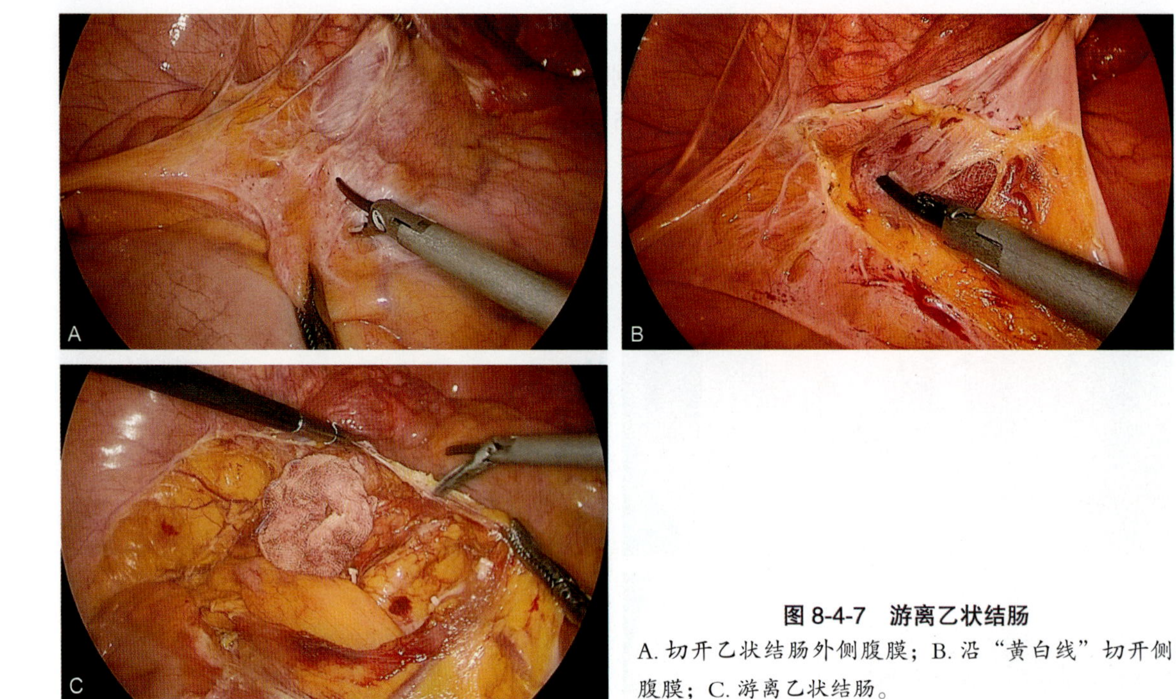

图 8-4-7 游离乙状结肠

A. 切开乙状结肠外侧腹膜；B. 沿“黄白线”切开侧腹膜；C. 游离乙状结肠。

8. 游离直肠上段

向下游离直肠上段，可在预切断处裸化，暂不切断直肠（图 8-4-8）；也可待全结肠游离完成后再裸化离断；后离断有利于保证游离时肠管张力，避免结肠活动度过大。

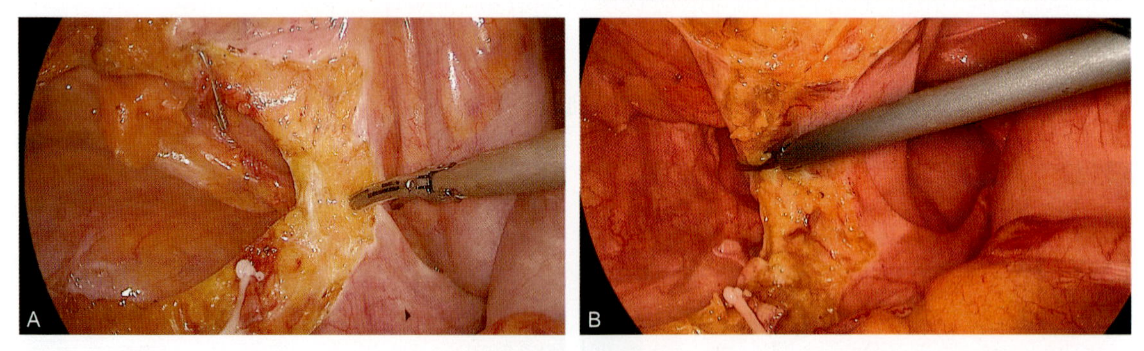

图 8-4-8 游离直肠上段

A. 游离直肠上段；B. 裸化直肠系膜。

9. 向上扩展左 Toldt 间隙

取头高足低位，继续向上方游离，夹闭切断左结肠血管及结肠脾曲血管；扩展左 Toldt 间隙；上达胰腺下缘，外达侧腹膜（图 8-4-9）。

10. 游离降结肠

取头高足低位，切开降结肠外侧腹膜至结肠脾曲（图 8-4-10）。内侧间隙充分扩展后有利于外侧及头侧的游离。

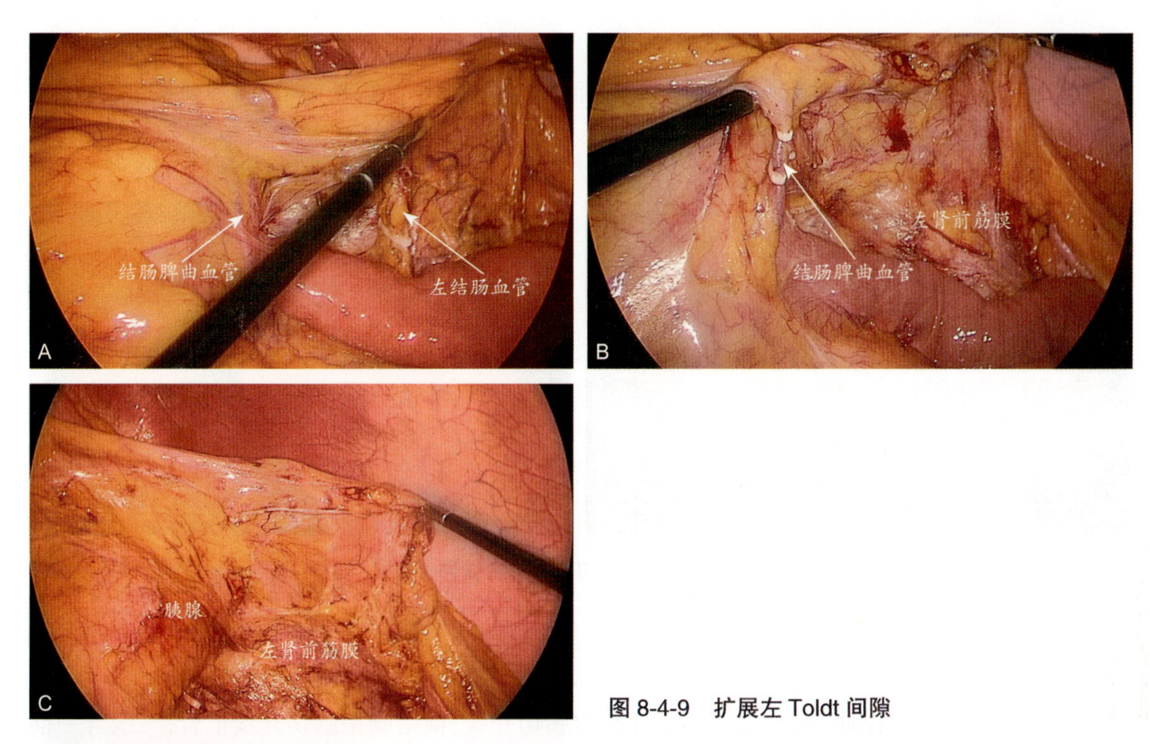

图 8-4-9　扩展左 Toldt 间隙

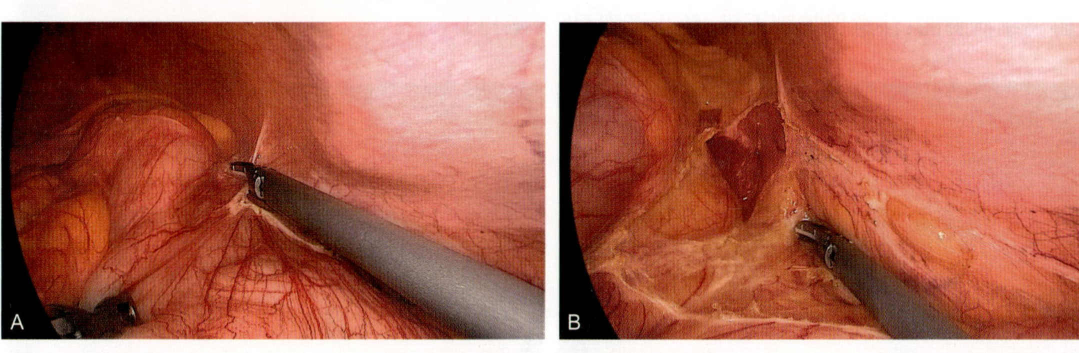

图 8-4-10　游离降结肠

A. 切开降结肠外侧腹膜；B. 向上游离至脾曲。

11. 切开横结肠系膜

助手向上方提起横结肠，于胰腺上缘切开横结肠系膜，进入小网膜囊（图 8-4-11）。

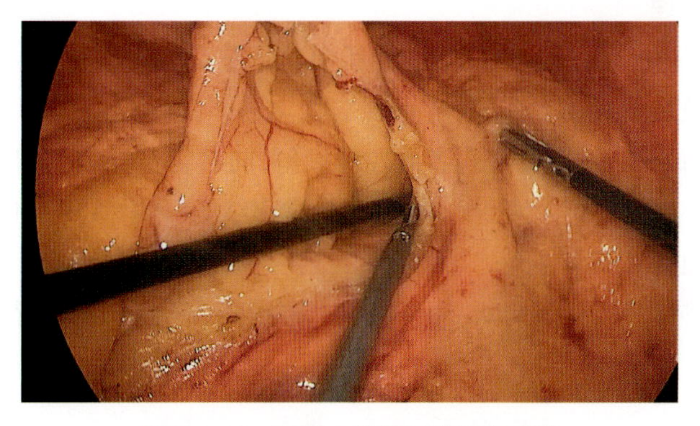

图 8-4-11　胰腺上缘切开横结肠系膜

12. 切开胃结肠韧带

助手向上方提起胃，术者向下方牵拉横结肠，于中部切开胃结肠韧带，向脾曲扩展（图 8-4-12）；沿横结肠上缘剥离并保留大网膜。

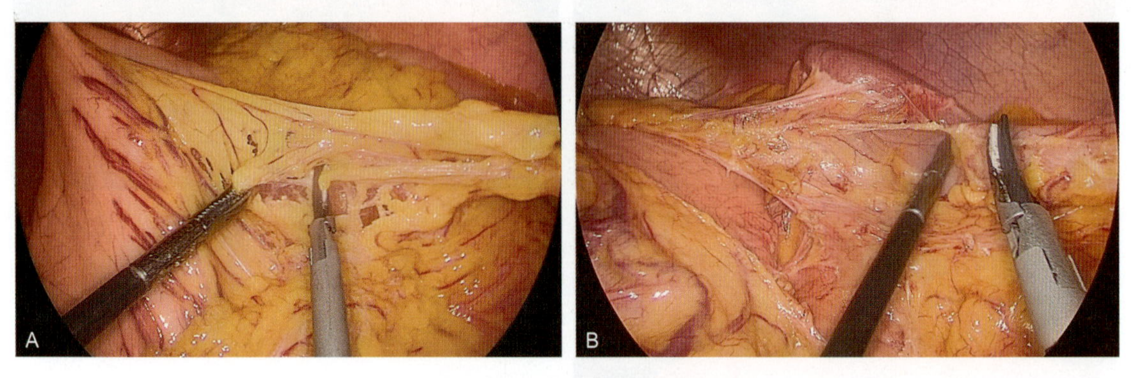

图 8-4-12　切开胃结肠韧带

A. 切开胃结肠韧带；B. 向脾曲方向游离。

13. 游离脾曲

继续向左切开胃结肠韧带，与降结肠外侧腹膜切开线、横结肠系膜切开线汇合，三线合一彻底游离结肠脾曲；注意保护脾下极，防止撕裂（图 8-4-13）。

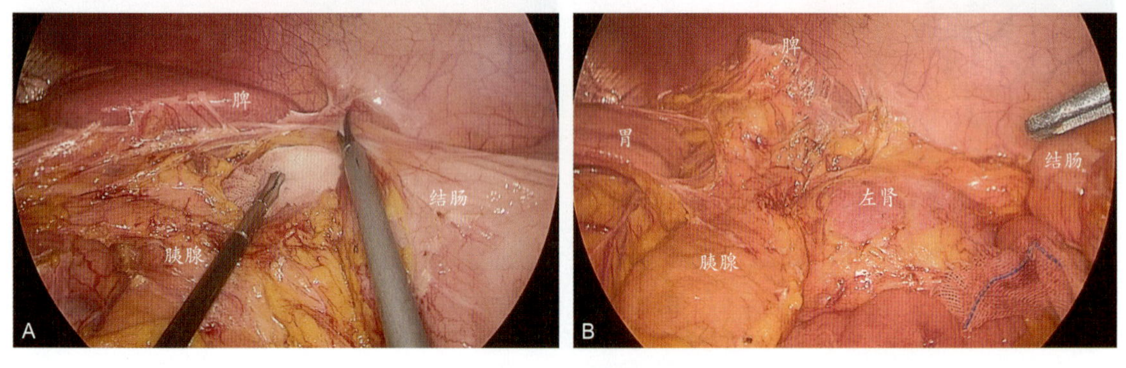

图 8-4-13　游离结肠脾曲

A. 三线合一，游离脾曲；B. 脾曲游离后效果。

14. 结肠中血管处理

提起横结肠，游离横结肠系膜，夹闭切断结肠中动脉左支及右支（图 8-4-14）。

15. 游离横结肠及结肠肝曲

术者改到右侧，助手调整位置，将患者向左侧倾斜，向右切开胃结肠韧带；夹闭切断副右结肠静脉，此处容易出血，应特别小心；切断肝结肠韧带，游离结肠肝曲（图 8-4-15）。

16. 处理回结肠血管

游离回结肠动静脉，予以夹闭切断，注意保护十二指肠（图 8-4-16）；如行保留回盲部结肠次全切除术，须保留回结肠血管。

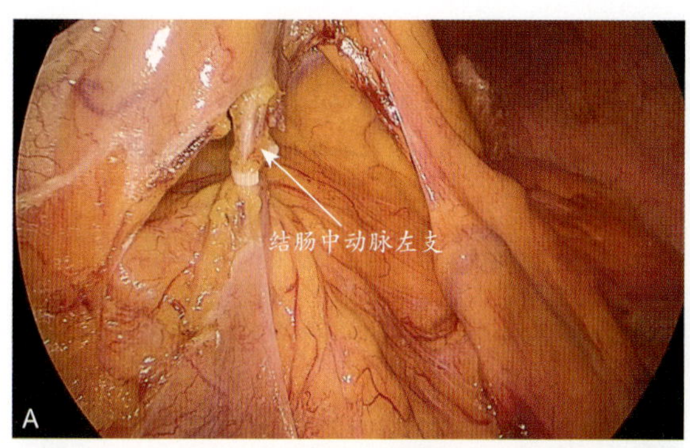

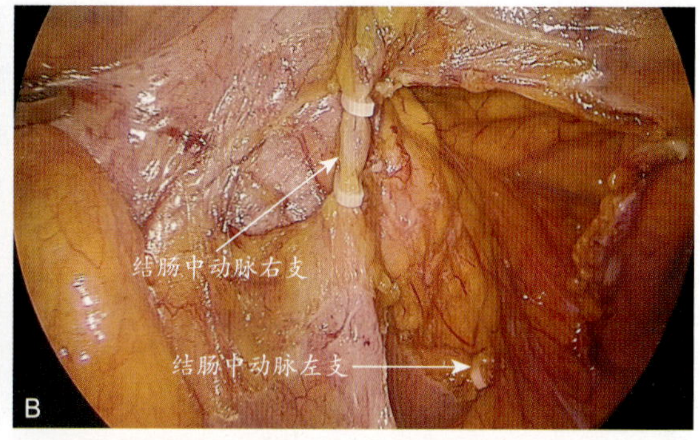

图 8-4-14　结肠中动脉处理

A. 夹闭切断结肠中动脉左支；B. 夹闭切断结肠中动脉右支。

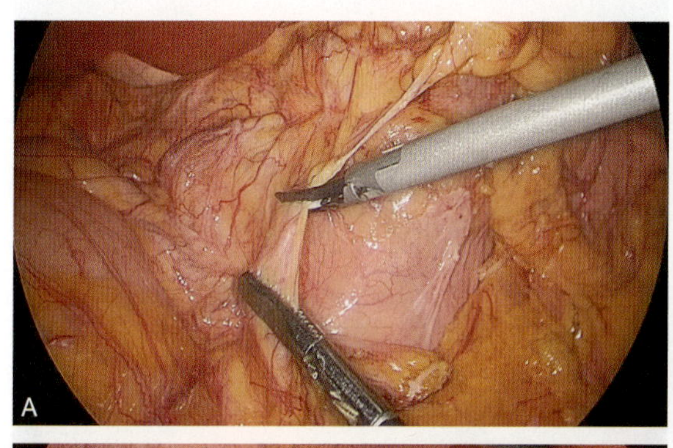

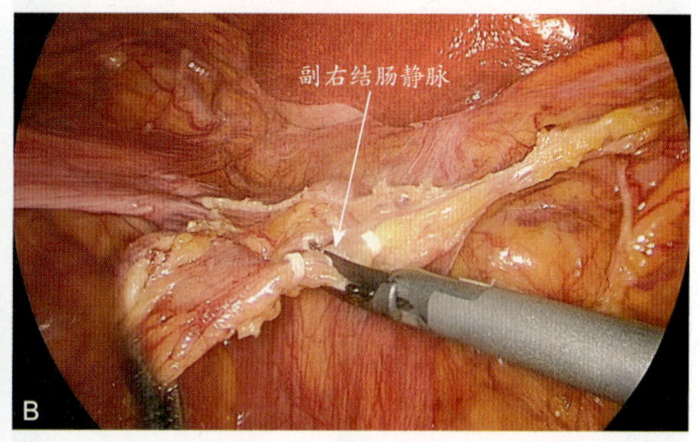

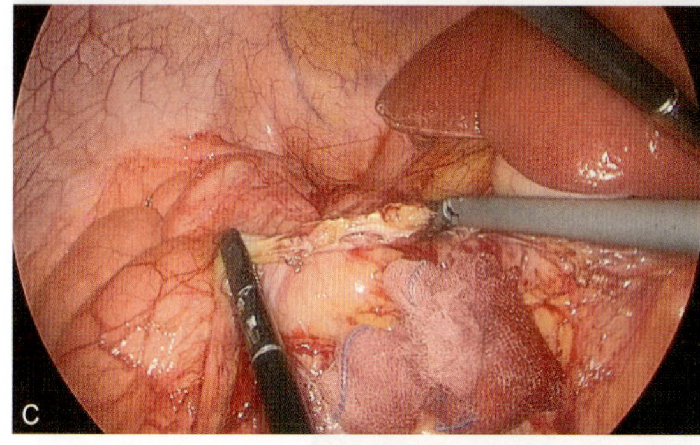

图 8-4-15　游离结肠肝曲

A. 切开右侧胃结肠韧带；B. 切断副右结肠静脉；C. 游离结肠肝曲。

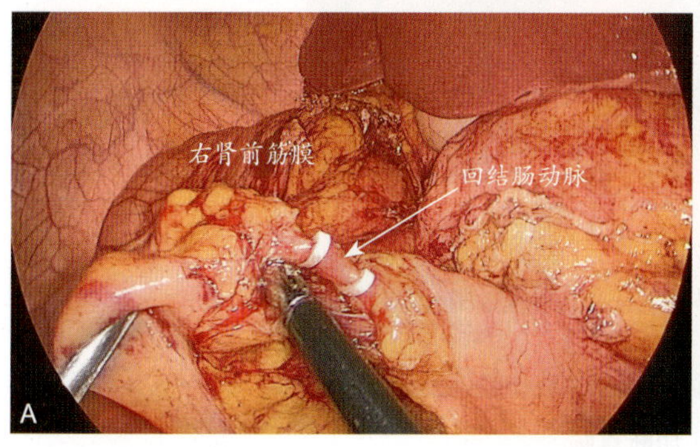

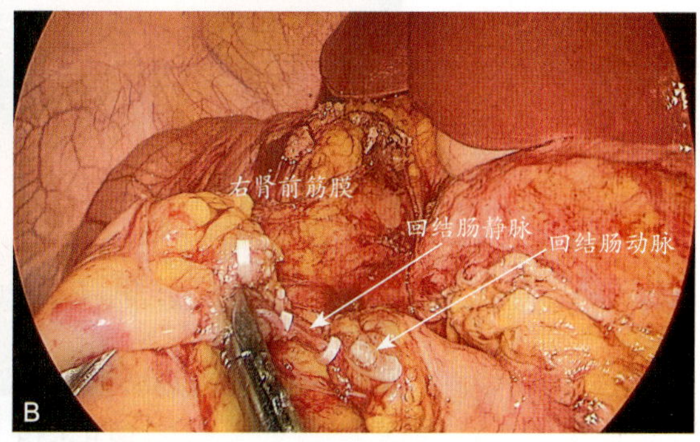

图 8-4-16　处理回结肠血管

A. 夹闭切断回结肠动脉；B. 夹闭切断回结肠静脉。

17. 游离升结肠及回盲部

沿血管离断处进入右侧 Toldt 间隙，扩展后游离升结肠系膜（图 8-4-17A）；将盲肠及升结肠牵向左侧，切开升结肠侧腹膜（图 8-4-17B）；充分游离升结肠及回盲部（图 8-4-17C）；彻底游离右侧结肠（图 8-4-17D）。至此全结肠游离完成。

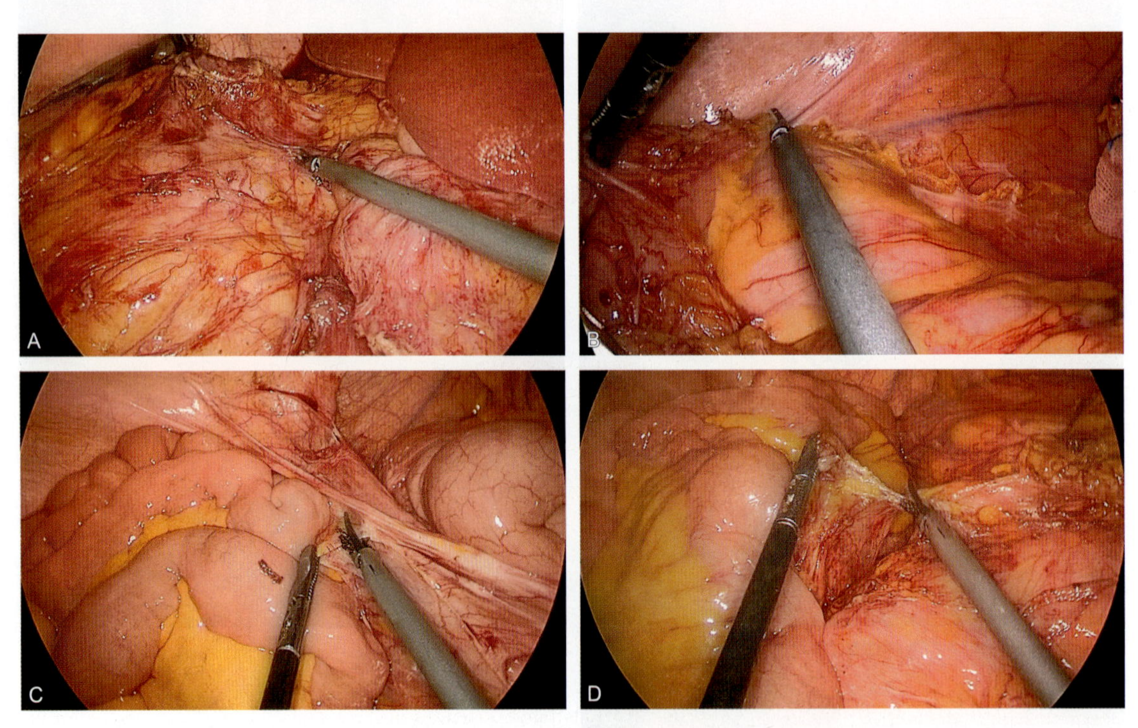

图 8-4-17　游离升结肠及回盲部

A. 游离升结肠内侧；B. 游离升结肠外侧；C. 游离回盲部；D. 彻底游离右侧结肠。

18. 切断直肠

重新调整至初始手术体位，于直肠乙状结肠交界处切割闭合器切断直肠（图 8-4-18）。

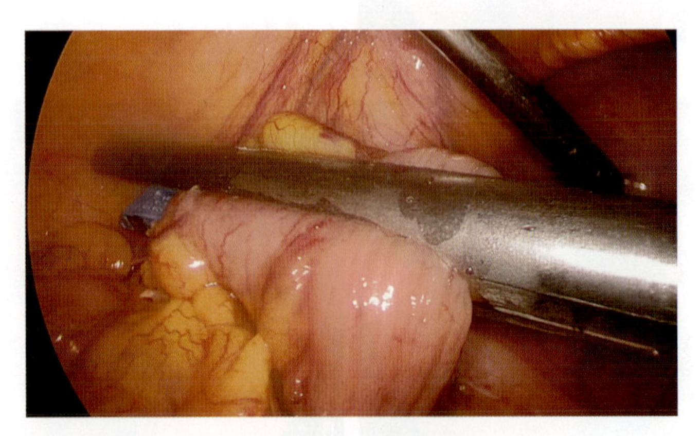

图 8-4-18　切断直肠

19. 切除标本

取下腹正中切口长约 6cm，切开入腹，经切口取出标本；如行回肠直肠吻合，切除标本后于回肠内置入抵钉座（图 8-4-19A）；如行回肠肛管吻合，则于回肠末端做长约 15cm “J”形储袋（图 8-4-19B～D）；如行保留回盲部结肠次全切除术，一般保留回盲部及升结肠 6～8cm；切除阑尾，在回盲部（逆蠕动）或升结肠（顺蠕动）置入吻合器抵钉座。

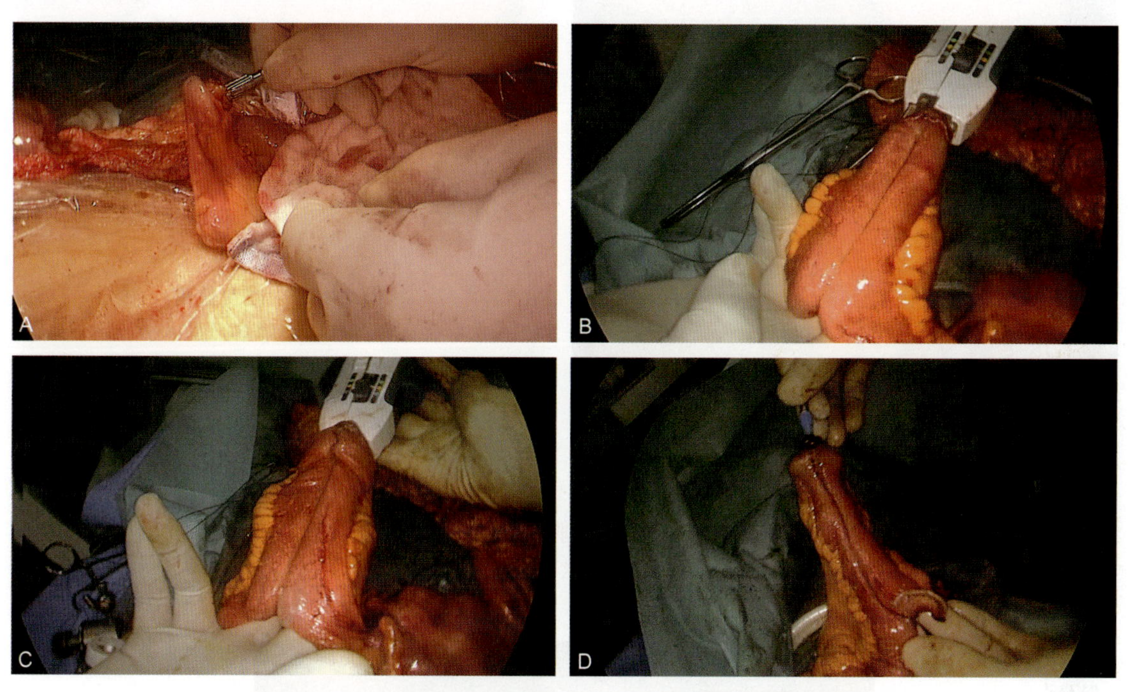

图 8-4-19 切除标本，置入抵钉座

A. 回肠末端置入抵钉座；B.“J”形储袋第一枪；C.“J”形储袋第二枪；D.“J”形储袋。

20. 吻合重建

重新建立气腹，吻合前须仔细检查末端小肠系膜或回盲部系膜有无扭转，必要时腹腔镜下将整个小肠及回盲部重新捋顺（图 8-4-20A）；腹腔镜监视下置入吻合器抵钉座（图 8-4-20B），行回肠直肠端端吻合（图 8-4-20C）、回盲部直肠吻合（顺蠕动或逆蠕动，图 8-4-20D）或“J”形储袋肛管吻合（图 8-4-20E）；保证无张力吻合，狗耳朵部位可予以加固缝合。

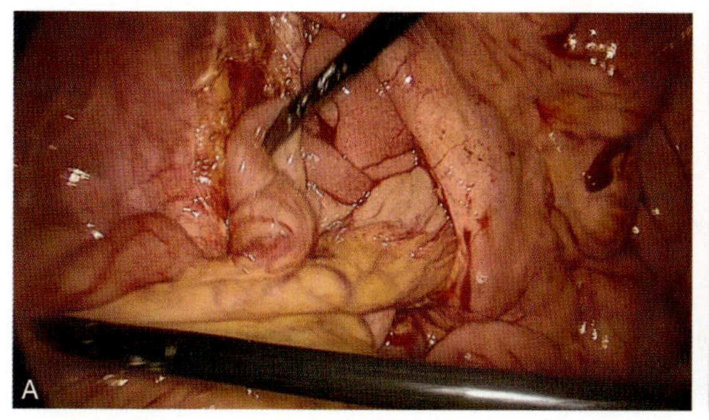

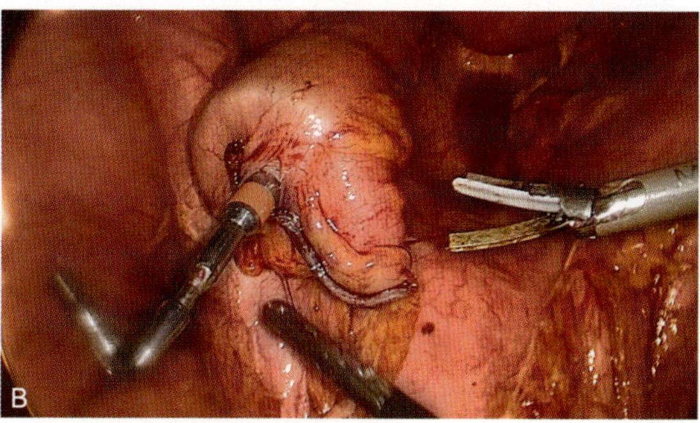

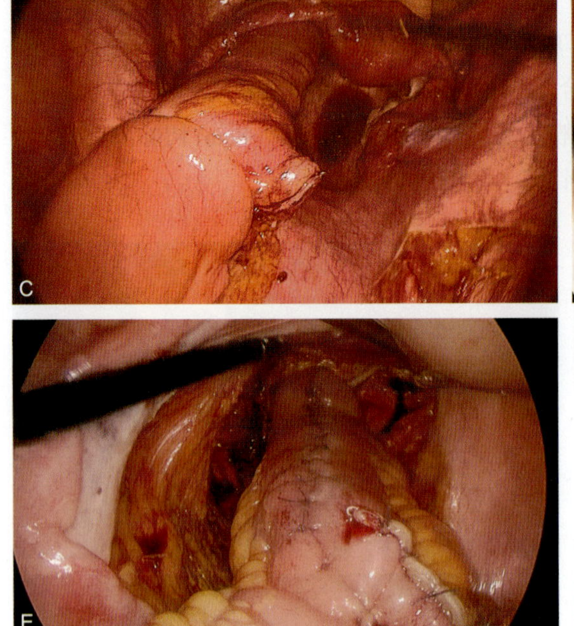

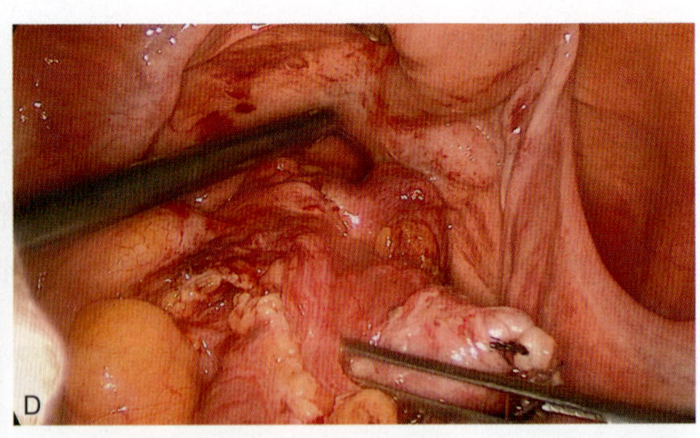

图 8-4-20 吻合重建

A. 检查系膜有无扭转；B. 经肛门置入吻合器；C. 回肠直肠吻合；D. 回盲部直肠吻合；E. “J”形储袋肛管吻合。

21. 冲洗、引流

腹腔镜下冲洗腹盆腔，再次检查十二指肠、脾脏、胃、肝脏等重要脏器无损伤及出血，腹盆腔放置引流管（图 8-4-21）；关闭戳孔及切口，结束手术。

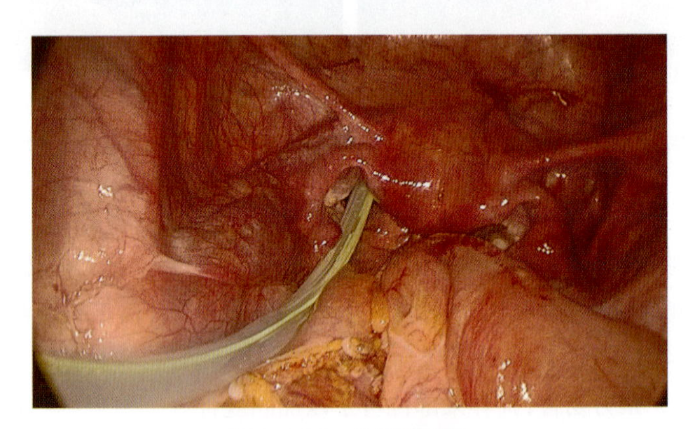

图 8-4-21 放置引流管

五、小结

1. 腹腔镜全结肠切除术是右半结肠切除、左半结肠切除、乙状结肠切除及直肠前切除的综合，对于初学者难度相对较大；在掌握各种结直肠切除术的基础上，融会贯通，全结肠切除术即可迎刃而解。

2. 如果行恶性肿瘤根治术，须按照根治原则于血管根部夹闭切断血管，并清扫周围淋巴结；如为良性疾病，则无须从血管根部处理，可沿结肠系膜游离；但过于靠近肠壁会延长手术时间，建议于二级弓处裸化，可降低手术创伤，缩短手术时间。

3. 注意找准解剖层面及间隙，避免输尿管、十二指肠、胰腺损伤；推荐采用中央入路法，先扩展间隙，再处理血管和游离肠管。

4. 对于慢传输性便秘等良性疾病，回盲部及升结肠无明显扩张者，建议保留回盲部，有利于控制大便次数，改善患者生活质量。

5. 脾曲游离和肝曲游离是全结肠切除术的难点；脾曲游离时注意按照“三线合一”的原则进行，避免损伤脾脏和出血；肝曲游离时注意胃结肠干和副右结肠静脉的处理，减少术中出血。

第五节　腹腔镜直肠癌前切除术（Dixon 术）

一、适应证和禁忌证

1. 适应证

（1）中高位直肠癌。

（2）距肛门 5cm 以内的低位直肠癌，适合行低位或超低位保肛者。

2. 禁忌证

（1）肿瘤侵及周围脏器或伴有腹腔广泛转移者。

（2）下腹部手术史，腹腔广泛粘连者。

（3）心肺功能欠佳，不能耐受气腹及全身麻醉者。

（4）凝血机制异常，有出血倾向者。

二、术前评估、准备

1. 电子结肠镜或直肠镜检查及活检明确诊断；可行超声内镜检查进行术前分期。对于肛诊不能扪及的早期直肠癌，术前可于结肠镜下注射淋巴示踪剂或者行术中肠镜定位。

2. 完善实验室检查，行胸腹增强 CT 排除远处转移。如怀疑肝脏转移，需行肝脏 MRI 或 PET/CT 检查进一步评估。

3. 盆腔增强 MRI 明确肿瘤周围侵犯情况及有无淋巴结转移，进行术前分期；对于 $cT_{3\sim4}N+M_0$ 中低位直肠癌患者，按照 NCCN 指南建议进行术前新辅助放化疗。

4. 评估心肺功能及营养状态，纠正贫血，改善营养，治疗合并症。

5. 术前 1 天口服聚乙二醇，不需要清洁灌肠，术前口服补液盐或适当静脉补液；如患者有梗阻表现，可适当延长肠道准备时间，以无渣流质饮食联合缓泻剂为主（如乳果糖、液状石蜡等）；术前不常规置胃管，术中可临时置胃管，防止因体位改变而误吸，术后即拔除。

三、切除范围

全直肠系膜切除（TME）的原则是：①血管高位结扎及根部淋巴结清扫；②直视下在盆筋膜脏层壁层之间进行分离，保持盆筋膜脏层完整性；③肿瘤远端直肠系膜切除 5cm，肠管切除距肿瘤远端 2cm。一般来说，直肠癌根治术切除范围应包括肿瘤近端至少 10cm 乙状结肠，高位直肠癌远端切缘 5cm，中低位直肠癌远端切缘 2cm。肠系膜下动脉的处理有两种选择，一种是高位结扎，即根部夹闭切断肠系膜下动脉，并清扫其周围淋巴脂肪组织（图 8-5-1A），第二种方法是高位清扫、低位结扎，即在清扫肠系膜下动脉根部淋巴结（No.253 组）基础上，于左结肠动脉分支以远夹闭切断，保留左结肠动脉，以保证吻合口血运；手术操作多采取中央入路法。

四、手术技巧

1. 体位和站位

改良截石位，头低足高 15° ～30° ，向右侧倾斜 15° ，右腿尽量放低，有利于处理肠系膜下血管；可以用肩托固定双肩部或患者右侧，以防止患者坠床意外；术者位于患者右侧，助手位于患者左侧，扶镜手位于患者头端（图 8-5-1B）。

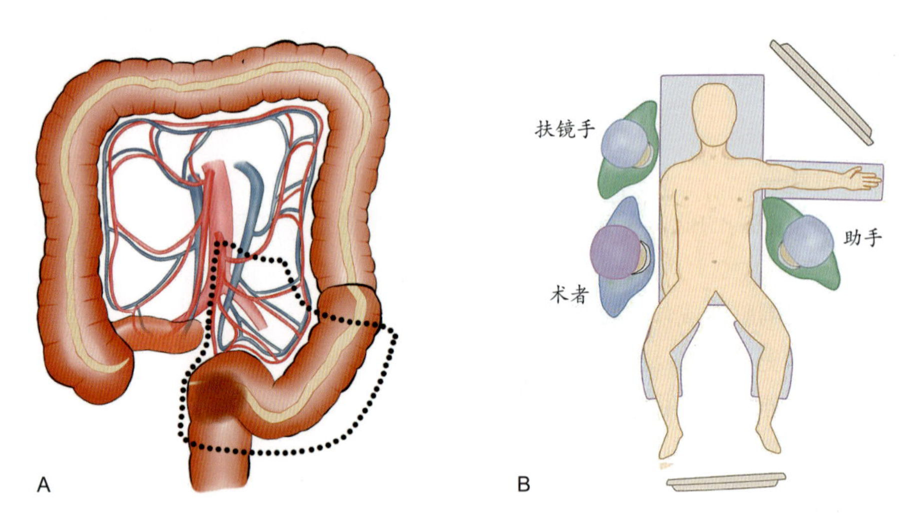

图 8-5-1　切除范围、体位及术者站位
A. 切除范围；B. 体位及术者站位。

2. 戳孔位置

一般采用五孔法。脐上缘做 10mm 戳孔，作为观察孔；主操作孔位于右下腹，右髂前上棘内侧，长度 12mm；副操作孔位于脐右侧锁骨中线处，长度 5mm；另外两个 5mm 副操作孔分别位于左锁骨中线与右侧相对应位置（图 8-5-2）。对于低位直肠癌，可将左下腹操作孔移至耻骨联合上方 2cm 处，有利于助手协助显露（图 8-5-2），但穿刺时应注意术前先导尿，防止膀胱损伤。辅助切口有三种选择：①取长约 6cm 下腹正中或左下腹切口，有利于提出标本后系膜的修剪；②耻骨联合上方横切口，比较隐蔽和美观；③右下腹拟行预防性造口处纵切口，可以兼顾标本切除和预防性造口，降低患者创伤。

3. 探查

建立气腹，置入腹腔镜，探查肝脏、腹膜有无转移；肿瘤位置及肠系膜根部淋巴结转移情况（图 8-5-3）。

4. 悬吊子宫

对于女性直肠癌患者，尤其是中下段癌，建议常规悬吊子宫，有利于术中充分显露术野；可以悬吊两侧子宫阔韧带乏血管区（图 8-5-4A），绝经后女性子宫较小时也可直接缝扎悬吊子宫（图 8-5-4B）。

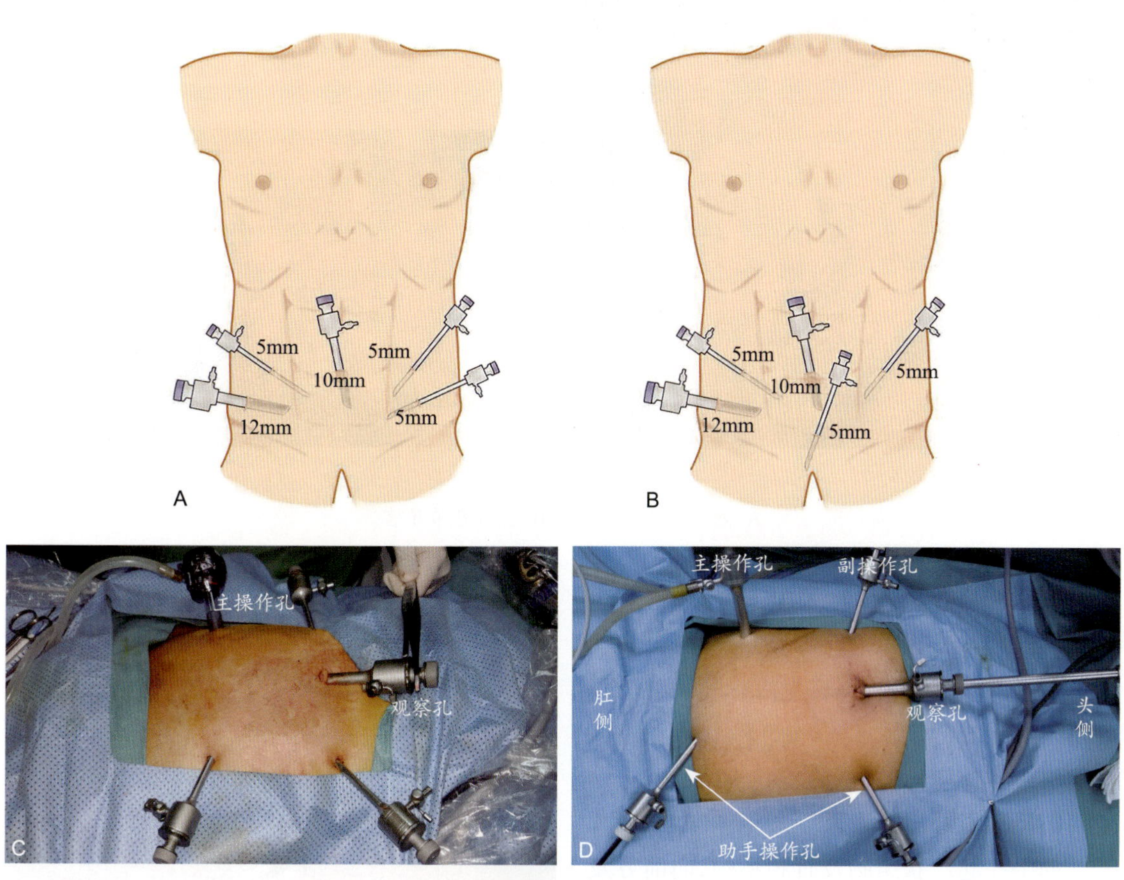

图 8-5-2　戳孔位置

A. 常规戳孔位置示意图；B. 低位直肠戳孔位置示意图；C. 常规戳孔位置；D. 低位直肠戳孔位置。

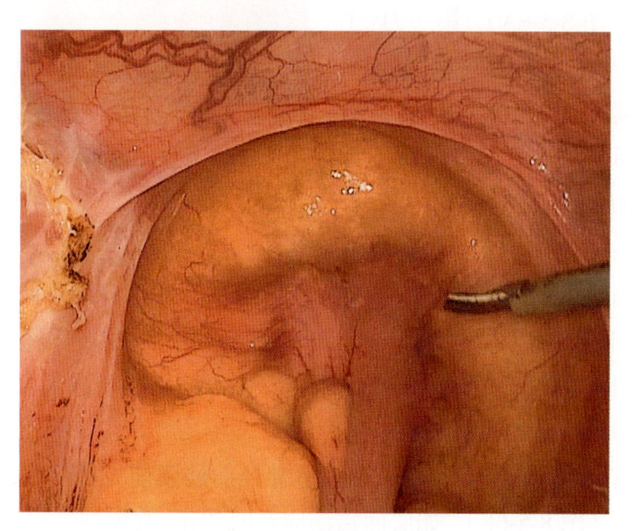

图 8-5-3　腹膜反折处肿瘤

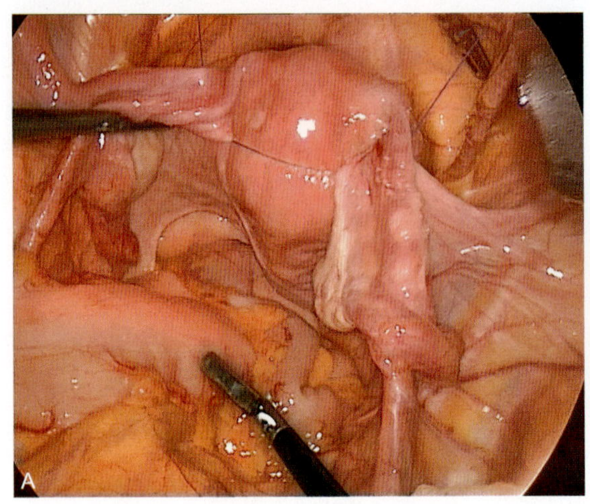

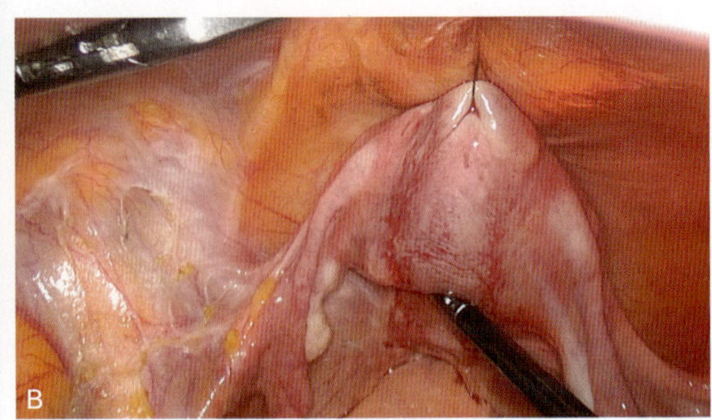

图 8-5-4　悬吊子宫

A. 悬吊子宫阔韧带；B. 直接悬吊子宫。

5. 松解乙状结肠外侧粘连

多数患者乙状结肠外侧与侧腹壁粘连，建议首先将其略加分离，有助于乙状结肠的提拉与系膜根部的充分显露（图 8-5-5），注意避免损伤生殖血管及左输尿管。

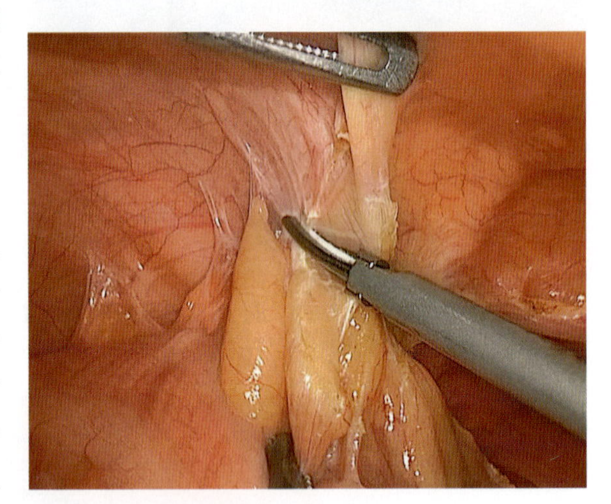

图 8-5-5　松解粘连

6. 标准视野与第一刀

助手提起乙状结肠及直肠系膜，向前方及头侧牵拉，使其呈船帆样张开，显露乙状结肠及直肠系膜根部，此为腹腔镜直肠癌手术第一刀开始前的标准视野（图 8-5-6A）。第一刀：于骶岬处切开乙状结肠及直肠系膜根部（图 8-5-6B），寻找左 Toldt 间隙（图 8-5-6C）；沿直肠上动脉后方初步扩展该间隙，注意保护上腹下神经丛，显露并保护左输尿管（图 8-5-6D）。

手术要点：

（1）腹腔镜直肠癌手术第一刀非常重要，寻找到正确的间隙，有助于肠系膜下血管的解剖、自主神经的保护，直肠后间隙游离，可以说第一刀正确与否对指引手术进程有很大影响。

（2）进入正确的间隙，助手适度地牵引非常重要；张力过小可能进入直肠系膜内，张力过大可能导致系膜及肠管损伤。

（3）扩展间隙时首先找到直肠上动脉，在腹下神经前筋膜前方钝性锐性结合游离，避免进入该筋膜后方的错误间隙（图 8-5-6E）。如层面错误应及时纠正，避免神经损伤。

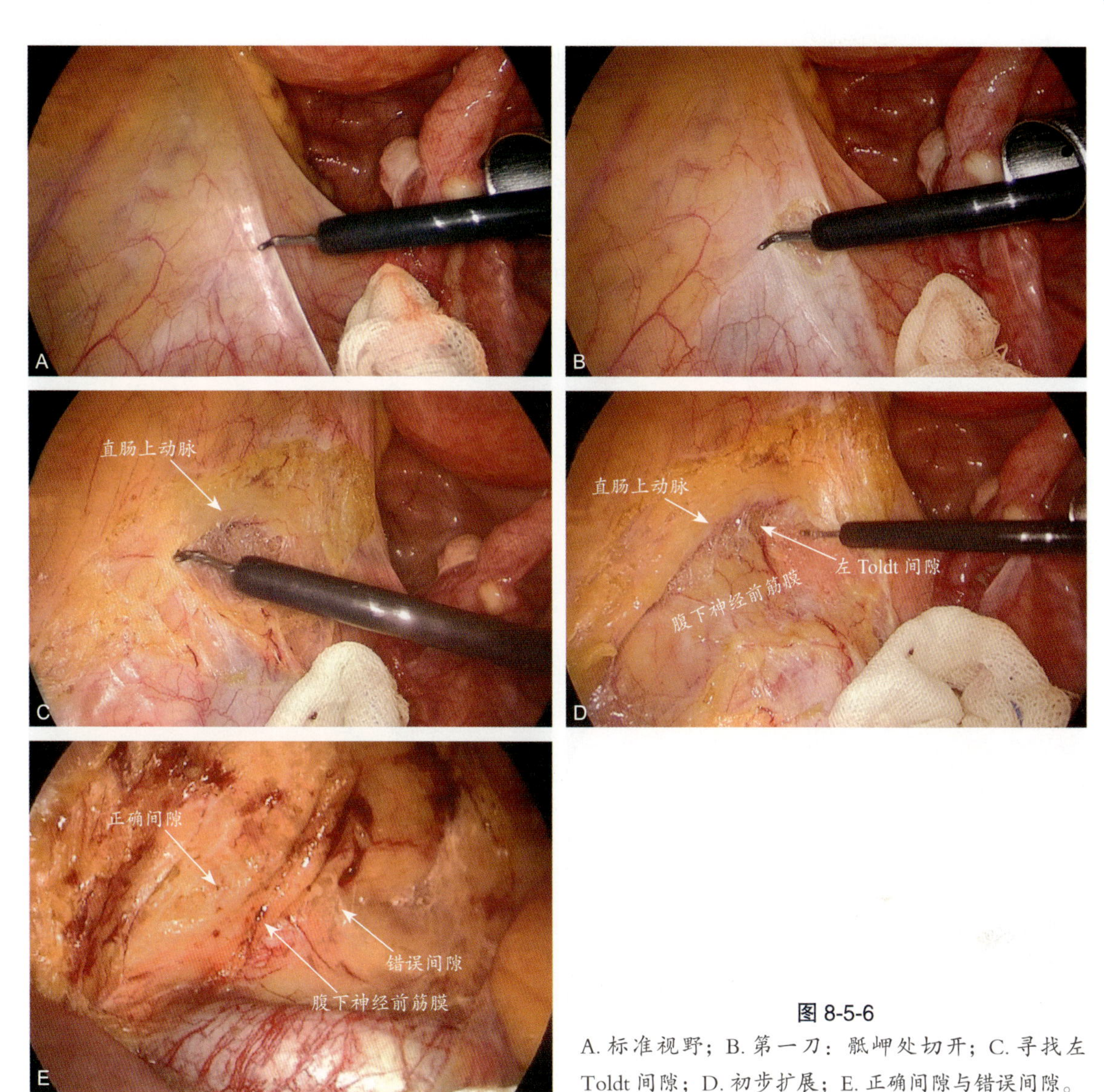

图 8-5-6
A. 标准视野；B. 第一刀：骶岬处切开；C. 寻找左 Toldt 间隙；D. 初步扩展；E. 正确间隙与错误间隙。

7. 肠系膜下动脉及其分支处理

循直肠上动脉及左 Toldt 间隙解剖肠系膜下动脉根部，注意保护肠系膜下神经丛（图 8-5-7A）。肠系膜下动脉及其分支的处理有两种方式：①高位结扎，即距其根部 1.5～2cm 夹闭切断，清扫其周围淋巴脂肪组织（图 8-5-7B），其优点是操作相对简单，清扫彻底，符合全直肠系膜切除要求；②低位结扎，高位清扫，即在左结肠动脉分支以远夹闭切断，清扫肠系膜下动脉根部淋巴脂肪组织及 No.253 组淋巴结，以保证吻合口血运，尤其对于低位吻合，以及年龄较大，合并动脉硬化及糖尿病的患者（图 8-5-7C），该方法操作难度相对较高。低位结扎理论上有助于保证吻合口血运，但是否有助于降低吻合口漏发生率仍有争议。

手术要点：

（1）低位结扎时应首先裸化肠系膜下动脉根部，打开其血管鞘（图 8-5-7D），然后沿血管鞘内向远端解剖出各分支，可降低操作难度（图 8-5-7E）；应注意肠系膜下动脉有多种分支类型，如单支型（图 8-5-7F）、左乙共干型（图 8-5-7G）、多支型（图 8-5-7H）等，甚至部分患者左结肠动脉缺如；建议裸化肠系膜下动脉不超过 5cm，如未发现左结肠动脉，则于根部夹闭切断。

（2）高位清扫，即 No.253 组淋巴结清扫，是低位结扎法的另一个手术难点。通过术前肠镜下肿瘤周围注射淋巴示踪剂，可以发现染色的 No.253 组淋巴结（图 8-5-7I）；操作过程需要术者和助手的密切配合，保持合适的张力，术者操作应轻柔，清扫时注意保护肠系膜下神经丛（图 8-5-7J、K）。

（3）间隙优先。处理肠系膜下动脉前，适度扩展肠系膜下血管后方左 Toldt 间隙，有利于保护肠系膜下神经丛（图 8-5-7L）。

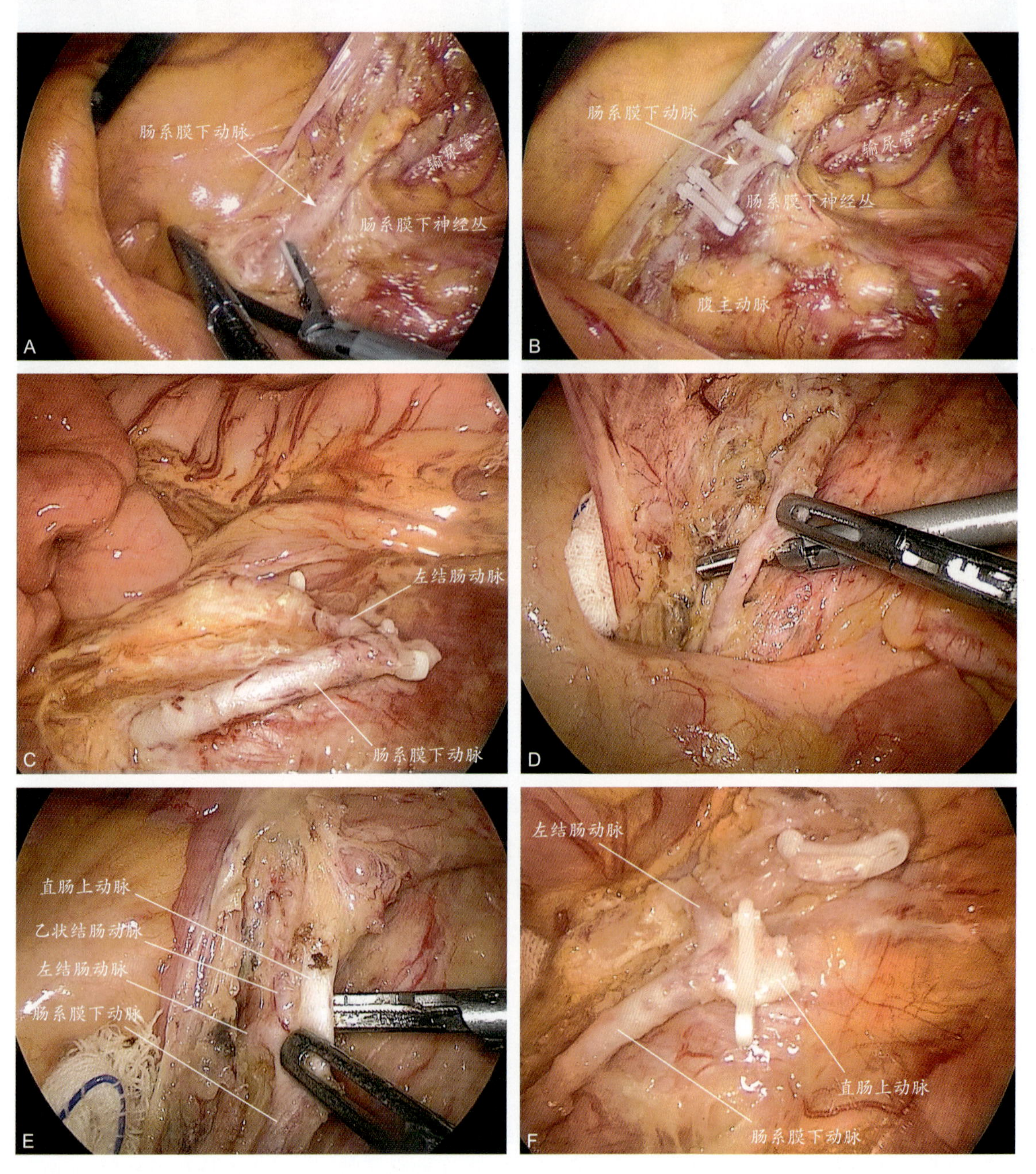

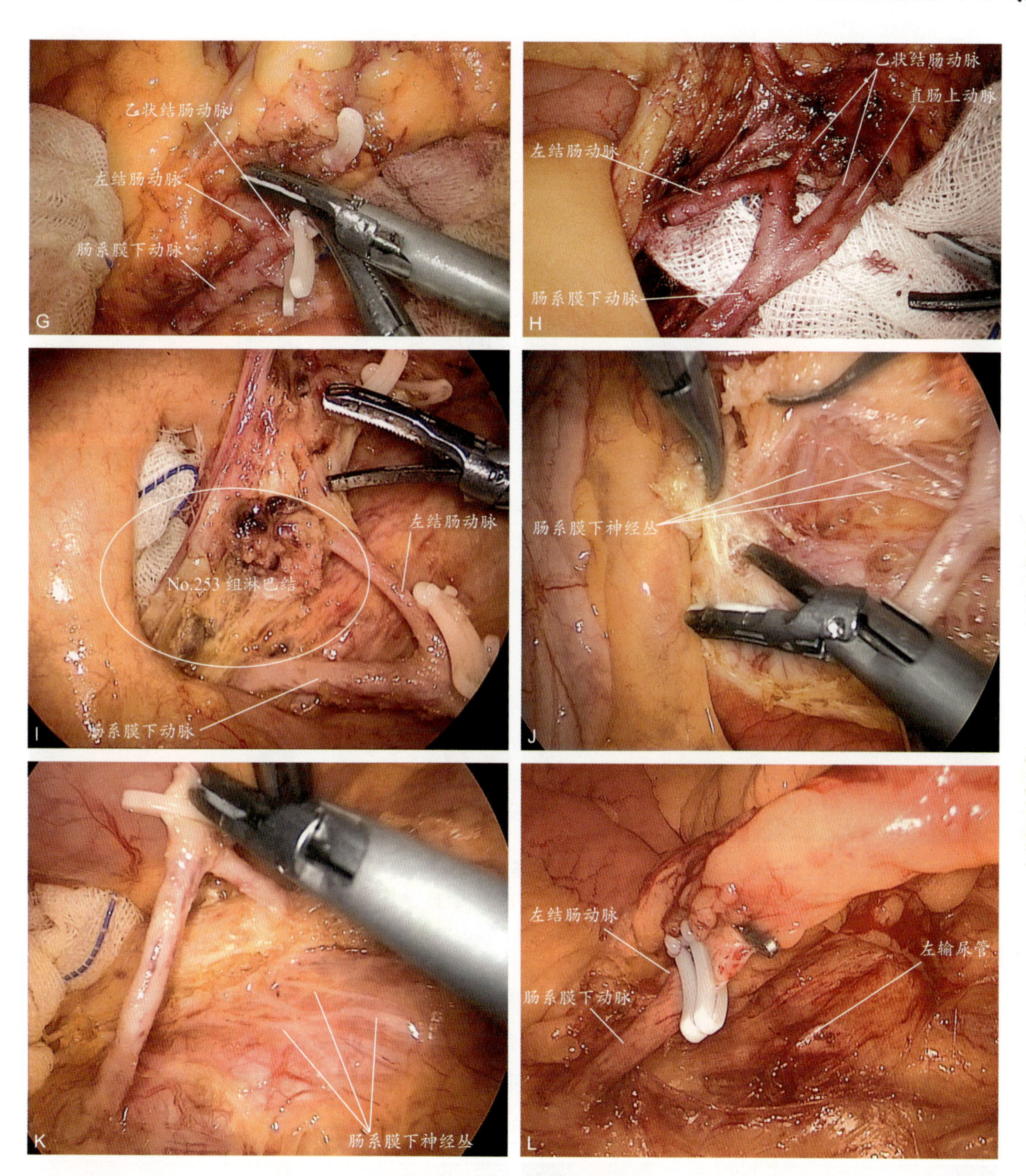

图 8-5-7　肠系膜下动脉处理

A. 解剖肠系膜下动脉根部；B. 高位结扎；C. 低位结扎，高位清扫；D. 打开血管鞘；E. 鞘内解剖；F. 单支型；G. 左乙共干型；H. 多支型；I. No.253 组淋巴结（淋巴示踪剂染色）；J. 肠系膜下神经丛；K. 清扫后效果；L. 间隙优先。

8. 肠系膜下静脉处理

继续向外上方游离，解剖显露肠系膜下静脉（图 8-5-8A、B），在十二指肠水平部或左结肠动脉结扎水平夹闭切断（图 8-5-8C、D）。

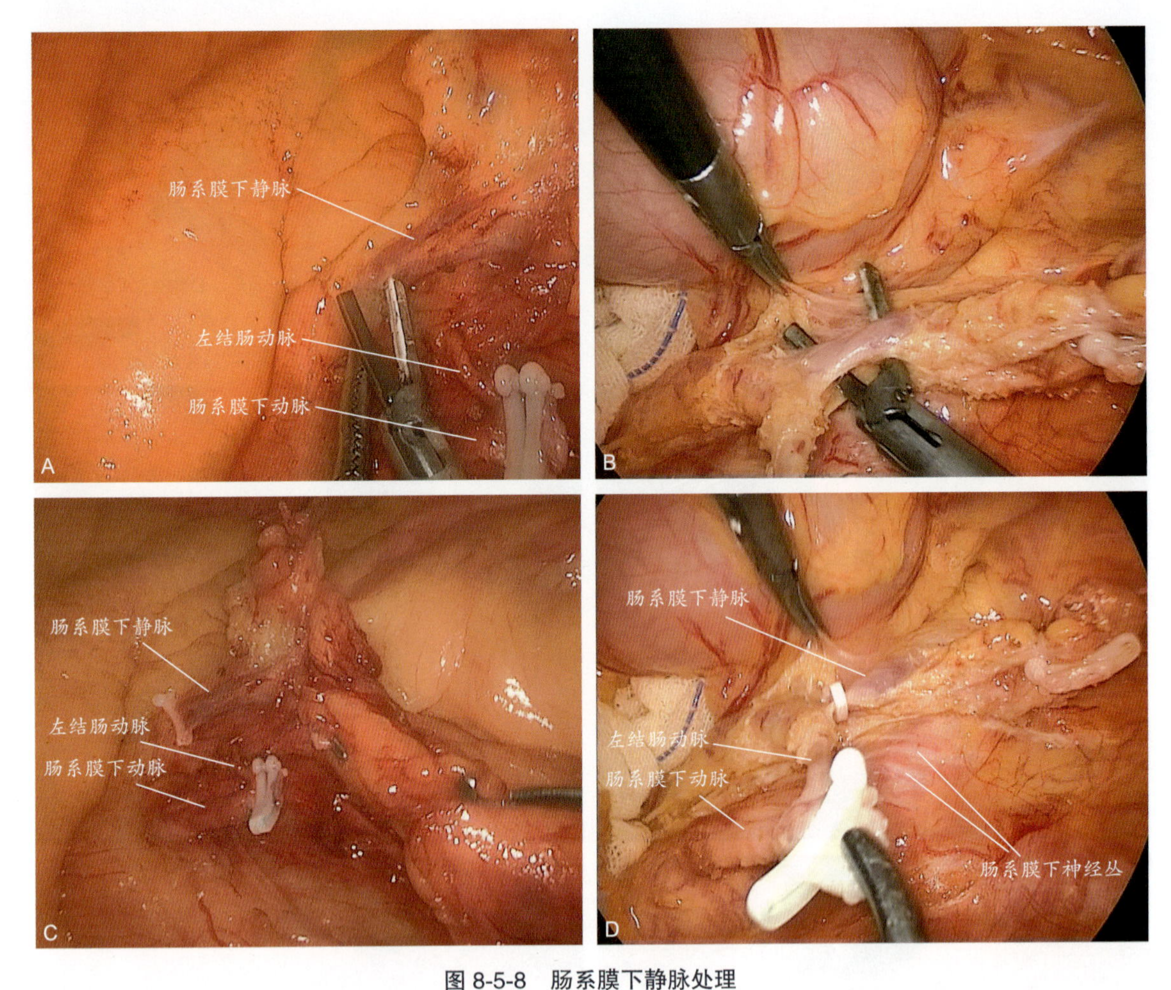

图 8-5-8 肠系膜下静脉处理

A、B. 解剖肠系膜下静脉；C. 夹闭肠系膜下静脉；D. 夹闭肠系膜下静脉，保护神经。

9. 扩展左 Toldt 间隙

提起血管断端及乙状结肠系膜，继续向外侧扩展左 Toldt 间隙，注意保护左侧输尿管及生殖血管（图 8-5-9A）；注意输尿管前方有薄层筋膜覆盖，即肾前筋膜（Gerota 筋膜）；结肠固有筋膜与肾前筋膜间可见融合筋膜线（图 8-5-9B）。分离时钝性锐性结合，外侧至侧腹膜（图 8-5-9C），游离完毕塞入纱布，为外侧游离做指引。

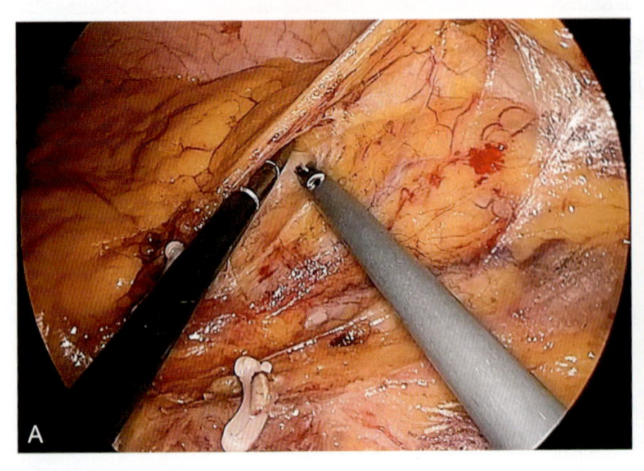

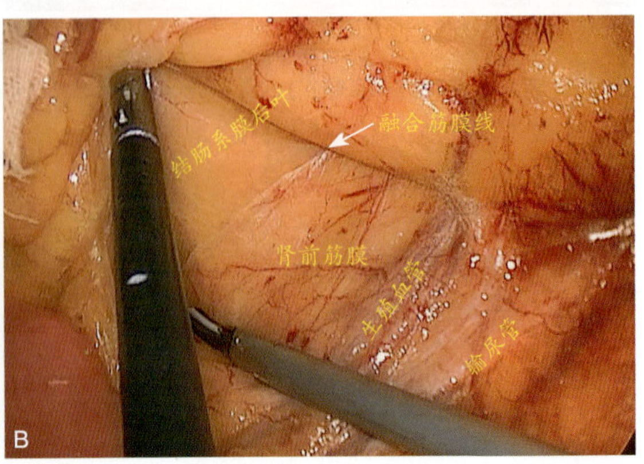

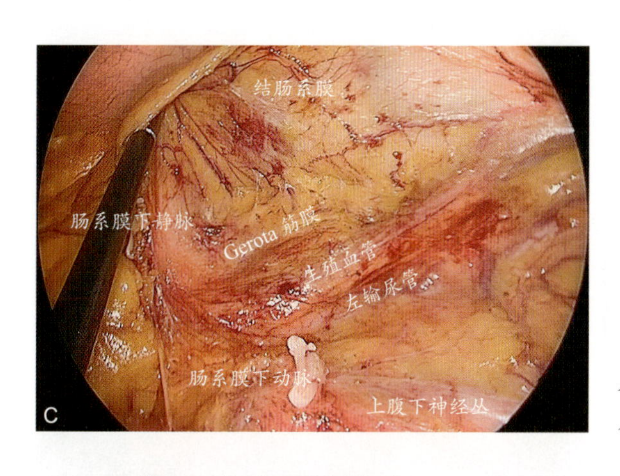

图 8-5-9 扩展左 Toldt 间隙

A. 扩展左 Toldt 间隙；B. 融合筋膜线；C. 充分扩展后效果。

10. 游离乙状结肠外侧腹膜

将乙状结肠及直肠牵向内侧，沿“黄白线”切开结肠外侧腹膜，与内侧汇合，可见引导纱布（图 8-5-10A、B）；向上达降结肠中段，向下达直肠乙状结肠交界（图 8-5-10C、D）。

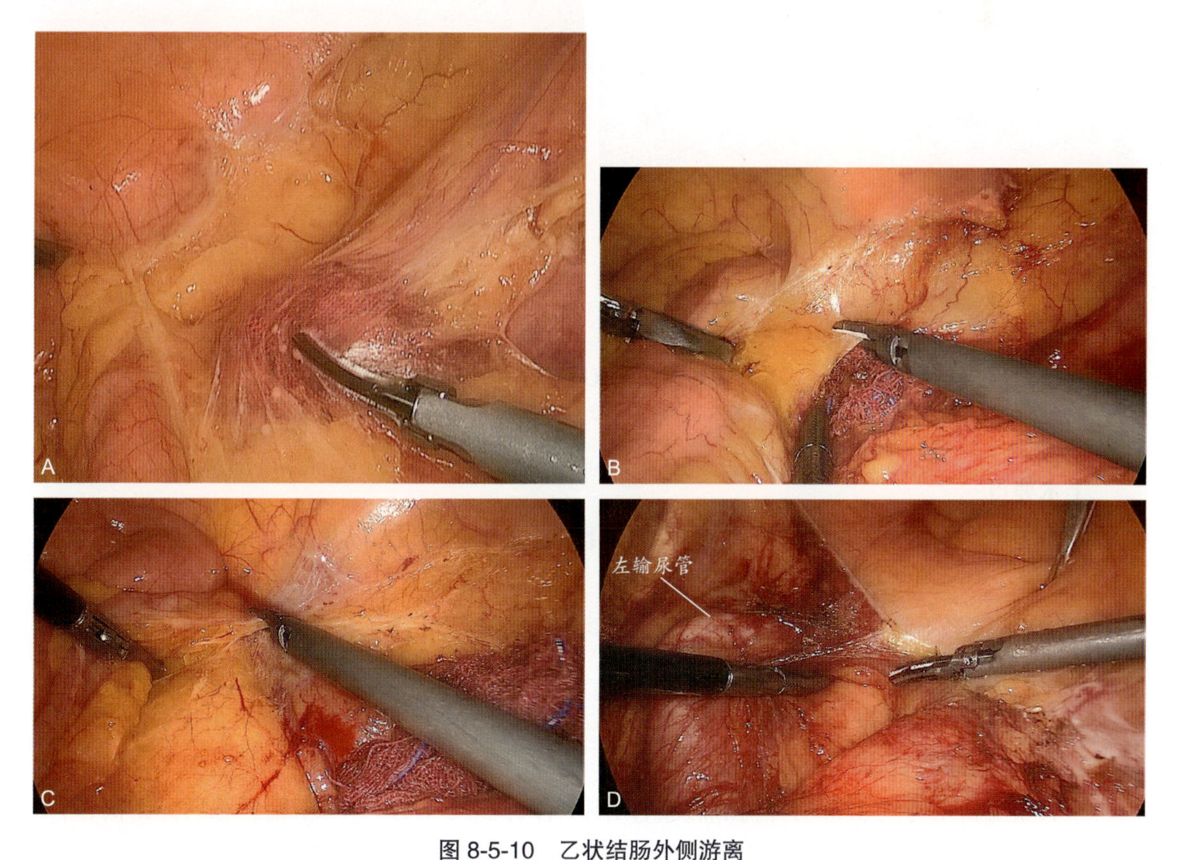

图 8-5-10 乙状结肠外侧游离

A、B. 切开结肠外侧腹膜；C. 向上游离结肠外侧腹膜；D. 向下游离结肠外侧腹膜。

11. 游离直肠后间隙

助手提起乙状结肠及直肠上段，保持足够张力，由左 Toldt 间隙过渡进入直肠后间隙（图 8-5-11A、B），注意保护上腹下神经丛及双侧腹下神经（图 8-5-11C）；于骶 4 水平离断骶骨直肠筋膜，进入肛提肌上间隙，向下方及两侧充分扩展直肠后间隙（图 8-5-11D）。

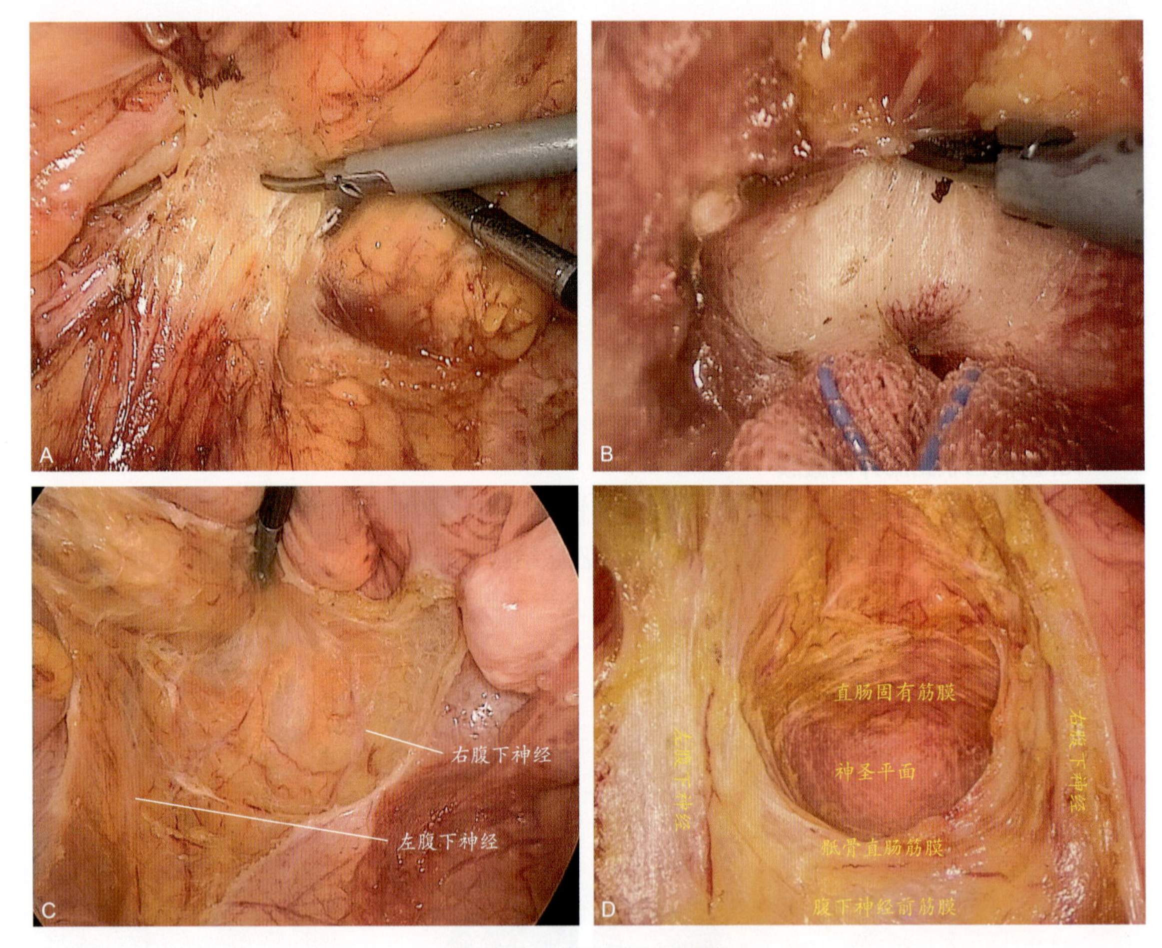

图 8-5-11 直肠后间隙游离

A. 寻找直肠后间隙；B. 进入直肠后间隙；C. 腹下神经；D. 直肠后间隙扩展后。

手术要点：

（1）游离直肠后间隙时，术者须与助手配合保持足够的张力，以免误入系膜或后方的骶前间隙。

（2）腹下神经不必常规显露，只要在正确的间隙内游离即可。

12. 切开直肠两侧腹膜

直肠后间隙充分扩展后，分别切开直肠右侧及左侧腹膜至腹膜反折处（图 8-5-12）。

13. 切开腹膜反折，游离直肠前间隙

于腹膜反折上方约 1cm 切开盆底腹膜，两侧汇合（图 8-5-13A ～ C）；于精囊腺后方游离，辨认邓氏筋膜（Denonvilliers 筋膜），见图 8-5-13D、E；距精囊腺根部约 0.5cm 横断邓氏筋膜，以保护神经血管束（图 8-5-13F、G）；继续向下方游离直肠前间隙。女性患者建议于腹膜反折处或其上方 0.5cm 处切开，以免损伤阴道（图 8-5-13H、I）；邓氏筋膜在女性患者比较薄弱，有时不容易辨认（图 8-5-13J）。

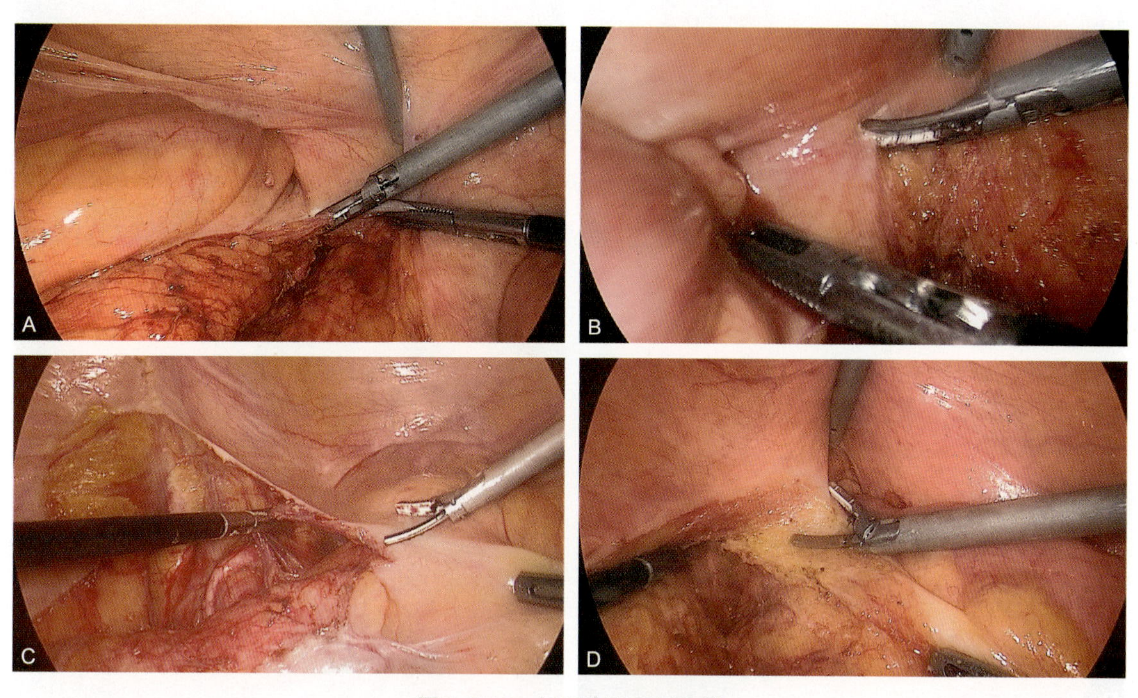

图 8-5-12　切开直肠两侧腹膜

A. 切开直肠右侧腹膜；B. 切开直肠右侧腹膜至反折；C. 切开直肠左侧腹膜；D. 切开直肠左侧腹膜至反折。

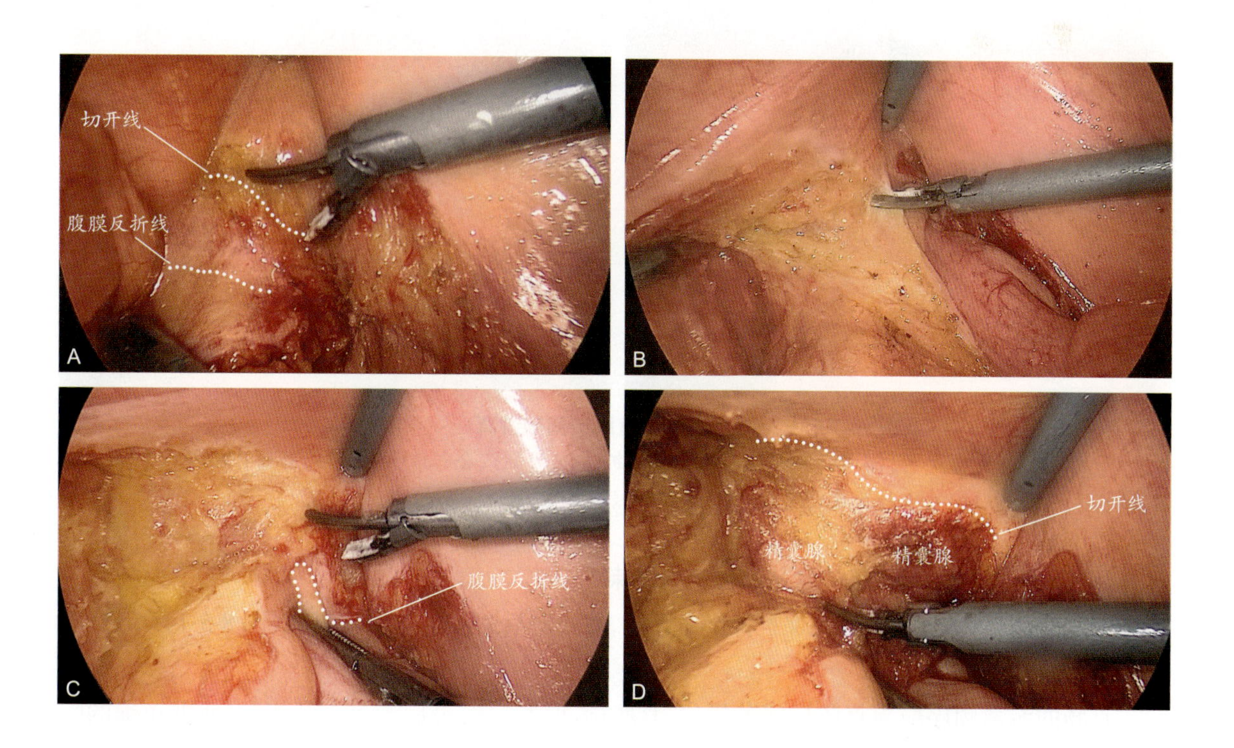

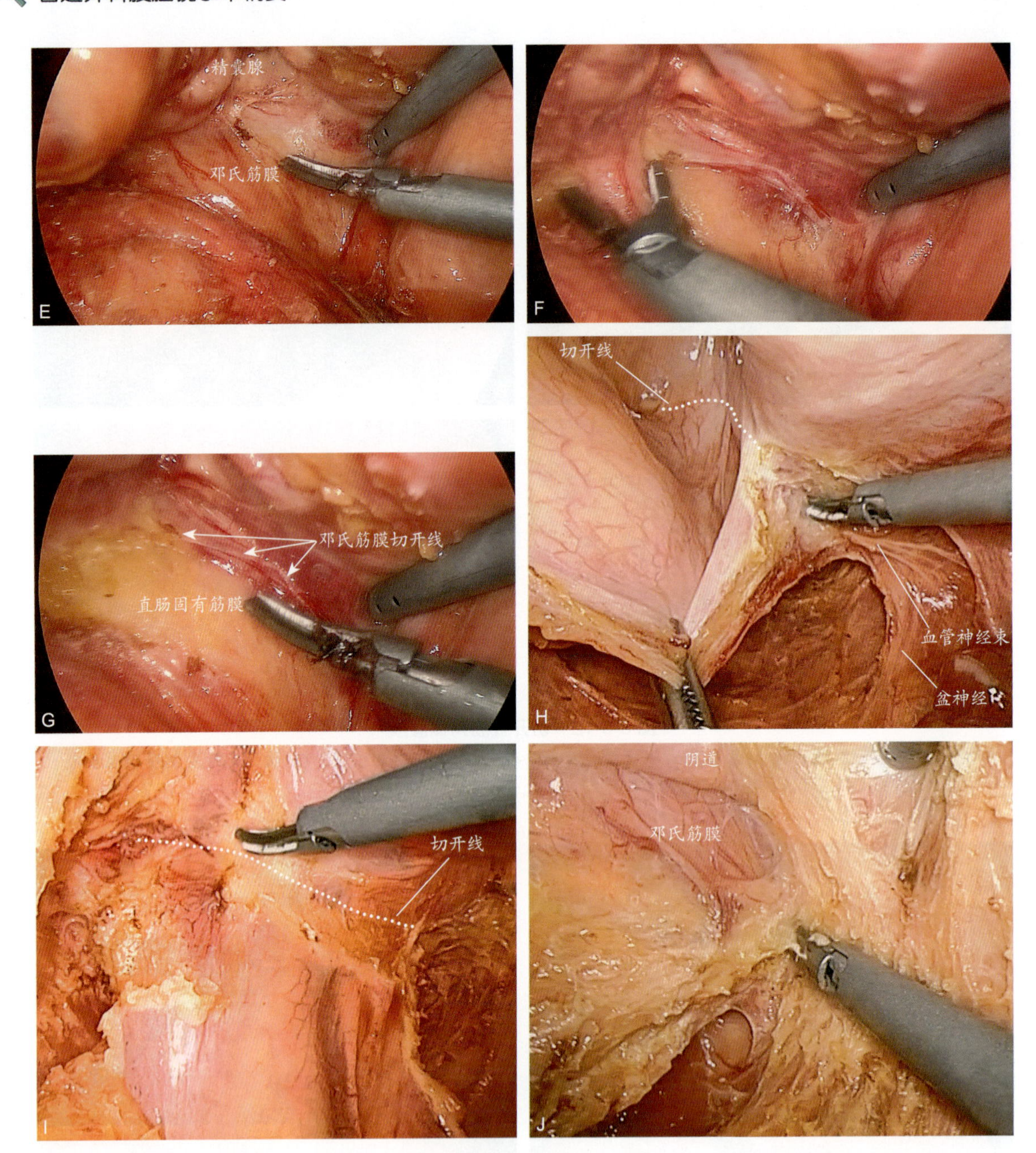

图 8-5-13 直肠前间隙游离

A. 切开直肠右侧腹膜反折；B. 切开直肠左侧腹膜反折；C. 两侧汇合；D. 解剖邓氏筋膜；E. 邓氏筋膜；F、G. 切断邓氏筋膜；H、I. 女性盆底切开线；J. 女性邓氏筋膜。

14. 游离直肠侧韧带，保护盆丛及神经血管束

游离两侧直肠侧韧带，注意保护神经血管束，将直肠后间隙与前间隙贯通（图 8-5-14A、B）。

手术要点：

直肠的游离顺序应为直肠后间隙优先，直肠前间隙其次，最后游离直肠侧壁；找准正确的间隙及解剖标志，显露保护双侧腹下神经及盆神经，并保护神经血管束，避免损伤排尿及性功能。

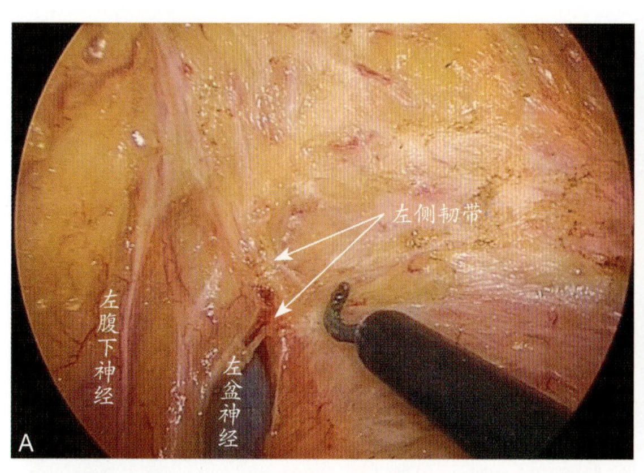

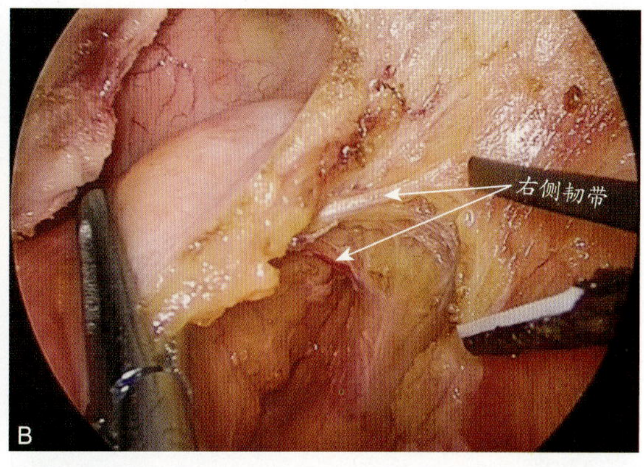

图 8-5-14　直肠侧韧带游离

A. 游离左侧直肠侧韧带；B. 游离右侧直肠侧韧带。

15. 裸化肠管

按照全直肠系膜切除原则，于肿瘤下方 5cm 裸化直肠系膜，裸化顺序一般为直肠右侧壁（图 8-5-15A、B）、直肠前壁（图 8-5-15C）、直肠左侧壁（图 8-5-15D）、直肠后壁（图 8-5-15E），最后达到完全裸化（图 8-5-15F）。

肿瘤位置较低，行超低位前切除术或内外括约肌间切除时，应游离直肠至肛提肌裂孔（图 8-5-15G、H），切断 Hiatal 韧带（图 8-5-15I），以保证安全的切缘（图 8-5-15J）。

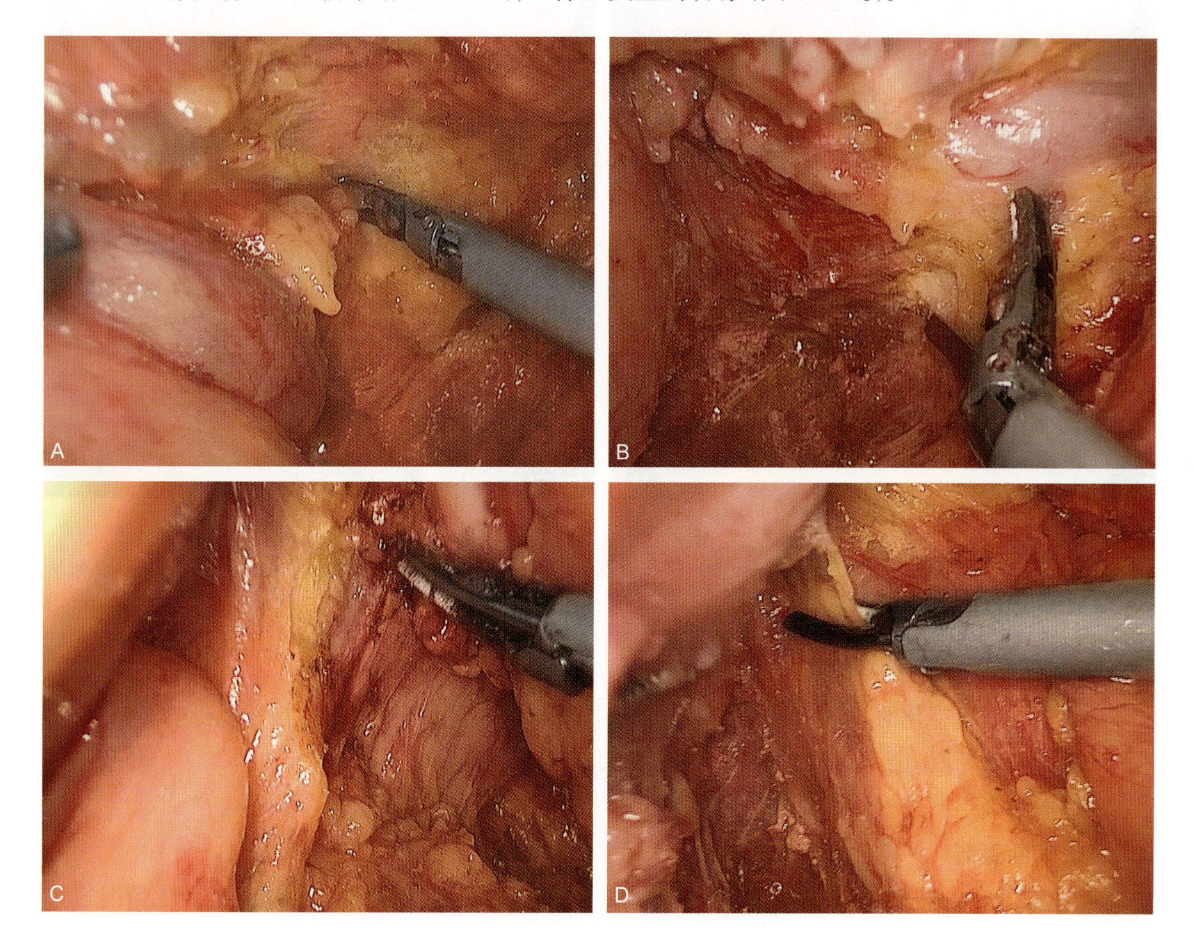

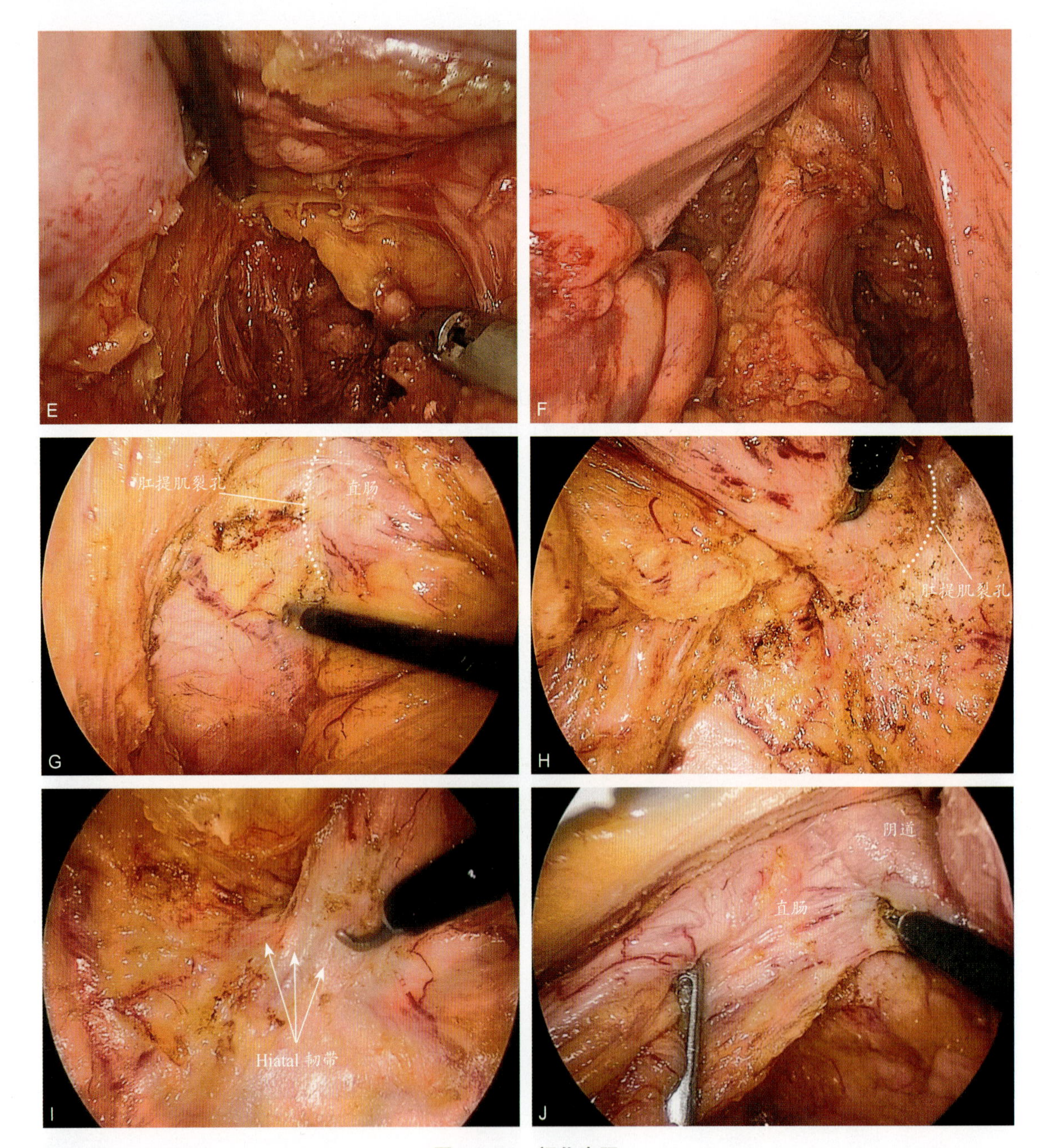

图 8-5-15 裸化直肠

A、B. 裸化直肠右侧壁；C. 裸化直肠前壁；D. 裸化直肠左侧壁；E. 裸化直肠后壁；F. 完全裸化后；G. 左侧肛提肌裂孔；H. 右侧肛提肌裂孔；I. Hiatal 韧带；J. 完全裸化后。

手术要点：

（1）直肠后壁裸化时，可将直肠向前方挑起，扶镜手将镜头反转，自后方裸化肠壁。

（2）游离肠壁时，助手吸引器可采用刮吸的动作协助裸化。

（3）助手吸引器及时除雾，保持术野清晰。

16. 切断直肠

腔镜切割闭合器于肿瘤远端 2cm 以上切断直肠（图 8-5-16A）；根据肠壁厚度及裸化情况选择

钉高，可选用蓝、绿、黄或紫色钉仓；对于高位直肠癌，一把 60mm 切割闭合器即可完成，中低位直肠癌往往需要两把或更多 45mm 切割闭合器（图 8-5-16B）；切割完成后检查创面及闭合器切线是否完整，有无出血（图 8-5-16C、D）。女性患者离断直肠时，注意与阴道间保留足够的安全距离，避免直肠阴道瘘（图 8-5-16E）。盆自主神经全程保护效果见图 8-5-16F～H。

17. 修剪乙状结肠系膜

修剪乙状结肠系膜，注意保护血管弓（图 8-5-17）。

18. 切除肿瘤

做 5～6cm 辅助切口（耻骨上、下腹正中或延长左下腹戳孔），逐层切开入腹，保护切口，取出标本；距肿瘤近端 10～15cm 断乙状结肠，移除标本，近端结肠置入 28～32mm 吻合器抵钉座，还纳入腹腔，关闭切口（图 8-5-18）。

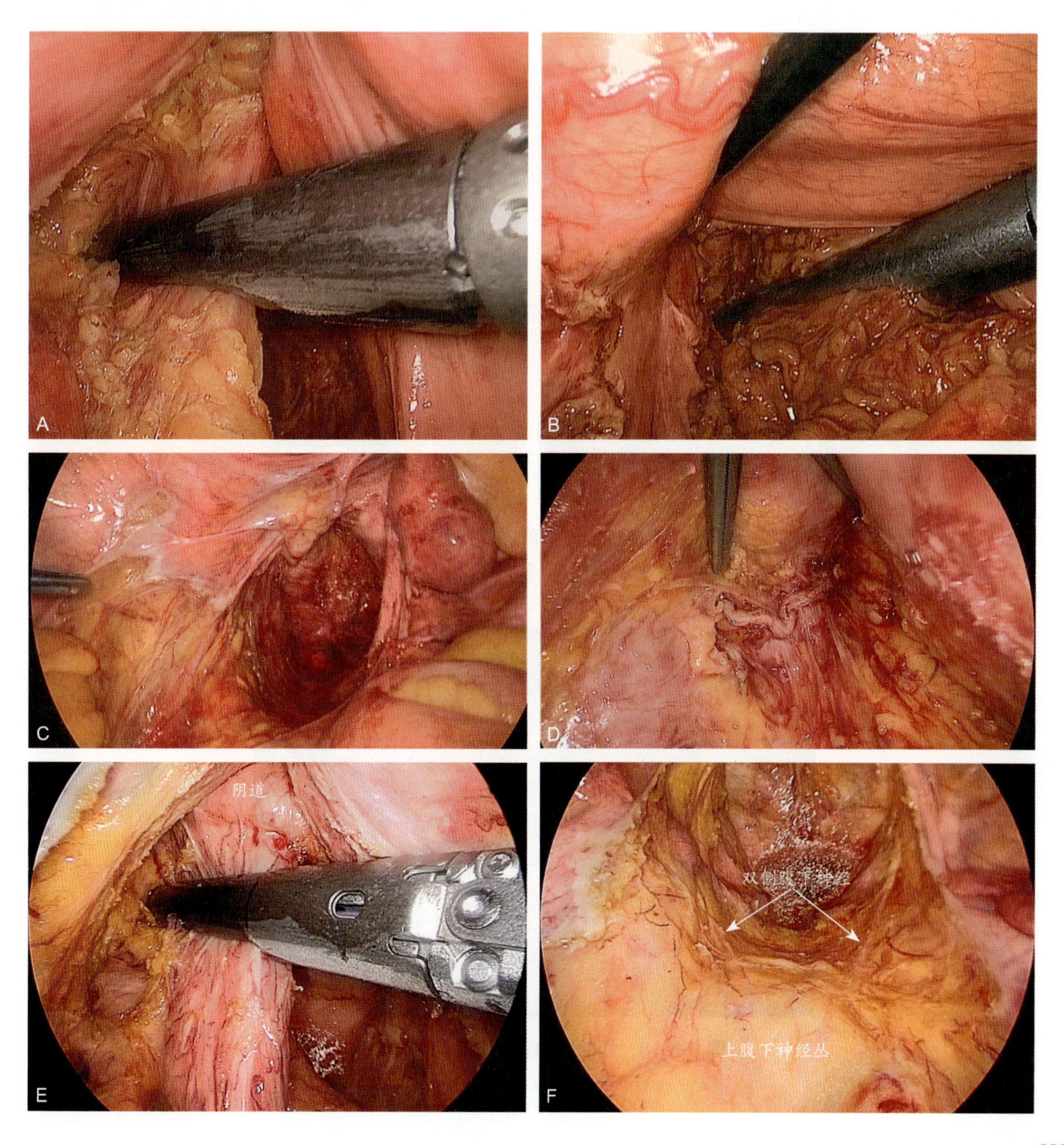

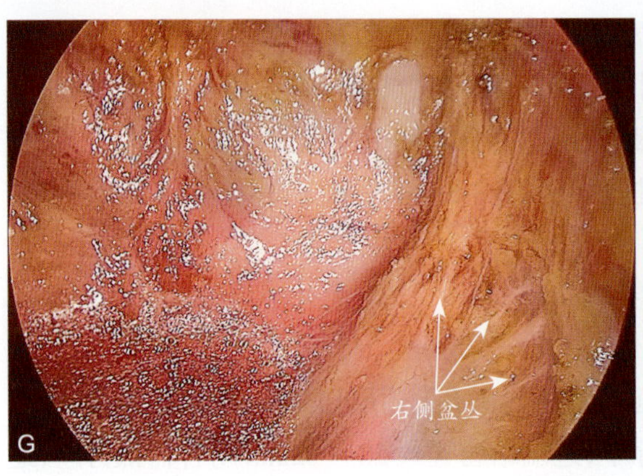

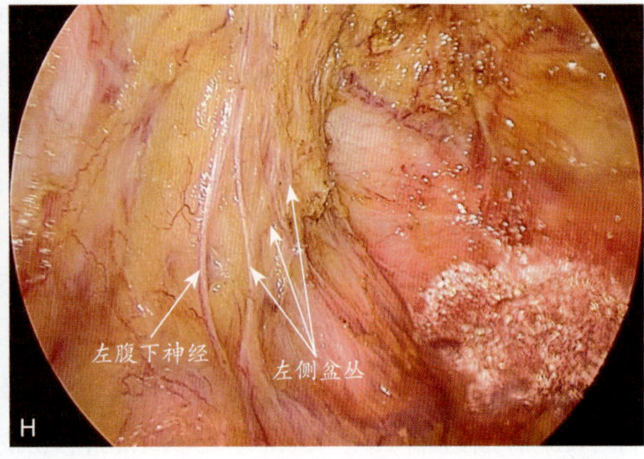

图 8-5-16　切断直肠

A. 切割闭合直肠；B. 第二枪；C. 手术野；D. 闭合线；E. 注意保护阴道；F. 上腹下神经丛及腹下神经；G. 右侧盆丛；H. 左侧盆丛。

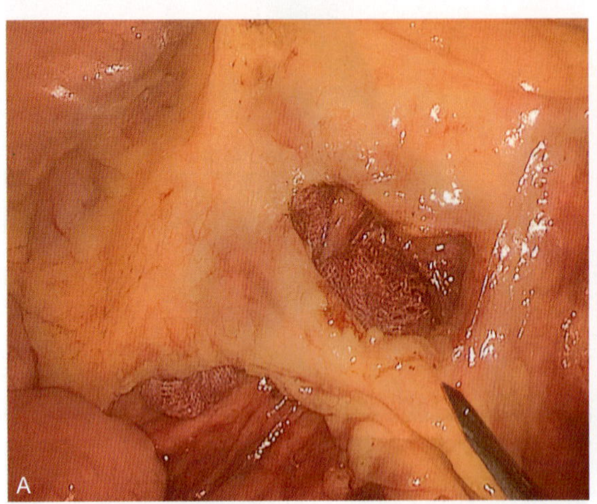

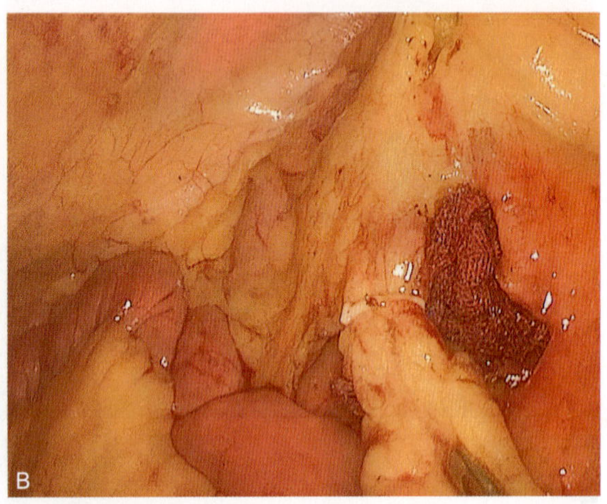

图 8-5-17　修剪乙状结肠系膜

A. 修剪乙状结肠系膜 B. 夹闭切断系膜血管。

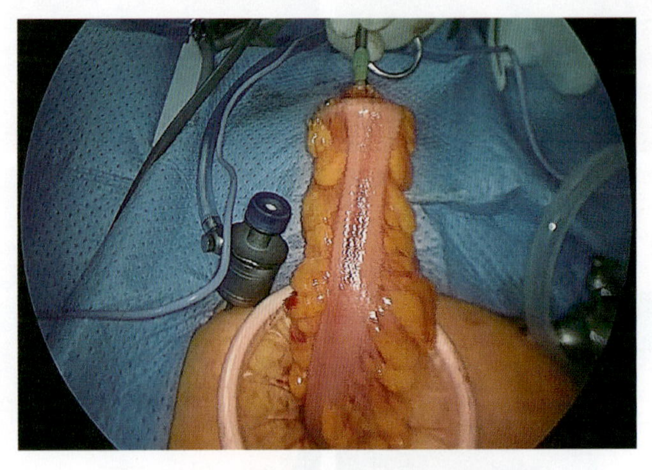

图 8-5-18　切除肿瘤，置入吻合器抵钉座

19. 吻合、冲洗、引流

重新建立气腹,腹腔镜监视下完成吻合,注意系膜方向不能扭转(图 8-5-19A～C)。显露良好的情况下狗耳朵部位可予以间断或连续缝合加固(图 8-5-19D);若吻合口位置较低、空间狭小时加固缝合难度较大,不必强求;充气试验检查吻合口有无异常(图 8-5-19E);冲洗盆腔,放置引流管(图 8-5-19F)。低位或超低位吻合可放置肛管;撤除器械,关闭切口及戳孔。

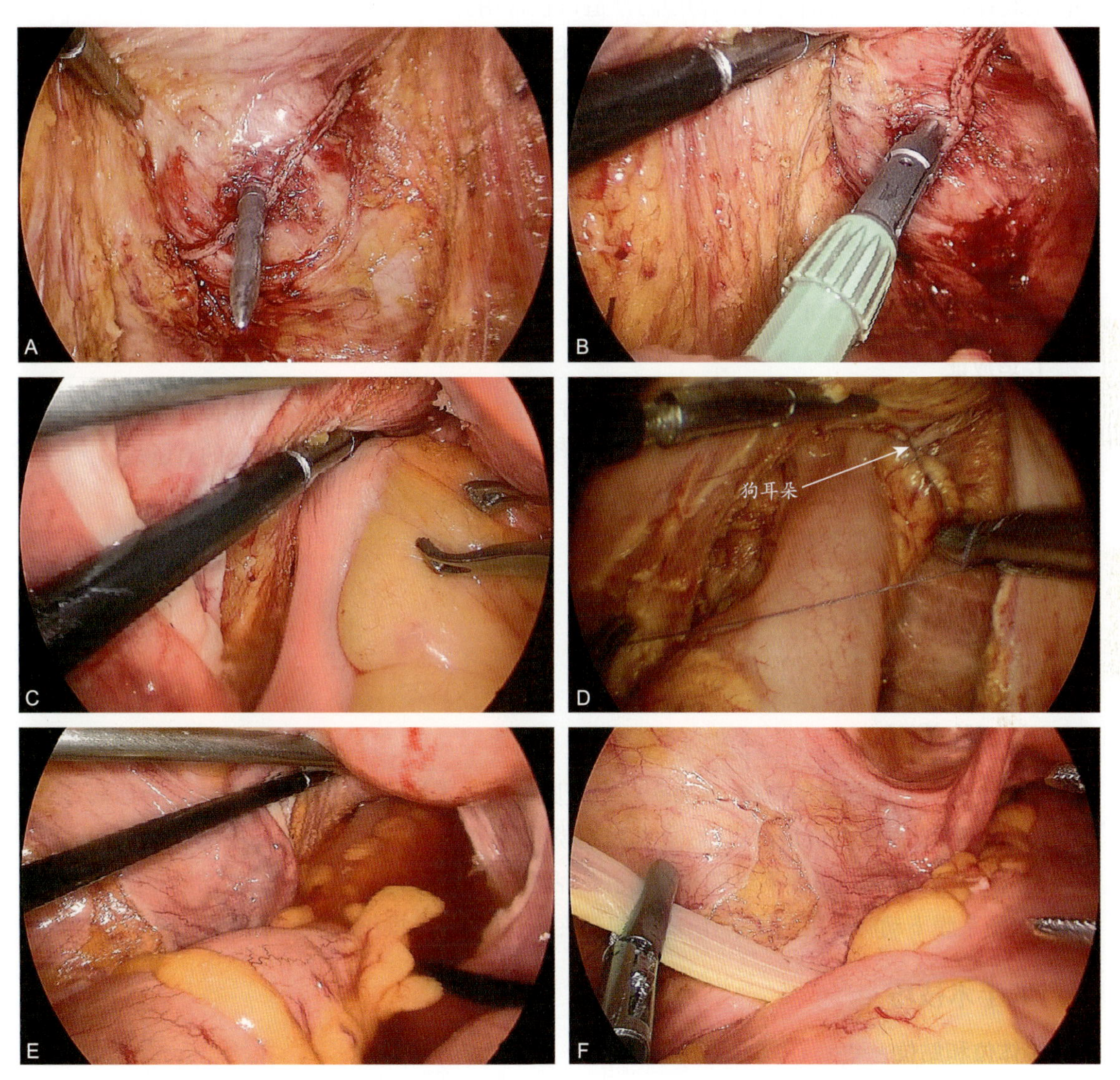

图 8-5-19 吻合、冲洗、引流

A. 经肛置入吻合器; B. 对接; C. 吻合; D. 狗耳朵加固; E. 充气试验; F. 放置引流管。

五、小结

1. 腹腔镜直肠癌前切除术(尤其是低位前切除术),在腹腔镜结直肠癌手术中属于难度较大的手术,特别是在肿瘤较大、患者较胖、骨盆狭小等情况下,要做到真正的理想的全直肠系膜切除是非常困难的。肠系膜下动脉及其分支的处理,D3 淋巴结清扫,盆自主神经的全程保护,直肠周围间隙及侧韧带的游离，肠壁的裸化，以及吻合口重建均需做到严格的质控，才能达到理想的手术效果。

2. 对于低位或超低位吻合，如遇到以下情况应考虑预防性造瘘：①接受过术前新辅助放化疗者；②闭合或吻合过程不满意；③吻合口血运欠佳；④吻合口有张力或充气试验阳性；⑤因梗阻术前肠道准备欠佳、肠壁水肿；⑥患者年老体弱、营养状况欠佳，合并症多。预防性造口可选择回肠或横结肠；因便于还纳，临床上以回肠预防性造口较常用。

3. 中低位或超低位直肠前切除术中为保证足够手术空间及术野清晰，建议常规进行子宫（女性）或膀胱悬吊（男性），助手使用吸引器及时吸除烟雾，有助于手术的顺利进行。

第六节　腹腔镜腹会阴联合直肠癌根治术（Miles 术）

一、适应证和禁忌证

1. 适应证

原则上适用于腹膜反折以下的直肠癌，随着腹腔镜技术推广及成熟，内镜闭合器的应用，以及各种低位保肛手术的开展，目前多用于肿瘤下缘距肛缘 5cm 以内或者更低位的直肠癌。

2. 禁忌证

参见本章第五节腹腔镜直肠癌前切除术。

二、术前评估、准备

参见本章第五节腹腔镜直肠癌前切除术。

三、切除范围

遵循全直肠系膜切除的原则，腹会阴联合直肠癌根治术切除范围应包括乙状结肠远端、全部直肠、肠系膜下动脉及其区域淋巴结、全直肠系膜、部分肛提肌及坐骨直肠窝内脂肪、肛管及肛门周围 3～5cm 直径的皮肤、皮下组织及全部肛门括约肌，于左下腹行永久性乙状结肠单腔造口（图 8-6-1A）；肠系膜下动脉采用高位结扎，即于根部夹闭切断；手术操作多采取中央入路法。

四、手术技巧

1. 体位和站位

改良截石位，头低足高 20°～30°，向右侧倾斜 15°；可以用肩托固定双肩部；术者位于患者右侧，助手位于患者左侧，扶镜手位于患者头端（图 8-6-1B）。须注意，手术开始时双腿位置应尽量放低，且髋关节屈曲的角度不应超过 15°，否则患者大腿可能会影响器械操作。

2. 戳孔位置

一般采用五孔法。脐上缘做 10mm 戳孔，作为观察孔；主操作孔位于右下腹，右髂前上棘内侧，长度 10mm 或 12mm；副操作孔位于脐右侧锁骨中线处，长度 5mm；另外两个 5mm 副操作孔分别位于左锁骨中线与右侧相对应位置；造瘘口位于脐与左髂前上棘连线中内 1/3 处（图 8-6-2）。

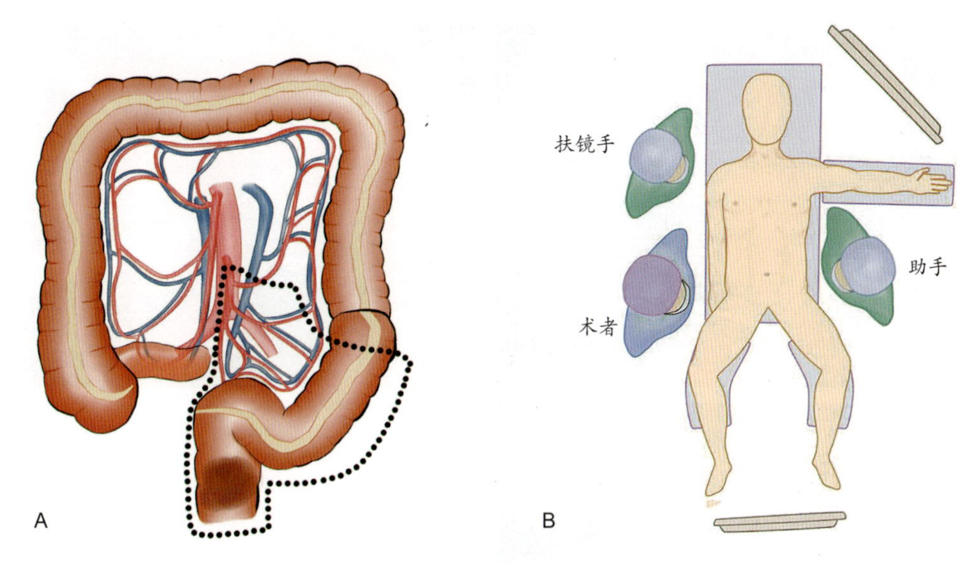

图 8-6-1　切除范围及手术体位
A. 切除范围；B. 改良截石位。

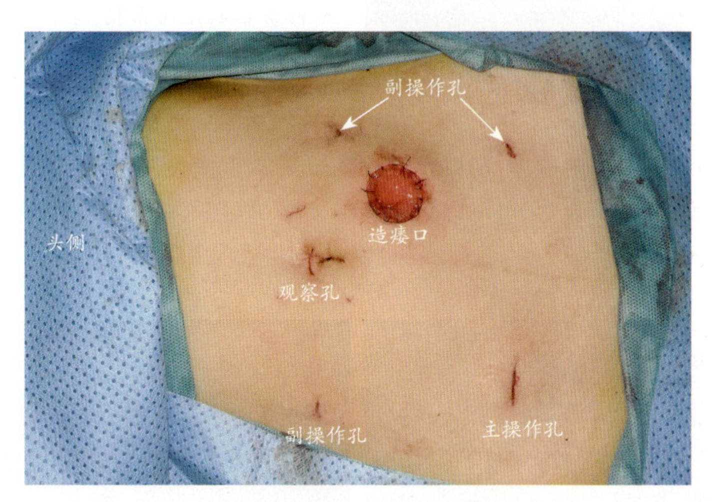

图 8-6-2　戳孔及造口位置

3. 前半部分操作

探查、肠系膜下血管处理、淋巴结清扫、扩展左 Toldt 间隙、乙状结肠及直肠游离等步骤同本章第五节腹腔镜直肠癌前切除术（参照图 8-5-3～图 8-5-15）。

手术要点：

建议肠系膜下动脉在根部进行结扎切断（高位结扎清扫），可以降低手术难度，保证淋巴结清扫彻底性。

4. 后半部分操作

（1）修剪系膜，裸化、切断乙状结肠

修剪乙状结肠及直肠系膜，在预造瘘处裸化肠管，注意保护结肠边缘血管弓（图 8-6-3）。

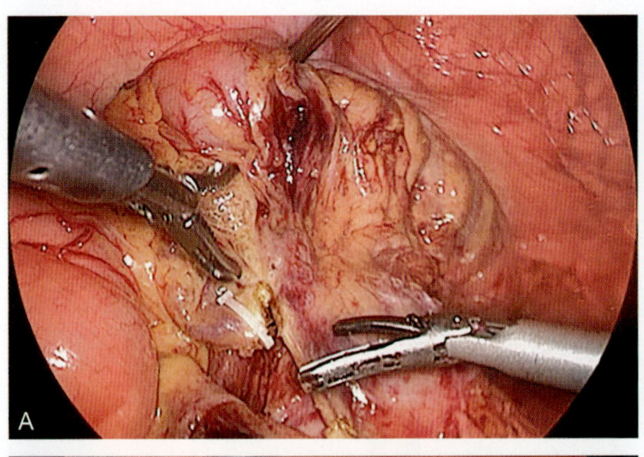

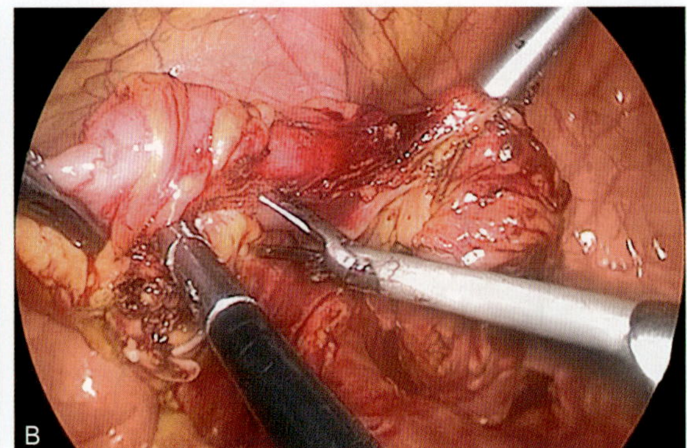

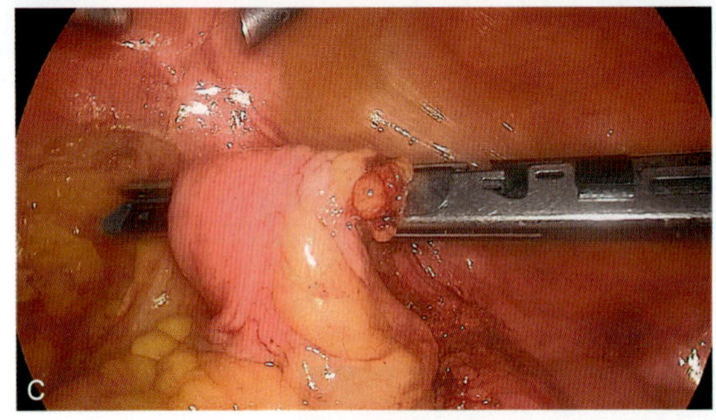

图 8-6-3 修剪系膜，切断乙状结肠

A. 修剪乙状结肠系膜；B. 裸化肠管；C. 切断乙状结肠。

(2)乙状结肠造瘘

近端乙状结肠左下腹提出造瘘;切口直径约 3.5cm,不宜过大,将肠管与腹膜及前后鞘妥善缝合,造瘘口一期开放(图 8-6-4A)。也可以采用腹膜外造口(图 8-6-4B),有助于降低术后造口旁疝的发生率。

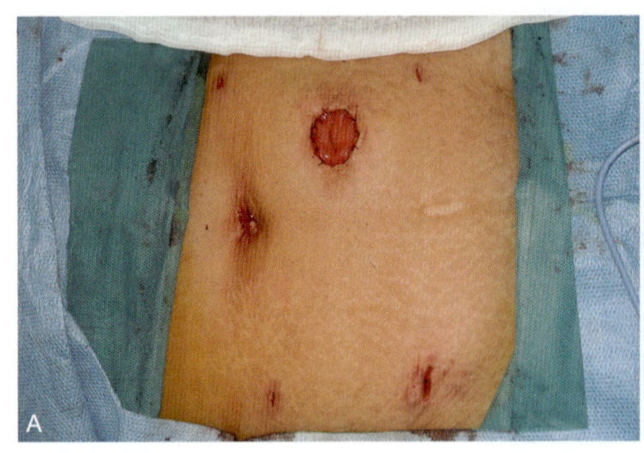

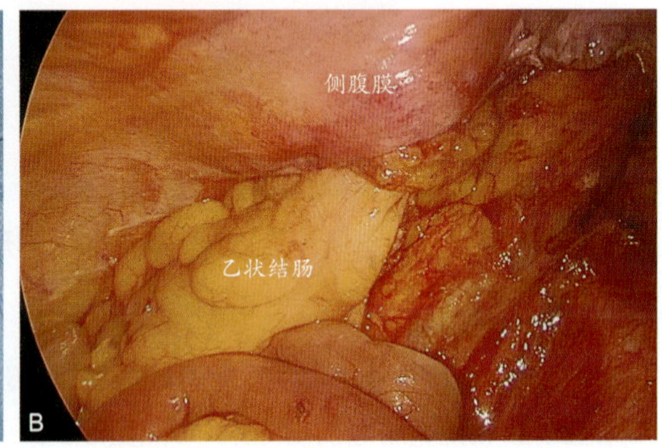

图 8-6-4 乙状结肠造瘘

A. 乙状结肠造瘘及开放后；B. 腹膜外造口。

(3)会阴部手术

会阴部缝闭肛门,取梭形切口,将肛周皮肤、肛管直肠、肛门内外括约肌及部分肛提肌一并切除,移除标本;注意保护尿道、前列腺或阴道;冲洗后置骶前引流管一根,缝合会阴部切口(图 8-6-5)。

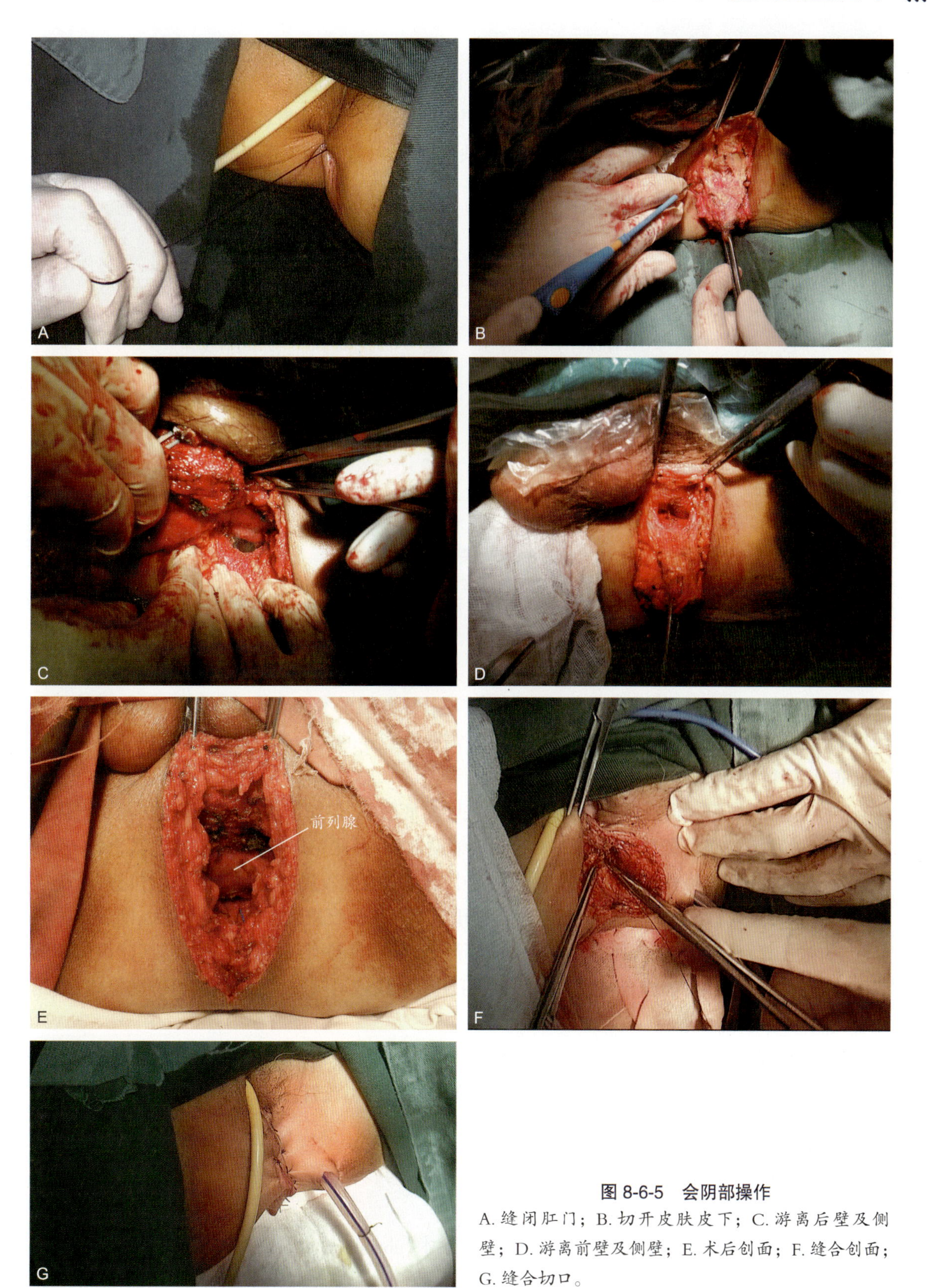

图 8-6-5　会阴部操作

A. 缝闭肛门；B. 切开皮肤皮下；C. 游离后壁及侧壁；D. 游离前壁及侧壁；E. 术后创面；F. 缝合创面；G. 缝合切口。

(4)关闭盆底腹膜

如果技术条件允许,盆底腹膜较松弛,可考虑将其关闭,但必须保证缝合严密,以防内疝发生;关闭时使用倒刺线连续缝合,可降低手术难度(图 8-6-6)。女性患者子宫可自动填塞盆底,盆底腹膜可不必关闭;对于男性患者,如盆底腹膜缺损较大时,盆底腹膜也不应勉强关闭。

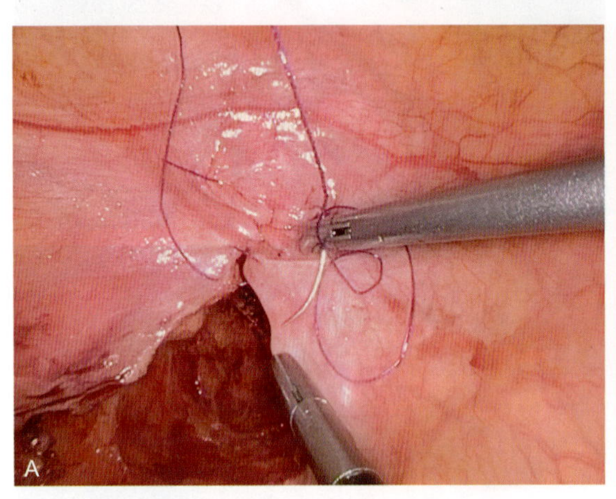

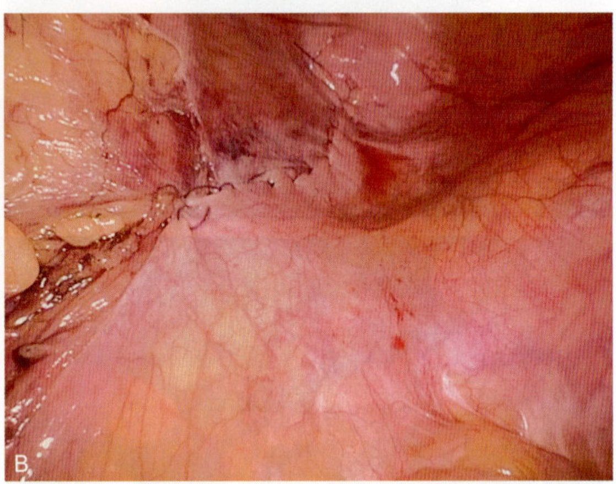

图 8-6-6 关闭盆底腹膜

A. 倒刺线连续缝合关闭盆底腹膜; B. 关闭后效果。

五、小结

1. 腹腔镜 Miles 术虽然没有吻合口,无吻合口漏风险,但手术难度并没有因此降低;尤其是会阴部操作,有术中穿孔、尿道或阴道损伤的风险,需要有经验的医师进行操作;腹腔镜下尽量游离至盆底,以降低会阴部手术难度。

2. 关闭盆底腹膜。腹腔镜 Miles 术不要求关闭盆底腹膜,但如技术条件允许时尽量将盆底关闭:其一,可避免盆底小肠粘连;其二,如术后须辅助放疗,可避免放射性肠炎发生;其三,一旦肿瘤复发也可以起到屏障作用。关闭盆底要求术中切开两侧侧腹膜时尽量靠近中线位置,避免关闭盆底时张力过大;如一侧缺损较大,可尝试切开部分外侧腹膜减张;如张力仍较大,则放弃关闭盆底;如勉强缝合,易导致组织撕裂,盆底关闭不严密,反而容易引起内疝。关闭盆底建议使用倒刺线,可降低缝合难度;如缝合技术较熟练,也可使用滑线或可吸收缝线,须助手协助提线,或用血管夹间断夹闭,防止滑脱。

3. 避免会阴切口感染。术中避免直肠或肿瘤穿孔,手术关闭会阴切口前要彻底冲洗;使用可吸收缝线,避免使用丝线,尽量减少异物存留;妥善放置骶前引流管。

第七节 腹腔镜肛提肌外腹会阴联合直肠癌切除术

根据文献报道,传统腹会阴联合直肠癌切除术(abdominoperineal resection,APR)的 5 年局部复发率比保肛手术高,并且生存率也比保肛手术低;主要原因有:①全直肠系膜切除(total mesorectal excision,TME)理论的广泛实施及新辅助治疗在直肠癌的应用,使得保肛手术的疗效较前有了显著的提高；②传统的腹会阴联合切除术切除的组织不足，使得标本的环周切缘（circumferencial resection margin，CRM）阳性率较高，这是造成传统APR术后肿瘤5年局部复发率高、生存率低的主要原因。另外，术中穿孔的发生也是影响传统APR手术疗效的一个重要因素。由于直肠系膜逐渐消失于肛管与肛提肌交界处，传统腹会阴联合切除术在游离盆部时，需要紧贴肛管游离；而会阴部操作过程中，需要紧贴肛管将肛提肌离断，进而与盆腔手术平面会师，这样就会在标本上形成一个狭窄的腰部，即外科腰，而这里正好是不能保留肛门的直肠癌的好发部位。此狭窄部位没有直肠系膜的覆盖，术中难以将肿瘤周围的组织切除完全，致使标本的环周切缘阳性率升高；同时，为了获得较好的视野，医生容易过度牵拉导致肿瘤或者直肠穿孔，这些是造成传统APR术后患者局部复发的重要因素。2007年，Holm首先提出了柱状APR（CAPR）这种新的手术技术。跟传统APR相比，CAPR的范围更大，包括肛管、直肠系膜以及全部肛提肌，手术切除了更多的癌灶周围组织，使得标本成为圆柱状，无狭窄的腰部，明显减少了术中穿孔的发生，降低了环周切缘的阳性率，并且术野更为直观，手术操作比传统APR简单易行。起初，此手术的名称是CAPR，后被改为肛提肌外腹会阴联合直肠癌切除术（extralevator abdominoperineal excision，ELAPE）；而近年来，腹腔镜技术同ELAPE相结合，即腹腔镜肛提肌外腹会阴联合直肠癌切除术，将腹腔镜手术的微创、美观与ELAPE手术的彻底性相结合，虽然有术中改变体位的问题存在，仍然具有较好的临床应用前景。

一、适应证和禁忌证

1. 适应证

肿瘤下缘距肛缘5cm以内的低位直肠癌。

2. 禁忌证

同本章第五节腹腔镜直肠癌前切除术。

二、术前准备、评估

参见本章第五节腹腔镜直肠癌前切除术。

三、切除范围

ELAPE较Miles术会阴部切除范围大，主要差别在于从肛提肌附着点处切断，消灭了Miles术标本的“外科腰”，形成柱状的手术标本，从而降低了术中穿孔率及环周切缘阳性率。两者的差别见图8-7-1。

四、手术技巧

（一）腹部操作

如决定行腹腔镜ELAPE，腹部操作时取平卧位即可，腹部操作完成后改折刀位。腹腔镜操作血管处理及淋巴结清扫同Miles术，直肠游离时后方同样游离至盆底（尾骨尖平面），但侧方及前方不需过多游离，侧方达肛提肌平面以上，前方切开腹膜反折达精囊腺水平即可（图8-7-1A）。腹腔镜游离完成后，裸化并切断乙状结肠，近端行左下腹造瘘，一期开放，贴造口袋，防止粪便流出。

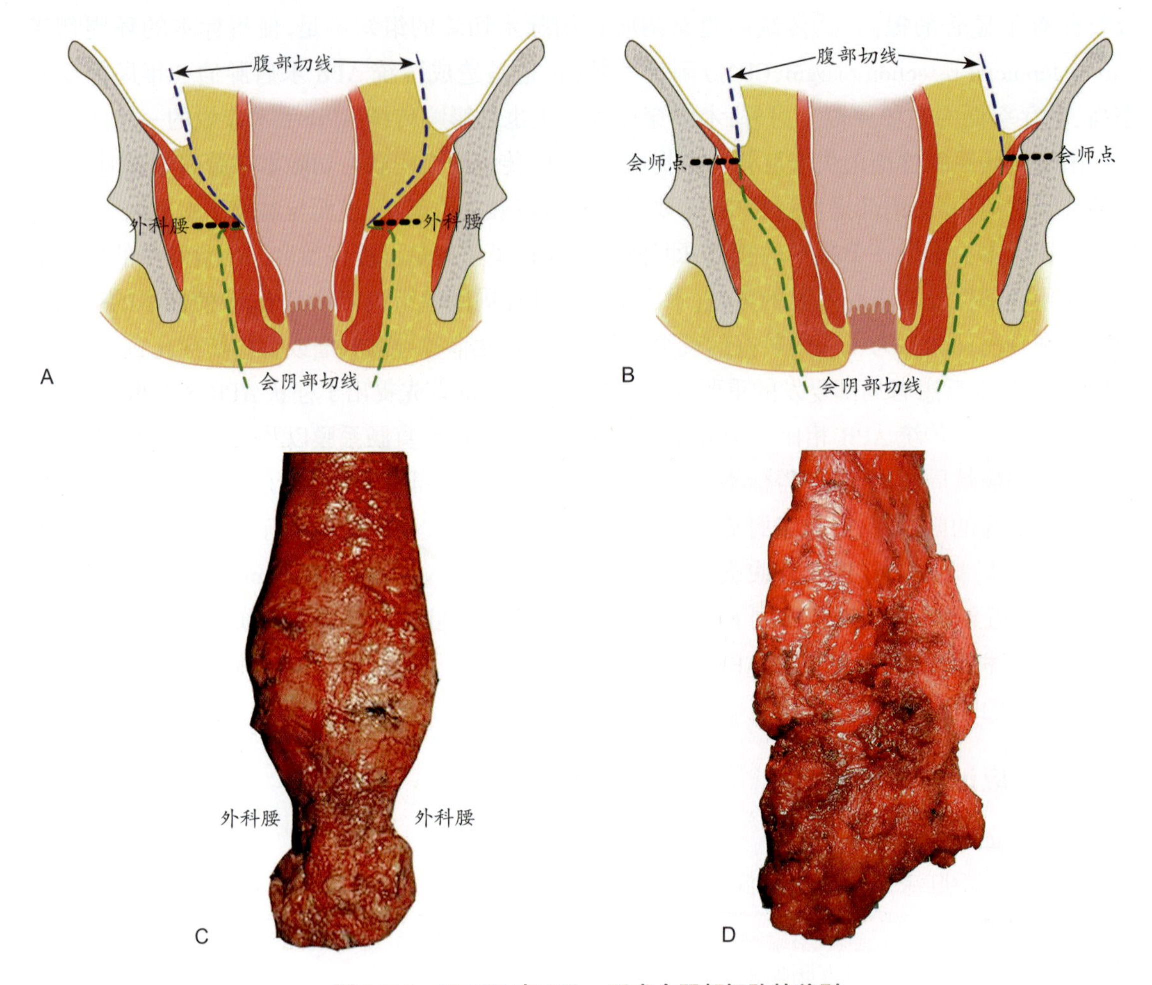

图 8-7-1 ELAPE 与 Miles 手术会阴部切除的差别

A. Miles 术切除范围及外科腰；B. ELAPE 切除范围；C. Miles 术标本；D. ELAPE 标本。

（二）会阴部操作

1. 切除标本

将患者翻转，呈折刀位（图 8-7-2）；荷包缝闭肛门，取包括肛门在内的骶尾部梭形切口长约10cm，切开皮肤皮下（图 8-7-3）；沿肛门外括约肌外侧切开坐骨直肠窝脂肪（图 8-7-4）；将尾骨末节切断或自尾骨下方切断肛尾韧带和部分肛提肌（耻骨尾骨肌和髂骨尾骨肌），进入骶前间隙，与腹部会师（图 8-7-5）；继续向两侧切断肛提肌及直肠侧韧带，拖出肠管（图 8-7-6）；切断两侧肛提肌（图 8-7-7）；直视下游离直肠前壁，注意保护前列腺或阴道（图 8-7-8）；沿会阴浅横肌、深横肌及直肠尿道肌（男性）或直肠阴道隔（女性）游离，将标本完整移除（图 8-7-9）。

2. 重建盆底，关闭切口

生物补片与肛提肌残余部分缝合，重建盆底（图 8-7-10）；如缺损较小，也可直接缝合关闭盆底；骶前放置引流管一根，缝合皮下和皮肤（图 8-7-11）。

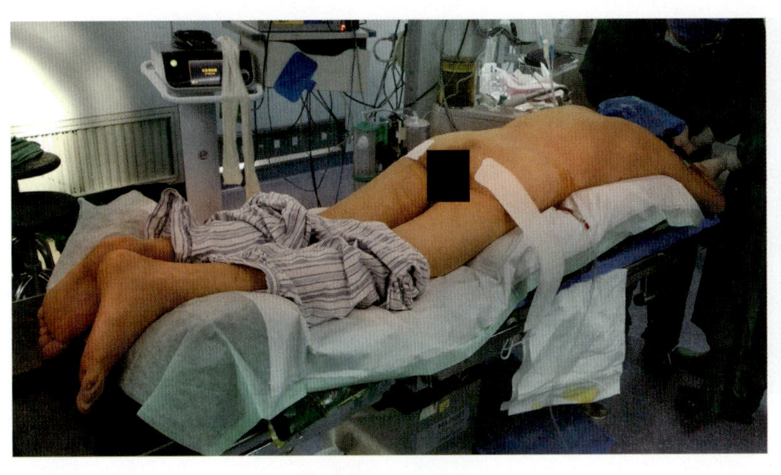

图 8-7-2 折刀位

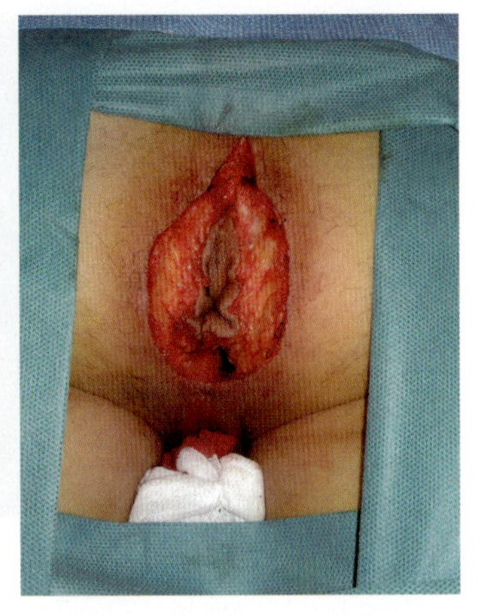

图 8-7-3 梭形切口，切开皮肤

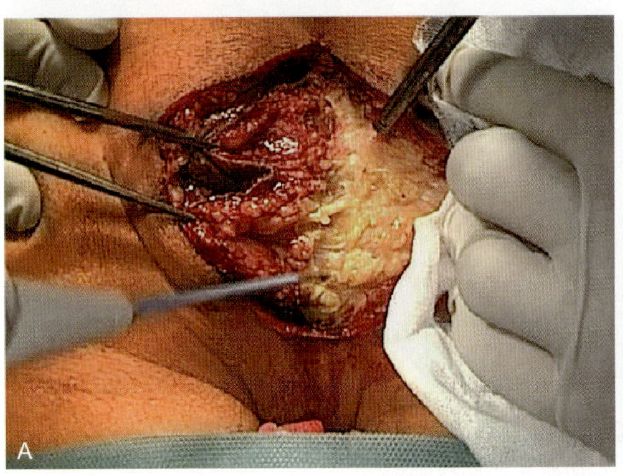

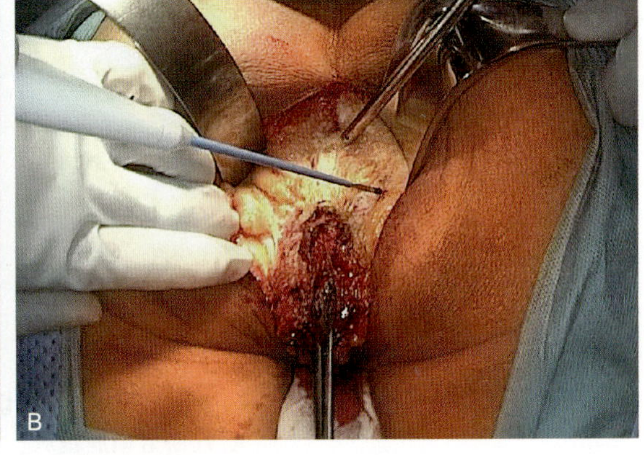

图 8-7-4 切开坐骨直肠窝脂肪

A. 外括约肌外侧游离；B. 切开坐骨直肠窝脂肪。

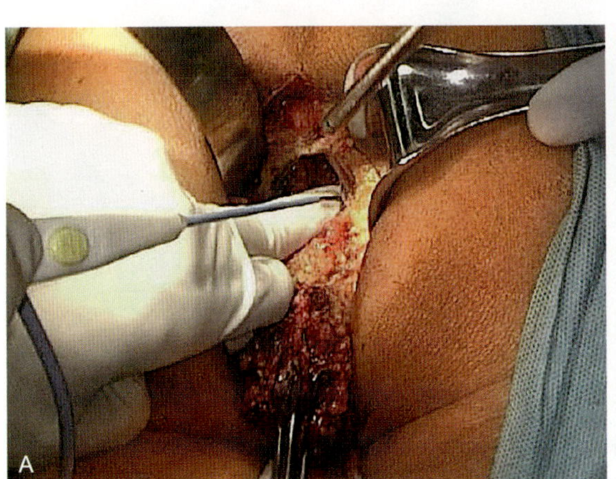

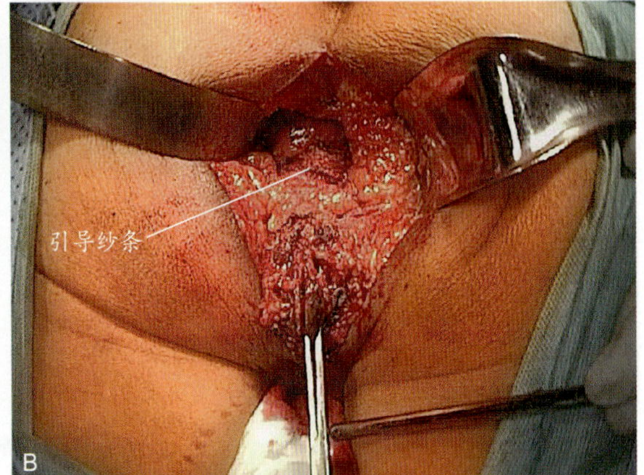

图 8-7-5 后方会师

A. 切断肛尾韧带及后方肛提肌；B. 与腹部会师。

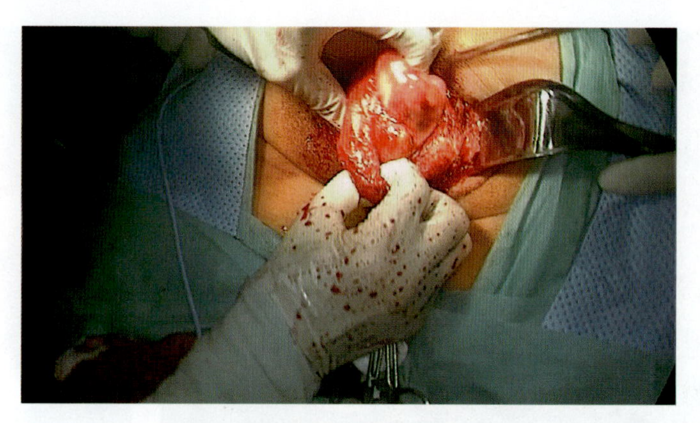

图 8-7-6 拖出标本

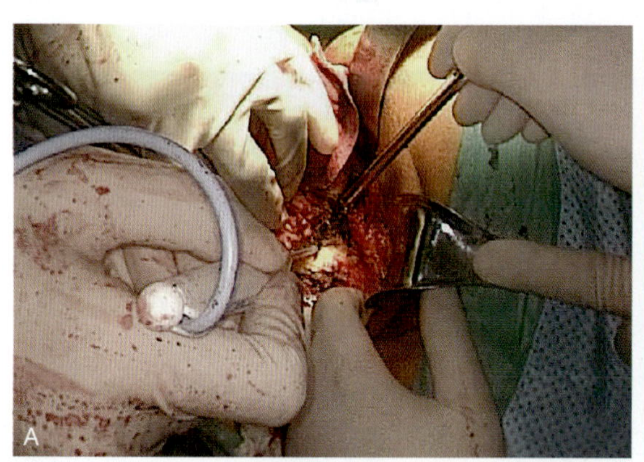

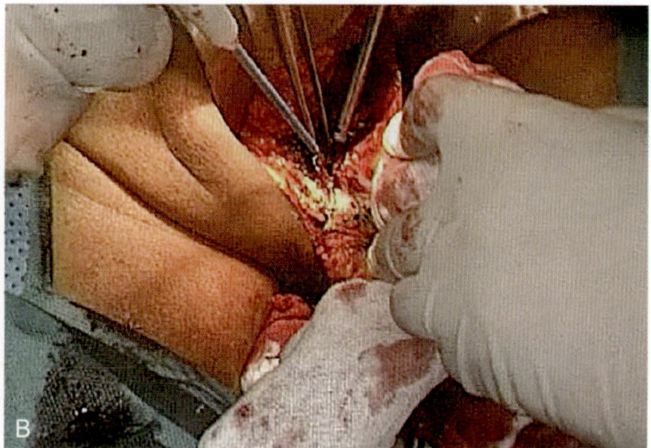

图 8-7-7 切断肛提肌

A. 切断右侧肛提肌；B. 切断左侧肛提肌。

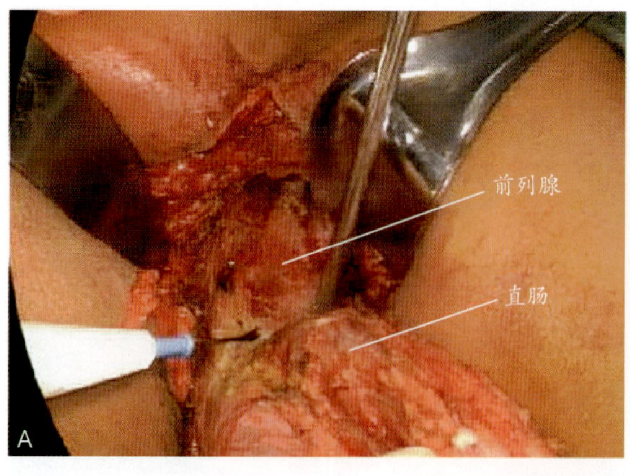

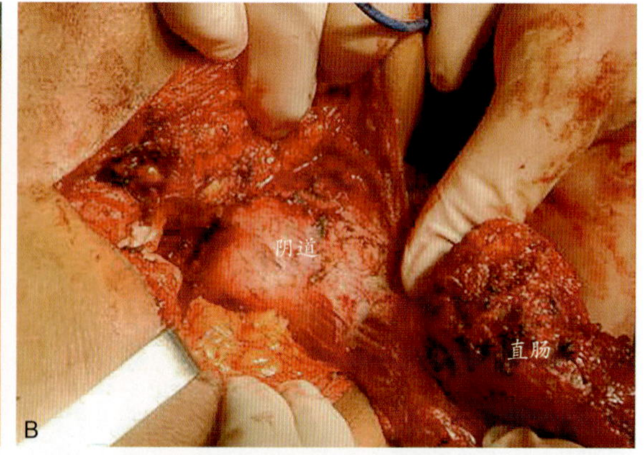

图 8-7-8 游离直肠前壁

A. 游离直肠前壁，保护前列腺；B. 游离前壁，保护阴道。

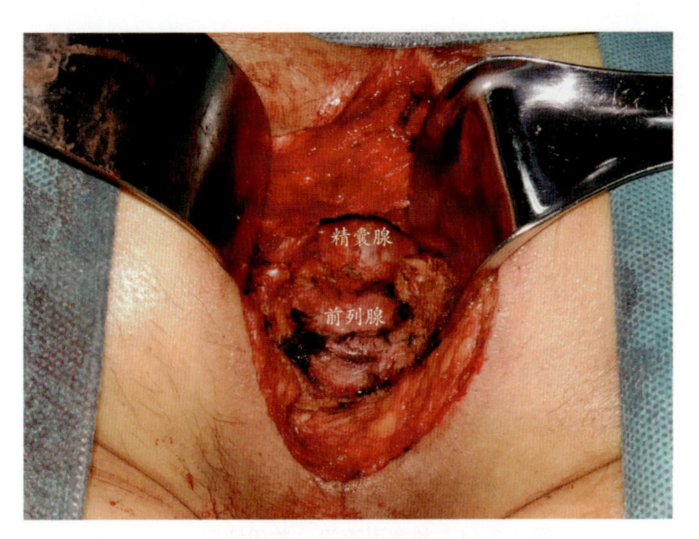

图 8-7-9 术后创面

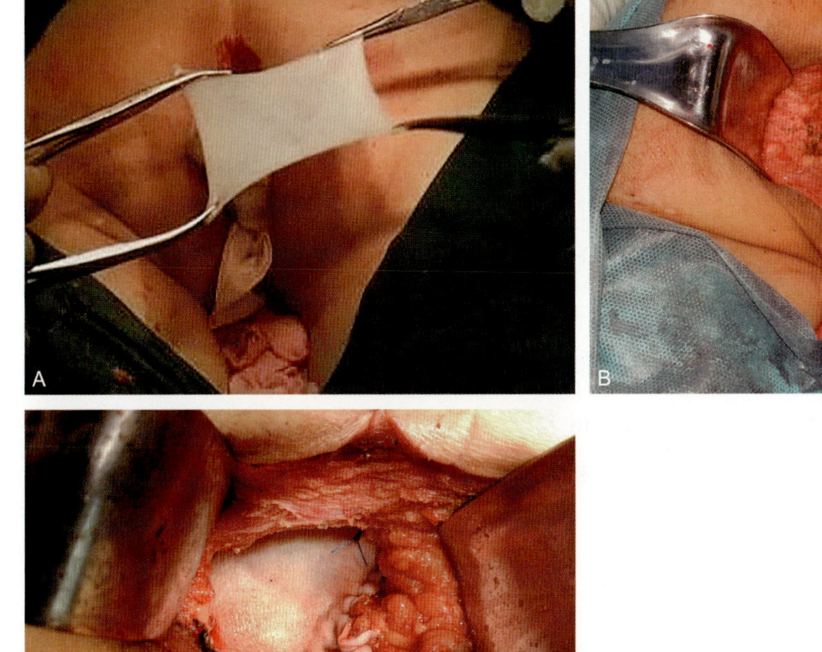

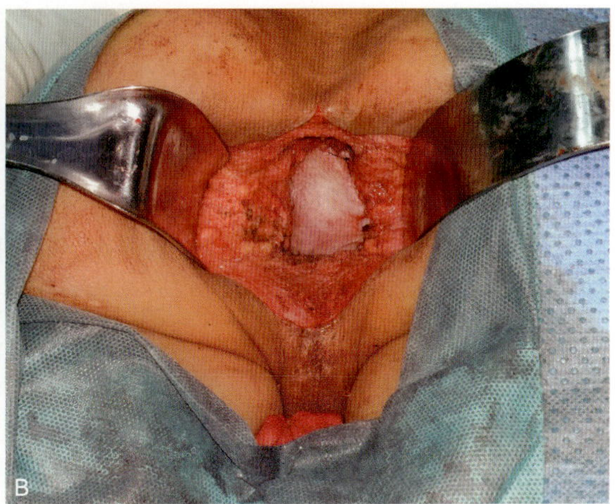

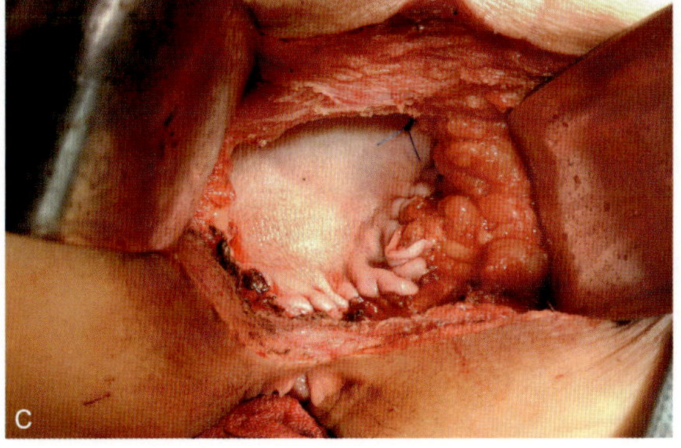

图 8-7-10 生物补片重建盆底

A. 生物补片；B. 重建盆底（男性）；C. 重建盆底（女性）。

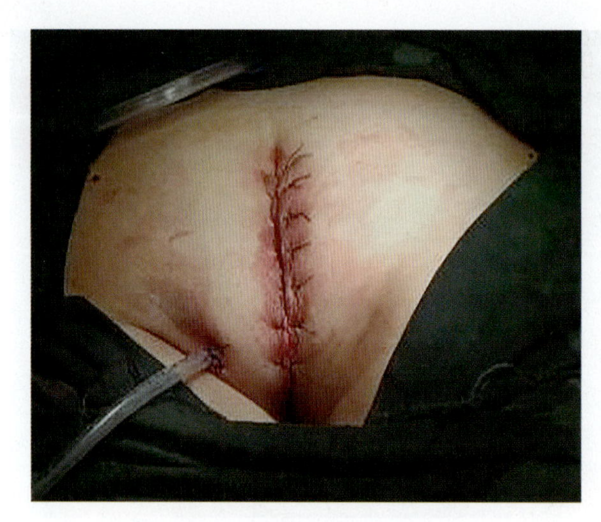

图 8-7-11　放置引流管，关闭切口

五、小结

1. ELAPE 手术的优点主要有：

（1）直视下游离直肠前壁及侧壁，大大降低了手术难度，学习曲线较短。

（2）有助于降低术中穿孔率及环周切缘阳性率，降低局部复发率，提高生存率。

（3）有助于降低切口感染率，缩短住院时间。

2. 近年来提出个体化 ELAPE 的概念，即根据肿瘤大小、部位、侵犯深度决定切除范围（适型切除），如肛提肌未受累，可予以保留，关闭切口时可以将两侧肛提肌对拢缝合，不必使用生物补片重建盆底，减轻了患者创伤，降低了医疗花费，对泌尿生殖功能的保护也能起到一定的作用。

推荐阅读资料

[1] 陈玉川 . 不同盆底重建方法的腹腔镜 APR 术治疗低位直肠癌患者的临床效果研究 . 中华普外科手术学杂志（电子版），2020，14（04）：346-349.

[2] 池畔，王枭杰 . 膜解剖——推动精准腔镜与机器人结直肠外科的动力 . 中华胃肠外科杂志，2019，22（5）：406-412.

[3] 池畔，王枭杰 . 左半结肠切除术的争议和基于膜解剖的脾曲游离技巧 . 中华结直肠疾病电子杂志，2017，6（4）：284-289.

[4] 池畔 . 腹腔镜直肠癌全直肠系膜切除手术技巧 . 中华胃肠外科杂志，2010，13（6）：397-399.

[5] 池畔 . 膜解剖指导下的腹腔镜全直肠系膜切除术 . 中华胃肠外科杂志，2016（19）：1088-1091.

[6] 邓俊晖，黄学军，黄玉宝，等 . 腹腔镜下践行完整结肠系膜切除理念的左半结肠癌根治术 . 中华胃肠外科杂志，2014，17（8）：833-835.

[7] 刁德昌，万进，王伟，等 . 横向入路法腹腔镜左半结肠癌根治术的临床应用 . 中华胃肠外科杂志，2015，18（10）：1056-1059.

[8] 杜燕夫 . 腹腔镜全结肠切除术 . 中国实用外科杂志，2011，31（9）：852-854.

[9] 冯波,严夏霖,张森,等.腹腔镜右半结肠癌根治术 Henle 干的解剖技巧.中华胃肠外科杂志,2017,20(6):635-638.

[10] 耿岩,胡彦锋,余江,等.中间入路法腹腔镜辅助全结直肠切除的临床应用.中华胃肠外科杂志,2013,16(1):32-35.

[11] 李国新,丁自海,张策,等.腹腔镜下左半结肠切除术相关筋膜平面的解剖观察.中国临床解剖学杂志,2006,24(3):298-301.

[12] 李国新,赵丽瑛.腹腔镜结直肠癌根治术解剖概要.中国实用外科杂志,2011,31(9):844-848.

[13] 林国乐,邱辉忠,肖毅,等.腹腔镜直肠癌腹会阴联合切除术的三大难题及其解决方案.中华胃肠外科杂志,2013,16(10):950-955.

[14] 孙跃明,封益飞,唐俊伟,等.腹腔镜右半结肠癌根治术的争议和手术技巧.中华消化外科杂志,2019,18(5):426-429.

[15] 孙跃明.腹腔镜乙状结肠癌根治术.中国实用外科杂志,2011,31(9):855-857.

[16] 王振军.不能保肛的直肠癌手术治疗进展及评价.中国实用外科杂志,2012,32(9):739-743.

[17] 叶颖江,申占龙,王杉.直肠癌手术质量控制.中国实用外科杂志,2016,36(1):25-27.

[18] 叶颖江,王杉.低位直肠癌外科治疗新术式:提肛肌外腹会阴联合切除术.中国实用外科杂志,2012(6):453-455.

[19] 张连阳,刘宝华,童卫东,等.经腹膜外隧道乙状结肠造口的腹腔镜 Miles 术.中华外科杂志,2006,44(1):64-65.

[20] 张连阳,刘宝华.腹腔镜全结肠切除术.中华消化外科杂志 2003,2(6):446-448.

[21] 张森,冯波,马君俊,等."翻页式"完全中间入路腹腔镜右半结肠癌完整结肠系膜切除术.中华消化外科杂志,2015,14(12):1026-1030.

[22] 张卫,朱晓明.低位直肠癌保肛手术的质量控制.中国肿瘤外科杂志,2019,11(1):7-9.

[23] 张忠涛,杨盈赤.结直肠癌手术的质量控制标准:从 TME 到 CME——新的概念带来临床治疗效果的进步.中国实用外科杂志,2012,32(1):5-8.

[24] 郑民华,马君俊,臧潞,等.头侧中间入路腹腔镜直肠癌根治手术.中华胃肠外科杂志,2015,18(8):835-836.

[25] 郑民华,马君俊.不断提高腹腔镜右半结肠癌根治规范化水平.中华普外科手术学杂志(电子版),2015,9(1):1-3.

[26] BOUSHEY R P,MARCELLO P W,MARTEL G,et al. Laparoscopic total colectomy:an evolutionary experience. Dis Colon Rectum,2007,50(10):1512-1519.

[27] FENG B,LING T L,LU A G,et al. Completely medial versus hybrid medial approach for laparoscopic complete mesocolic excision in right hemicolon cancer. Surgical Endoscopy,2014,28(2):477-483.

[28] HE Z,ZHANG S,XUE P,et al. Completely medial access by page-turning approach for laparoscopic right hemi-colectomy:6-year-experience in single center.Completely medial access by page-turning approach for laparoscopic right hemi-colectomy:6-year-experience in single center. Surg Endosc,2019,33(3):959-965.

[29] HEALD R J,HUSBAND E M,RYALL R D. The mesorectum in rectal cancer surgery--the clue to

pelvic recurrence? Br J Surg, 1982, 69(10): 613-616.
[30] HOHENBERGER W, WEBER K, MATZEL K, et al. Standardized surgery for colonic cancer: complete mesocolic excision and central ligation--technical notes and outcome. Colorectal Dis, 2009, 11(4): 354-364.
[31] HOLM T, LJUNG A, HÄGGMARK T, et al. Extended abdominoperineal resection with gluteus maximus flap reconstruction of the pelvic floor for rectal cancer. Br J Surg, 2007, 94(2): 232-238.
[32] NAKAJIMA K, LEE S W, COCILOVO C, et al. Laparoscopic total colectomy: hand-assisted vs standard technique. Surg Endosc, 2004, 18(4): 582-586.
[33] PARFITT J R, DRIMAN D K. The total mesorectal excision specimen for rectal cancer: a review of its pathological assessment. J Clin Pathol, 2007, 60(8): 849-855.
[34] PISANI C A, MARONI N, SACCHI M, et al. Laparoscopic colonic resection for splenic flexure cancer: our experience. BMC Gastroenterol, 2015, 15: 76.
[35] QUIRKE P, DURDEY P, DIXON M F, et al. Local recurrence of rectal adenocarcinoma due to inadequate surgical resection. Histopathological study of lateral tumor spread and surgical excision. Lancet, 1986, 2(8514): 996-999.
[36] SONG S B, WU G J, PAN H D, et al. The quality of total mesorectal excision specimen: A review of its macroscopic assessment and prognostic significance. Chronic Dis Transl Med, 2018, 4(1): 51-58.
[37] TAO Y, HAN J G, WANG Z J. Extralevator abdominoperineal excision for advanced low rectal cancer: where to go. World J Gastroenterol, 2020, 26(22): 3012-3023.
[38] WANG Y L, ZHANG X, MAO J J, et al. Application of modified primary closure of the pelvic floor in laparoscopic extralevator abdominal perineal excision for low rectal cancer. World J Gastroenterol, 2018, 24(30): 3440-3447.
[39] WANG Y L, DAI Y, JIANG J B, et al. Application of laparoscopic extralevator abdominoperineal excision in locally advanced low rectal cancer. Chin Med J (Engl), 2015, 128(10): 1340-1345.
[40] WEST N P, HOHENBERGER W, WEBER K, et al. Complete mesocolic excision with central vascular ligation produces an oncologically superior specimen compared with standard surgery for carcinoma of the colon. J Clin Oncol, 2010, 28: 272-278.

（王延磊　程志强　戴勇）

第九章 腹腔镜疝修补术

疝修补术属于古老而常见的手术，自 1982 年 Ger 等施行首例腹腔镜疝修补术以来，对腹腔镜疝修补技术的革新从未停止。近年来，随着外科医师手术技巧提升及疝补片、腔镜操作器械的研发改进，除腹股沟疝外，切口疝、脐疝、造口旁疝、食管裂孔疝等常见疝病的腹腔镜修补也日益广泛应用，利用腹腔镜的微创、放大效果，使手术具有创伤小、美容效果好、住院时间短、并发症发生率低等各种优点。

本章将重点介绍目前常见的腹腔镜腹股沟疝、脐疝、切口疝及造口旁疝等修补术式。

第一节 腹腔镜经腹腹膜前间隙修补术

1991 年 Toy 与 Smoot 联合报道了腹腔镜腹腔内补片植入术（intraperitoneal onlay mesh，IPOM）。同年，Arregui 于美国内镜外科医师协会年会上首次报道了经腹腹膜前间隙修补术（transabdominal preperitoneal，TAPP），而 1992 年 McKernan 等首次报道完全腹膜外修补术（totally extraperitoneal，TEP）。成人腹腔镜腹股沟疝修补术（laparoscopic inguinal hernia repair，LIHR）手术方式分为四大类：TAPP、TEP、IPOM 及疝囊高位结扎。其中前两种术式最为常见，两种术式各有优缺点，其术后复发率及慢性疼痛等并发症发生率无明显差别，TAPP 操作相对简便，学习曲线较短，适用于初学者；TEP 解剖及手术入路稍复杂，外科医师可根据自身经验及患者情况等综合考虑后选择。

TAPP 为后入路腹膜前间隙修补术式，该术式经腹腔切开腹股沟区壁腹膜，将补片置入游离好的腹膜前间隙，覆盖整个肌耻骨孔区，可明显减少术后复发，并且可探查对侧有无隐匿性疝，避免遗漏。

一、适应证及禁忌证

1. 适应证

（1）腹股沟直疝、斜疝、股疝。

（2）对复发疝及双侧疝，TAPP 较开放修补及 TEP 更有优势。

2. 禁忌证

（1）高龄、心肺功能差，无法耐受全身麻醉及硬膜外麻醉者。

（2）疝囊巨大的腹股沟斜疝及阴囊疝为相对禁忌。

（3）腹部手术致腹腔内广泛粘连，无法分离者。

（4）未成年男性一般不推荐选用 TAPP 术式。

二、术前评估、准备

1. 病史询问及体格检查

详细询问患者腹股沟区肿物出现的时间，有无伴随症状，并询问患者有无合并内科疾病、有无便秘、前列腺增生、慢性咳嗽等病史，既往手术史（特别是腹部手术史），另行全面的体格检查，了解有无合并其他疾病。

2. 辅助检查

常规行术前实验室及心肺功能检查，因患者多为老年，注意行心脏彩超、肺功能及血气分析等检查，评估手术耐受力，必要时请相关科室会诊。腹股沟区包块可行超声检查了解对侧有无疝，并帮助鉴别腹股沟区肿瘤、子宫圆韧带囊肿等疾病。

3. 皮肤及肠道准备

术前常规清洁腹部皮肤，尤其是脐孔处皮肤，刮除会阴区毛发，对于便秘患者术前可给予灌肠，避免术后腹胀。

4. 膀胱准备

患者去手术室前排空尿液，双侧腹股沟疝及复发疝建议术前给予无菌导尿，一方面，减少术后尿潴留的发生，另一方面，便于术中耻骨膀胱间隙的游离显露。

三、手术步骤

1. 麻醉选择

一般选择气管内插管全身麻醉，如患者肺功能较差，可考虑硬膜外麻醉，但后者麻醉效果较差，影响手术操作，选择时应慎重。

2. 体位和站位

患者取仰卧位，头低足高，患侧抬高，健侧上肢内收固定。术者站于患侧对面，助手在术者同侧偏头侧方向，器械护士站于患侧偏足侧。若为双侧腹股沟疝，需双上肢内收固定，便于术者站位（图 9-1-1）。

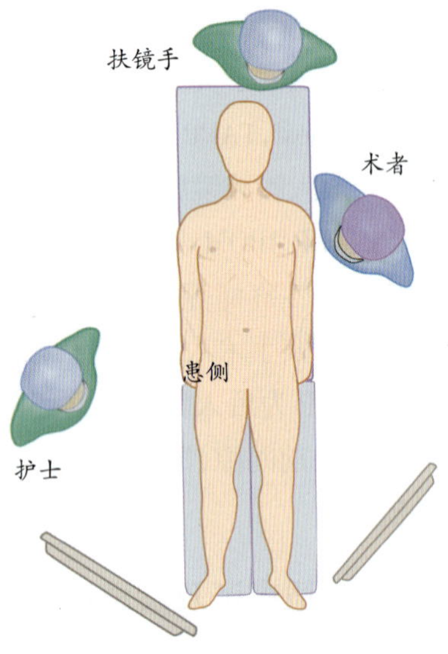

图 9-1-1　手术站位
（患者为右侧腹股沟疝）

3. 建立气腹，置入腹腔镜

在脐上缘做 10mm 弧形切口，穿刺气腹针，建立气腹，气腹压力为 12mmHg，穿刺 10mm 套管针，置入 30° 腹腔镜头。

4. 套管针位置

一般选用三孔法，观察孔一般选择脐上（10mm），操作孔一般选择患侧腹直肌外侧缘平脐水平和对侧腹直肌外侧脐下 3cm 水平（5mm）。双侧疝两侧的套管应置于对称的位置，即双侧腹直肌外侧缘与脐下缘水平（图 9-1-2）。术者可根据患者身高、自身习惯等适当调整。

5. 腹腔探查

全面探查腹盆腔，了解有无其他病变，笔者曾遇到拟行腹腔镜疝修补术患者，术中探查发现

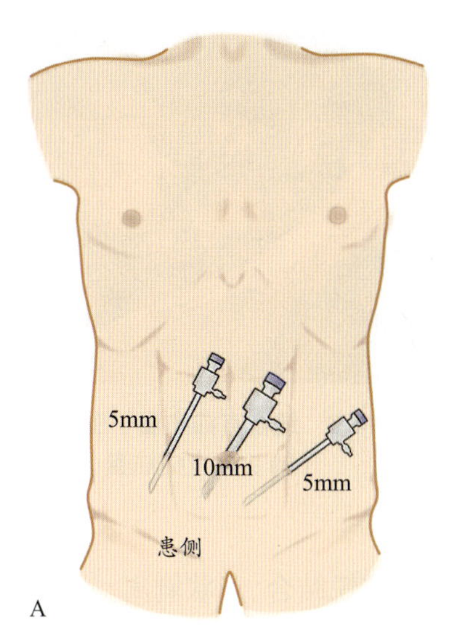

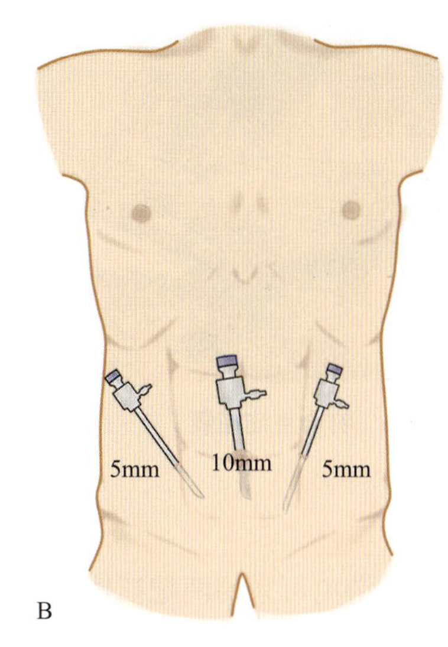

图 9-1-2　套管针位置

A. 右侧腹股沟疝；B. 双侧腹股沟疝。

结肠癌伴腹盆腔广泛转移。了解疝囊大小、疝环缺损、内容物、与腹壁下血管的关系，以及对侧有无隐匿疝。

6. 腹膜切开

自内环口上方 2cm 脐内侧襞外侧至髂前上棘连线切开腹膜，分别向上向下游离腹膜，进入腹膜前间隙（图 9-1-3）。

手术要点：

（1）腹膜切开可以选择电凝钩或者电凝剪刀，左手抓钳牵拉腹膜，可以让 CO_2 气体进入腹膜前间隙，便于操作。

（2）切开腹膜时内侧不能超过脐内侧襞，以免损伤膀胱；切开中间的腹膜时避免损伤腹壁下血管。

7. 疝囊处理（难点）

对于斜疝疝囊尽量将其自精索剥离，如疝囊较大或与精索粘连较重者可将疝囊横断，远端旷置。对于大的直疝疝囊可将疝囊游离后拉回，并将其钉合或缝合于耻骨梳韧带或腹直肌后缘（图 9-1-4～图 9-1-6）。

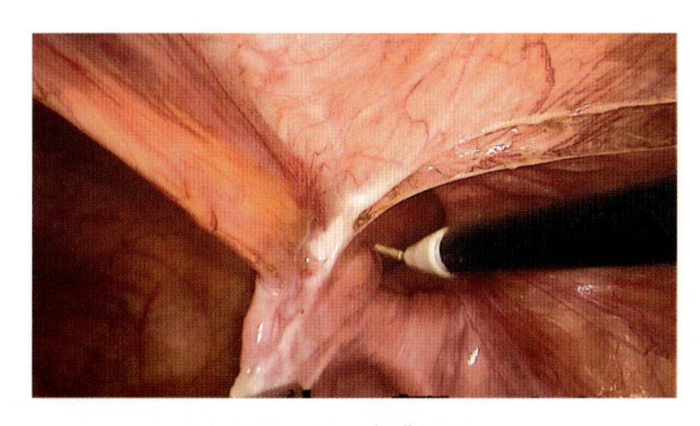

图 9-1-3　腹膜切开

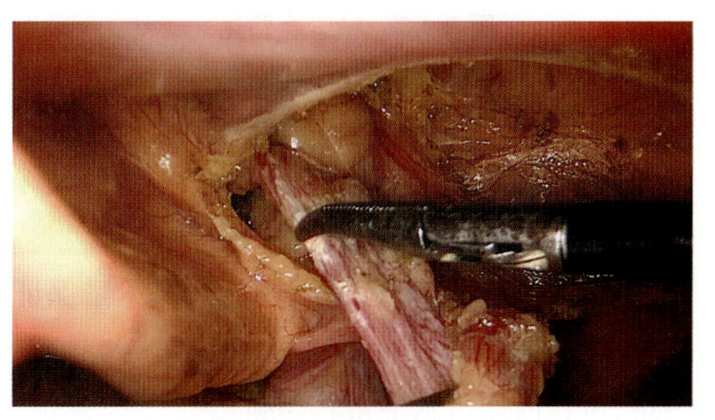

图 9-1-4　斜疝疝囊剥离

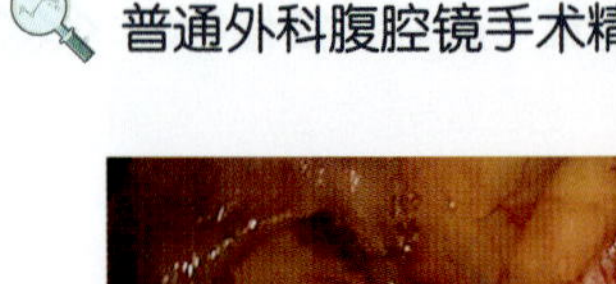

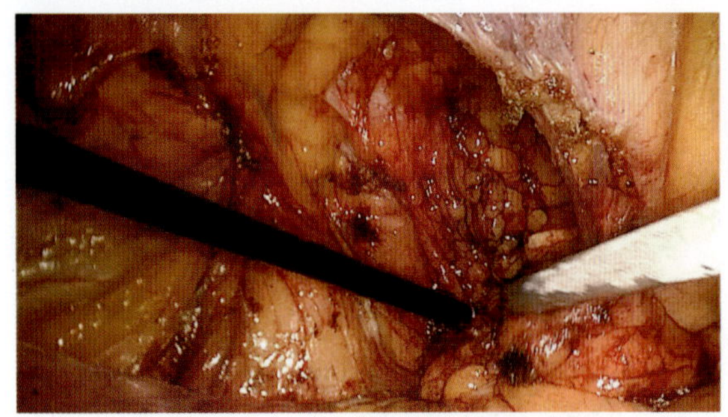

图 9-1-5　钉合直疝疝囊

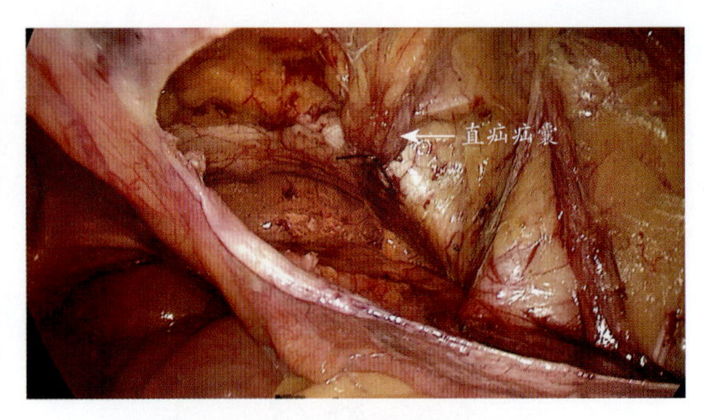

图 9-1-6　缝合直疝疝囊于耻骨梳韧带
（箭头示直疝疝囊）

难点对策：

（1）斜疝疝囊的游离可采用两把抓钳交叉牵拉疝囊，"钝锐结合、点状剥离、一气呵成"，游离打开精索内筋膜则到达正确层次。而"黄白分界"则到达疝囊顶端的位置。

（2）对于成年未育男性患者，有经验的腹腔镜疝与腹壁外科医生仍可选择 TAPP。因大多为先天性疝，粘连往往严重，不要求强行分离疝囊，可横断疝囊，远端旷置，一定注意保护输精管。

（3）若疝囊外合并"脂肪瘤"，应手术一并切除，否则术后"脂肪瘤"滑入腹股沟管，会引起类似"腹膜外滑疝"的复发。

8. 精索成分腹壁化

自内环口水平将疝囊与其后方的精索血管和输精管向下方分离 6～8cm，将精索成分完全自腹膜分离，该过程称为精索成分腹壁化（图 9-1-7、图 9-1-8）。

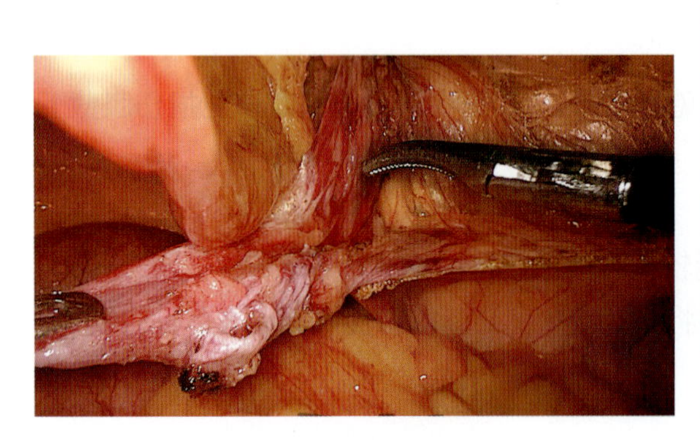

图 9-1-7　精索腹壁化

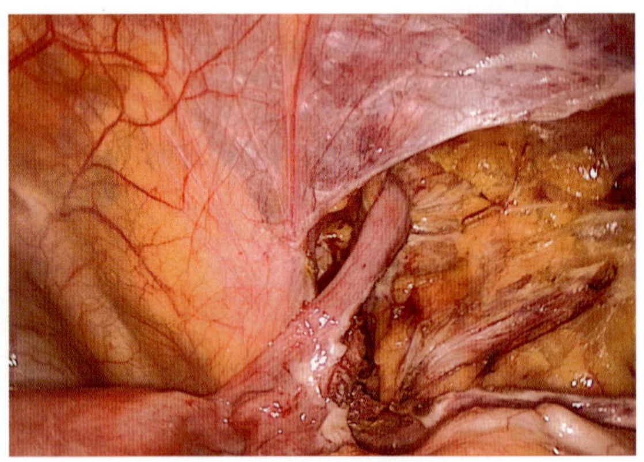

图 9-1-8　子宫圆韧带腹壁化

手术要点：

（1）精索成分腹壁化要紧贴腹膜进行，过深易损伤精索（输精管、精索血管），过浅易造成腹膜破损。

（2）对于女性患者，子宫圆韧带应尽量保证其完整性，可紧贴子宫圆韧带两侧纵行劈开腹膜，直至内环口下方 6～8cm，将子宫圆韧带完整自腹膜分离，实现腹壁化。如为老年患者，分离较为困难，可在内环口水平将其切断。

9. 腹膜前间隙游离

充分游离腹膜前间隙，内侧至耻骨联合，外侧至腰大肌和髂前上棘，上方至联合肌腱上 2～3cm，内下方至耻骨梳韧带，外下方至精索成分腹壁化（图 9-1-9）。范围分离过小可能使补片卷曲、移位。

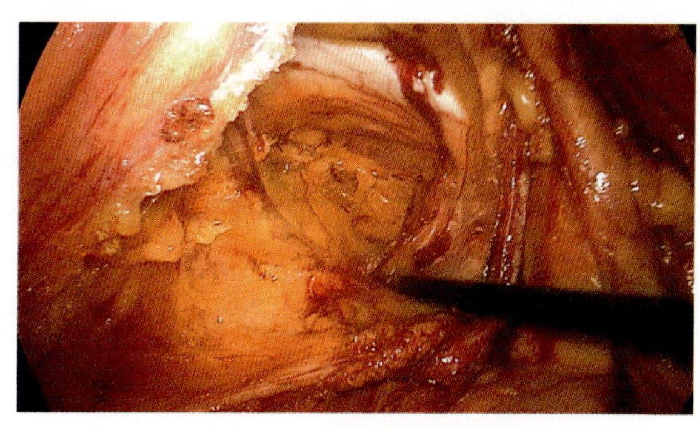

图 9-1-9　腹膜前间隙游离

手术要点：

（1）精索血管和输精管围成的三角形间隙内有髂外动、静脉穿过，称为危险三角（Doom 三角），此处严禁过度分离，否则会引起致命的出血（图 9-1-10）。

（2）在耻骨梳韧带的外侧靠近髂静脉的区域，有时会有一根粗大的动脉或静脉吻合支跨过，称为死亡冠，其上方与腹壁下血管相连，下方与闭孔血管相连，一旦损伤，会引起相当麻烦的出血（图 9-1-11）。

（3）不能过于深入分离耻骨膀胱间隙，如果超过了耻骨支的纵轴面，就可能损伤耻骨后静脉丛。一旦损伤，止血非常困难，必须引起重视。

（4）在分离髂窝间隙时，不要损伤疼痛三角内的神经，疼痛三角位于精索血管的外侧、髂耻束的下方，有股外侧皮神经、生殖股神经生殖支及股支穿过（图 9-1-10）。

（5）游离腹膜前间隙范围，注意“找平”下缘，保证补片放置时的下缘平整而不易卷曲。

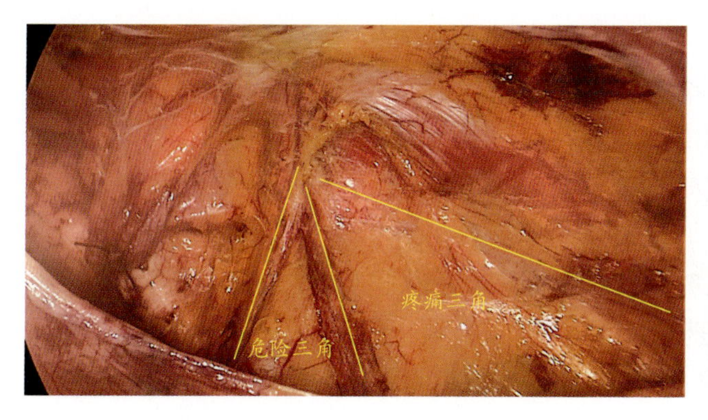

图 9-1-10　危险三角及疼痛三角

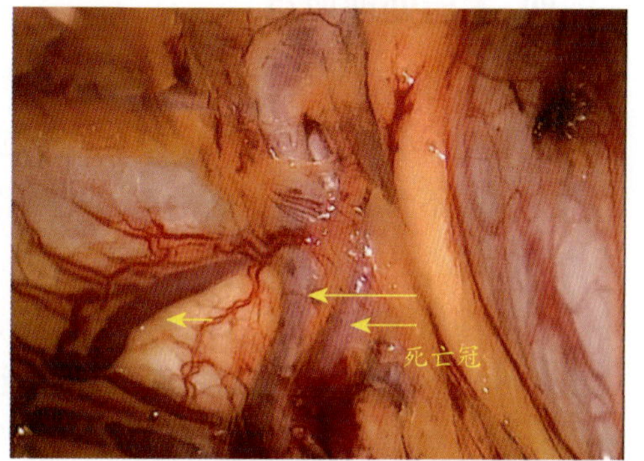

图 9-1-11　死亡冠

10. 补片置入及固定

可将补片卷曲后自 10mm 套管针放入腹腔，将其置入游离好的腹膜前间隙，使其完全覆盖肌耻骨孔区域，保证补片完全展平，避免补片卷曲。

手术要点：

（1）选择足够大的补片（10cm × 15cm）完整覆盖肌耻骨孔区，补片太小无法完全覆盖肌耻骨孔，如术后补片移位、卷曲，容易引起疝复发。

（2）补片放置宜按照先放置内侧，再调整外侧的顺序，确保补片平整。

（3）长径 4cm 以下的斜疝疝囊可不固定补片，对于较大的疝囊根据所用的补片、术者经验可使用缝合、钉枪或生物胶将补片固定于同侧的联合肌腱、腹直肌、陷窝韧带和耻骨梳韧带（图 9-1-12）。

（4）对于女性患者，沿子宫圆韧带纵行劈开腹膜后，可将补片剪一开口，绕过子宫圆韧带后再缝合开口，相当于在加强腹股沟管后壁的同时进行了内环口的整形。

11. 缝合关闭腹膜

采用 3-0 薇乔或 2-0 Prolene 缝线连续缝合关闭腹膜（图 9-1-13），注意缝合严密，避免补片与肠管接触。

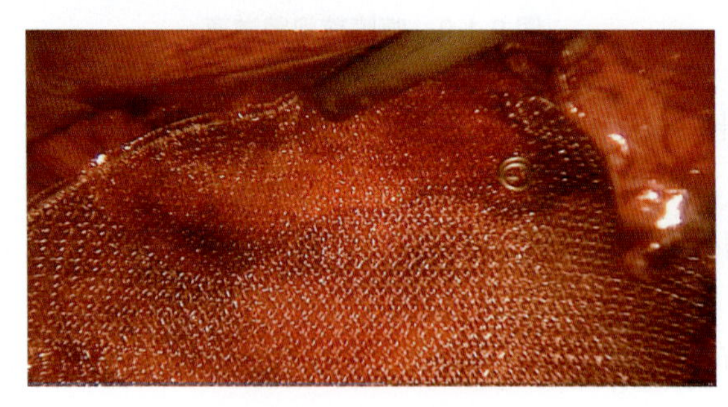

图 9-1-12　补片钉枪固定

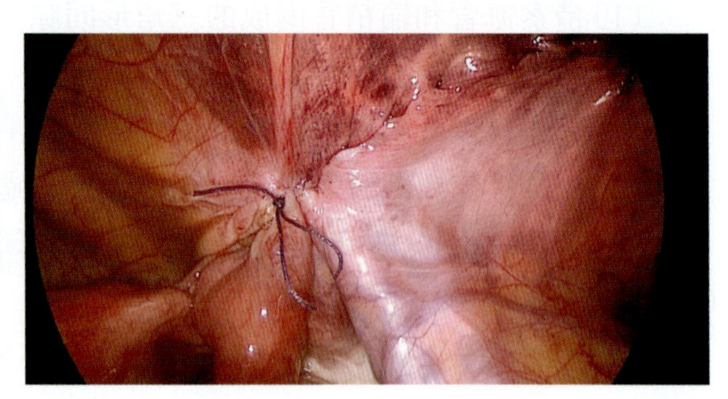

图 9-1-13　缝合关闭腹膜

12. 撤气腹，关闭套管针孔

撤出套管针孔，观察穿刺孔处有无出血，缝合关闭套管针穿刺孔，结束手术。

四、术后处理要点

1. 术后患者取平卧位，患侧腹股沟区沙袋加压 24 小时。

2. 术后 6 小时可饮水，第 2 天可进流质或半流质饮食，并逐渐过渡至正常饮食。

3. 一般不预防性使用抗生素，如年龄大于 70 岁，合并肺部感染、手术时间长、复发疝等可酌情使用。

4. 如疼痛明显，可适当给予镇痛药物，鼓励患者早期下床活动，避免下肢深静脉血栓形成，高危患者可皮下注射低分子量肝素钠等抗凝药物。

5. 术后马上出现阴囊气肿可自行吸收；若出现阴囊血清肿，可于术后将阴囊托起，一般可自行吸收，严重者可无菌穿刺。

第二节　完全腹膜外修补术

与 TAPP 相比，完全腹膜外修补术（totally extraperitoneal，TEP）不经腹腔，无须切开壁腹膜，而是在腹膜和腹横筋膜间进行操作，对腹腔无干扰，术后肠粘连发生率低。如熟练掌握，手术时间短，术后长期并发症及复发率与 TAPP 无差别，但 TEP 操作空间小，手术难度较 TAPP 大，学习曲线较长，可在掌握 TAPP 基础上逐渐开展。

一、适应证及禁忌证

1. 适应证

同 TAPP。

2. 禁忌证

(1)高龄、心肺功能差,无法耐受全身麻醉及硬膜外麻醉者。

(2)疝囊巨大的腹股沟斜疝、阴囊疝及复发疝为相对禁忌。

(3)未成年男性一般不推荐选用 TEP。

二、术前评估、准备

同 TAPP。

三、手术步骤

1. 麻醉选择

同 TAPP。

2. 体位和站位

同 TAPP。

3. 置入第一套管

于脐下偏患侧 1cm 取一 10mm 纵向切口,逐层切开皮肤、皮下及腹直肌前鞘,用小拉钩将腹直肌向两侧牵开,显露腹直肌后缘与腹直肌后鞘之间的间隙,置入血管钳分离扩大此间隙,置入 10mm 套管针,充 CO_2 气体,建立腹膜外腔隙,压力 12～15mmHg。另外,也可在可视化套管针腹腔镜监视下直接穿刺,依次穿透皮下、腹直肌前鞘、肌层,进入腹膜前间隙,建立操作空间(图 9-2-1)。

4. 建立腹膜前间隙(难点一)

腹膜前间隙的建立推荐采用镜推法,将镜头朝向耻骨结节方向,沿腹横筋膜与腹膜之间的网状疏松的无血管区域内前后移动建立腹膜前间隙(图 9-2-2)。

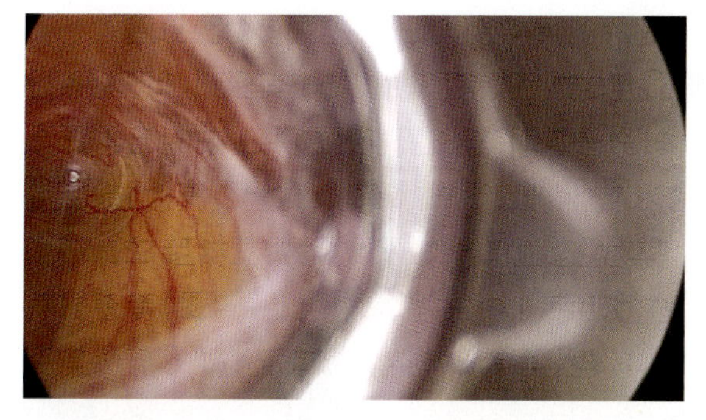

图 9-2-1 可视化套管针监视下直接穿刺

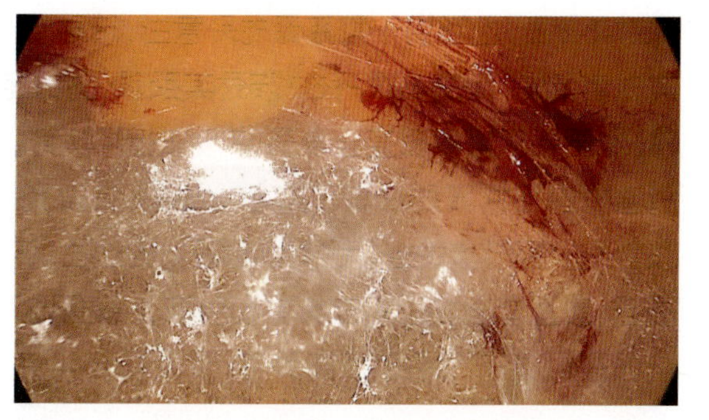

图 9-2-2 镜推法建立腹膜前间隙

难点对策:

(1)镜推法建立腹膜前间隙空间时以半环线为界,出现半环线后向深处开始进入无血管区,对无血管区的辨认是进入正确层面的关键。

（2）腹膜前间隙建立是在腹直肌后方与后鞘及腹膜之间，不可过深，过深导致腹膜破裂，亦不可过浅，过浅则引起出血及腹壁下血管自腹直肌分离影响操作空间的建立。

5. 套管针位置

分别于脐与耻骨联合上 1/3 及下 1/3 处取 5mm 切口，置入套管针及操作器械（图 9-2-3）。

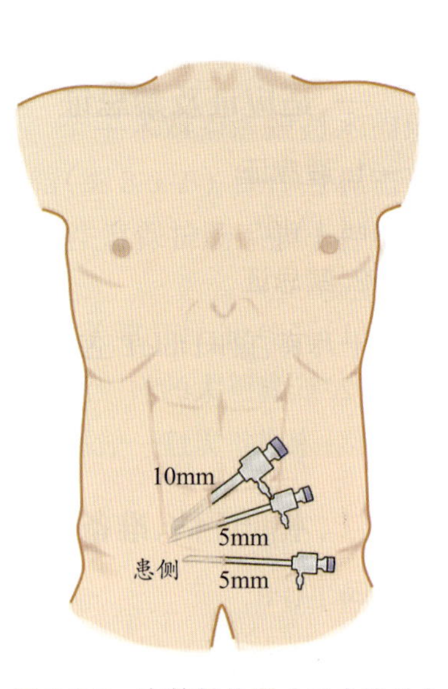

图 9-2-3 套管针位置（示中线位）

手术要点：

（1）在腹腔镜直视下置入套管针，确保套管针进入正确的腹膜前间隙空间，避免直接刺入腹腔。

（2）脐与耻骨联合下 1/3 处套管针要考虑不影响补片置入及展平。

（3）另外还有中侧位（第 3 套管在腹直肌外侧脐下水平）及双侧位（第 2、3 套管在两侧腹直肌外侧平脐或脐下水平）的套管置入方法，也可以尝试。而中线位的套管针置入方法优点在于可以兼顾双侧疝且不易刺破腹膜。

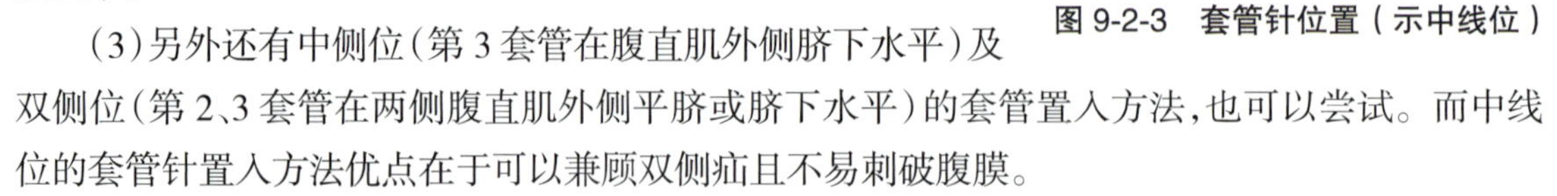

6. 分离耻骨膀胱间隙（Retzius 间隙）

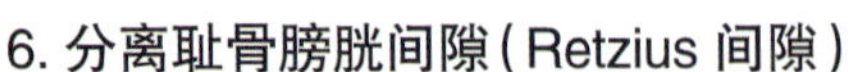

使用电凝剪或分离钳分离耻骨膀胱间隙，显露耻骨结节及耻骨梳韧带，后逐渐向外侧分离，充分显露，注意探查有无股疝、直疝及耻骨上疝，其疝囊处理过程同 TAPP（图 9-2-4）。

手术要点：

（1）分离耻骨膀胱间隙时注意勿损伤死亡冠，否则会引起难以控制的出血。

（2）对于直疝或股疝患者，如疝囊残腔较小，可不处理，如果较大，可将疝囊残腔提起，将其与耻骨梳韧带缝合或钉合，避免术后腹股沟区仍有“包块”突起，表现为“假性复发”。

7. 髂窝间隙的分离

完成耻骨膀胱间隙的分离后，应对髂窝间隙进行分离。这一间隙是 Bogros 间隙向外侧的延续。在腹壁下动脉的外侧轻轻推开覆盖在联合肌腱上的腹横筋膜与腹直肌后鞘及腹膜之间的间隙，充分显露髂窝间隙，这一间隙的分离有助于显露斜疝疝囊（图 9-2-5）。

手术要点：

（1）分离髂窝间隙的过程中注意不要损伤疼痛三角内的神经。

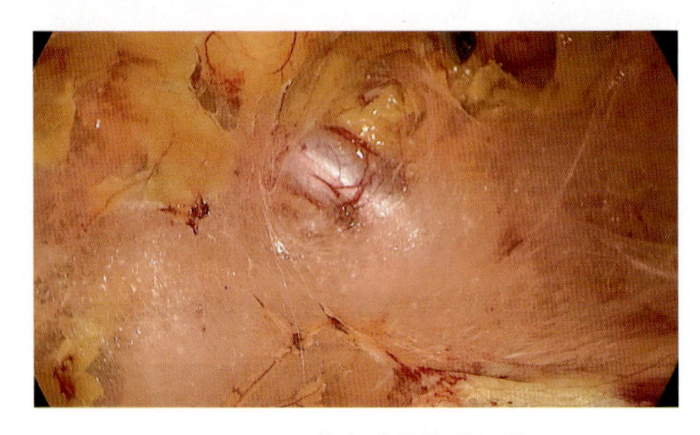

图 9-2-4 游离耻骨膀胱间隙

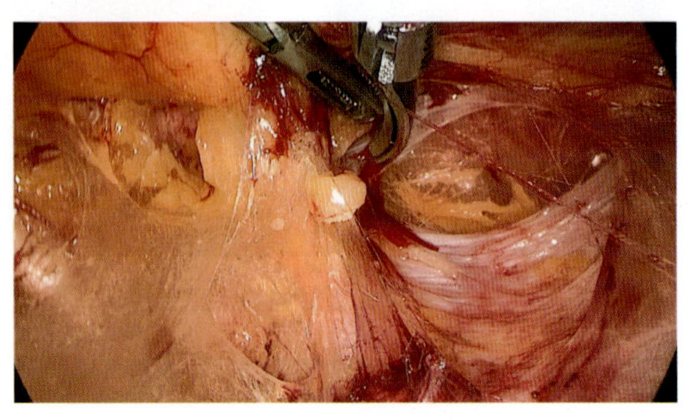

图 9-2-5 游离髂窝间隙

（2）外上方的游离至联合腱，往往接近腹膜及腹横筋膜的融合，分离时注意保持腹膜完整性。

8. 游离斜疝疝囊（难点二）

分离方法同 TAPP，在游离过程中探查斜疝疝囊，完成斜疝疝囊的游离（图 9-2-6）及精索腹壁化（图 9-2-7）。游离过程中常将腹膜分破造成腹膜前间隙显露困难，顺利游离疝囊是手术难点之一，注意尽量将疝囊完全游离，如无法完全游离还纳，横断疝囊时应注意缝合关闭腹膜，避免腹膜破损后补片与肠管直接接触。

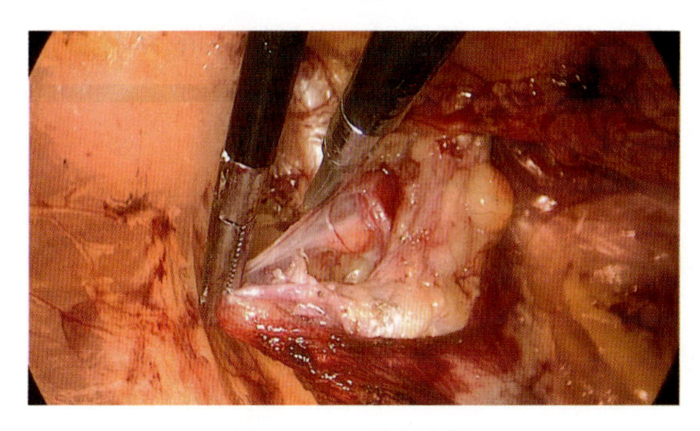

图 9-2-6　剥离疝囊

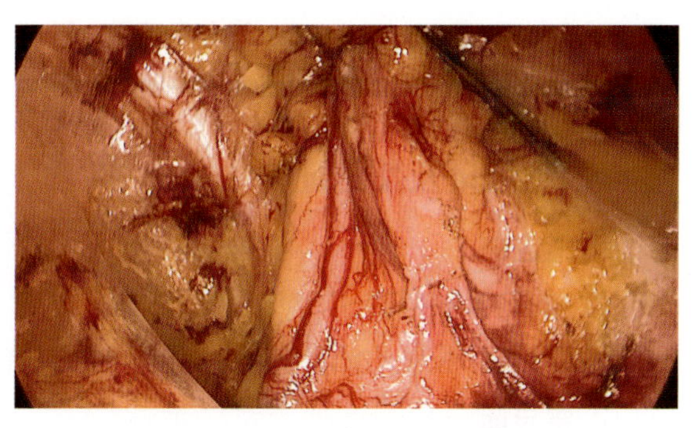

图 9-2-7　完成精索腹壁化

难点对策：

（1）分离过程中电刀功率宜选择 35W，喷凝模式，一方面可以较好地止血，也尽量避免“菲薄”的腹膜破裂。

（2）TEP 手术过程中分破腹膜，CO_2 气体进入腹腔，导致腹膜前间隙显露困难，可不必紧张，如缺损较小可将腹膜缝合或用钳子暂时夹闭继续手术，另外可将气腹针穿刺入腹腔，将腹腔内气体排出，帮助显露。

9. 补片放置及固定

腹膜前间隙充分游离后可行补片置入，覆盖范围同 TAPP，补片的放置宜先从外侧开始，然后调整内侧，将补片充分展平（图 9-2-8）。

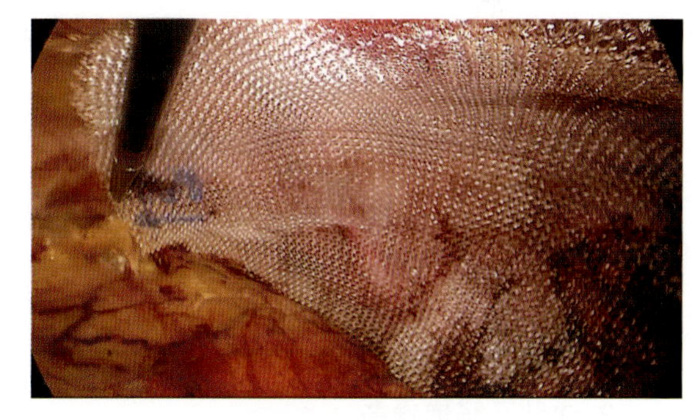

图 9-2-8　补片置入

10. 释放 CO_2 气体

为避免补片异位及卷曲，可在手术结束时，使用无损伤钳压住补片下缘，腹腔镜直视下将 CO_2 气体放出，如阴囊内有气体，可挤压阴囊将气体排出。

11. 术后检查（可选）

术后可进入腹腔，检查有无腹膜破损、补片有无卷曲等情况，此步骤并非必需。

12. 撤气腹，关闭套管针孔

撤出套管针，观察穿刺孔处有无出血，缝合关闭套管针穿刺孔，结束手术。

四、术后处理要点

同 TAPP。

第三节　腹腔镜脐疝修补术

脐疝为腹壁疝的一种少见类型，占 6% 左右，多见于肥胖、老年及合并腹水患者。既往脐疝修补多采用直接缝合，即有张力修补，复发率较高。近年腹腔镜技术逐步应用于脐疝修补，具有操作简便、复发率低、脐部美容效果好等优点，但与开放手术相比，腹腔镜脐疝修补术（laparoscopic umbilical hernia repair，LUHR）需全身麻醉，且费用较高，临床医师可根据患者具体病情，选择合适的手术方式。

一、适应证及禁忌证

1. 适应证

（1）明确诊断的脐疝。

（2）对合并腹股沟疝及其他类型腹壁疝患者更有优势。

2. 禁忌证

（1）高龄、心肺功能差，无法耐受全身麻醉者。

（2）大量腹水。

（3）一般情况差，肝肾功能不全、凝血功能异常。

（4）疝内容物嵌顿、坏死。

（5）脐部皮肤破溃、感染

二、术前评估、准备

1. 病史询问及体格检查

详细询问患者病史及相关检查结果，行全面体格检查，了解有无合并其他疾病，特别是询问是否合并肝硬化、慢性肾功能不全、慢性阻塞性肺疾病等，并检查脐周皮肤有无红肿破溃，有无合并感染。测量腹壁缺损及疝环大小，检查有无内容物嵌顿等。如有嵌顿，怀疑内容物坏死时应行急诊手术。

2. 辅助检查

常规行术前实验室及心肺功能检查。可行腹部超声、CT 等检查明确诊断，CT 可显示脐周腹壁缺损大小、疝内容物及与周围脏器的关系。

3. 皮肤及肠道准备

术前常规清洁腹部皮肤，尤其是脐孔处皮肤，刮除会阴区毛发，术前口服泻药行肠道准备。

三、手术步骤

1. 麻醉选择

一般选择气管内插管全身麻醉。

2. 体位和站位

患者取仰卧位，术者及助手站在患者右侧或左侧均可（图 9-3-1）。

3. 建立气腹，置入腹腔镜

一般选择在右上腹或左上腹肋缘下穿刺气腹针，该部位是除脐孔外第二个盲穿点，粘连相对较少，建立气腹，压力维持在 12～15mmHg，10ml 无菌注射器穿刺右侧或左侧腋中线平脐部水平，确认局部无粘连后置入 10mm 套管针作为观察孔。

4. 套管针位置

一般选用三孔法，观察孔及操作孔原则上远离脐部，观察孔一般在右侧或左侧腋中线平脐水平，在腋前线水平置入 2 个操作孔（图 9-3-2）。

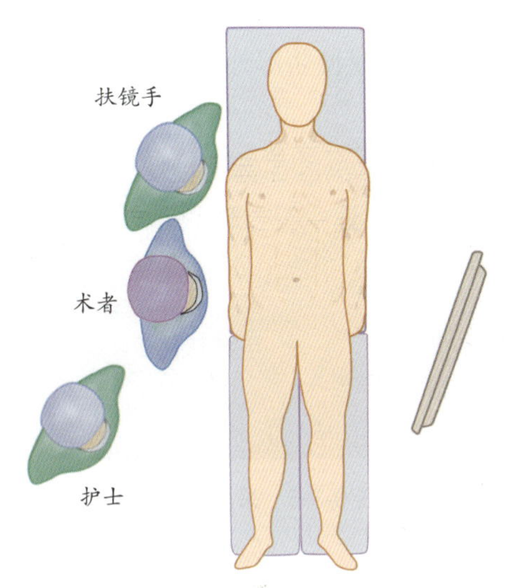

图 9-3-1　手术站位示意图

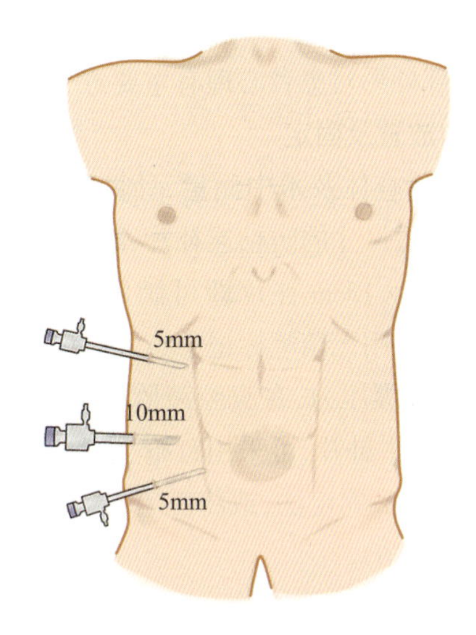

图 9-3-2　套管针位置

5. 腹腔探查

了解腹盆腔有无腹水，腹腔内有无粘连及粘连程度；腹壁缺损部位、疝环大小、疝内容物与疝囊有无粘连及嵌顿等（图 9-3-3）。

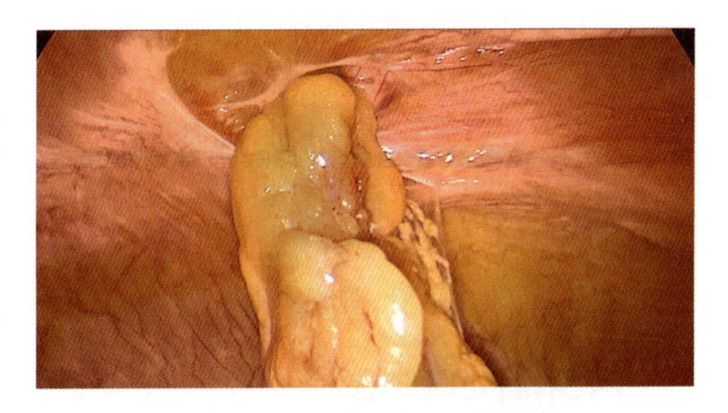

图 9-3-3　探查脐疝疝环及粘连情况

6. 分离粘连并关闭疝环

腹腔镜监视下分离脐周粘连，将疝内容物还纳，显露疝囊，如疝囊较小，可将疝囊牵拉回腹腔，使用钉枪或缝线将其与腹壁固定，注意固定位置，尽量保证脐孔外形美观。如疝囊较大，可使用钩针间断缝合关闭疝环。如疝内容物嵌顿无法还纳，或疝囊巨大，可在脐周取一弧形切口，切开腹壁，将疝内容物还纳，并完整切除疝囊后间断缝合关闭疝环（图 9-3-4、图 9-3-5）。

手术要点：

（1）若肝圆韧带影响补片放置，应将其用丝线结扎或用 Hem-o-lok 夹夹闭后横断。

（2）充分游离脐周粘连，去除多余的腹膜脂肪组织，便于钉枪固定补片。

（3）钩针关闭疝环体外打结时注意降低气腹压力 6～7mmHg，并在腹腔镜监视下打结，防止肠管套入线结内。

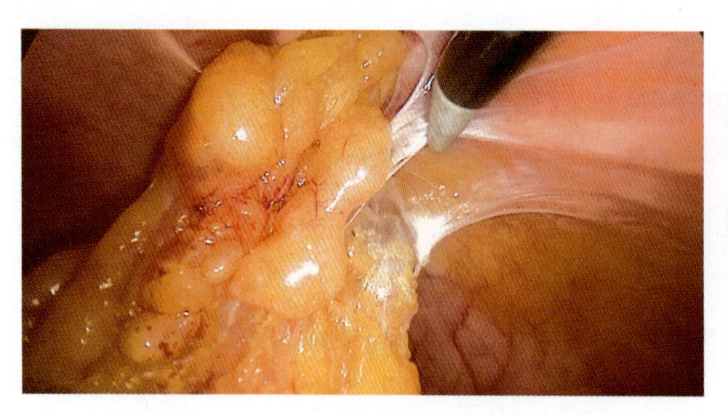

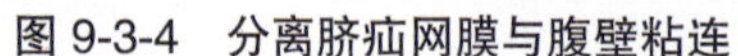

图 9-3-4 分离脐疝网膜与腹壁粘连

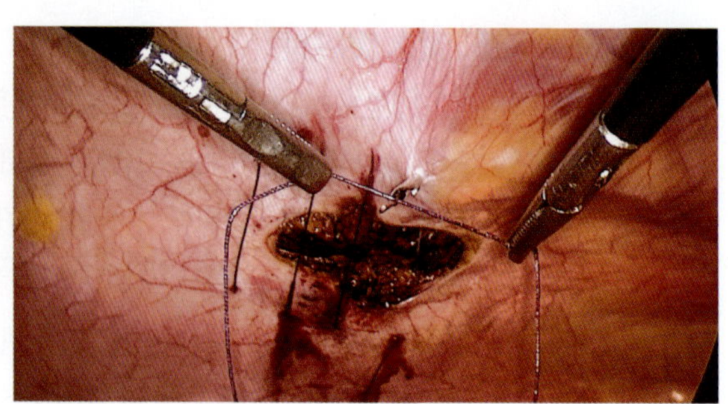

图 9-3-5 钩针关闭脐疝疝环

（4）脐部外形对患者心理有重要意义，因此术中应注意尽量使脐部外形保持美观。

7. 补片放置及固定

结合术前查体及术中测量，计算腹壁缺损大小，选择合适尺寸的防粘连补片，除巨大脐疝外，一般 10cm × 15cm 补片即可满足。补片置入腹腔前，可使用无菌笔标记中点及方向，固定前适当降低气腹压力，在腹腔镜监视下以疝环为中心完全展平补片，可采用钉枪、生物胶固定或经皮缝线悬吊固定法，或将三者结合进行补片固定（图 9-3-6）。

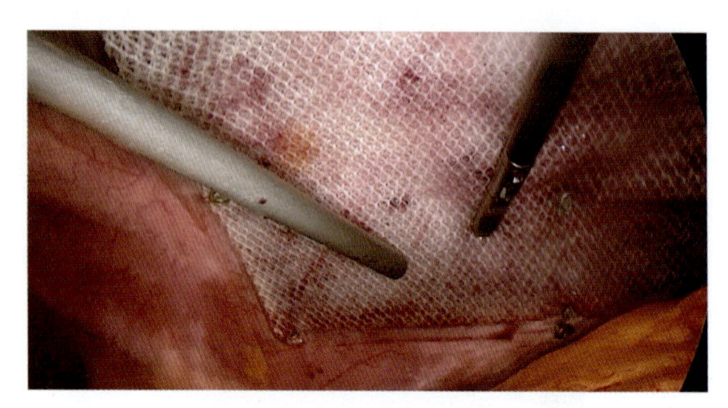

图 9-3-6 采用钉枪固定补片

手术要点：

（1）年轻患者建议采用可吸收 / 塑料钉枪、可吸收缝线或生物固定胶固定补片。

（2）补片固定时首先确定中心点位置，依次固定四个角，可以保证补片相对平整。

8. 留置引流管（可选）

是否放置引流管取决于补片的材质、大小及手术者的经验，对于较大的补片、估计术后引流量多的患者，可于盆腔或补片下方放置 20Fr 引流管。

9. 撤气腹，关闭套管针孔

关气腹，撤出鞘管，观察穿刺孔处有无出血，缝合关闭套管针穿刺孔，结束手术。

四、术后处理要点

1. 术后脐部加压 24 小时，因患者多肥胖，需抗凝治疗。
2. 腹带包扎腹部，时间 3～6 个月，短期避免剧烈活动及重体力劳动。
3. 对于慢性疼痛患者，可给予镇痛、理疗等对症处理。

第四节 腹腔镜切口疝修补术

腹壁切口疝是腹部手术后常见的并发症，发生率为 2%～11%，1993 年 LeBlanc 等将腹腔镜技术应用于腹壁切口疝修补。与传统开放切口疝修补相比，腹腔镜切口疝修补（laparoscopic incisional hernia repair，LIHR）具有创伤小、住院时间短、切口及补片感染发生率低等优点，目前应用日益广泛。但并非所有切口疝患者均可采用腹腔镜技术进行修补，应对切口疝患者进行全面评估，选择合适的手术方式。

一、腹腔镜 IPOM 术式

此术式将补片置入腹腔内，对腹壁的创伤较小，操作相对简单，术后恢复快，得到广泛应用。

（一）适应证及禁忌证

1. 适应证

（1）确诊的各类腹壁切口疝。

（2）对多发性及隐匿性切口疝更有优势。

2. 禁忌证

（1）高龄、心肺功能差，无法耐受全身麻醉者。

（2）疝环横径大于 15cm 或疝囊容积与腹腔容积比值＞ 15%。

（3）一般情况差，肝肾功能不全、凝血功能异常。

（4）切口感染、疝内容物嵌顿。

（5）过度肥胖为相对禁忌。

另外，巨大切口疝、特殊部位切口疝手术较为复杂，不要认为“疝手术都是小手术”，如术者无相关经验，建议将患者转至专科中心，接受规范手术治疗。

（二）术前评估、准备

1. 病史询问及体格检查

详细询问患者病史及相关检查结果，一般选择在上次手术后 3 个月或更长时间行切口疝修补术，另行全面的体格检查，了解有无合并其他疾病，并检查原切口愈合情况，有无合并感染。恶性肿瘤患者应注意有无复发及转移。测量腹壁缺损及疝环大小，检查有无内容物嵌顿等。了解切口疝发生的诱因，如负重、慢性咳嗽、便秘、肥胖及前列腺增生等，以指导患者术后恢复及预防复发。

2. 辅助检查

常规行术前实验室及心肺功能检查。可行腹盆部 CT 或 MRI 等检查明确诊断，CT 及 MRI 可清楚显示腹壁缺损部位、大小、疝内容物及与周围脏器的关系，并且可计算疝囊容积与腹腔容积比值，评估腹壁弹性及强度，还可以评估肿瘤有无复发、转移，恶性肿瘤术后患者尤其注意是否存在肿大的腹膜后淋巴结、盆腔病变、肝脏转移及肺转移等。

3. 全身评估

术前除进行心脑肺及营养状况等全身状态的评估外，要特别注意恶性肿瘤切口疝术后血清肿瘤标志物情况，肿瘤标志物升高提示肿瘤复发的可能，手术应慎重。

4. 术前适应性训练

对于巨大切口疝，术前应进行腹腔扩容及腹肌顺应性训练。术前 2～3 周开始将疝内容物还纳入腹腔，加用腹带束扎腹部，或用渐进性人工气腹进行腹腔扩容。

5. 皮肤及肠道准备

术前常规清洁腹部皮肤，尤其是脐孔处皮肤，下腹部切口疝需刮除会阴区毛发，部分切口疝患者腹腔粘连严重，分离过程中可能会损伤肠管，肠内容物污染腹腔，因此术前应常规口服泻药行肠道准备。

(三) 手术步骤

1. 麻醉选择

一般选择气管内插管全身麻醉。

2. 体位和站位

患者取仰卧位，术者一般站于切口疝的对侧，扶镜手与术者同侧，必要时选择坐位。根据切口疝位置调整手术台的倾斜角度，一般以手术区域处于最高点为原则，以便减少腹腔内脏器对手术区域的遮挡及覆盖，减少损伤非手术脏器的概率（图 9-4-1）。

3. 建立气腹、置入腹腔镜

一般选择远离原手术切口穿刺气腹针，可选择左侧或右侧肋缘下行气腹针穿刺，该区域是腹壁除脐孔以外的第二个盲穿点，因粘连少而相对安全。建立气腹，压力维持在 12～15mmHg，10ml 无菌注射器穿刺确认局部无粘连后置入 10mm 套管针作为观察孔。

如脐部及左右侧肋缘下考虑存在粘连，气腹针穿刺困难，建议开放法建立气腹，避免副损伤。根据疝环部位，选择适当距离穿刺操作孔（图 9-4-2）。

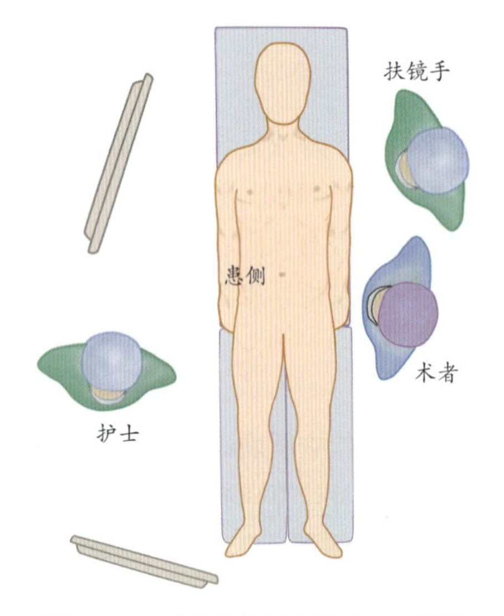

图 9-4-1　手术站位示意图（以右侧腹壁切口疝为例）

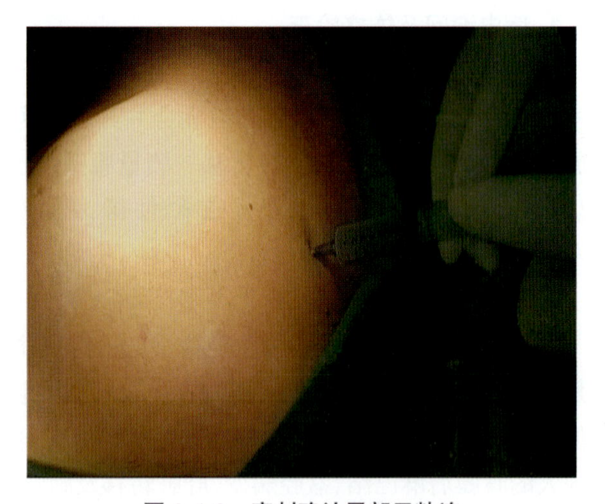
图 9-4-2　穿刺确认局部无粘连

4. 套管针位置

一般选用三孔法或四孔法，观察孔及操作孔原则上远离切口疝，可根据探查的具体情况决定（图 9-4-3）。

手术要点：

(1) 第二、三套管的置入在腹腔镜监视下操作，相对比较安全，在同一侧安置这 3 个套管，呈三角形正对疝缺损区域，保持一定的距离以免互相干扰。如果操作困难，建议及时增加附加套管。

（2）第二、三套管可选择 2 个 5mm 的套管，或者分别为 10mm、5mm 的套管，10mm 套管管径粗，便于补片置入。

5. 腹腔探查

了解腹盆腔有无腹水，腹水颜色及量；腹腔内有无粘连及粘连程度；腹壁缺损部位、疝环大小、疝内容物与疝囊有无粘连及嵌顿等（图 9-4-4）。

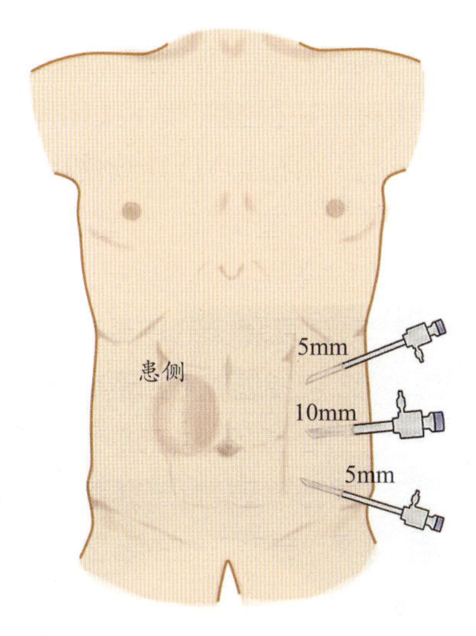

图 9-4-3 操作孔的选择（以右外侧区切口疝为例）

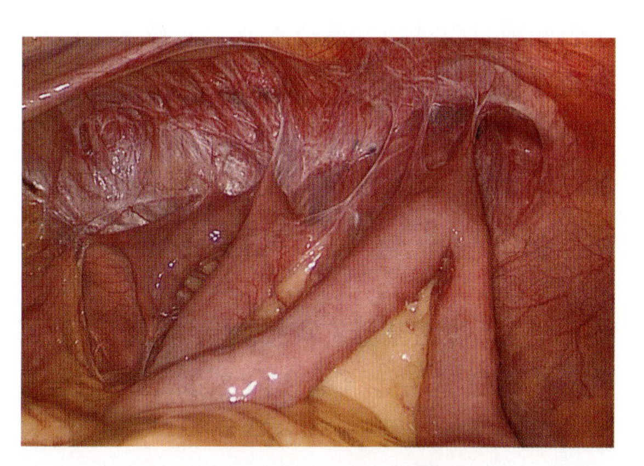

图 9-4-4 探查切口疝疝环及粘连情况

6. 分离粘连（难点一）

腹腔镜下仔细分辨粘连组织与腹壁界限，使用电凝钩或电剪刀将粘连组织自腹壁完整分离。如分离粘连过程中肠管破裂，若污染较轻，可在腹腔镜下缝合破损肠管，继续手术；若污染较重，可开放手术修补肠管或行肠切除肠吻合术，根据术中污染情况，决定是否放置补片一期行切口疝修补术（图 9-4-5、图 9-4-6）。

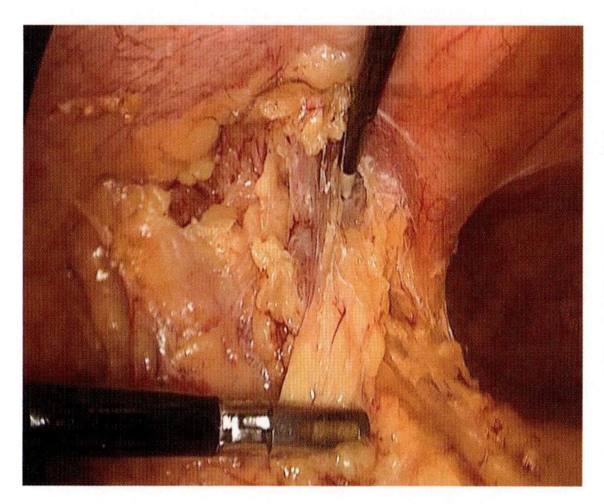

图 9-4-5 分离切口疝网膜与腹壁的粘连

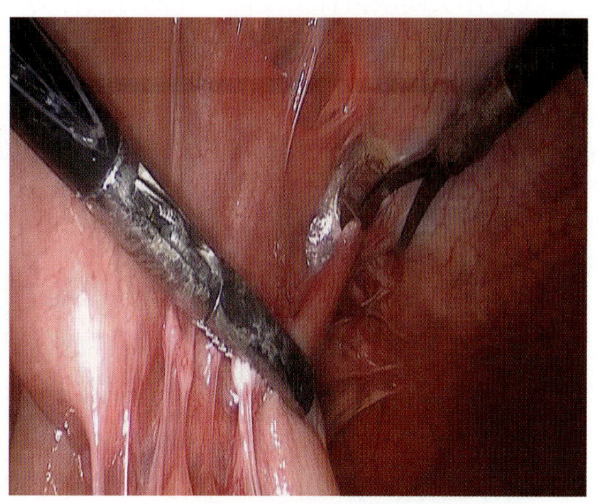

图 9-4-6 分离切口疝肠管与腹壁的粘连

难点对策：

（1）在补片修复区域内的所有粘连及其他组织（如肝圆韧带、肝镰状韧带、脐内侧皱襞、脂肪组织等）都应该予以分离，以保证补片紧贴腹壁和组织长入。

（2）分离粘连时应小心谨慎，粘连广泛时注意区分肠管与腹壁，建议减少电灼及超声刀的应用，以降低副损伤。恪守"宁伤腹壁、勿伤肠管"的原则，必要时可切除部分腹壁组织以确保肠管的完整性。

7. 疝囊及疝环处理

将疝内容物还纳后用不可吸收缝线缝合关闭疝环，或使用钩线针于疝环两侧分别穿刺，结扎关闭疝环；文献报道横径<10cm的缺损大多都能关闭，如巨大腹壁缺损腹腔镜下关闭困难，可采用腹腔镜组织结构分离技术或杂交技术，开放手术切除疝囊，缝合关闭疝环后继续使用腹腔镜进行后续操作（图9-4-7、图9-4-8）。

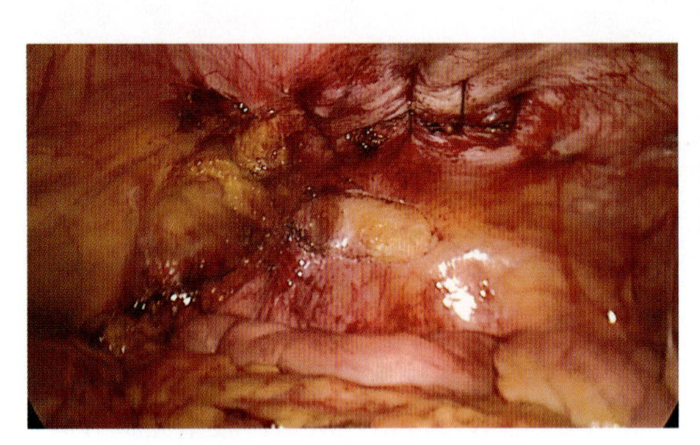

图9-4-7　钩针关闭切口疝疝环

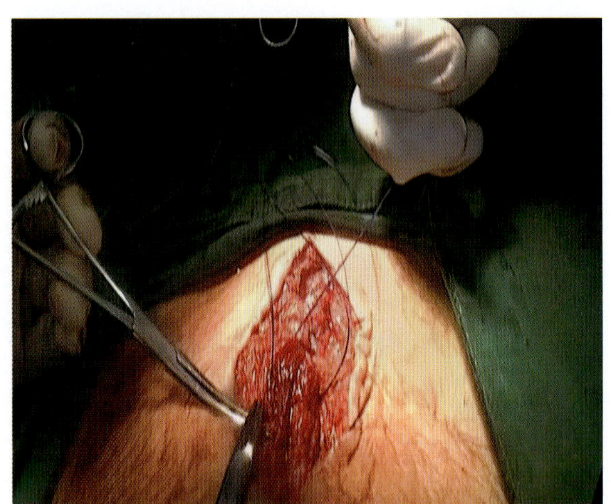

图9-4-8　开放切除疝囊关闭切口疝疝环

手术要点：

（1）不关闭缺损直接覆盖补片的方法称为"桥接法（bridging repair）"，不再推荐使用。

（2）关闭疝环缺损的优势在于：降低术后膨出和复发率，降低术后血清肿的发生率，间接增加补片覆盖缺损周围正常组织的重叠范围。

（3）钩线针在穿入腹腔时应带有一些疝囊组织，这样关闭缺损时可以缩小疝囊，降低术后血清肿的发生率。

8. 补片放置及固定（难点二）

结合术前查体及术中测量，计算腹壁缺损及疝环大小，选择合适大小的补片，需要注意的是补片腹腔面应选择防粘连材料，且补片应超过缺损边缘至少5cm。对于补片，可采用螺旋钉、生物胶固定或经皮缝线悬吊固定法，或将二者结合进行补片固定，必要时可放置腹腔引流管（图9-4-9）。

对于耻骨上切口疝、肋缘下、剑突下及腰部等边缘性切口疝，游离及补片固定较常规切口疝复杂，需将补片与耻骨梳、肋骨等韧性组织固定（图9-4-10），以避免术后复发。为减少术后疼痛及

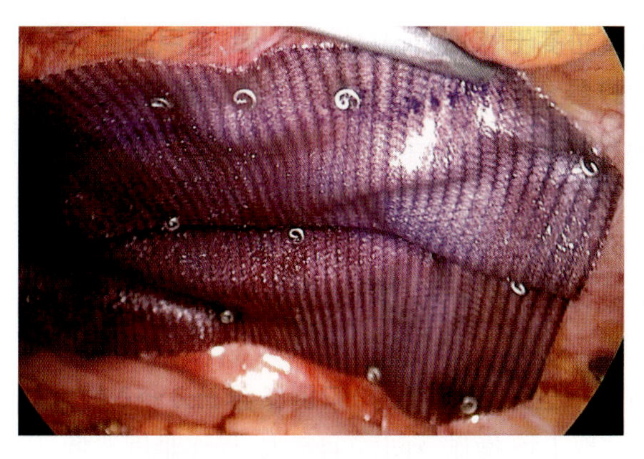

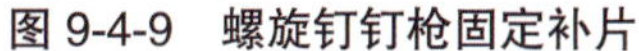

图 9-4-9　螺旋钉钉枪固定补片

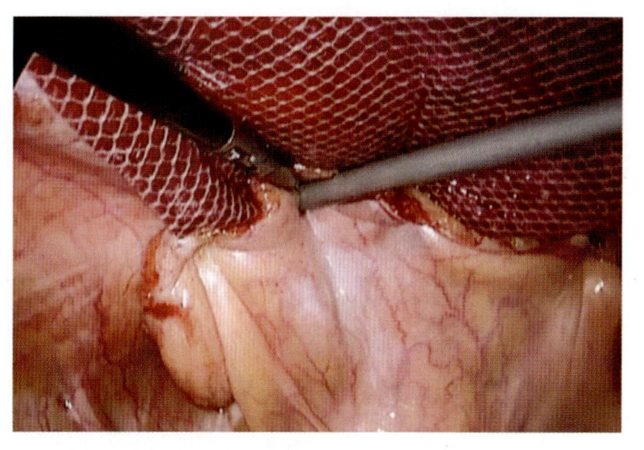

图 9-4-10　耻骨上切口疝补片固定

副损伤等，可使用生物胶固定或腹腔镜下缝合代替钉枪固定。

难点对策：

（1）应先根据缺损的范围来确定补片的最大尺寸和形状，修剪后再置入腹腔。

（2）建议用标记物或缝线等方法对补片进行标记，目的是在补片置入腹腔后，可以清晰地辨别补片的正面、反面、轴向和固定点。同时，在腹腔外也要做和补片固定点相对应的标记。

（3）可在补片的中轴中点处预置一根缝线，补片置入腹腔后，用钩线针在疝缺损的中央穿入腹腔，将缝线钩出腹腔外，根据腹腔外和补片上相对应的标记，调整补片的方向至正确的位置。

9. 留置引流管（可选）

是否放置引流管取决于补片的材质、大小及手术者的经验，对于较大的补片、估计术后引流量多的患者，可于盆腔或补片下方放置 20Fr 引流管。

10. 撤气腹，关闭套管针孔

撤出鞘管，观察穿刺孔处有无出血，缝合关闭套管针穿刺孔，结束手术。

（四）术后处理要点

1. 术中及术后预防性应用抗生素。

2. 对于腹胀患者，可鼓励其下床活动，必要时给予肠动力药物及灌肠等治疗，防止腹腔高压综合征的发生。

3. 对于术中分离粘连过程中出现肠破裂修补患者，术后禁食时间应延长至 5～7 天，观察腹腔引流情况，避免肠瘘发生。

4. 腹带包扎腹部，时间 3～6 个月，短期内避免剧烈活动及重体力劳动。

5. 对于慢性疼痛患者，可给予镇痛、理疗等对症处理。

二、腹腔镜 Sublay 修补术式

腹腔镜 Sublay 修补术（endoscopic Sublay ventral hernia repair，ESVHR）的补片置入层次是在肌后腹膜前间隙，这有别于 IPOM。ESVHR 补片置入的路径分为两种：一种是经腹腔路径，另一种是完全腹膜外的路径，这类似于腔镜腹股沟疝的修补。对于 ESVHR 手术方式的称谓并不统一，在此，我们采用国内蒋会勇、吴卫东、李炳根、汤睿的“e4 团队”对 ESVHR 的定义：经腹腔 Sublay 写作 transabdominal Sublay（TAS），全腹膜外 Sublay 写作 totally extraperitoneal Sublay（TES），读音上模

仿美英 TAPP 和 TEP 的读音。结合目前报道的术式，e-TAPP 和 PPOM（preperitoneal onlay mesh，经腹腹膜前补片植入术）属于 TAS，eMILOS（endoscopic mini/less open Sublay technique，内镜下微 / 小切口开放腹膜前间隙修补术）、e-TEP（enhanced-view totally extraperitoneal technique，增强视野完全腹膜外疝修补术）属于 TES。

Bittner 等 2017 年首先提出 eMILOS（TES）概念，虽为完全腹膜外操作，不进入腹腔而对腹腔干扰较小，但需术者对腹壁解剖层次有独到的认识及精湛的操作技巧，仅在小范围内开展，缺乏长期随访资料，在此并不建议常规开展。2011 年 Prasad 报道了 68 例切口疝 TAPP（TAS）与 IPOM 的对比研究，认为 TAS 具有一定的优势，近年 BellidoLuque 团队及 Yang 团队都有 TAS 的报道。笔者团队同期也尝试 TAS 修补切口疝等腹壁疝，发现 TAS 操作空间较 TES 大，操作难度要低，值得推广，在此重点介绍。

TAS 源于 TAPP，即腹腔内打开腹膜，游离腹膜外空间后将补片放置于腹膜前间隙完成修补。

（一）适应证与禁忌证

1. 适应证

确诊的各类腹壁切口疝，但首先推荐中小型切口疝（疝环直径≤5cm）、脐疝。

2. 禁忌证

同本节“一、腹腔镜 IPOM 术式”

（二）手术步骤

1. 麻醉选择

2. 体位和站位

3. 建立气腹，置入腹腔镜

4. 套管针位置

5. 腹腔探查

6. 分离粘连

1～6 步骤同本节“一、腹腔镜 IPOM 术式”。

7. 游离腹膜前间隙

距缺损上缘 2cm 打开腹膜进入腹膜前间隙（图 9-4-11）或者打开后鞘进入腹直肌后间隙进行分离。游离间隙距疝环缺损 3～5cm，游离过程中尽量保证腹膜的完整性（图 9-4-12）。

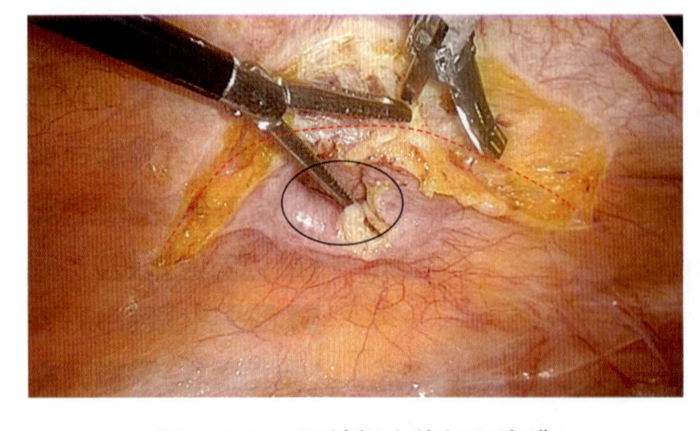

图 9-4-11　距缺损上缘打开腹膜（红线示切开线，黑圈示缺损）

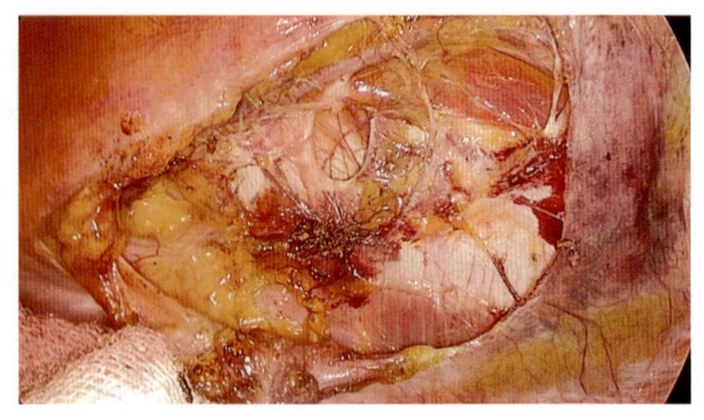

图 9-4-12　腹膜前肌后间隙游离完成

8. 疝囊及疝环处理

一般采用不可吸收或者慢吸收缝线，钩针间断缝合或者缝线连续缝合（图 9-4-13）。

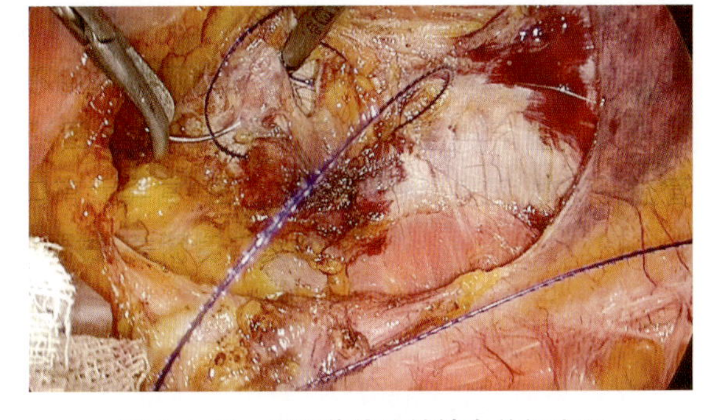

图 9-4-13　慢吸收线连续缝合关闭疝环

9. 补片放置及固定

将补片置入肌后腹膜前间隙，补片的固定可采用钉枪 / 悬吊或固定胶，也可以使用自固定补片减少有创固定，降低术后疼痛。

10. 关闭腹膜

腹膜的缝合关闭类似 TAPP，笔者一般采用 2-0 的 Prolene 缝线，尽量恢复腹膜的完整性（图 9-4-14）。

11. 留置引流管

因腹壁游离范围较大，建议常规放置引流管（图 9-4-15）。

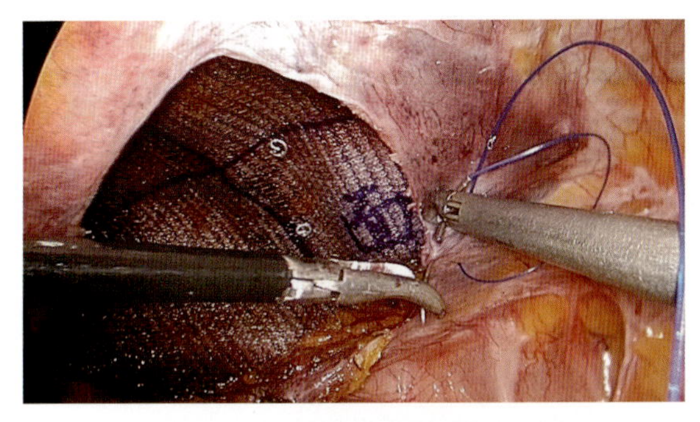

图 9-4-14　缝合关闭游离的腹膜瓣

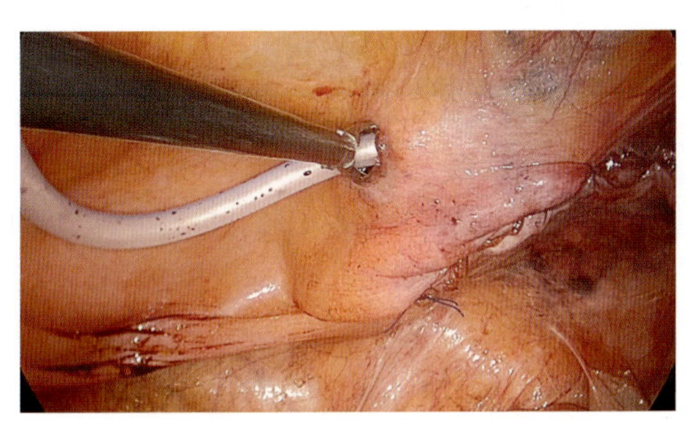

图 9-4-15　留置腹膜前引流管

12. 撤气腹，关闭套管针孔

（三）术后处理要点

1. 腹膜前间隙修补游离创面较大，术后注意保护腹膜前引流管，待每日引流减少至 20ml 后再予以拔除。

2. 因补片不进入腹腔，对肠管无刺激，术后排气后可逐步过渡饮食。

3. 腹带包扎腹部，时间 3～6 个月，短期内避免剧烈活动及重体力劳动。

第五节　腹腔镜食管裂孔疝修补术

食管裂孔疝是腹腔内脏器通过膈肌食管裂孔进入胸腔所致，以中年肥胖女性多见，主要表现为反酸、胸骨后烧灼痛、嗳气、进食哽噎困难等症状。该疾病在欧美国家常见，我国少见，但近年来我国患者发病率逐渐增高。症状较轻者可行内科保守治疗，如内科治疗效果不明显时则需外科手术治疗。既往通常选择开胸或开腹手术，随着腹腔镜技术的发展进步，1991 年 Dallemagne 和 Geagea 等首先报道腹腔镜治疗食管裂孔疝及抗反流手术，由于其微创、术后恢复快等优点，该手术得到迅速推广应用。国内自 1999 年后逐步开展，由于其技术优势，用腹腔镜技术进行食管裂孔疝修补已成为食管裂孔疝手术治疗的首选方式。

一、适应证及禁忌证

1. 适应证

（1）内科治疗无效的Ⅰ型食管裂孔疝。

（2）Ⅱ、Ⅲ、Ⅳ型食管裂孔疝。

2. 禁忌证

（1）重要器官功能不全，难以耐受麻醉。

（2）难以纠正的凝血机制障碍。

（3）巨大食管裂孔疝，疝内容物较多且嵌顿者为相对禁忌。

二、术前评估、准备

1. 病史询问及体格检查

详细询问患者病史及相关检查结果，应警惕少数食管裂孔疝患者可能以反复咳嗽、哮喘等为主要表现，应注意和支气管哮喘等疾病进行鉴别。

2. 辅助检查

常规行术前实验室及心肺功能检查。上消化道钡剂造影检查是目前诊断食管裂孔疝的主要方法。对于Ⅰ型食管裂孔疝，一次检查阴性不能排除本病，应注意复查，胃镜检查诊断食管裂孔疝的准确率较高，并且可同时判断是否存在反流性食管炎及严重程度；是否存在Barrett食管或贲门炎性狭窄；并除外其他病变如食管贲门部恶性肿瘤等，CT扫描尤其是增强扫描可以清楚显示食管裂孔的宽度、疝囊的大小及与周围脏器的关系等。通过上述检查基本可明确诊断。

术前常规行食管下段测压及24小时pH测定，食管下段测压可以评价食管运动和下段食管括约肌功能，必须保证食管有适当的蠕动以克服Nissen术后食管下段的阻力，如食管下段蠕动较差，则需行部分折叠，如Toupet术或Dor术等。24小时pH检测可了解反酸的次数及持续时间，帮助判断是否存在反流性食管炎及程度。

三、手术步骤

1. 体位和站位

患者呈水平仰卧位，两腿分开、双臂展开。手术操作时，头高足低，左季肋区垫高，右侧斜位30°。

术者通常站立于患者右侧，助手站立于患者左侧，扶镜手站立于两腿之间，器械台位于患者右侧、腿侧，便于器械护士向术者传递器械（图9-5-1）。

2. 建立气腹，置入腹腔镜

取脐上缘弧形切口，长约10mm，肥胖或身材较高患者观察孔可置于脐上腹正中线。采用Veress气腹针穿刺，充入CO_2气体，建立气腹，压力维持在12mmHg。

3. 操作孔布局

一般选用五孔法，观察孔一般选择脐上或脐下（10mm），剑突下偏右及左锁骨中线肋缘下为术者操作孔，左腋前线肋缘下为助手辅助操作孔，右腋前线肋缘下为辅助孔，可以协助将肝左外叶挑起（图 9-5-2）。

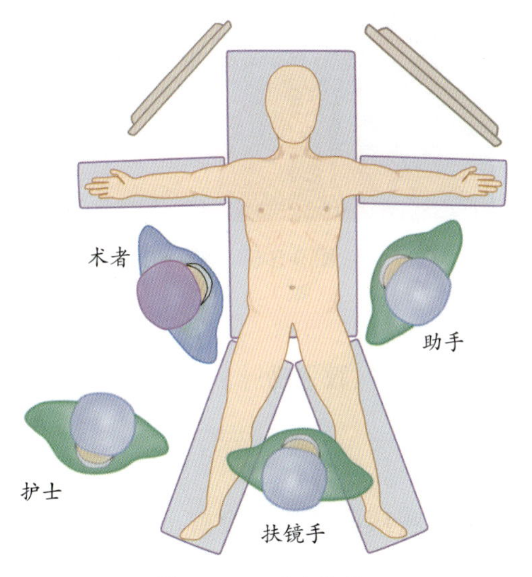

图 9-5-1 手术站位

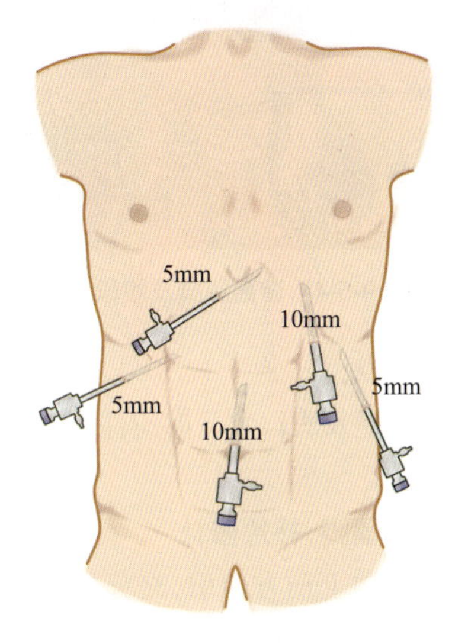

图 9-5-2 套管针位置

4. 切开肝胃韧带，游离贲门及胃底周围（难点）

挑起肝左外叶，显露胃小弯，超声刀切断肝胃韧带，游离至贲门，将疝内容物还纳，沿疝环口切断疝囊（图 9-5-3）。

难点对策：

（1）打开肝胃韧带后沿胃小弯侧找到右侧膈脚，辨认疝囊间隙进入食管裂孔，此处尽量避免损伤膈肌、胸膜，较小的破口可在关闭疝环后自行闭合，而较大的破口则需及时修补，以免造成术后血气胸。

（2）大弯侧的胃底游离，可用超声刀横断 2～3 支胃短血管，以取得足够的胃底进行折叠。此过程注意避免脾脏撕裂。

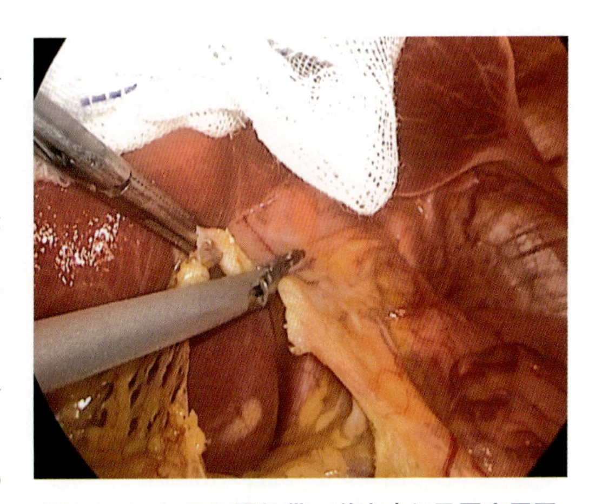

图 9-5-3 切开肝胃韧带，游离贲门及胃底周围

（3）对于较大的疝，疝内容物多与疝囊壁粘连，强行还纳易造成胃甚至脾脏、结肠等内容物的损伤，采取“边牵拉还纳，边分离粘连”的方式，大多都能成功。

5. 游离膈脚及腹段食管

游离胃底至左侧膈脚于食管后方钝性分离，将食管腹段完全游离，注意保护迷走神经及腹主动脉（图 9-5-4）。

6. 游离切除疝囊

绕过食管放置一根布带向左下和右下牵引帮助钝性和锐性游离出部分胸腔段食管，分离食管前方腹膜，将疝囊完整切除（图 9-5-5）。

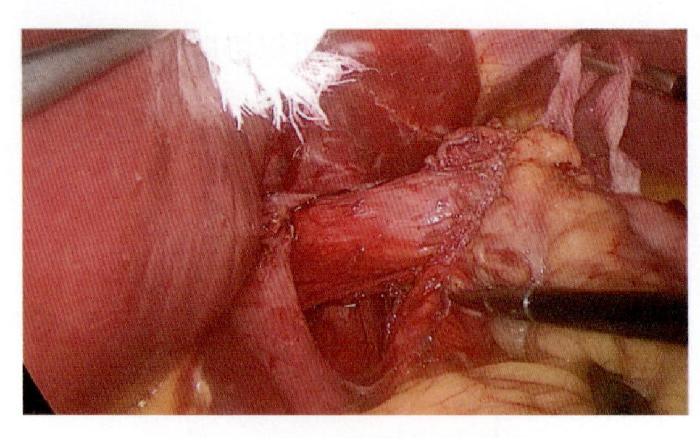

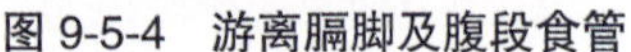
图 9-5-4　游离膈脚及腹段食管

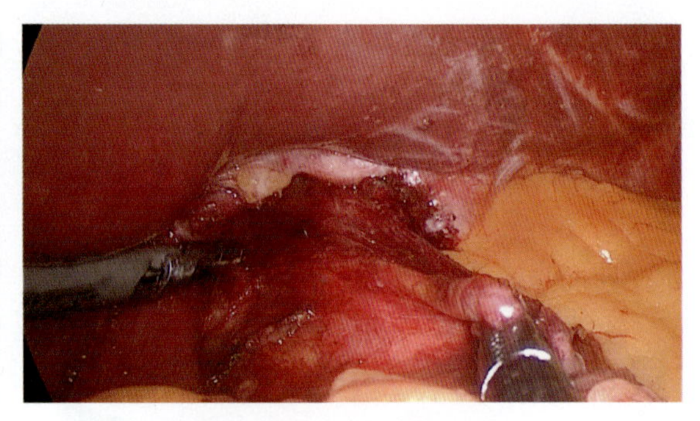

图 9-5-5　游离切除疝囊

手术要点：

游离疝囊及腹段食管时应注意保护纵隔胸膜、迷走神经、腹主动脉、下腔静脉等重要脏器，避免副损伤。

7. 缝合膈脚，补片修补

将食管向上前方牵引，充分暴露食管裂孔，采用不可吸收缝线于食管下方间断缝合两侧膈肌脚，缩小食管裂孔至 1.5～2.0cm。如膈脚开口大于 5cm，局部缺损较大，缝合张力高，术后复发概率较高，可考虑使用补片进行修补，补片包绕胃底食管后将其固定于双侧膈脚及膈肌。推荐使用防粘连补片或生物补片修补，避免术后粘连、食管狭窄、穿孔等并发症的发生（图 9-5-6、图 9-5-7）。

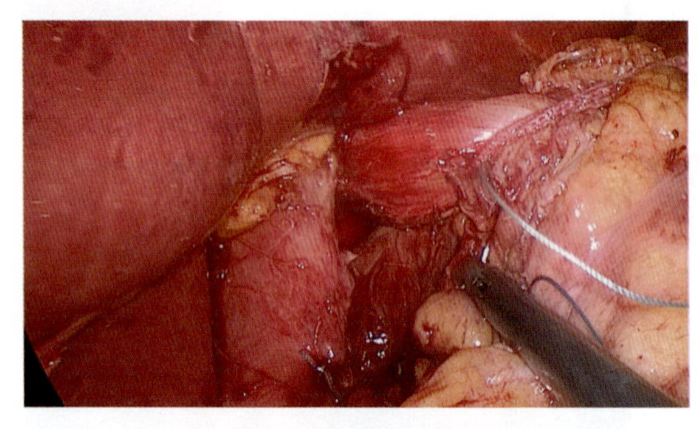

图 9-5-6　缝合关闭膈脚

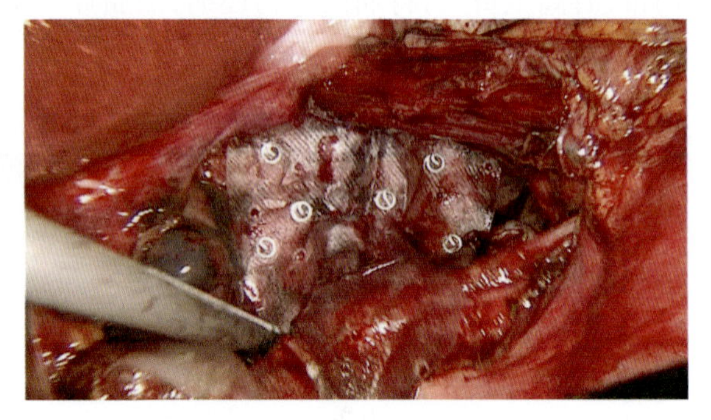

图 9-5-7　固定生物补片

手术要点：

（1）缝合关闭膈脚时建议使用抗张能力较强的不可吸收缝线，如心外科瓣膜置换使用的缝线，不推荐使用普通丝线或可吸收缝线。

（2）自膈脚最低点自下向上缝合，最后建议在食管通过膈肌裂孔的上下方，使用不可吸收缝线将膈脚与食管间断缝合固定 2 针，以防食管上下滑动，避免术后复发。

（3）食管裂孔疝修补是否需要使用补片目前仍无定论，笔者认为可综合考虑患者疝环直径、膈脚肌纤维强度及抗张力、患者的经济条件等因素后决定是否使用。如患者疝环口直径小于 5cm，单纯缝合膈脚无张力，那么使用补片修补的意义不大，但如果疝环直径大于 5cm，膈脚纤维稀少，缝合张力很大时，则需使用补片修补，以避免术后复发。

8. 胃底折叠

将胃底大弯侧胃壁组织，用无损伤抓钳夹持后经食管后方拉至食管右侧，在食管前面与胃底用不可吸收缝线缝线间断缝合 2～3 针，完成胃底折叠术（Nissen 术）。如术前食管功能检查表明有食管运动功能障碍，也可行胃底部分折叠术（Toupet 术及 Dor 术等），见图 9-5-8。

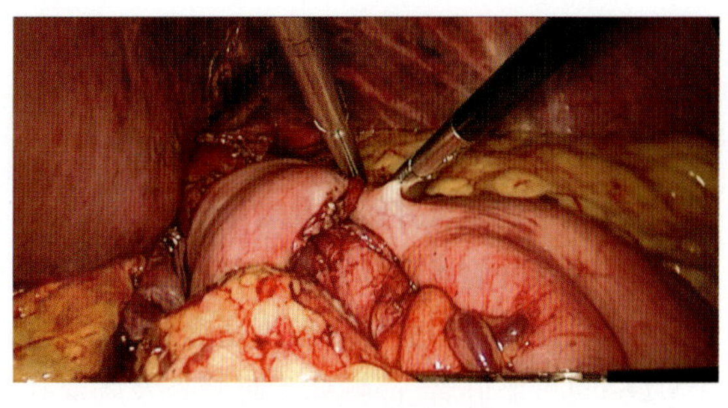

图 9-5-8 胃底折叠

手术要点：

具体选择哪种胃底折叠方式，需根据患者反酸严重程度、24 小时测酸 DeMeester 评分、食管下端压力等综合判断，胃底折叠后患者出现吞咽困难的发生概率较高，选择时应谨慎。如患者反酸症状不严重，而食管下段蠕动较差，应选择 Toupet 术或 Dor 术。

9. 冲洗，检查，留置腹腔引流管

冲洗腹腔，检查有无活动性出血，于膈脚处放置腹腔引流管 1 根，经右上腹引出固定，检查腹腔有无活动性出血，撤出鞘管，观察穿刺孔处有无出血，缝合关闭套管针穿刺孔，结束手术。

四、术后处理要点

1. 术后第 1 天拔除胃管，口服泛影葡胺造影检查无异常后可进流质饮食。
2. 腹腔引流量如每日小于 20ml，可考虑拔除腹腔引流管。
3. 术后短期内避免剧烈活动及猛烈咳嗽、呕吐。
4. 继续口服质子泵抑制剂 2～3 周。

第六节 腹腔镜造口旁疝修补术

造口旁疝是指与腹壁造瘘口相关的一种切口疝，腹腔内容物由造口周围的腹壁薄弱处疝出，疝内容物多为大网膜、小肠、结肠等，主要有回肠造口旁疝和结肠造口旁疝等。发病率报道不一，可从造口早期的 1%～3% 至术后长期的 50%。腹腔镜造口旁疝手术修补方式较多，包括 Keyhole、Sugarbaker、Sandwich 及 Lap-re-do 等多种手术方式，每种手术方式评价不一，本节将重点介绍目前常用的手术方式。

一、腹腔镜原位重新造口（Lap-re-do）+Keyhole 术式

因单纯的 Keyhole 术式术后长期随访复发率较高，逐渐被摒弃。而 Keyhole 术式与 Lap-re-do 术式相结合，关闭后放置补片同时原位重建造瘘口，术后随访复发率较低，笔者对此术式若干细节进行了改进，取得了良好的治疗效果。

（一）适应证及禁忌证

1. 适应证

明确诊断，无嵌顿、绞窄或肠管穿孔的造口旁疝患者。

2. 禁忌证

(1)重要器官功能不全,难以耐受麻醉。

(2)出血性疾病及凝血功能障碍者。

(3)绞窄疝或合并肠穿孔者。

(4)恶性肿瘤术后复发或转移,或患者预期生存期较短者。

(5)输尿管造口旁疝一般不适合原位重新造口。

(6)过度肥胖者、嵌顿疝无腹膜炎及肠穿孔者为相对禁忌。

(二)术前评估、准备

1. 对于因恶性肿瘤行造口的患者,术前应行增强 CT、癌胚抗原(CEA)等肿瘤标志物检查,除外局部复发或远处转移。

2. 术前 3 天进流质饮食。

3. 术前 12 小时给予口服泻剂清理肠道。

4. 肠道灌洗:手术前 1 天夜晚及当天清晨给予清洁灌肠。

5. 手术当日术前放置胃管;注意水电解质平衡、营养及热量供给;肝功能不全或有出血倾向者提前静脉滴注维生素 K_1 40mg,每日 1 次。

(三)手术步骤

1. 体位和站位

患者取水平仰卧位,根据造瘘位置调整手术台的倾斜位置,一般以手术区域处于最高点为原则,目的是减少腹腔内脏器对手术区域的遮挡及覆盖,减少损伤非手术脏器的概率。将造瘘口周围消毒后使用自黏性无菌敷料粘贴,再进行术野消毒,避免术野污染。

术者立于患者造口所在对侧,助手站立于造口侧,扶镜手站立于患者头侧,器械台位于患者右侧、腿侧,便于器械护士向术者传递器械(图 9-6-1)。

2. 建立气腹,置入腹腔镜(以乙状结肠造口旁疝为例)

取右侧锁骨中线肋缘下 3mm 切口,穿刺 Veress 气腹针,充入 CO_2 气体,建立气腹,压力维持在 12mmHg。用 10ml 空针于右腋中线平脐水平穿刺,抽出气体证实未穿刺到肠管。

3. 操作孔布局

一般取 3 个戳孔,戳孔位置根据造瘘口的位置而定,一般选取造瘘口内侧腹壁、以造口为中心 5cm 半径以外作戳孔,戳孔之间的距离一般不小于 5cm,以保证操作器械之间不相互干扰(图 9-6-2)。

4. 分离腹腔内粘连,初步游离造瘘肠管

见图 9-6-3、图 9-6-4。

手术要点:

(1)分离腹壁粘连时应紧贴腹壁进行,坚持“宁伤腹壁,勿伤肠管”的原则,避免损伤肠管。

(2)如为小肠肠壁浆肌层破损或全层损伤,但无肠内容物外溢,可及时修补,如多处破损,局部修补较为困难,可行肠切除 + 肠吻合。

(3)仔细辨认造瘘口周围局部解剖,对造瘘肠管的走行及其肠系膜的位置有充分的认识,以免损伤肠管及系膜血管。

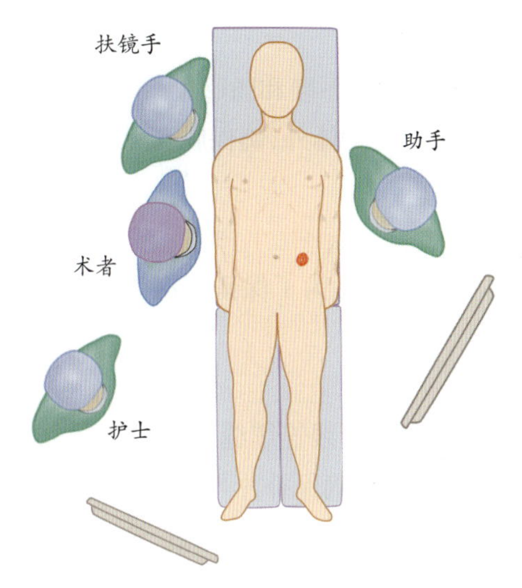

图 9-6-1　手术站位（图示左下腹造口旁疝）

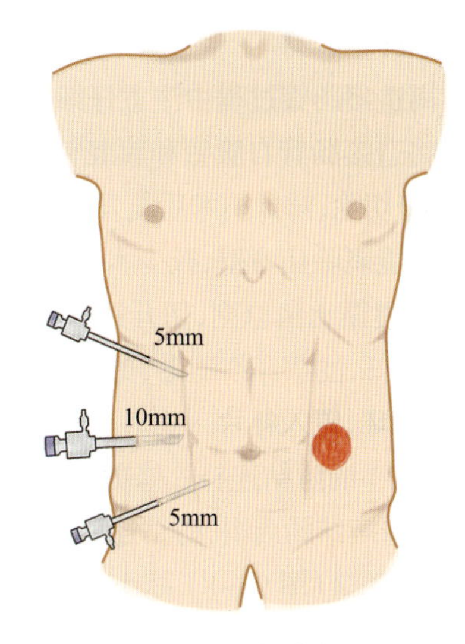

图 9-6-2　套管针位置

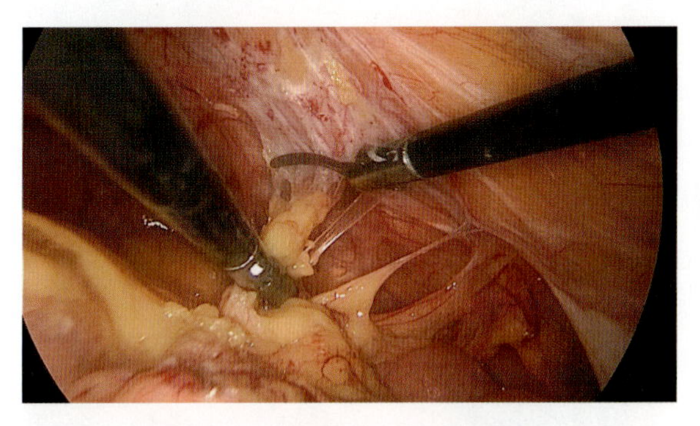

图 9-6-3　游离造口旁疝腹腔粘连

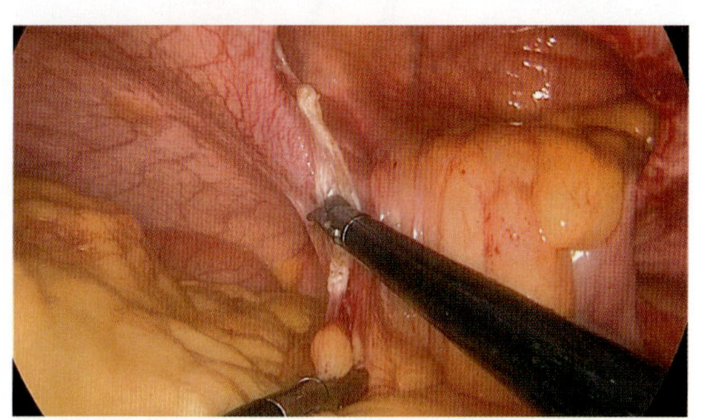

图 9-6-4　初步游离造瘘肠管

5. 开放游离造瘘肠管（难点）

解除气腹，于造瘘口周围环行切开皮肤后再间断缝合关闭造口（图 9-6-5），以此保证造口切开皮缘为环形，再次消毒后将造瘘肠管自腹壁和周围组织完全游离，自原造瘘口提出，预计造口所需肠管长度后，标记预切线，留待后续将冗长肠管切除（图 9-6-6），另外，尽可能切除疝囊壁。

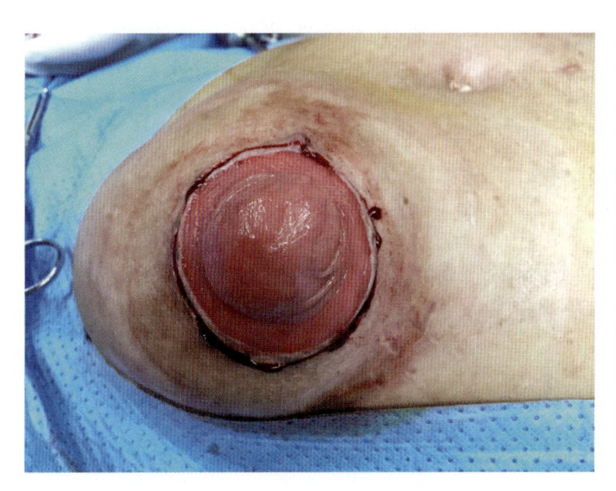

图 9-6-5　环行切开造口周围皮肤

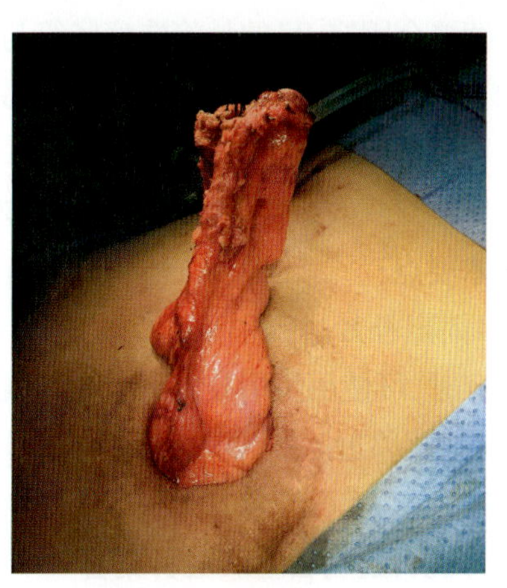

图 9-6-6　冗长的造瘘肠管

难点对策：

（1）游离造瘘肠管过程中注意仔细辨认肠管走行，避免损伤系膜和肠壁。

（2）需将造瘘肠管自腹壁和腹腔粘连组织完全游离，上提至体外，确保肠管无扭转及张力，然后将冗长肠管切除，对预防术后复发有重要意义。

（3）尽可能剥除疝囊壁，减少术后积液可能。

（4）严格遵循无菌原则，切开造口周围皮肤后再关闭造口是为了保证切口为环形，且便于严密缝合关闭造口，注意仔细消毒、更换器械。

6. 关闭疝环、置入补片

将合适大小的防粘连补片修剪后与造瘘肠管以不可吸收缝线连续缝合固定（图 9-6-7），置入腹腔，平铺于造瘘结肠周围，防粘连面朝向内，聚丙烯面朝向外，确保补片与结肠固定，无移位。间断缝合关闭疝环口（图 9-6-8），缩小疝环口至直径大小 3cm，仅容造瘘肠管通过，造瘘口松紧适度，肠管张力、血运良好。

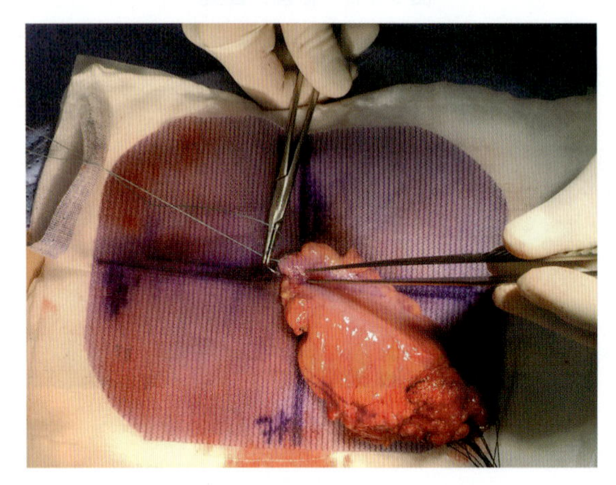

图 9-6-7　将补片与造瘘肠管缝合固定

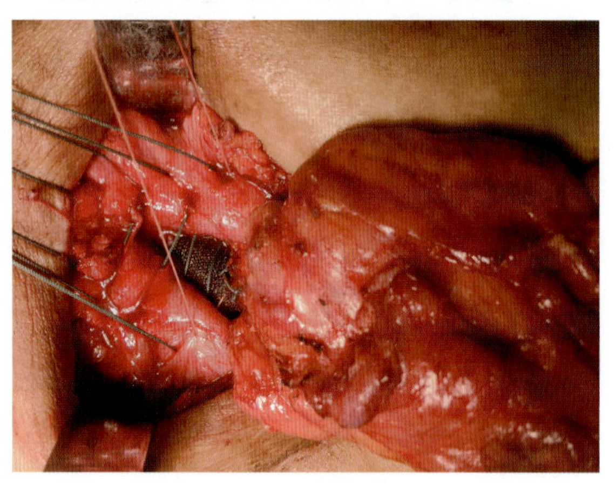

图 9-6-8　关闭疝环

手术要点：

（1）将补片与造瘘肠管缝合固定过程较为关键，对预防术后复发有重要意义。首先，剪裁补片时以恰好通过造瘘肠管为宜，不宜过紧或过松；其次，缝合采用不可吸收缝合将补片与肠管浆肌层连续缝合固定，目的是将造瘘肠管与补片完全固定，避免术后造瘘肠管滑动。

（2）关闭疝环口建议使用抗张性能较强的不可吸收缝线进行缝合。

7. 固定补片

重新建立气腹，将补片平铺造口周围，用疝钉枪将补片与腹壁严密固定（图 9-6-9）。

手术要点：

（1）固定补片过程中注意保护腹壁下血管、膀胱、髂血管等重要结构，对于特殊部位，不宜用钉枪固定时，可使用医用胶或可吸收缝线进行缝合固定。

（2）补片邻近膀胱，需进行固定时可切开造口所在侧腹膜，游离耻骨膀胱间隙，将补片固定于耻骨疏韧带，然后再缝合关闭腹膜。

8. 冲洗，检查，留置腹腔引流管

防粘连补片术后腹腔渗出较多，建议常规留置引流管。

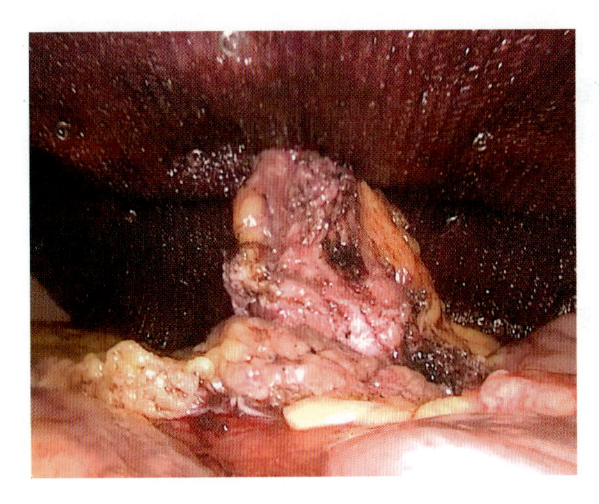

图 9-6-9　固定造口旁疝补片

9. 切除冗长肠管，重新造口

将多余肠管切除，重新造口，确保造瘘肠管无张力，血运良好。

（四）术后处理要点

1. 造口旁疝修补为可疑污染的手术，术前术后需预防性应用抗生素。

2. 腹腔内置入补片、疝内容物还纳、术后卧床等多种原因可能会引起患者术后腹胀，甚至出现肠梗阻和腹腔高压，因此，术后应密切监测患者腹部情况，给予胃肠动力药、缓泻剂、灌肠、针灸等治疗，促进胃肠功能早期恢复，预防肠梗阻和腹腔高压的发生。

3. 手术中联合小肠切除的患者应给予禁饮食、持续胃肠减压、预防感染、营养支持等治疗。

4. 术后腹带加压包扎，3 个月内避免重体力劳动。

二、腹腔镜 Sugarbaker 术式

开放 Sugarbaker 术式由 Paul H. Sugarbaker 在 1985 年首次报道，后随着腹腔镜技术的进步，逐渐实现全腹腔镜下 Sugarbaker 操作并得到广泛推广。2012 年 Hansson 等发表的系统性回顾研究认为 Sugarbaker 术式的复发率明显比 Keyhole 低（11.6% *vs.* 34.6%），Sugarbaker 术式仍是造口旁疝修补的主流术式。

[单纯腹腔镜 Sugarbaker 术式]

（一）适应证及禁忌证

1. 适应证

明确诊断，无嵌顿、绞窄或肠管穿孔的造口旁疝患者。

2. 禁忌证

（1）重要器官功能不全，难以耐受麻醉。

（2）出血性疾病及凝血功能障碍者。

（3）绞窄疝或合并肠穿孔者。

（4）恶性肿瘤术后复发或转移，或患者预期生存期较短者。

(5)过度肥胖者、嵌顿疝无腹膜炎及肠穿孔者为相对禁忌。

(二)术前评估、准备

同腹腔镜 Lap-re-do+Keyhole 术式。

(三)手术步骤

1. 体位和站位

同腹腔镜 Lap-re-do+Keyhole 术式。

2. 建立气腹,置入腹腔镜

同腹腔镜 Lap-re-do+Keyhole 术式。

3. 操作孔布局

同腹腔镜 Lap-re-do+Keyhole 术式。

4. 分离腹腔内粘连,游离造瘘肠管

分离粘连同 Keyhole 术式,在游离造瘘肠管时应做到充分,有足够长度的肠管使其能够从疝环一侧经过腹膜和补片间的通道进入腹腔,这样可以避免肠管狭窄和成角。

手术要点:

区别于 Keyhole 术式,要有足够长的造瘘肠管可以贴合于侧腹壁,必要时游离肠管的系膜与侧腹壁的粘连,注意保证肠壁完整性及血供不受破坏。

5. 关闭疝环、置入补片

疝环的关闭可采用钩针或者鱼骨线连续缝合(图 9-6-10),疝环关闭仅容一分离钳通过,必要时可通过造口指诊引导疝环关闭,避免误伤造口肠管或者狭窄。

6. 固定补片

辨认补片腹腔面与腹壁面后,将补片平铺于造口周围,补片中央近肠管处用疝钉枪固定,间距 2cm,使补片成穹隆形,勿压迫肠管,固定好造口肠管周围网片后再固定网片的边缘,保证补片平整,即"双圈固定"的方法:补片边缘固定一圈,围绕造口肠壁固定一圈,注意不要伤及肠壁(图 9-6-11)。

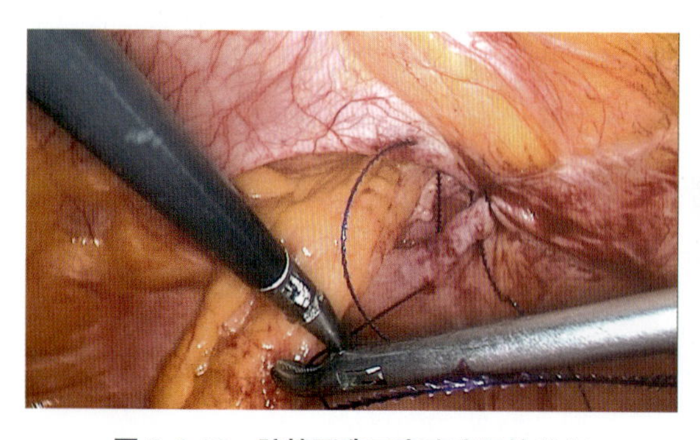

图 9-6-10 腔镜下造口旁疝疝环的关闭

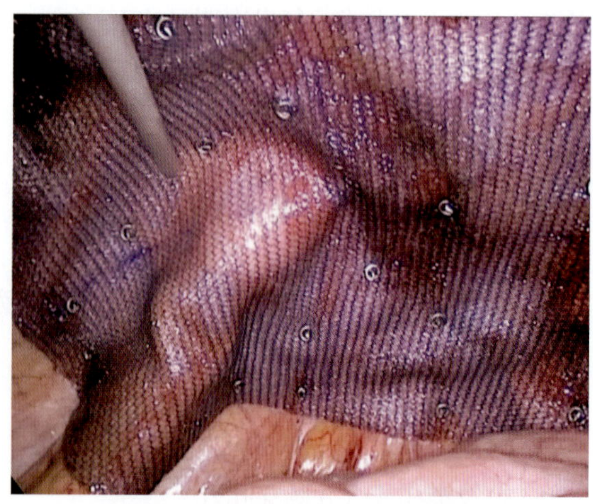

图 9-6-11 Sugarbaker 术式固定补片

7. 冲洗、检查、留置腹腔引流管

因术后渗液较多,建议常规放置引流管,待引流量少时予以拔除。

8. 撤气腹,缝合关闭套管针孔

[Lap-re-do+Sugarbaker 术式]

该术式的适应证选择及手术站位、操作孔布局等同 Lap-re-do+Keyhole 术式基本相同,将标记好的补片置入腹腔后,缝合关闭疝环并将疝环与造口肠管间断缝合关闭 4 ~ 6 针,腹腔镜下采用 Sugarbaker 术式固定补片,最后切除冗长的造瘘肠管,重新造口。

推荐阅读文献

[1] 蔡秀军,李立波 . 电视腹腔镜下食道裂孔疝修补术一例报告 . 浙江临床医学,1999(6):407.

[2] 马冰,田文,陈凛,等 . 腹腔镜下脐疝无张力修补术 . 中华外科杂志,2010,48(5):345-347.

[3] 姚琪远,何凯 . 腹腔镜造口旁疝修补术常见并发症及其处理方法 . 腹腔镜外科杂志,2011,16(1):3-5.

[4] 中华医学会外科学分会腔镜与内镜外科学组,中华医学会外科学分会疝与腹壁外科学组,大中华腔镜疝外科学院 . 切口疝腹腔镜手术的规范化操作专家共识 . 中华疝和腹壁外科杂志(电子版),2016,10(1):1-7.

[5] 中华医学会外科学分会疝与腹壁外科学组,中华医学会外科学分会腔镜与内镜外科学组,大中华腔镜疝外科学院 . 腹腔镜腹股沟疝手术操作指南(2017 版). 中华疝和腹壁外科杂志(电子版),2017,6(1):401-406.

[6] ANTONIOU S A,AGRESTA F,ALAMINO J G,et al. European Hernia Society guidelines on prevention and treatment of parastomal hernias. Hernia,2018,22(1):183-198.

[7] BELLIDO LUQUE J A,BELLIDO LUQUE A,GOMEZ MENCHERO J,et al. Safety and effectiveness of self-adhesive mesh in laparoscopic ventral hernia repair using transabdominal preperitoneal route. Surg Endosc,2017,31(3):1213-1218.

[8] BELYANSKY I,DAES J,RADU V G,et al. A novel approach using the enhanced-view totally extraperitoneal(eTEP)technique for laparoscopic retromuscular hernia repair. Surg Endosc,2018,32(3):1525-1532.

[9] BITTNER R,ARREGUI M E,BISGAARD T,et al. Guidelines for laparoscopic(TAPP)and endoscopic(TEP)treatment of inguinal hernia [International Endohernia Society(IEHS)]. Surg Endosc, 2011,25(9):2773-2843.

[10] BITTNER R,BAIN K,BANSAL V K,et al. Update of guidelines for laparoscopic treatment of ventral and incisional abdominal wall hernias [International Endohernia Society(IEHS)]-part A. Surg Endosc,2019,33(10):3069-3139.

[11] BITTNER R,BINGENER-CASEY J,DIETZ U,et al. Guidelines for laparoscopic treatment of ventral and incisional abdominal wall hernias [International Endohernia Society(IEHS)]-part 1. Surg Endosc,2014,28(1):2-29.

[12] BITTNER R, MONTGOMERY M A, ARREGUI E, et al. Update of guidelines on laparoscopic(TAPP) and endoscopic(TEP) treatment of inguinal hernia (International Endohernia Society). Surg Endosc, 2015, 29(2): 289-321.

[13] CHANG C G, THACKERAY L. Laparoscopic hiatal hernia repair in 221 patients: outcomes and experience. JSLS, 2016, 20(1): e2015.00104.

[14] CHRISTOFFERSEN M W, WESTEN M, ROSENBERG J, et al. Closure of the fascial defect during laparoscopic umbilical hernia repair: a randomized clinical trial. Br J Surg, 2020, 107(3): 200-208.

[15] COLON M J, KITAMURA R, TELEM D A, et al. Laparoscopic umbilical hernia repair is the preferred approach in obese patients. Am J Surg, 2013, 205(2): 231-236.

[16] DALLEMAGNE B, WEERTS J M, JEHAES C, et al. Laparoscopic Nissen fundoplication: preliminary report. Surg Laparosc Endosc, 1991, 1(3): 138-143.

[17] DEASIS F J, LINN J G, LAPIN B, et al. Modified laparoscopic Sugarbaker repair decreases recurrence rates of parastomal hernia. Surgery, 2015, 158(4): 954-959.

[18] EARLE D, ROTH J S, SABER A, et al. SAGES guidelines for laparoscopic ventral hernia repair. Surg Endosc, 2016, 30(8): 3163-3183.

[19] ERIKSEN J R, BISGAARD T, ASSAADZADEH S, et al. Randomized clinical trial of fibrin sealant versus titanium tacks for mesh fixation in laparoscopic umbilical hernia repair. Br J Surg, 2011, 98(11): 1537-1545.

[20] FORBES S S, ESKICIOGLU C, MCLEOD R S, et al. Meta-analysis of randomized controlled trials comparing open and laparoscopic ventral and incisional hernia repair with mesh. Br J Surg, 2009, 96(8): 851-858.

[21] FRANKLIN M E, GONZALEZ J J, GLASS J L, et al. Laparoscopic ventral and incisional hernia repair: an 11-year experience. Hernia, 2004, 8(1): 23-27.

[22] FRANTZIDES C T, RICHARDS C G, CARLSON M A. Laparoscopic repair of large hiatal hernia with polytetrafluoroethylene. Surg Endosc, 1999, 13(9): 906-908.

[23] FURNÉE E, HAZEBROEK E. Mesh in laparoscopic large hiatal hernia repair: a systematic review of the literature. Surg Endosc, 2013, 27(11): 3998-4008.

[24] GEAGEA T. Laparoscopic Nissen's fundoplication: preliminary report on ten cases. Surg Endosc, 1991, 5(4): 170-173.

[25] GER R. The management of certain abdominal herniae by intra-abdominal closure of the neck of the sac. Preliminary communication. Ann R Coll Surg Engl, 1982, 64(5): 342-344.

[26] HANSSON B M, BLEICHRODT R P, DE HINGH I H. Laparoscopic parastomal hernia repair using a keyhole technique results in a high recurrence rate. Surg Endosc, 2009, 23(7): 1456-1459.

[27] HE Z, HAO X, FENG B, et al. Laparoscopic repair for groin hernias in female patients: A single-center experience in 15 years. J Laparoendosc Adv Surg Tech A, 2019, 29(1): 55-59.

[28] HerniaSurge Group. International guidelines for groin hernia management. Hernia, 2018, 22(1): 1-165.

[29] KAPIRIS S A, BROUGH W A, ROYSTON C M, et al. Laparoscopic transabdominal preperitoneal (TAPP) hernia repair. A 7-year two-center experience in 3017 patients. Surg Endosc, 2001, 15(9): 972-975.

[30] KOHN G P, PRICE R R, DEMEESTER S R, et al. Guidelines for the management of hiatal hernia. Surg Endosc, 2013, 27(12): 4409-4428.

[31] KRISHNA A, MISRA M C, BANSAL V K, et al. Laparoscopic inguinal hernia repair: transabdominal preperitoneal (TAPP) versus totally extraperitoneal (TEP) approach: a prospective randomized controlled trial. Surg Endosc, 2012, 26(3): 639-649.

[32] LAL P, KAJLA R K, CHANDER J, et al. Laparoscopic total extraperitoneal (TEP) inguinal hernia repair: overcoming the learning curve. Surg Endosc, 2004, 18(4): 642-645.

[33] LEBLANC K A, BOOTH W V. Laparoscopic repair of incisional abdominal hernias using expanded polytetrafluoroethylene: preliminary findings. Surg Laparosc Endosc, 1993, 3(1): 39-41.

[34] MCKERNAN J B, LAWS H L. Laparoscopic repair of inguinal hernias using a totally extraperitoneal prosthetic approach. Surg Endosc, 1993, 7(1): 26-28.

[35] MUYSOMS F E, ANTONIOU S A, BURY K, et al. European Hernia Society guidelines on the closure of abdominal wall incisions. Hernia, 2015, 19(1): 1-24.

[36] PRASAD P, TANTIA O, PATLE N M, et al. Laparoscopic ventral hernia repair: a comparative study of transabdominal preperitoneal versus intraperitoneal onlay mesh repair. J Laparoendosc Adv Surg Tech A, 2011, 21(6): 477-483.

[37] REINPOLD W, SCHRÖDER M, BERGER C, et al. Mini- or less-open sublay operation (MILOS): a new minimally invasive technique for the extraperitoneal mesh repair of incisional hernias. Ann Surg, 2019, 269(4): 748-755.

[38] SCHWARZ J, REINPOLD W, BITTNER R. Endoscopic mini/less open sublay technique (EMILOS) - a new technique for ventral hernia repair. Langenbecks Arch Surg, 2017, 402(1): 173-180

[39] SZCZEPKOWSKI M, SKONECZNY P, PRZYWÓZKA A, et al. New minimally invasive technique of parastomal hernia repair - methods and review. Wideochir Inne Tech Maloinwazyjne, 2015, 10(1): 1-7.

[40] TAM V, WINGER D G, NASON K S. A systematic review and meta-analysis of mesh vs suture cruroplasty in laparoscopic large hiatal hernia repair. Am J Surg, 2016, 211(1): 226-238.

[41] TAMME C, SCHEIDBACH H, HAMPE C, et al. Totally extraperitoneal endoscopic inguinal hernia repair (TEP). Surg Endosc, 2003, 17(2): 190-195.

[42] TOY F K, SMOOT R T JR. Toy-Smooth laparoscopic hernioplasty. Surg Laparosc Endosc, 1991, 1(3): 151-155.

[43] YAN Z, ZHANG H, ZHAN H, et al. The modified laparoscopic keyhole parastomal hernia repair with in situ re-ostomy has low recurrence rate. Hernia, 2018, 22(4): 685-690.

[44] YANG G P C. From intraperitoneal onlay mesh repair to preperitoneal onlay mesh repair. Asian J Endosc Surg, 2017, 10(2): 119-127.

[45] YANG H, WATSON D I, LALLY C J, et al. Randomized trial of division versus nondivision of the short gastric vessels during laparoscopic Nissen fundoplication: 10-year outcomes. Ann Surg, 2008, 247(1): 38-42.

[46] YANG X, HE K, HUA R, et al. Laparoscopic repair of parastomal hernia. Ann Transl Med, 2017, 5(3): 45.

[47] ZHANG G, ZHANG X, ZHAN H, et al. Vacuum suction fixation versus staple fixation in TAPP laparoscopic hernia repair: introduction of a new technique for mesh fixation. Surg Endosc, 2016, 30(1): 114-120.

（闫治波　李波　逯景辉　程玉刚）

第十章 腔镜甲状腺手术

第一节 颈外入路完全腔镜甲状腺手术

传统甲状腺手术在颈部会留下较长的切口瘢痕，严重影响患者的外在美观，尤其是年轻女性患者。腔镜技术的发展彻底改变了传统甲状腺手术切口瘢痕的困扰，1995 年 11 月 Gagner 完成了首例腔镜甲状旁腺手术，1997 年 Huscher 成功实施了首例腔镜甲状腺手术，将颈部切口移到胸前或乳晕等隐蔽的部位。开展之初，由于术中难以控制的大出血、操作空间暴露不充分等问题较难克服，手术仅在欧美等地开展了较少例数便陷于停顿状态。随后在日本、韩国及中国等亚洲学者的努力下，克服了从胸前建立皮下隧道及颈部操作空间的难题，加上各种先进的器械及技术理念的进步，各种颈外途径入路的腔镜甲状腺手术蓬勃开展起来。常用的入路有全乳晕入路、胸乳入路、腋窝入路等。

一、适应证及禁忌证

1. 适应证

开展初期，严格掌握手术适应证，主要限于直径小于 3cm 的良性甲状腺肿瘤及无淋巴结转移的微小癌等。随着技术的发展，适应证逐渐拓宽，目前比较公认的腔镜甲状腺手术适应证包括：

（1）直径小于 4cm 的良性甲状腺肿瘤（甲状腺腺瘤、结节性甲状腺肿），因囊性结节可以抽液减压，其直径可以超过 5cm。

（2）Ⅱ度肿大以下甲状腺功能亢进。

（3）早期甲状腺癌（如低度恶性的乳头状腺癌）。

2. 禁忌证

甲状腺肿瘤直径大于 5cm、甲状腺Ⅲ度肿大的甲状腺功能亢进、既往颈部手术史或放疗史、甲状腺炎等为腔镜甲状腺手术的相对禁忌证。巨大的或多发结节性甲状腺肿、凝血机制障碍、不能耐受全身麻醉、晚期甲状腺癌等仍是腔镜甲状腺手术的禁忌证。

二、术前评估、准备

1. 超声检查

超声是甲状腺结节既方便又实惠的首选检查。可以根据超声的声像学特点判断甲状腺结节的良恶性，对周围淋巴结及侧颈区淋巴结判断是否符合转移。目前高分辨率超声可以检出 2mm 的结节，并对其进行良恶性判断。

2. 甲状腺功能

甲状腺功能也是甲状腺手术前的必查内容之一。通过甲状腺功能的检查，可以排除甲状腺炎症、甲状腺功能亢进等疾病。对伴有炎症和甲状腺功能亢进的患者，甲状腺质地较脆，术中容易出血。另外，甲状腺功能亢进患者应该与开放手术一样，口服复方碘溶液、普萘洛尔等进行术前准备。

3. CT 检查

能够判断甲状腺结节与周围器官的关系，进一步明确淋巴结转移情况。当然，在完全腔镜甲状腺手术中，患者一般属于结节不太大（良性）或者早期（恶性）。但是 CT 仍然能够成为超声的一项补充，例如 CT 可以提示存在右侧的喉不返神经，手术时就可以避免损伤。

4. 其他检查

如发射型计算机断层显像（emission computed tomography，ECT）检查，对于>1cm 的甲状腺结节且伴有甲状腺功能亢进者，可以明确甲状腺功能亢进的原因。甲状旁腺 ECT 可以进行功能定位。

三、手术步骤

1. 体位和站位

患者取仰卧位，两腿分开，肩部垫枕，头后仰，暴露颈部。术者、助手及扶镜手站位见图 10-1-1。

2. 操作孔的位置

首先选取两侧乳晕及乳沟处，用肾上腺素、罗哌卡因及生理盐水配成的“膨胀液”进行皮下注射，分别做 5mm 及 10mm 切口，依次切开皮肤、皮下组织至深筋膜浅层表面。自 10mm 切口处（即 B 点）用穿刺针向 E、D 点皮下穿刺，穿刺针的尾端连接注射器，边注射“膨胀液”将皮下间隙撑开边前进，直到胸骨切迹。而后将混合溶液自 B 点挤出，用分离棒自 B 点经 E 点到左侧胸锁关节处分离皮下间隙，后退分离棒头端至 E 点，再向右侧胸锁关节处分离皮下间隙。在 B 点处置入 10mm 套管针，用 5mm 套管针自 A、C 点沿虚线处穿刺，自此，3 个套管针均置入，继续游离皮下间隙至 F、G 点连线处，两侧至胸锁乳突肌处，整个皮瓣游离完成（图 10-1-2、图 10-1-3）。

手术要点：

（1）皮下注射“膨胀液”时观察皮肤膨隆，如注射深度过浅，皮肤出现“橘皮征”，如果注射深度过深，则可显示出胸大肌的外形。

（2）自 E 点开始出现两个组织间隙的“洞口”，注意整个过程中分离棒的阻力应该很小，动作需轻柔，否则可能间隙不对。

（3）实质上皮瓣完全游离的地方仅仅是 E、F、G 三点组成的三角形内，大体相当于胸骨角为顶点，两侧胸锁乳突肌为边线的三角形内。

（4）尽量使用加长套管针，以免从乳晕等处穿入后到不了颈部操作部位，尤其是两侧的 5mm 套管针。

3. 操作空间的建立

首先从左侧套管针置入电凝钩游离套管针出口附近及对侧的皮下间隙，以便于对侧套管针及器械的深入。右侧套管针可置入吸引器向上顶住皮瓣帮助维持空间并适当吸引清除游离产生的烟雾。在胸前壁沿胸大肌筋膜表面分离至颈部，首先显露两侧的胸锁乳突肌，颈部中央血管较多，此时可将电凝钩改为超声刀进行分离（图 10-1-4）。

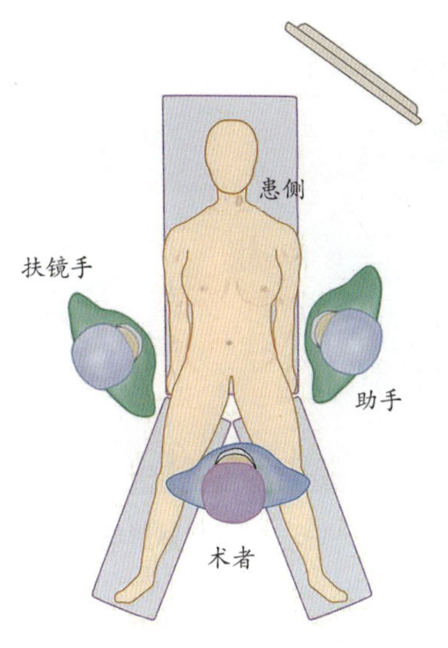

图 10-1-1 术者站位

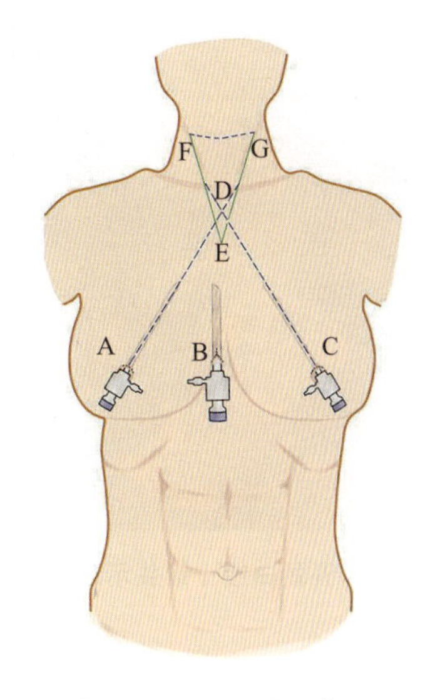

图 10-1-2 入路示意图

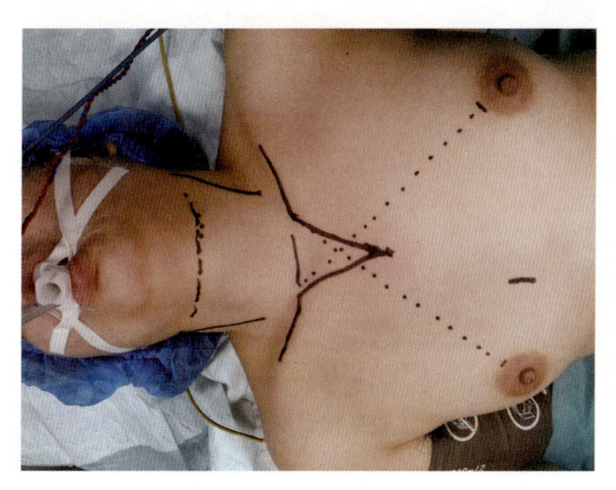

图 10-1-3 操作路线

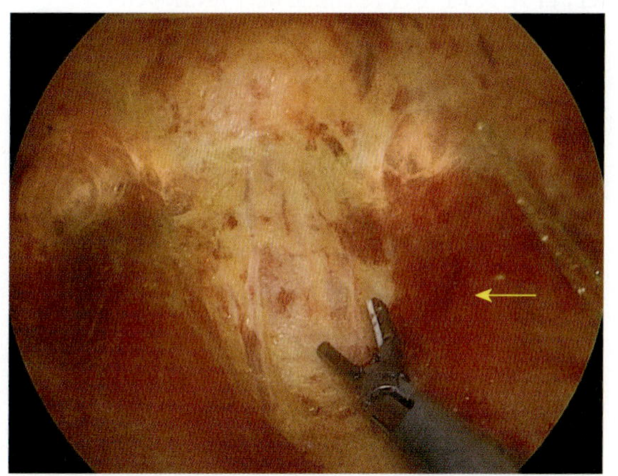

图 10-1-4 建立操作空间（箭头示胸锁乳突肌）

手术要点：

（1）胸锁乳突肌是腔镜甲状腺手术游离皮瓣的一个重要标志，当看到左右两侧胸锁乳突肌时，应当在两者之间向上方游离，防止游离方向走偏。

（2）颈部分离深度要达到"上黄（皮下脂肪）下红（肌层）"的效果，这样才能最大限度地减少出血及皮瓣坏死。

（3）初学者应采用"宁深勿浅"的原则，过浅会造成皮肤的瘀青或坏死，影响美容效果，这就违背腔镜手术美容效果的初衷了。

4. 打开颈白线

用无创抓钳协助超声刀自下而上切开颈白线，下至胸骨切迹，上至甲状软骨上缘（图 10-1-5）。

显露甲状腺峡部后，用超声刀先处理甲状腺最下方血管，而后自下而上逐步离断甲状腺峡部，完全暴露气管（图 10-1-6）。

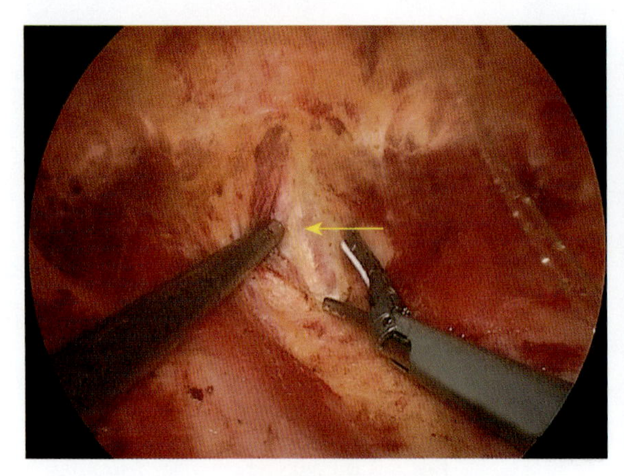

图 10-1-5　打开颈白线（箭头示颈白线）

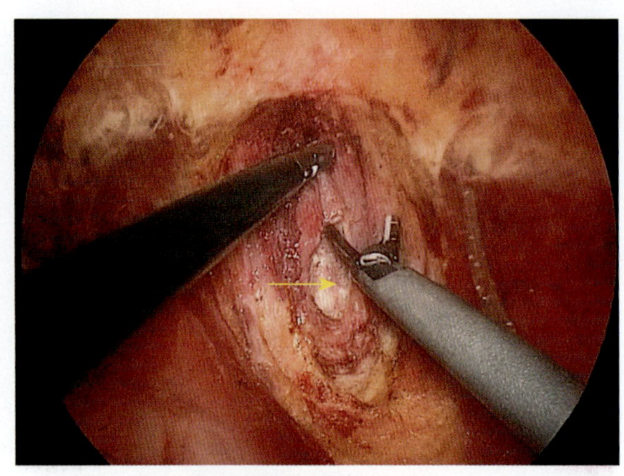

图 10-1-6　切断甲状腺峡部（箭头示气管）

手术要点：

（1）气管是重要解剖标志，当打开颈白线后，首先找到气管，就能明确甲状腺峡部。

（2）切开时注意连同气管前筋膜一并切开，否则容易出血。

（3）同时注意超声刀的工作刀头应远离气管，以免损伤气管。

5. 游离甲状腺组织，放入拉钩

用无创抓钳将甲状腺腺叶向内侧牵拉，游离腺叶与颈前肌肉的间隙，超声刀凝闭甲状腺中静脉。在患者胸锁乳突肌外侧缘，环状软骨水平处用 18G 针头穿刺皮肤后，穿入专用拉钩，向外牵拉颈前肌肉，以显露更大的空间（图 10-1-7）。

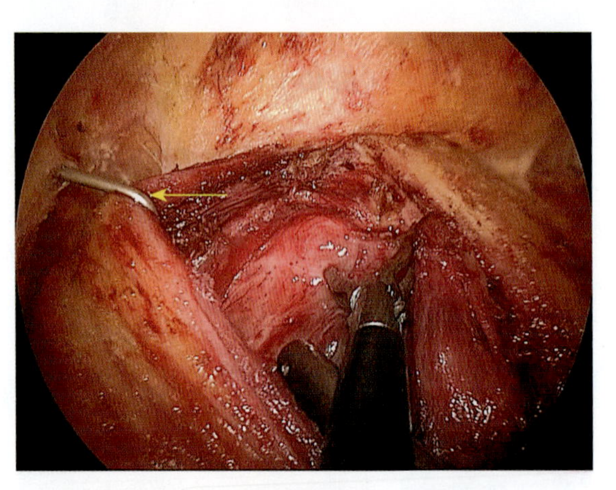

图 10-1-7　游离甲状腺组织，放入拉钩（箭头示自制拉钩）

手术要点：

（1）拉钩应尽量向水平方向牵拉，同时应避免拉钩尖头刺伤周围组织。

（2）对于较大的甲状腺肿瘤且伴有炎症时，应该避免使用分离钳或抓钳进行牵拉，以防造成组织破碎，增加种植概率和出血，可以采用推挡的方式进行暴露。

（3）采用超声刀分离时，也要避免损伤组织，尽可能在保留甲状旁腺的方式下，稍稍远离肿瘤操作。

6. 游离甲状腺上极

无创抓钳夹持甲状腺上极向外下方牵拉，显露处理环甲间隙（图 10-1-8），超声刀沿甲状软骨下缘切开甲状腺悬韧带，注意避免损伤环甲肌。靠近甲状腺处理甲状腺上动脉的分支，分次凝闭并切断（图 10-1-9）。

手术要点：

（1）切断峡部后继续向上游离，在甲状腺与环甲肌之间的环甲间隙游离上极，将上极先解剖切断，可以减少甲状腺游离过程中的出血。

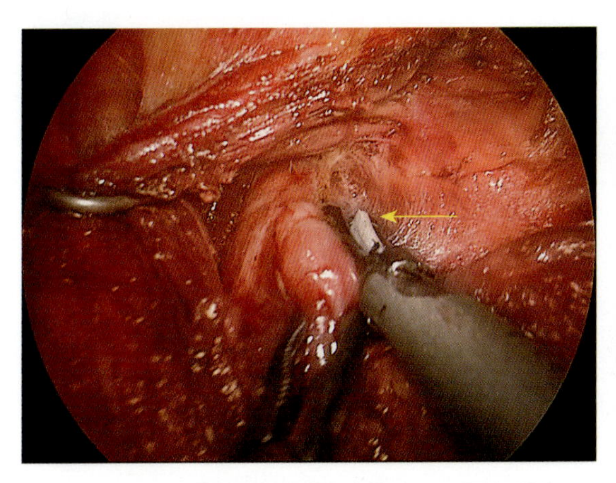

图 10-1-8　游离环甲间隙（箭头示环甲间隙）

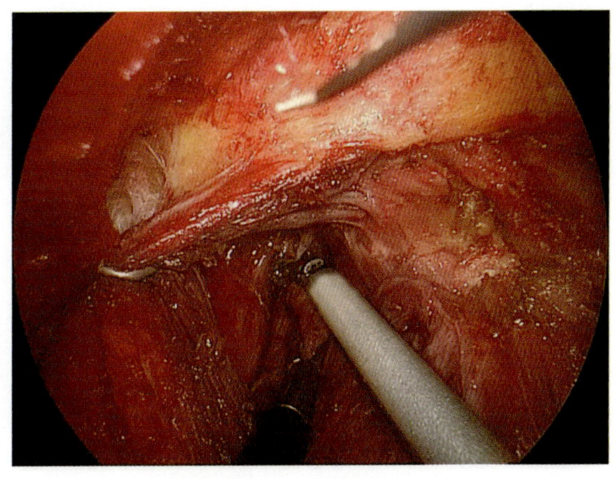

图 10-1-9　超声刀断上极

（2）分离环甲间隙时，为了看清间隙，可以用分离钳钝性分离环甲间隙。

（3）处理血管时注意不要过度牵拉，以防止凝闭不全导致甲状腺上极血管出血。此时甲状腺上动脉的后支常常显露困难，可以留在最后处理。

7. 游离甲状腺下极

无创抓钳夹持甲状腺中下部向内上及外上方牵拉，靠近甲状腺组织用超声刀凝闭切断甲状腺下动脉的 2～3 级分支及伴行静脉，从而将甲状腺逐渐向上翻起，同时避免损伤下甲状旁腺并保护其血供（图 10-1-10）。

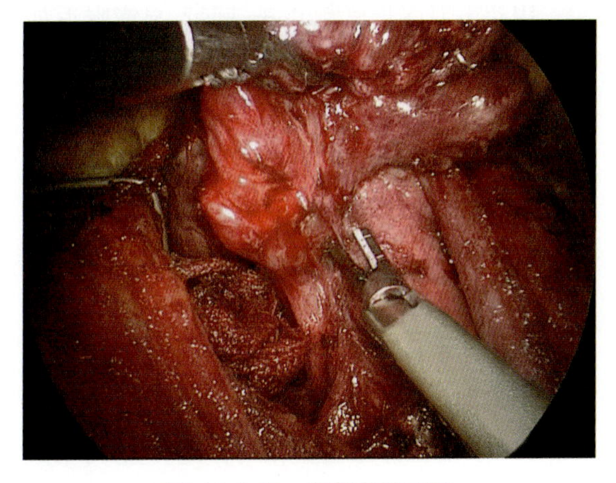

图 10-1-10　断甲状腺下极

手术要点：

（1）游离甲状腺下极时要紧贴甲状腺进行，也就是精细被膜解剖，下极血管要分支切断，这是避免损伤喉返神经和甲状旁腺的方法。

（2）游离下极时，不要过度向上提拉甲状腺，可能导致喉返神经被过度牵拉而提起，要适当牵拉，在气管平面上方切断下极。

（3）在气管平面以下解剖时，必须分离出喉返神经，以免损伤神经。

8. 显露并保护喉返神经及下甲状旁腺

将甲状腺向上方牵拉，继续处理甲状腺血管分支至喉返神经入喉处，换用分离钳仔细轻柔分离，寻找并显露喉返神经。可借助喉返神经监测仪来帮助定位、确认（图 10-1-11）。在此处常可见下甲状旁腺，注意沿其周围分离，并尽量保留甲状旁腺的血供。

手术要点：

（1）在分离的过程中，应注意确保超声刀功能刀头离喉返神经 3mm 以上的距离。为避免热损伤，可用干纱布条置于喉返神经表面进行隔离（图 10-1-12）。

（2）喉返神经的解剖标志有气管食管沟、甲状腺下动脉、Berry 韧带和甲状软骨下角，腔镜甲状腺手术多从甲状腺下极处分离喉返神经，此处血管较多，可借助喉返神经监测仪来鉴别、分离。

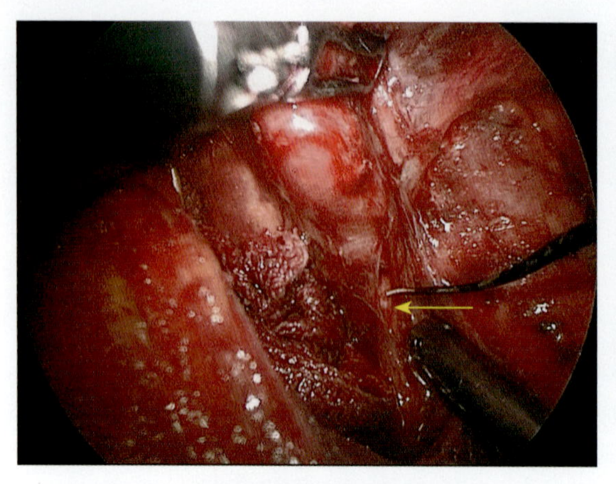

图 10-1-11　喉反神经监测仪显露喉返神经（箭头示喉返神经）

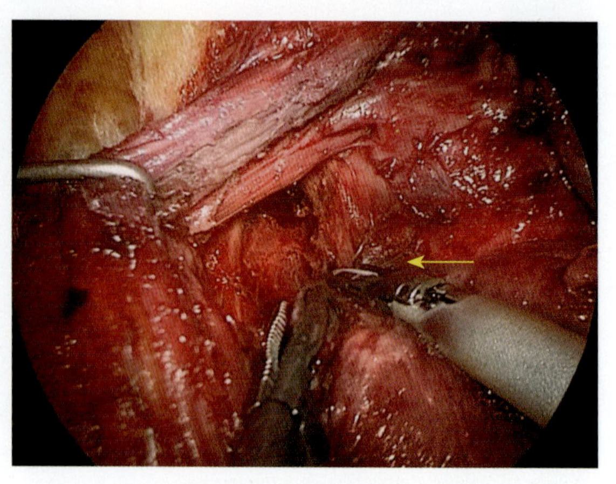

图 10-1-12　小纱条保护喉返神经（箭头示喉返神经位置放置纱条保护）

（3）精细被膜解剖对于保护下甲状旁腺至关重要，所有类似甲状旁腺的黄色组织都要保留下来，而不是切掉。而且，保护其血供也非常重要。

9. 离断 Berry 韧带，显露保护上甲状旁腺

用超声刀逐步离断 Berry 韧带，显露喉返神经至入喉处，此处常有穿支血管，应仔细分离并凝闭止血。离断 Berry 韧带后，甲状腺已基本游离，向上方牵拉甲状腺，在喉返神经入喉处的外上方可显露上甲状旁腺，应妥善保护。最后处理甲状腺上动脉的后支，尽可能保留其主干，来确保上甲状旁腺的血供。处理完毕后，甲状腺腺叶就切除了（图 10-1-13）。

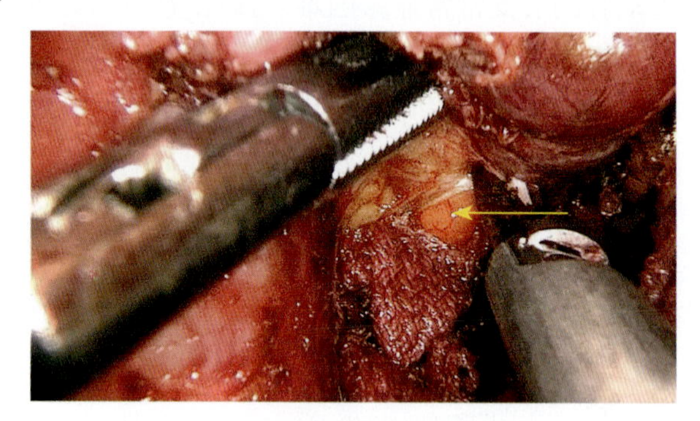

图 10-1-13　显露并保护上甲状旁腺（箭头示上甲状旁腺）

手术要点：

（1）上甲状旁腺位置相对恒定，应该予以原位保护，紧贴甲状腺组织分支切断甲状腺上极血管，即所谓“脱帽法”，此为保护上位甲状旁腺正确操作方法。

（2）用超声刀切除 Berry 韧带时，要避免损伤气管，如果不小心造成气管小的损伤，术中可以直接缝合，如果术后发现，可以采用压迫的方法，造成局部粘连，如果有皮下引流管，应该尽可能早拔出，促进粘连。

10. 标本的取出

标本袋由中间隧道放入，将标本装入袋中后，收紧荷包缝线，取出标本袋。

手术要点：

如果甲状腺偏大，可以在标本袋内将其切开，这样标本能够顺利通过隧道。

11. 中央组淋巴结清扫

在患侧颈部下方胸锁关节水平处，置入第 2 个拉钩帮助牵拉。无创抓钳将胸骨切迹上方淋巴脂肪组织向上牵拉，用超声刀沿胸腺表面清扫气管前方淋巴结。向内侧牵拉淋巴脂肪组织，分离显露颈动脉鞘，用超声刀打开颈动脉鞘。用分离钳及小直角钳从喉返神经入喉处向下，仔细游离喉返神经，切开喉返神经前方的疏松组织，将淋巴脂肪组织逐步向下方分离切除。注意清扫淋巴结时深度不要低于椎前筋膜（图 10-1-14～图 10-1-16）。

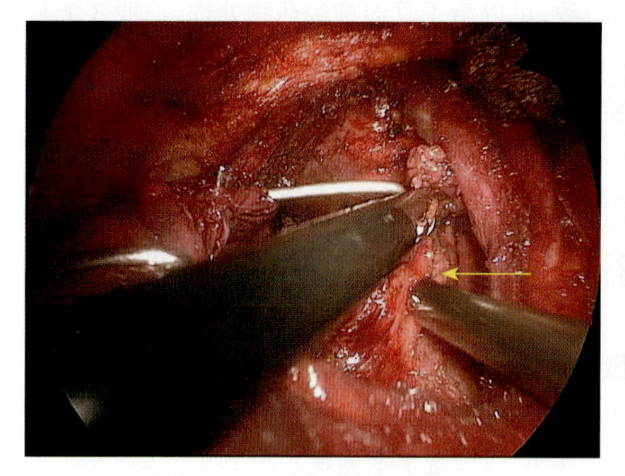

图 10-1-14　中央区淋巴结清扫（1）（箭头示中央区淋巴脂肪组织）

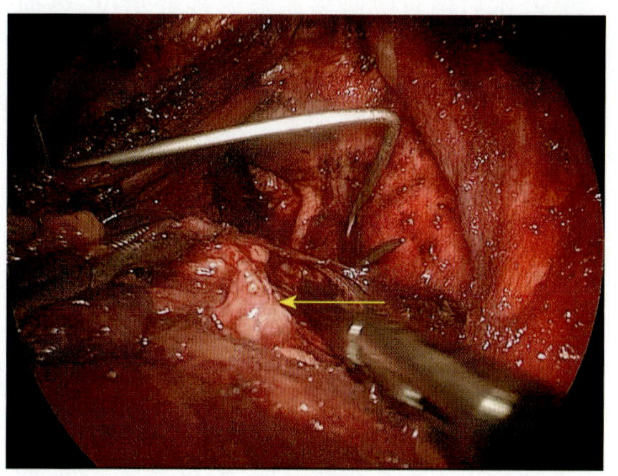

图 10-1-15　中央区淋巴结清扫（2）（分离喉返神经，箭头示中央区淋巴脂肪组织）

手术要点：

（1）超声刀在颈总动脉表面切断淋巴脂肪组织，注意超声刀的功能刀头避免损伤颈总动脉。

（2）为显露手术视野，使用两个拉钩，一个向外牵拉颈前肌肉，一个向对侧推开气管，以进一步显露中央区淋巴结。

（3）右侧喉返神经后方也存在淋巴脂肪组织，注意一并切除。

（4）还需清扫喉前淋巴结，无创抓钳提起锥状叶向上方牵拉，从其下方沿甲状软骨表面游离，沿两侧环甲肌的内侧向上清扫喉前的淋巴脂肪组织。

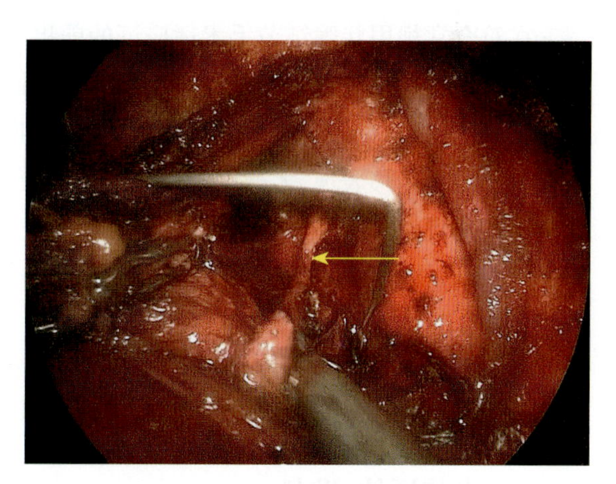

图 10-1-16　中央区淋巴结清扫（3）（箭头示喉返神经）

12. 冲洗、缝合、放置引流

用蒸馏水及生理盐水反复冲洗手术创面及隧道，冲洗原则是从外向内，从下而上进行。嘱麻醉医师复张肺，仔细检查有无活动性出血。用可吸收缝线缝合颈白线，颈白线下方可留 1cm 缝隙，便于置入引流管。

从健侧对应的套管针置入引流管，从白线下方的缝隙中进入，注意胸前壁引流管处也需留有侧孔。

四、术后处理要点

1. 腔镜甲状腺术后处理与开放手术基本相同，24～36 小时内要注意手术创口内有无出血，仔细观察引流液颜色与量，观察颈部、胸部有无肿胀、瘀斑甚至憋喘等情况。如判断胸部隧道内出血可采用加压包扎等保守方法，气管周围出血引起呼吸困难则要及时手术处理。

2. 术后声音嘶哑多系喉返神经牵拉、热损伤所致，可以给予营养神经药物处理，一般 3 个月内能够完全恢复。

3. 术后甲状旁腺功能低下引起手足麻木等症状，处理同开放手术，给予骨化三醇和钙片，症状缓解后逐渐减量至停药。

第二节　腔镜辅助的小切口甲状腺手术

腔镜辅助的小切口甲状腺切除术是在颈部做小切口，利用拉钩及腔镜显露手术视野，超声刀游离、切除甲状腺，于 1997 年由意大利比萨大学 Paulo Miccoli 教授首创。该术式不需要皮下充气，主要使用传统手术器械完成，相对容易掌握，而且创伤小，较传统手术美观。

一、适应证及禁忌证

1. 适应证

在符合常规甲状腺结节手术适应证的前提下，最大结节直径小于 3cm。

甲状腺良性结节：①出现压迫症状；②高功能腺瘤；③影响美观。

甲状腺恶性结节：低复发危险的 $T_{1\sim2}N_0M_0$ 期分化型甲状腺癌（无肿瘤局部侵犯，无临床淋巴结转移及远处转移表现，无高侵犯性病理或侵袭血管表现）。

2. 禁忌证

（1）既往甲状腺手术史。

（2）合并甲状腺炎及 Graves 病。

（3）高复发危险的甲状腺癌患者（如肿瘤局部侵犯，临床淋巴结转移、远处转移等）。

（4）颈部粗短的肥胖患者。

二、术前评估、准备

1. 甲状腺功能及甲状腺相关抗体检查

术前甲状腺功能检查有助于判断是否存在甲状腺功能亢进及减退，并给予相应的术前准备。结合甲状腺相关抗体水平检查，评估患者是否存在桥本甲状腺炎、Graves 病或高功能腺瘤。

2. 甲状腺彩超

甲状腺彩超是甲状腺结节术前评估的必要检查。不仅可以提供甲状腺结节的大小、形态、囊实性、结节是否浸透被膜、与周围组织器官的关系、淋巴结转移情况等基本信息，从而来判断结节的良恶性，还可以来估算甲状腺体积。

3. 细针穿刺抽吸活检

为甲状腺结节的良恶性评估提供细胞学依据。亦可帮助判断颈部淋巴结是否存在转移癌。经细针穿刺抽吸活检仍不能确定良恶性的甲状腺结节，可对穿刺标本行甲状腺癌分子标志物检测。

4. 纤维喉镜

用来评估术前患者的声带运动情况及气管受压情况，从而判断甲状腺结节与喉返神经的相应关系。如术前患者声带已经固定，则考虑良性结节压迫喉返神经，或甲状腺癌已侵及该侧喉返神经。

5. 颈部 CT

能够判断颈部淋巴结肿大情况、气管及食管受压情况、病变的浸润深度等，从而明确是否为手术的适应证。另外还可以发现存在的先天性颈部动脉解剖变异，判断患者是否存在喉不返神经。

6. 全身评估

术前需进行全身状态的评估，特别注意心肺脑并发症的风险和是否存在下肢静脉血栓的高危因素。还要对患者是否为瘢痕体质进行评估。如患者为严重的瘢痕体质，则不建议行该手术。

三、手术步骤

1. 体位和站位

患者采用水平仰卧位，肩下置肩垫，头后仰，充分暴露颈部（图 10-2-1）。

术者通常站立于患者右侧，第一助手站立于患者左侧，扶镜手站立于第一助手的左手边，第二助手站立于患者头侧，器械台位于患者右侧、术者右手边，与手术台垂直放置，便于器械护士向术者传递器械（图 10-2-2）。在处理左侧甲状腺时，术者和第一助手可调整站位。

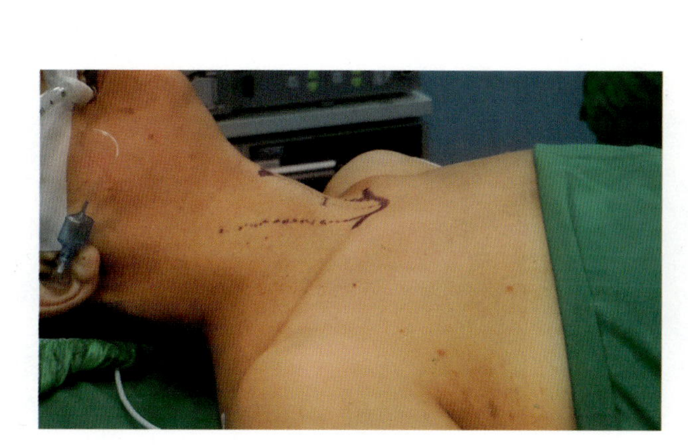

图 10-2-1　患者体位

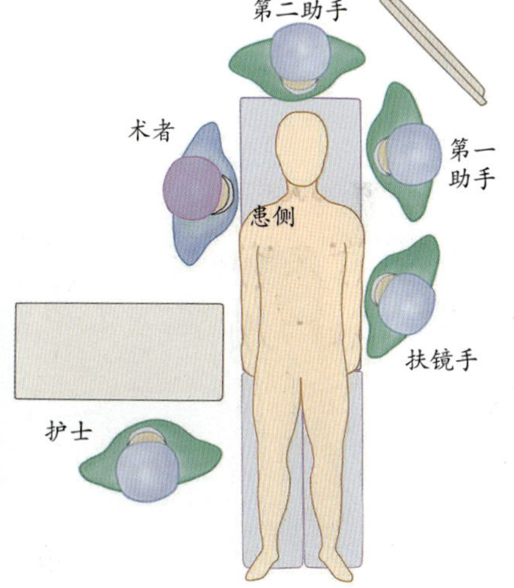

图 10-2-2　术者站位

2. 切开皮肤、颈白线

在胸骨切迹上方 2～3cm 做一个 1.5～2.0cm 的切口（图 10-2-3）。依次切开皮肤、皮下组织，用小拉钩拉开皮肤（图 10-2-4）。切开颈白线（气管是重要解剖标志），找到甲状腺峡部。

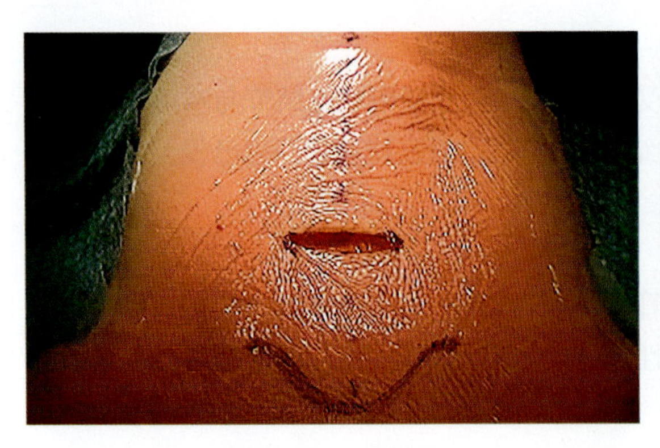

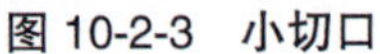

图 10-2-3　小切口

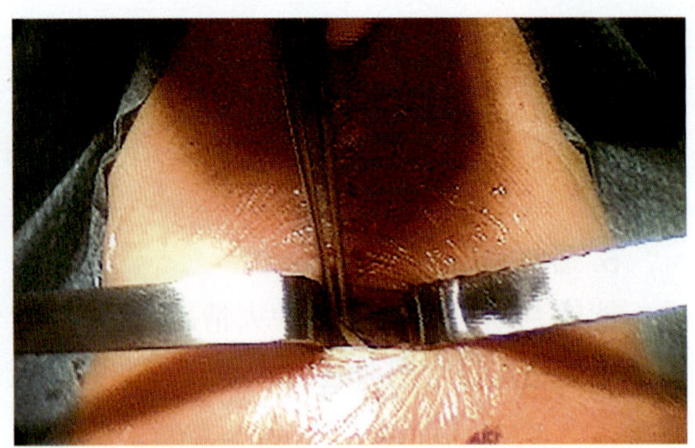

图 10-2-4　小拉钩拉开皮肤

手术要点：

（1）为保护切口皮肤，应覆盖无菌贴膜。

（2）经典腔镜辅助甲状腺微创手术（MIVAT）无须游离皮瓣。当甲状腺腺叶或结节较大时，可适当游离上下皮瓣。

（3）手术切口位置应根据患者颈部长短适当调整。对于颈部较长的患者切口可略上移，方便甲状腺上极的处理。

3. 游离颈前肌群和建立操作空间

沿甲状腺表面分离颈前肌群，到达一定深度时更换甲状腺拉钩，借助甲状腺拉钩将颈前肌群向侧方水平拉开，另一个甲状腺拉钩将甲状腺压在其下方连同气管一起向对侧牵拉（图 10-2-5）。从切口内置入 5mm 30° 高清内镜。开始时光源端垂直向上，使 30° 镜面朝向背侧。继续充分游离颈前肌群，建立甲状腺侧方的操作空间，其间可显露甲状腺中静脉，用超声刀将其凝闭切断（图 10-2-6）。

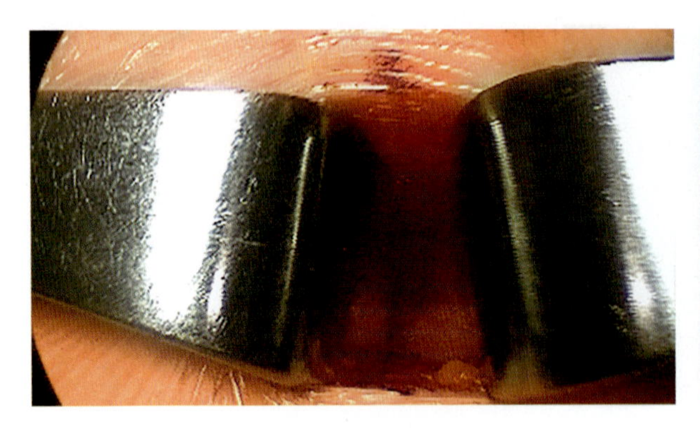

图 10-2-5　显露甲状腺

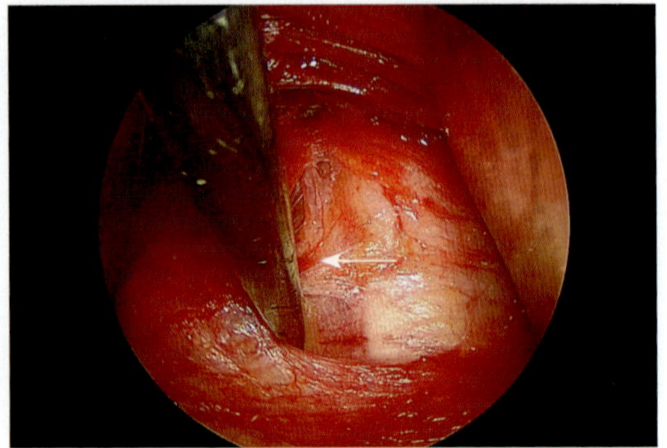

图 10-2-6　游离甲状腺侧面
（箭头示甲状腺中静脉）

手术要点：

（1）由于操作空间的建立完全依靠甲状腺拉钩的牵拉，故对拉钩的稳定性要求较高。

（2）因为术中不使用套管针，扶镜手需一手持镜尾，一手在镜身处作为支撑来维持内镜图像的稳定。

4. 游离甲状腺上极，显露识别喉上神经外支

将光源端旋转为垂直向下，内镜 30° 镜面朝向上极腹侧方向。游离甲状腺上极附近的胸骨甲状肌，可用超声刀将其适当切断，将甲状腺上极充分显露。用剥离子将甲状腺上极向后下方牵拉，另一个剥离子游离环甲间隙，可显露喉上神经外支。用超声刀将甲状腺上极的血管（甲状腺上动静脉）予以凝闭后切断，注意保护喉上神经外支。此时甲状腺上极已游离（图 10-2-7）。

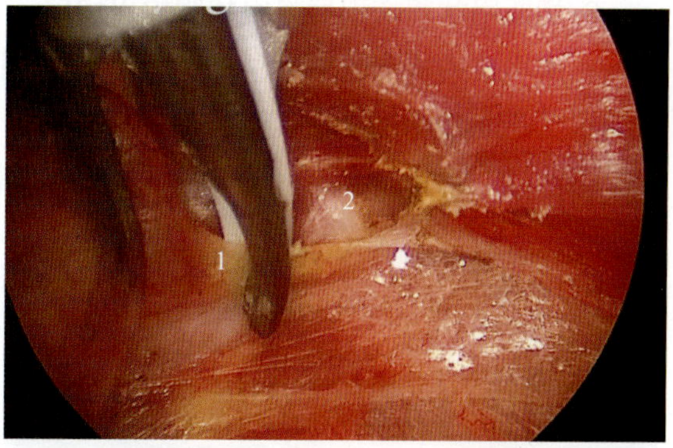

图 10-2-7　分支切断甲状腺上极血管

1. 甲状腺上极；2. 喉上神经。

手术要点：

（1）牵拉甲状腺上极时力度要适度，避免将甲状腺上动静脉撕裂，引起较严重的出血，影响视野。

（2）超声刀凝闭血管时可于远端预凝闭两道后，再于近端切断，保证安全性。

5. 显露识别喉返神经、上甲状旁腺

将内镜光源端转回垂直向上，30° 镜面朝向内后方，移置于甲状腺中下 1/3 位置。用剥离子钝性分离甲状腺侧方的内脏筋膜，于气管食管沟内寻找喉返神经（图 10-2-8）。向喉返神经入喉处游离。在神经入喉处的上方甲状腺背面寻找上甲状旁腺，将其予以原位保留（图 10-2-9）。

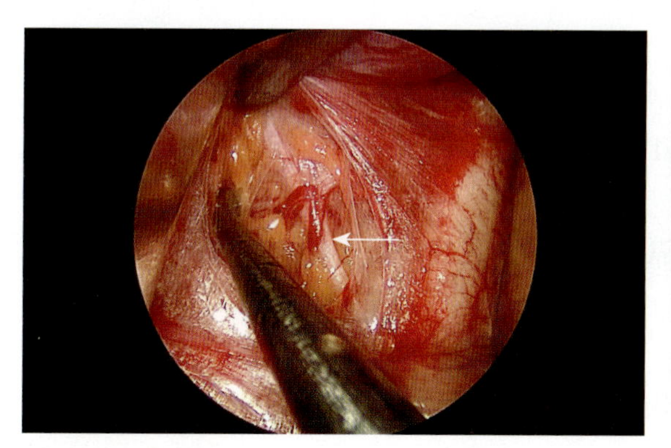

图 10-2-8　显露喉返神经

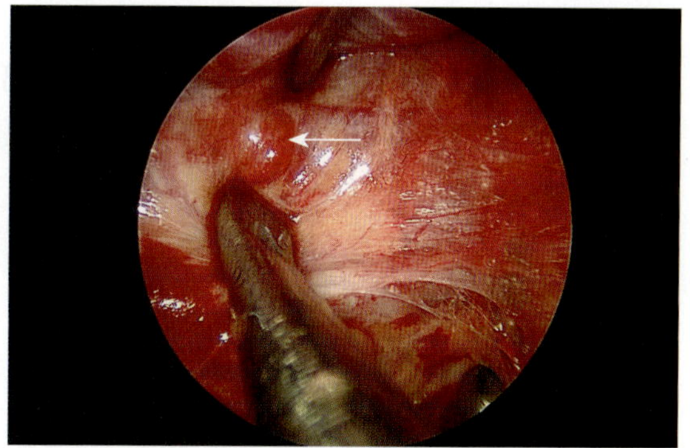

图 10-2-9　显露并保护上甲状旁腺

手术要点：

（1）寻找喉返神经时，牵拉甲状腺及气管的拉钩应避免位置过深，使喉返神经深藏在拉钩后方。

（2）喉返神经呈条索状结构更扁平，且有特殊的亮白色泽，甚至可见纤维状。

（3）钝性分离神经周围筋膜时，动作应轻柔，避免粗暴操作对神经造成挫伤。

（4）另外在遇到出血时，应在确切显露确认喉返神经后，再予以凝闭、结扎出血点。避免盲目钳夹、烧灼、结扎出血点，带来神经的副损伤。

（5）手术过程中应多观察参照物（如气管等结构）。尤其在喉返神经的显露和保护中，气管是寻找气管食管沟的有效参照物。

(6)术中遇到出血较多,肿瘤侵犯气管、食管、神经等周围组织时,应及时中转常规开放手术。

6. 切断甲状腺峡部后将甲状腺提出切口

更换小拉钩将皮肤向上牵拉,用超声刀将甲状腺上极与环甲肌游离,向下在气管前方切断甲状腺峡部。此时即可将甲状腺提出切口外(图 10-2-10)。于甲状腺下极寻找下甲状旁腺,将其原位保留。将甲状腺下静脉予以凝闭切断后将甲状腺下极游离(图 10-2-11)。

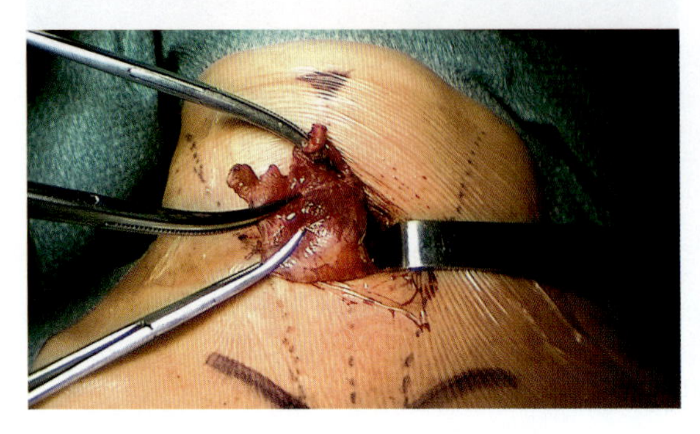

图 10-2-10　将甲状腺提出切口外

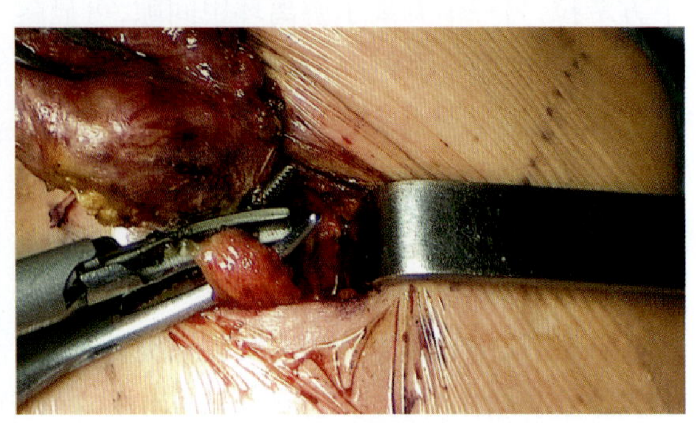

图 10-2-11　游离下极

手术要点:

(1)切断甲状腺峡部时,超声刀非工作刀头朝向气管,避免将气管烫伤。

(2)寻找甲状旁腺时,组织表面毛细血管网呈条索状或放射状分布,且为棕黄色和扁椭圆形,基本上确定为甲状旁腺。

7. 切除甲状腺腺叶

紧贴甲状腺在甲状腺外科被膜内解剖游离,将甲状腺下动脉的 3 级血管予以凝闭切断。超声刀切断 Berry 韧带将甲状腺腺叶切除(图 10-2-12)。

手术要点:

切除过程中应注意保护喉返神经及气管。靠近喉返神经入喉处时避免超声刀对神经的热损伤,可用干纱布予以覆盖保护。

8. 缝合颈白线、关闭切口

缝合颈白线 1～2 针后,缝合皮下组织。生物胶黏合皮肤(图 10-2-13)。

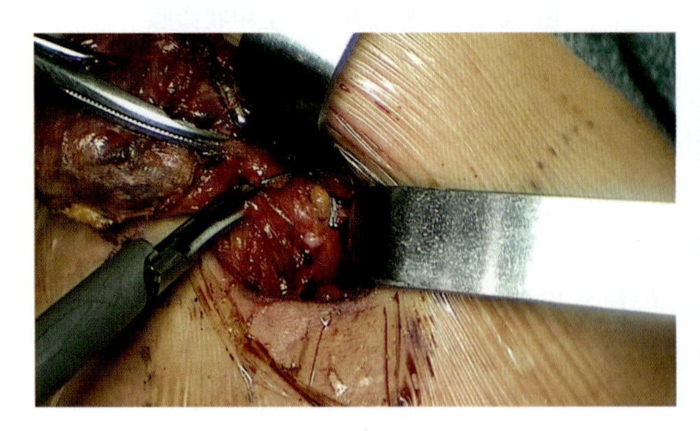

图 10-2-12　切断 Berry 韧带

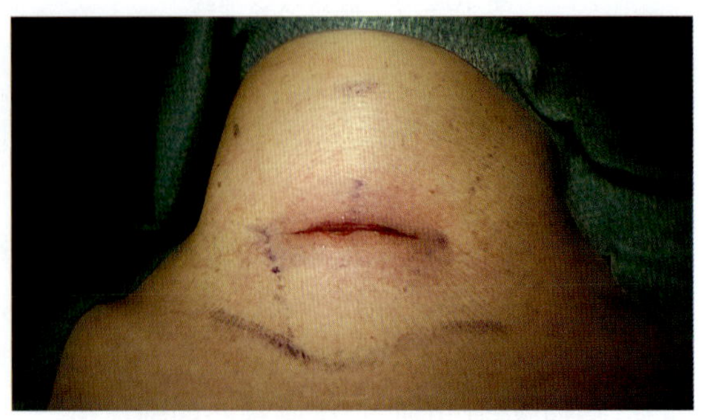

图 10-2-13　黏合皮肤，未放置引流

四、术后处理要点

1. 腔镜辅助的小切口甲状腺手术术后处理同开放手术，注意观察引流液颜色和量，颈部有无肿胀等情况，如发现出血压迫气管，应该及时手术处理。

2. 术后声音嘶哑多系喉返神经牵拉、热损伤所致，可以给予营养神经药物处理，一般 3 个月内能够完全恢复。

3. 术后甲状旁腺功能低下引起手足麻木等症状，处理同开放手术，给予骨化三醇和钙片补充，症状缓解后逐渐减量至停药。

4. 小切口仍然可能有瘢痕，可以给予消除瘢痕的硅酮瘢痕凝胶等。

第三节　免充气悬吊式的腔镜甲状腺手术

20 世纪 90 年代日本学者首先应用悬吊技术进行了腔镜胆囊手术，发现这种靠悬吊器械而不是充入气体建立手术空间的方法有诸多优点：①减少了 CO_2 气体对患者血流动力学产生的影响；②有利于空间维持；③减少肿瘤种植转移；④不需要使用气腹机、高纯度 CO_2 及监测 CO_2 的仪器。鉴于此，这种悬吊技术亦很快应用于腔镜甲状腺手术，从而出现了免充气的腔镜甲状腺手术。根据切口位置，分为锁骨下径路、胸乳径路、乳晕径路、腋窝径路等，并且机器人辅助的免充气腔镜甲状腺手术报道日益增多。免充气的腔镜甲状腺手术无须严密的空间封闭，切口在胸部、腋窝等处，根据肿瘤大小可长可短，可能有利于术中手指对解剖标志的触摸，从而起到辅助操作的作用，也有利于标本的取出。为了增大空间，可采用拉钩、局部丝线悬吊等办法。手术器械及技术仍然在持续改进中，以满足广大患者需求。

一、适应证及禁忌证

1. 适应证

与其他腔镜甲状腺手术基本相同，免充气的颈外途径腔镜甲状腺手术首先要符合甲状腺结节手术适应证，目前比较公认的手术适应证包括：

（1）直径 4cm 左右及以上的良性甲状腺结节或者小于 4cm 的腺瘤，或者结节虽小但影响美观，如结节位于峡部者，患者强烈要求手术。

（2）Ⅱ度肿大以下甲状腺功能亢进。

（3）早期甲状腺癌，即肿瘤直径小于 2cm，无被膜外侵犯，不伴有颈部淋巴结肿大或转移（影像学及查体均无阳性发现）。

2. 禁忌证

甲状腺肿瘤直径大于 6cm、Ⅲ度肿大的甲状腺功能亢进、既往颈部手术史或放疗史、桥本甲状腺炎等为腔镜甲状腺手术的相对禁忌证。巨大的结节性甲状腺肿、凝血机制障碍、不能耐受全身麻醉、晚期甲状腺癌等患者仍是腔镜甲状腺手术的禁忌证。

二、术前评估、准备

1. 超声、CT 检查

术前行甲状腺超声及颈部 CT 检查，对肿瘤进行定性及定位，必要时行甲状腺及淋巴结细针穿刺细胞学检查及洗脱液查甲状腺球蛋白，对明确为恶性并伴有转移的肿瘤最好行开放手术。

2. 甲状腺功能

通过甲状腺功能的检查，可以排除甲状腺炎症、甲状腺功能亢进等患者。对于甲状腺功能亢进患者必须停服丙硫氧嘧啶（甲巯咪唑不必停服），经过口服复方碘溶液及普萘洛尔等药物准备 1～2 周，待基础代谢率控制在 +20% 以下，心率在 80～90 次 /min 以下，且患者一般状况包括睡眠明显改善时手术。全部患者需要行心肺检查及血液指标的化验。

3. 手术部位标识

因为不同径路手术采取切口位置不同，必须要术前进行患侧部位标识，以防手术切口取错；另外通过术前的手术部位及操作线路的划线标识，可以避免路线偏差，避免操作器械的干扰，便于操作。

4. 神经监测装置、纳米碳

对肿瘤位于甲状腺叶深面，需要行腺叶近全或全部切除术者，可以准备神经监测装置；对需要采取保护甲状旁腺措施者，可以在术前行彩超定位甲状腺被膜下纳米碳混悬注射液注射，纳米碳混悬注射液注射后数分钟甲状腺及引流区域的淋巴结会着深色，而甲状旁腺在此背景下会变得更加明显，从而起到识别、保护甲状旁腺的作用。

5. 悬吊器械等

颈前皮瓣悬吊器械有很多种，有公司生产的全套设备，也有手术者利用普通材料设计的悬吊器械，一般由支柱、横梁、悬吊抓手及穿刺针组成。穿刺针可以用直径 1.2mm 左右的克氏针代替。为扩大手术操作空间，可以采用克氏针制成的拉钩，用来牵引颈前肌肉。

三、手术步骤

1. 麻醉与体位、站位

目前甲状腺手术均采用气管插管全身麻醉。对于使用神经监测仪的患者，术前诱导最好采用短效、非去极化肌松药，或者半剂量的中效药物。

体位同其他颈外途径甲状腺手术，患者一般采用仰卧位，肩部垫枕，头后仰，充分暴露颈部，胸乳或全乳晕路径的腔镜甲状腺手术，可以将两腿分开或者采取截石位，手术者站在患者两腿之间（图 10-3-1、图 10-3-2）。

手术要点：

在采用腋乳或者腋窝径路时，除了垫肩使头后仰卧，可使头偏向健侧，一是有利于胸锁乳突肌肌间隙的暴露，二是患侧甲状腺暴露充分，喉返神经更容易暴露。

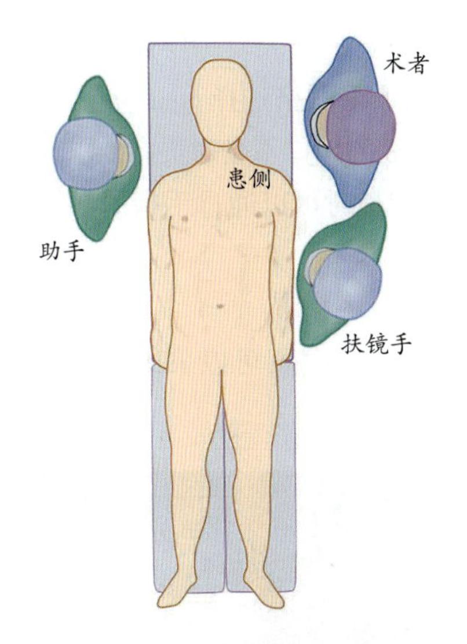

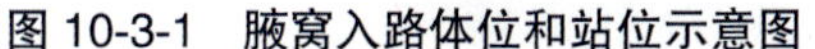
图 10-3-1　腋窝入路体位和站位示意图

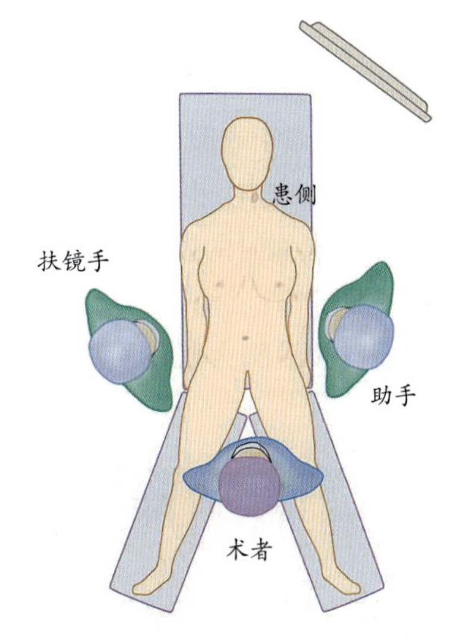

图 10-3-2　乳晕或胸乳入路可采取两腿分开

2. 切口

（1）锁骨下径路

在患侧锁骨下 2cm 处做一 3cm 切口（切口长短与结节大小相关），该切口可以被衣领遮盖；在颈侧区追加另一 5mm 切口，5mm 腔镜通过此切口进出手术区域。该径路游离皮瓣距离短，创伤较小，能提供良好的手术空间，取出标本容易，术者可以借助手指进行结节的触摸，甚至快速止血，颈侧部小切口进出腔镜，可以减少器械相互干扰，且数月后该小切口几乎看不出来，也可以算作美容切口。

（2）腋乳径路

将患侧上肢抬起妥善固定，充分暴露腋窝，顺皮纹在胸大肌外缘做一 4～5cm 切口，在胸大肌浅面游离皮瓣，腔镜从该切口进出；另一个 1cm 切口取在患者乳晕处，该切口置入 10mm 套管针，尖端朝胸骨切迹中间。该径路美容效果佳，腋窝处切口长短可根据肿瘤大小调整，取出标本方便，但创伤相对较大。

（3）胸乳径路

在两乳头连线中点偏右侧，右侧乳房边缘做一 1.2cm 切口，两侧乳晕各做一 0.5cm 切口，基本上同充气的胸乳径路甲状腺切除术。该切口即使穿低胸装也能较好隐藏，美容效果好，通过切口置入套管针，可以减少游离皮瓣面积，但因为无充入气体，可能手术空间显露不够，颈部通过克氏针进行悬吊后，可以在胸骨切迹下方处采用缝线悬吊局部皮肤，扩大手术空间。

（4）腋窝径路

分为单侧腋窝和双侧腋窝径路，在患侧腋窝处顺皮纹做一 4～5cm 切口（图 10-3-3），在胸大肌浅面游离皮瓣，基本同腋乳径路的方式，只不过单侧腋窝径路时所有器械包括腔镜及器械均从该切口进出，类似于“单孔”腔镜手术。该径路美容效果佳，腋窝处切口长短可根据肿瘤大小调整，取出标本方便，但创伤相对较大。相比腋乳径路，操作器械可能有干扰。

手术要点：

免充气与充气的腔镜甲状腺手术相比，颈外部位的切口不必严格选择 1cm 为限，这是因为颈外途径的切口多隐藏于衣服或身体的隐蔽部位，选择 3～4cm 的切口不会对美容要求产生太大影响；因为不充入 CO_2 气体，也不用担心切口漏气问题；切口较长时可以通过手指的触摸增加对手术部位的操控，如出血时的控制。

3. 游离皮瓣

从腋窝切口处沿胸大肌浅面用电刀游离皮瓣，因皮下组织疏松，可以采用分离钳辅助分离（图 10-3-4）。

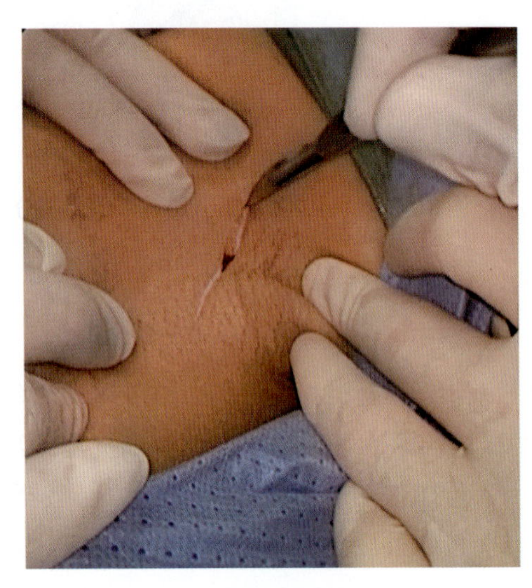

图 10-3-3　患侧腋窝皱褶处做一切口

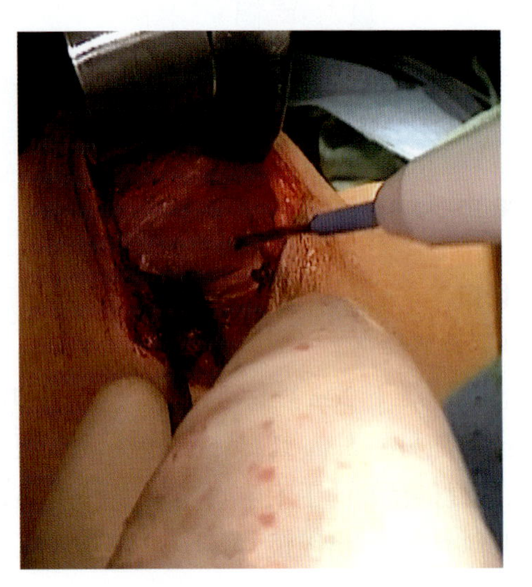

图 10-3-4　分离皮瓣

手术要点：

（1）游离皮瓣应该选择在颈深筋膜浅层上面游离，在胸部对应的是胸大肌筋膜浅面，是一层很疏松的间隙，大部分选择电刀或电凝钩即可完成。

（2）游离时方向结合皮肤表面的标志，不要搞错方向，游离到腋窝顶。

（3）采用可伸缩电刀进行游离，游离一段后可用拉钩拉起皮瓣，当视野受限时，应该置入悬吊拉钩。

4. 置入悬吊器械

当直视下游离皮瓣到一定深度时，使用定制拉钩，将皮瓣悬吊，腔镜辅助下，继续游离皮瓣，分离肌肉间隙等，拉钩随着游离深度可以经常调整位置（图 10-3-5）。

手术要点：

置入定制拉钩时，一般都是在腔镜直视下置入，用分离钳或者吸引器挑起要牵拉的组织，将拉钩沿着分离钳的下方置入。调节好拉钩的力量和高度，注意，不要为了充分暴露，而使用太大的拉力，有可能会损伤肌肉，造成术后的肌肉僵硬和痉挛。

5. 继续游离，并找到胸锁乳突肌间隙

用超声刀继续游离皮瓣，当游离到锁骨后，显露出胸锁乳突肌的锁骨头，在拉钩辅助下，显露出胸锁乳突肌间隙，并扩大此间隙，上方超过肩胛舌骨肌上 0.5～1cm（图 10-3-6、图 10-3-7）。

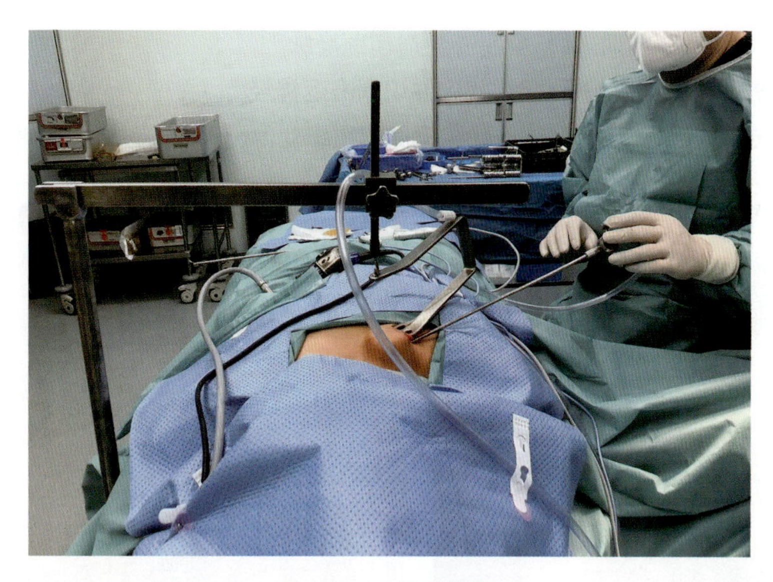

图 10-3-5 悬吊装置

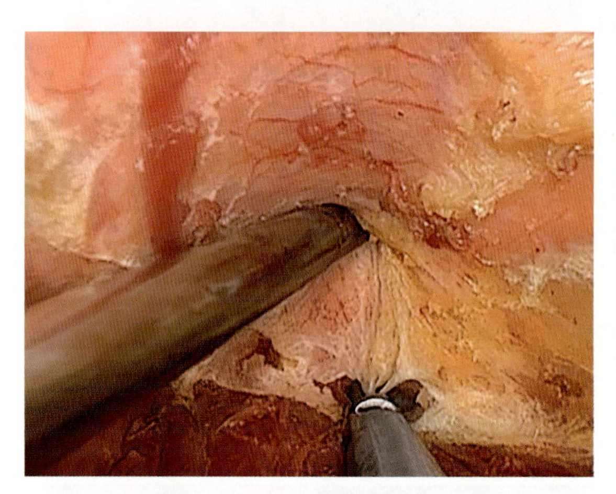

图 10-3-6 越过锁骨后继续游离皮瓣

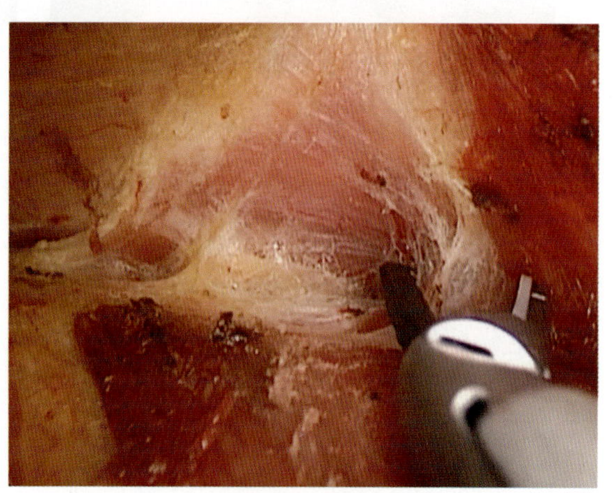

图 10-3-7 显露并扩大胸锁乳突肌胸骨头、锁骨头间隙

手术要点：

（1）显露出胸锁乳突肌锁骨端后，在拉钩牵拉的辅助作用下，很容易看到胸锁乳突肌肌间隙。分辨肌间隙有两个方法，一是根据肌纤维方向的不同，二是肌间隙常常有脂肪充填。

（2）扩大肌间隙到肩胛舌骨肌上三角时，不要为了追求显露充分而游离过伸。有可能会损伤深面的颈内静脉。

6. 自颈鞘打开颈前肌肉，并游离甲状腺

沿着颈鞘游离甲状腺表面的胸骨甲状肌和胸骨舌骨肌，深度达到峡部，上下两端范围足够轻松插入拉钩（图 10-3-8）。

手术要点：

（1）游离甲状腺时，上极和下极两端不要游离太多，可留一部分组织，起到悬吊作用，能更好地暴露喉返神经。

（2）沿着颈鞘游离颈前肌肉时，要小心勿损伤颈静脉。

7. 用无损伤钳向上方顶起甲状腺，找到并识别喉返神经

无损伤钳向上方推提甲状腺，使甲状腺深面的组织变薄，有利于显露喉返神经（图 10-3-9）。

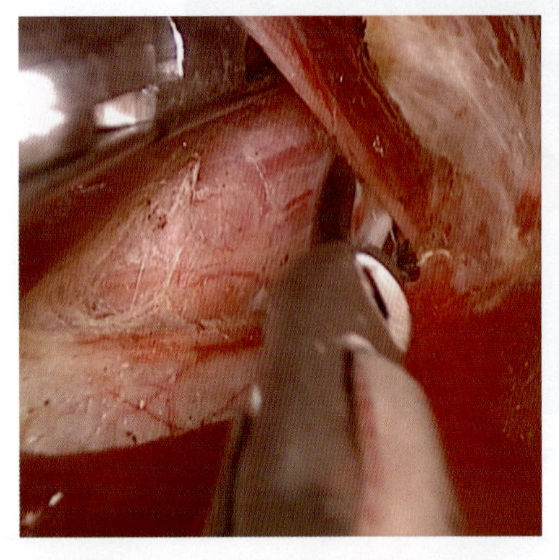

图 10-3-8　自甲状腺表面游离颈前肌肉

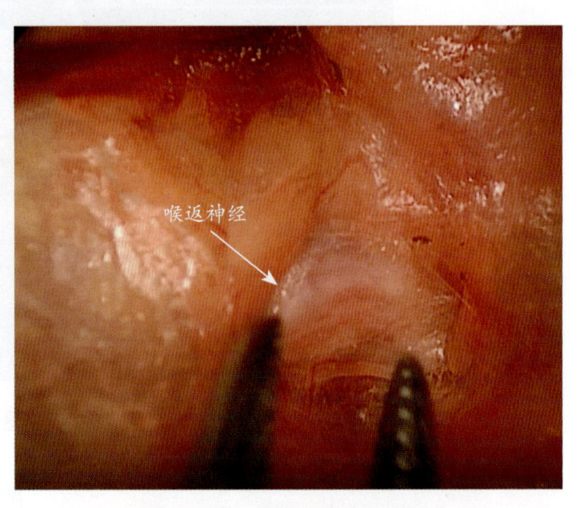

图 10-3-9　侧方显露喉返神经

手术要点：

与其他入路相比，腋窝入路显露喉返神经比较快捷、方便。为了更容易显露喉返神经，一是在游离甲状腺时，不要过度游离上下极，起到一定的悬吊作用；二是用无损伤钳推起甲状腺。

8. 处理甲状腺下极，清扫中央区淋巴结

充分显露喉返神经后，先处理下极，注意保护喉返神经和下甲状旁腺（图 10-3-10、图 10-3-11）。

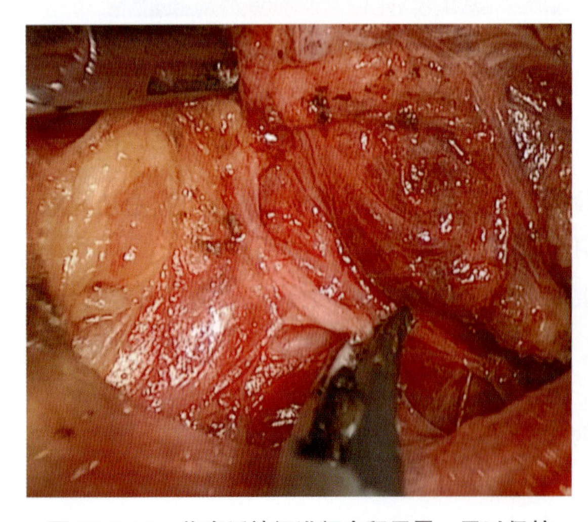

图 10-3-10　将喉返神经进行全程显露，予以保护

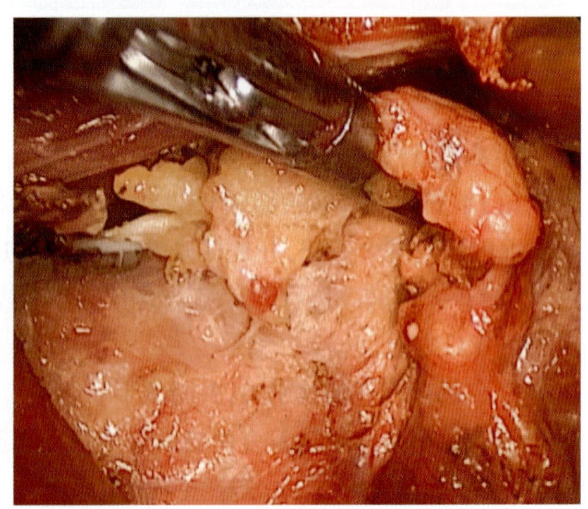

图 10-3-11　自胸骨端切断中央区淋巴脂肪组织

手术要点：

（1）注意保护喉返神经和甲状旁腺，如果确实无法保留下旁腺，可移植到肌肉中。

（2）如果中央区显露不充分，可以酌情切断部分肌肉，增加中央区显露。

9. 游离并切断甲状腺上极

显露上极后，超声刀游离并予以切断（图 10-3-12）。

手术要点：

（1）如果上极较高，可打开肩胛舌骨肌上三角，但是要注意颈内静脉走行。

（2）如果上极处理困难，可由后向前处理甲状腺上极。

10. 断峡部，切除甲状腺

将肿瘤在切口取出，因为切口较大，标本取出较充气腔镜甲状腺手术容易（图 10-3-13）。

11. 冲洗、引流、缝合（图 10-3-14）

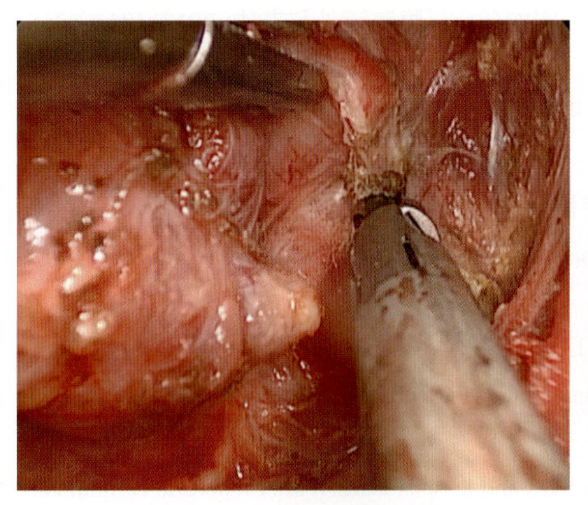

图 10-3-12　自上极切断甲状腺

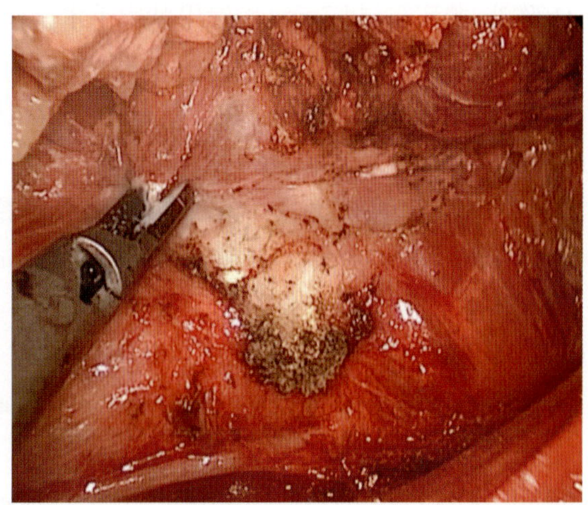

图 10-3-13　切断甲状腺峡部，并从切口处取出标本

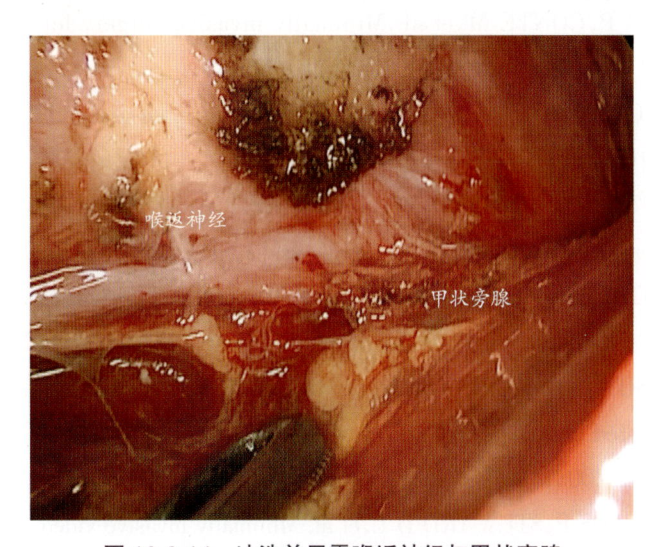

图 10-3-14　冲洗并显露喉返神经与甲状旁腺

四、术后处理要点

1. 免充气悬吊式腔镜甲状腺手术因为没有气腹，术后皮下气肿等并发症不会发生，除此之外，出血、神经损伤以及甲状旁腺功能低下等并发症的处理同开放手术。注意手术创口内有无出血，仔细观察引流液颜色与量，观察颈部、胸部有无肿胀、瘀斑甚至憋喘等情况。如判断胸部隧道内出血可采用加压包扎等保守方法，气管周围出血引起呼吸困难则要及时手术处理。

2. 术后声音嘶哑多系喉返神经牵拉、热损伤所致，可以给予营养神经药物处理，一般 3 个月内能够完全恢复。

3. 术后甲状旁腺功能低下引起手足麻木等症状，处理同开放手术，给予骨化三醇和钙片，症状缓解后逐渐减量至停药。

推荐阅读资料

[1] 陈波，曾庆东，胡三元 . 腔镜甲状腺手术操作空间的建立 . 腹腔镜外科杂志，2013，18（4）：255-256.

[2] 陈波，刘俊英，吕斌，等 . 免充气悬吊式内镜甲状腺手术 . 腹腔镜外科杂志，2014，19（4）：245-247.

[3] 胡三元 . 腔镜甲状腺手术的现状与展望 . 腹腔镜外科杂志，2010，15（4）：241-244.

[4] CHEN D，DING K，GUO K，et al. Gasless single incision endoscopic thyroidectomy. JSLS，2012，16（1）：60-64.

[5] LOMBARDI C P，RAFFAELLI M，D'ALATRI L，et al. Video-assisted thyroidectomy significantly reduces the risk of early postthyroidectomy voice and swallowing symptoms. World J Surg，2008，32（5）：693-700.

[6] MICCOLI P，BERTI P，AMBROSINI C E. Perspectives and lessons learned after a decade of minimally invasive video-assisted thyroidectomy. ORL，2008，70（5）：282-286.

[7] MICCOLI P，BERTI P，CONTE M，et al. Minimally invasive surgery for thyroid small nodules：preliminary report. J Endocrinol Invest，1999，22（11）：849-851.

[8] MICCOLI P，FREGOLI L，ROSSI L，et al. Minimally invasive video-assisted thyroidectomy（MIVAT）. Gland Surg，2020，9（Suppl 1）：S1-5.

[9] MICCOLI P，MINUTO MN，UGOLINI C，et al. Minimally invasive video-assisted thyroidectomy for benign thyroid disease：an evidence-based review. World J Surg，2008，32（7）：1333-1340.

[10] MICCOLI P，PINCHERA A，CECCHINI G，et al. Minimally invasive，video-assisted parathyroid surgery for primary hyperparathyroidism. J Endocrinol Invest，1997，20（7）：429-430.

[11] SGOURAKIS G，SOTIROPOULOS G C，NEUHÄUSER M，et al. Comparison between minimally invasive video-assisted thyroidectomy and conventional thyroidectomy：is there any evidence-based information? Thyroid，2008，18（7）：721-727.

[12] TERRIS D J，ANGELOS P，STEWARD D L，et al. Minimally invasive video-assisted thyroidectomy：a multi-institutional North American experience. Arch Otolaryngol Head Neck Surg，2008，134（1）：81-84.

[13] WANG Y L, ZHANG G Y, WANG L, et al. Endoscopic thyroidectomy by a modified anterior chest approach: a single institution's 5-year experience. Minim Invasive Ther Allied Technol, 2009, 18(5): 297-301.

[14] YOON J H, PARK C H, CHUNG W Y. Gasless endoscopic thyroidectomy via an axillary approach: experience of 30 cases. Surg Laparosc Endosc Percutan Tech, 2006, 16(4): 226 - 231

[15] YU W, LI F, WANG Z, et al. Effects of CO_2 insufflation on cerebrum during endoscopic thyroidectomy in a porcine model. Surg Endosc, 2011, 25(5): 1495-1504.

（陈波　刘南）

第十一章　腹腔镜胰腺手术

胰腺是腹膜后位器官，紧邻门静脉、肝动脉、肠系膜上动静脉、下腔静脉、腹主动脉等重要血管，解剖、显露困难，病灶切除难度大，可能导致难以控制的大出血；而涉及胰腺重建的手术，不管在技术层面，还是心理层面，都让术者敬畏，因此，腹腔镜技术在胰腺外科发展相对缓慢。随着手术技术的成熟、局部解剖的深入认识，以及腔镜下器械及能量平台的发展，腹腔镜胰腺外科已进入快速发展阶段，肿瘤切除术、胰体尾切除术（保留或切除脾脏）已成为常规开展的术式。复杂的、涉及消化道重建的腹腔镜胰腺手术也如火如荼地开展，特别是腹腔镜胰十二指肠切除术，已出现多个超过200例的单中心。本章将对胰腺外科常见术式进行介绍。

第一节　腹腔镜下胰腺肿瘤切除术

一、适应证及禁忌证

1. 适应证

腹腔镜下胰腺肿瘤切除术的手术适应证主要取决于肿瘤的解剖定位及性质，腹腔镜手术与开放手术具有相同的适应证，包括：①外生性胰腺良性或低度恶性肿瘤，如胰腺神经内分泌肿瘤、实性假乳头状瘤、浆液性或黏液性囊腺瘤、分支胰管型导管内乳头状黏液性肿瘤、单纯性囊肿等；②肿瘤位于胰腺实质内，但距离主胰管尚有一定距离（＞2mm）。

2. 禁忌证

（1）胰腺恶性肿瘤、主胰管型导管内乳头状黏液性肿瘤为绝对禁忌证；心肺功能不全、凝血机制障碍等不能耐受麻醉及手术；腹腔镜下操作困难的部位，如胰头颈后方、钩突、胰尾接近脾门处等为相对禁忌证；肿瘤与主胰管、胆总管关系密切，可能导致不可逆损伤者；肿瘤与门静脉、脾静脉关系密切，可能出现难以控制的术中出血者；体积巨大（＞4cm），难以牵拉操作的外生性肿瘤；定位困难的内生性肿瘤。

（2）对于大于3cm的胰腺神经内分泌肿瘤，局部切除尚存在争议，部分观点认为应该行规则胰腺切除联合区域淋巴结清扫。

二、术前评估、准备

1. 病史询问及体格检查

功能性神经内分泌肿瘤具有激素相关症状，需要特别了解患者的病史，如低血糖昏迷病史、消化道溃疡病史、腹泻病史、皮肤转移性红斑病史等。

部分胰腺神经内分泌肿瘤是多发性神经内分泌肿瘤的一种临床表型，患者可能合并垂体、甲状旁腺、肾上腺等多器官肿瘤，需全面了解激素相关临床表现。

无功能神经内分泌肿瘤及其他良性或低度恶性病变往往在体检时发现或无特异性症状，需结合辅助检查综合判断，避免漏诊或误诊。

2. 辅助检查

（1）常规实验室检查，如血常规、凝血功能、肝肾功能；老年或者高风险患者，注意检测心肌损伤标志物、脑钠肽、动脉血气、心脏彩超、肺功能、下肢血管彩超、颈动脉彩超等，评估手术耐受力，必要时请相关科室会诊。

（2）胰岛素瘤患者常比较肥胖，易出现 CO_2 潴留，术前应行肺功能检查及动脉血气分析。

（3）胰腺神经内分泌肿瘤，应该检测垂体、甲状旁腺、肾上腺等相关器官分泌的激素，避免漏诊。

（4）术前影像学检查应为重点，结合肿瘤定位、数量，与胰管、胆管及重要血管关系，综合评估腹腔镜手术的可行性、手术入路及手术方案。

（5）重视超声内镜的定性、定位价值。对于拟行胰腺肿瘤切除术的病例，常规超声内镜检查有助于评估肿瘤性质、肿瘤与主胰管的关系，能够指导手术策略。

三、手术步骤

1. 麻醉

一般选择气管内插管全身麻醉，可结合硬膜外麻醉降低应激反应，保证呼吸循环平稳。对于胰岛素瘤，应该监测术中血糖，分别于分离肿瘤前、切除肿瘤后 15 分钟、30 分钟、45 分钟、60 分钟测量血糖，判断是否彻底切除肿瘤。

2. 体位和站位

患者取仰卧位，头高足低、患侧抬高。术者站于患者右侧，助手在患者左侧，器械护士站于术者右侧（图 11-1-1A）。

3. 套管针位置

对于腹腔镜胰腺肿瘤切除术、胰腺中段切除术及胰十二指肠切除术，一般选用五孔法，套管针布局以脐部观察孔为中心，呈“V”字分布。脐部（10mm）戳孔放置镜头，右锁骨中线平脐水平取 12mm 戳孔为主操作孔，左锁骨中线平脐水平、左右侧腋前线肋缘下分别取 5mm 戳孔作为辅助操作孔（图 11-1-1B）。

手术要点：

对于腹腔镜胰十二指肠切除术，可在剑突下 1cm 处添加 5mm 戳孔，通过该戳孔置入器械，用于阻挡肝脏或者胃。

对于胰体尾切除术（联合脾切除术），主操作孔位于右侧锁骨中线脐上 2cm，副操作孔位于剑突下。助手在左侧锁骨中线和腋前线选择 1～2 个操作孔，协助牵拉显露（图 11-1-1C）。

4. 进入小网膜囊

打开胃结肠韧带，进入小网膜囊（图 11-1-2）。

手术要点：

胰腺为腹膜后脏器，显露路径包括胃结肠韧带径路、肝胃韧带径路、脾结肠韧带径路、腹膜后径路等。虽然有腹膜后腹腔镜胰腺肿瘤切除的报道，但目前最常用的仍然是经胃结肠韧带径路。适当的牵拉角度和张力有利于寻找薄弱区域，一般术者左手器械在上，助手双手器械在下，呈三角牵拉。

5. 显露胰腺下缘

结肠系膜根部的后腹膜移行为胰腺被膜，切开显露胰腺体尾部下缘（图 11-1-3）。

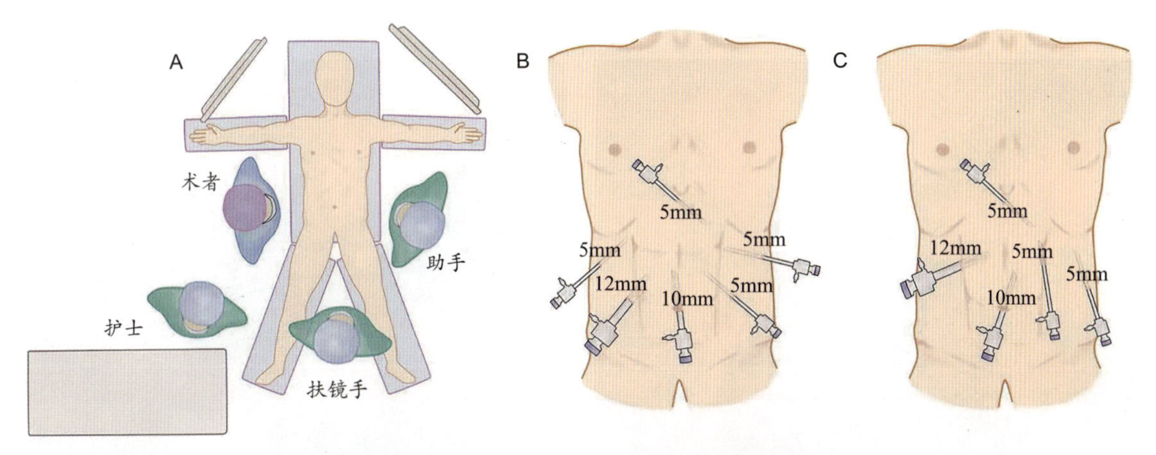

图 11-1-1　体位和站位（A）及套管针位置（B、C）

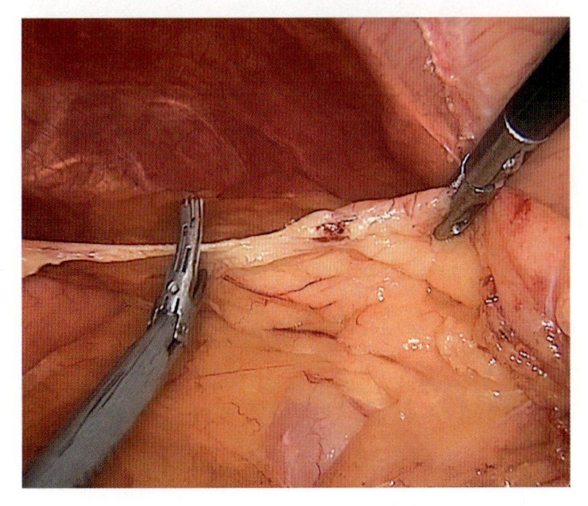

图 11-1-2　进入小网膜囊

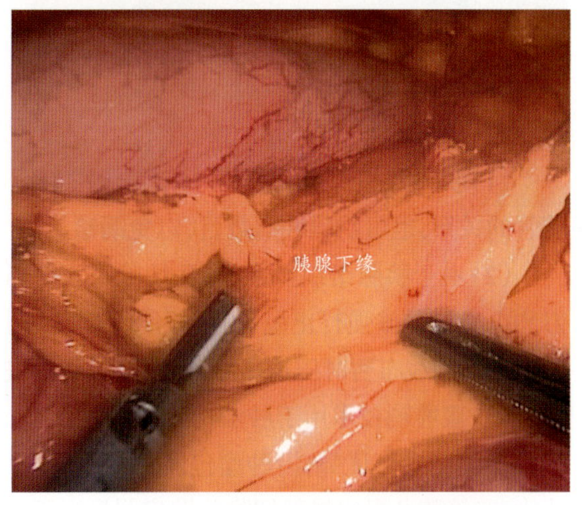

图 11-1-3　切开筋膜游离胰腺下缘

手术要点：

胰体尾部下缘常有较明显的移行界限，沿此界限切开，既不会损伤胰腺，也可避免损伤结肠系膜血管。但是，对于肥胖或者胰腺脂肪化患者，界限可能难以辨认，需保持足够的牵拉张力，超声刀由浅入深，逐步切开。

6. 定位肿瘤（难点一）

结合术前影像学检查，在相应部位寻找、定位肿瘤。脾脏、肾脏轮廓、肿瘤与胰腺上下缘及肠系膜血管的关系均可成为定位依据（图 11-1-4）。

难点对策：

准确定位是手术成功的第一步，特别是胰岛素瘤，体积小，术中定位困难。外生性肿瘤定位比较容易；位于胰腺实质内的肿瘤，定位较困难，可联合腹腔镜超声进行定位。

7. 切除肿瘤（难点二）

打开胰腺被膜，沿肿瘤边缘电灼或超声刀剥除肿瘤，注意避免出血及胰管损伤（图 11-1-5）。

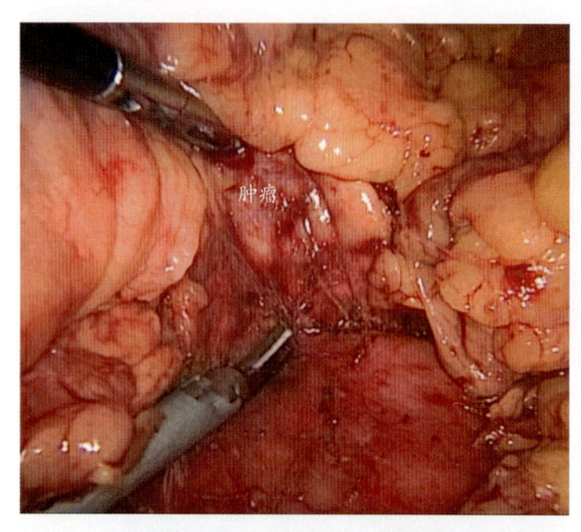

图 11-1-4　从胰腺后方显露肿瘤

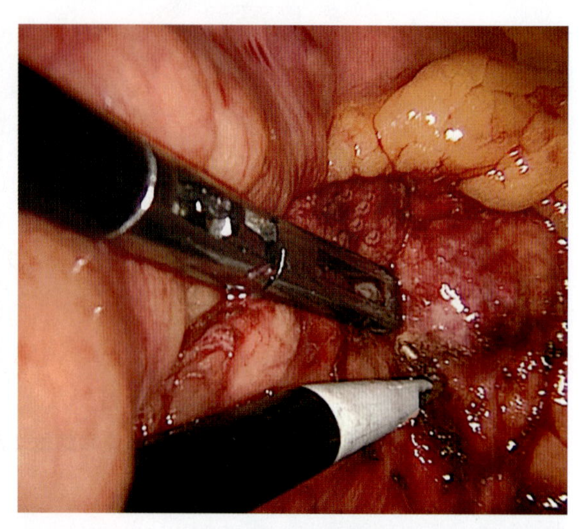

图 11-1-5　切除肿瘤

难点对策：

（1）胰腺肿瘤切除术的关键是保护主胰管。建议术前行超声内镜检查，既可以明确肿瘤与主胰管的关系，也可明确肿瘤数目，以免漏诊。

（2）由于胰腺组织血运丰富，切除过程中常有出血，有时候比较凶猛。此时应该杜绝用超声刀和电外科器械强行止血，因为即使没有损伤主胰管，也可能会造成较大的分支胰管损伤。正确的方法是用纱布暂时压迫止血，辨明情况后再进一步处理。

（3）腹腔镜技术用于肿瘤切除术独具优势。除了良好的视野显露外，更重要的是可以发挥腹腔镜多角度操作优势，沿肿瘤包膜做精细解剖可最大限度地避免胰腺组织和管道损伤。有报道认为，腔镜胰岛素瘤局部切除并发症明显少于开放手术。

8. 牵拉肿瘤

合理的牵拉角度和力度，有利于肿瘤的切除。

手术要点：

胰腺肿瘤质地较脆，难以牵拉。可以缝合肿瘤，增强牵拉力，便于间隙的辨认（图 11-1-6、图 11-1-7）。

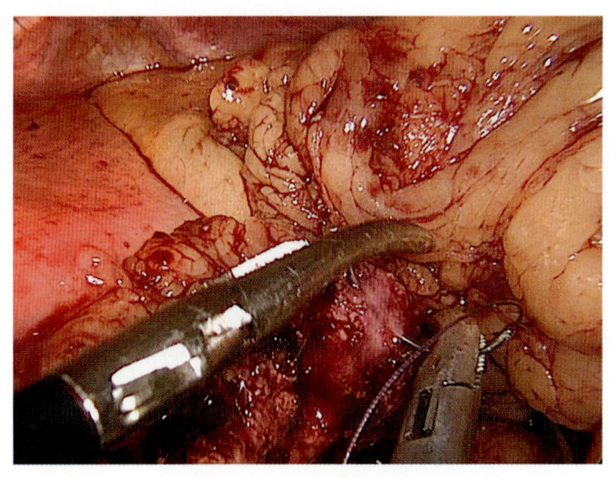

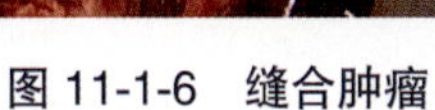

图 11-1-6　缝合肿瘤

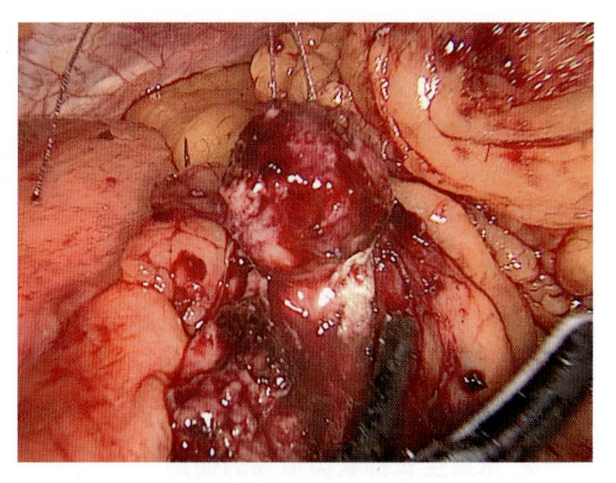

图 11-1-7　牵拉肿瘤

9. 取出标本

将肿瘤置入标本袋中并取出，送快速病理检查(图 11-1-8)。

手术要点：

术中快速病理检查有助于明确肿瘤性质，对于恶性肿瘤应进行根治性切除。

10. 创面彻底止血(图 11-1-9)

手术要点：

创面可用 Prolene 线缝合，既可止血，也可减少术后胰瘘的发生。对于胰头后方或钩突创面，虽然显露困难、缝合角度不佳，但不能用电凝止血代替缝合止血，应该确切止血，避免电凝过度烧灼，术后焦痂脱落出血。

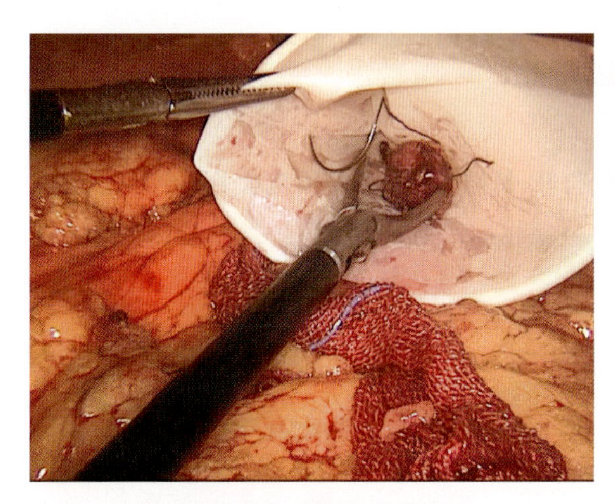

图 11-1-8　置入标本袋中

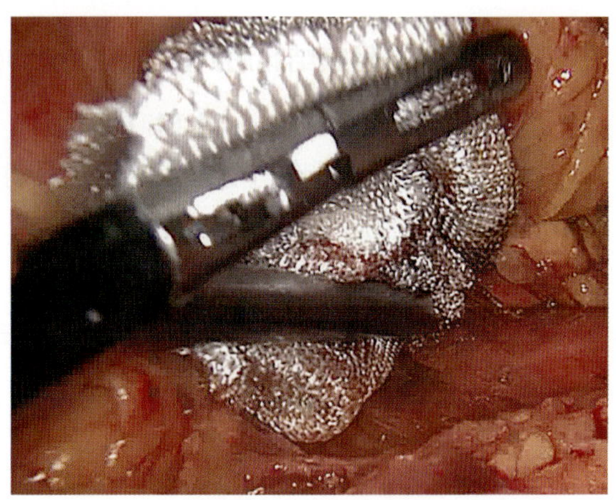

图 11-1-9　创面止血

11. 引流管的放置

分别于胰腺创面放置 1～2 根引流管(图 11-1-10)。

手术要点：

胰瘘是胰腺肿瘤切除术后的主要并发症。应加强引流，以免局部积液和感染。有时可以关闭网膜囊，防止引流管移位。

12. 撤管，缝合关闭戳孔

撤出鞘管，观察穿刺孔处有无出血，缝合关闭戳孔，结束手术。

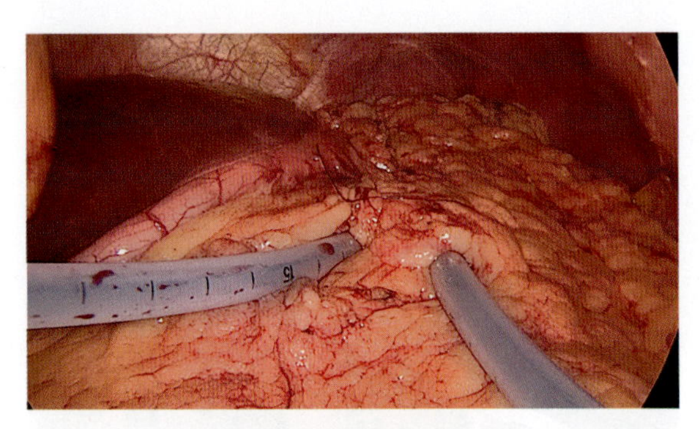
图 11-1-10　放置引流管

四、术后处理要点

1. 术后高血糖

胰岛素瘤术后可出现反应性高血糖，可静脉持续泵入胰岛素，每 2～4 小时监测血糖 1 次。

2. 术后生长抑素类似物的使用

对于高胰瘘风险患者，术后预防性使用生长抑素类似物可降低胰瘘发生率；但对于姑息性胰岛素瘤切除患者，生长抑素类似物可加重低血糖。

3. 术后胰瘘、积液及感染的识别和处理

术后 3～5 天行腹部 CT 检查，明确是否存在腹水、感染，必要时可行穿刺引流；小网膜囊内的积液处理较棘手，可考虑超声内镜下穿刺引流。

五、典型病例介绍

随着技术进展，腹腔镜的优势在胰腺外科得以充分体现，既可基于肿瘤解剖定位，设计个体化手术入路，进而提高手术效率及安全性（典型病例一）；也可利用良好的视野和精细的操作，完成极限情况下的肿瘤切除术（典型病例二）；即使对于体积较大的胰头部肿瘤，也可安全实施切除术（典型病例三、四）。

典型病例一：经横结肠后入路的钩突部肿瘤切除术

手术步骤（图 11-1-11～图 11-1-14）：

1. 提起横结肠及系膜，于系膜根部右侧薄弱处打开，暴露十二指肠降段与水平段交界处。

2. 向左上方提起十二指肠，于后方游离，充分翻起十二指肠与胰头部。

3. 沿胰十二指肠筋膜前方游离直至肠系膜根部，定位肿瘤。

4. 沿包膜分离、剥除肿瘤。

5. 缝合胰腺被膜，放置引流。

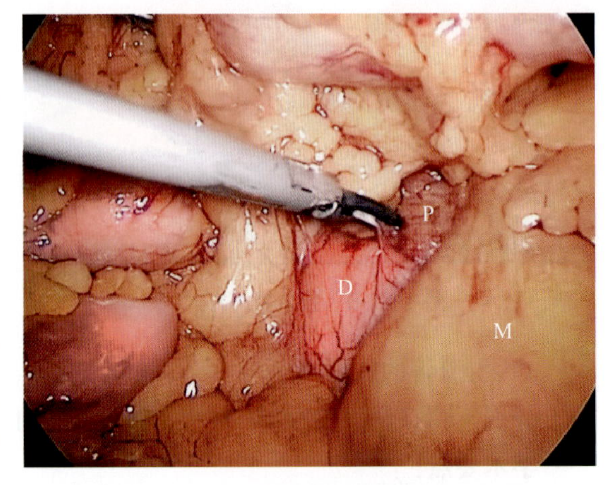

图 11-1-11　肠系膜根部右侧横结肠系膜薄弱处
D. 十二指肠；P. 胰头；M. 横结肠系膜。

手术难点及对策：

采用横结肠后入路能够快速显露胰头及钩突，对于胰头 / 钩突肿瘤局部切除具有明显优势。进入正确的解剖层次，是手术安全、高效的前提。该入路在打开横结肠系膜薄弱区后，首先显露十二指肠降段 / 水平段交接处，向后解

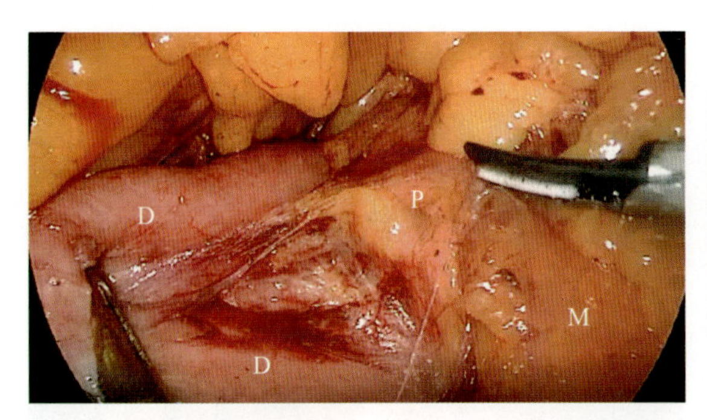

图 11-1-12　解剖并显露十二指肠（2、3 段）及胰头
D. 十二指肠；P. 胰头；M. 横结肠系膜。

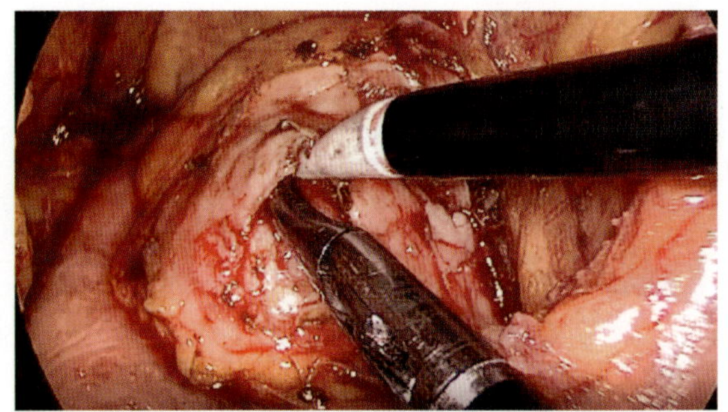

图 11-1-13　显露并沿包膜分离剥除肿瘤

剖进入胰头十二指肠后间隙，解剖游离十二指肠降段、水平段及胰头后方；然后转向前方及侧方，进入横结肠系膜后间隙，解剖胰头及钩突前方、十二指肠前方和侧方，但应该避免进入错误层次，造成横结肠系膜血管损伤，使胰头十二指肠具有一定游离度，以利于肿瘤切除过程中的显露、牵拉、止血、缝合等操作。游离胰头十二指肠的过程中，牵拉动作要轻柔，以免造成十二指肠损伤。

完成肿瘤切除后，经横结肠系膜裂孔于胰头创面放置引流管 1～2 根，并缝合关闭系膜裂孔，这样，即使术后出现胰瘘或消化道瘘，也能局限于腹膜后的手术操作区域。

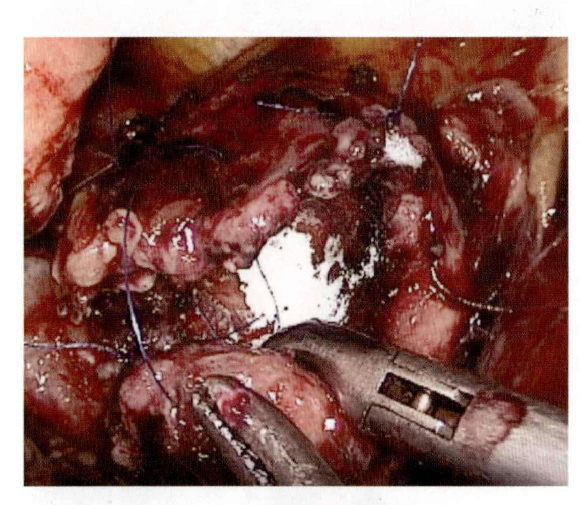

图 11-1-14　缝合关闭胰腺创面

典型病例二：解剖主胰管的胰岛素瘤剜除术

手术步骤（图 11-1-15～图 11-1-18）：

1. 显露胰腺，定位肿瘤。
2. 沿包膜分离肿瘤直至胰腺深部。
3. 压榨法分离胰腺组织，显露主胰管及分支胰管。
4. 仔细将主胰管与肿瘤分离，完整切除肿瘤。
5. 用 6-0 PDS Ⅱ缝线修补主胰管的破口。
6. 缝合胰腺残面，放置引流。

手术要点：

保护主胰管的完整性是这类手术的重点，在切除过程中紧贴肿瘤包膜或者假包膜分离，

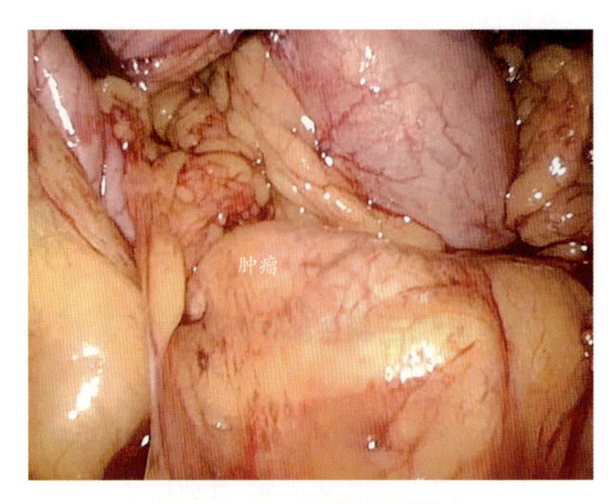

图 11-1-15　显露胰腺及肿瘤

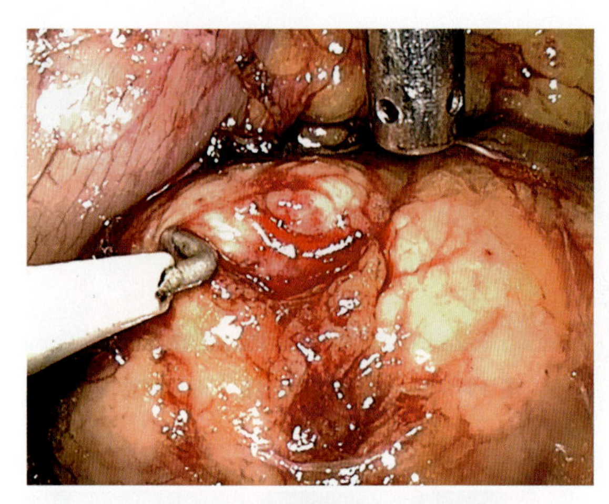

图 11-1-16　沿肿瘤包膜分离肿瘤

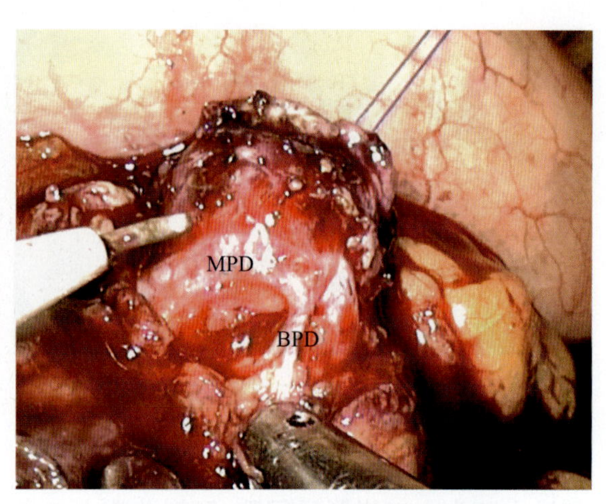

图 11-1-17　肿瘤与主胰管关系密切
MPD. 主胰管；BPD. 分支胰管。

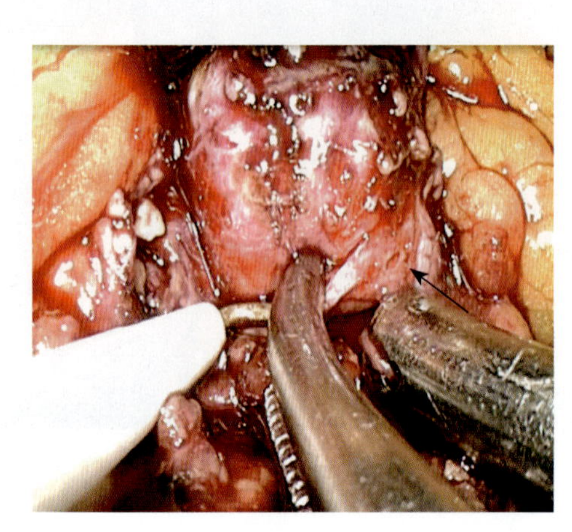

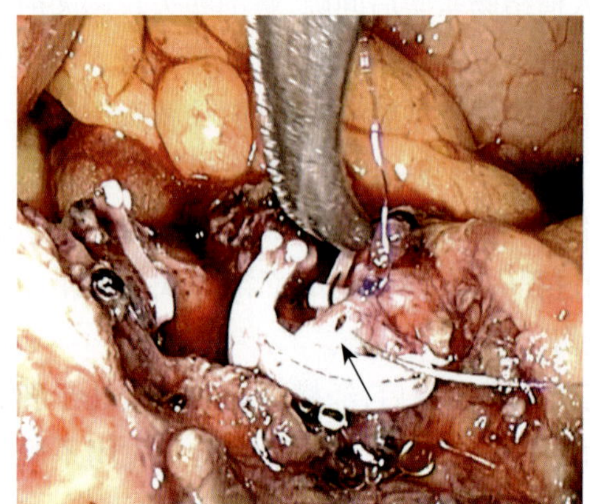

图 11-1-18　修补主胰管破口（箭头示主胰管破口）

对于危险区域采用吸引器推出组织间隙，避免盲目烧灼；对于无法推出组织间隙的情况，可采用超声刀夹持、压榨组织，以清晰显露每一条管道；碰到出血或者局部视野不清晰的情况，应该避免电器械盲目烧灼。

难点及对策：

胰腺肿瘤局部切除最大难点在于主胰管的保护。采用腹腔镜下精准分离解剖的方式，可以显露出主胰管和较大的分支胰管，在妥善保护胰管的前提下局部切除肿瘤，患者有明显的临床获益。但是，若术中无法保证主胰管的完整性，则应该选择规则胰腺切除，以免造成术后难治性胰瘘。

典型病例三：胰头部肿瘤切除术

手术步骤：

1. 游离胰头前方的融合筋膜，显露胰头部肿瘤（图 11-1-19～图 11-1-21）。

2. 沿包膜仔细游离肿瘤，特别是分离肿瘤与胰腺实质间的间隙，胰头部血供丰富，较大出血时可利用氩气刀喷凝止血（图 11-1-22～图 11-1-25）。

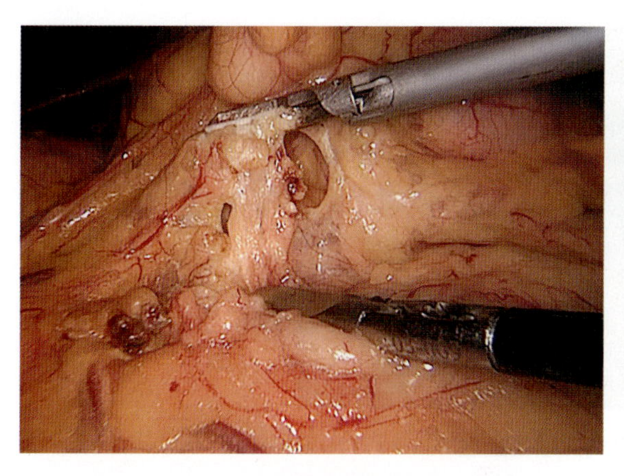

图 11-1-19　游离胰头前方的融合筋膜

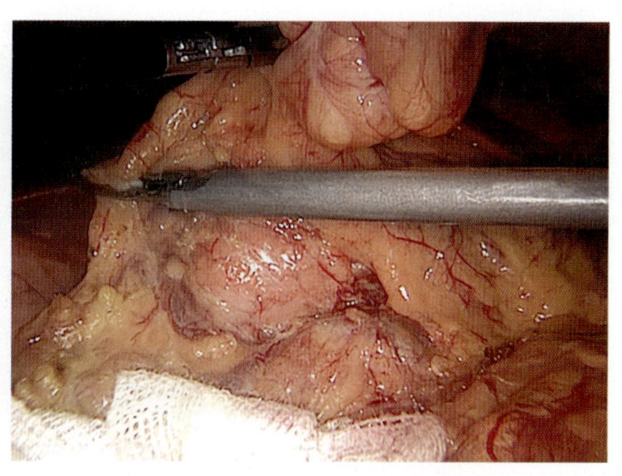

图 11-1-20　显露胰头部肿瘤

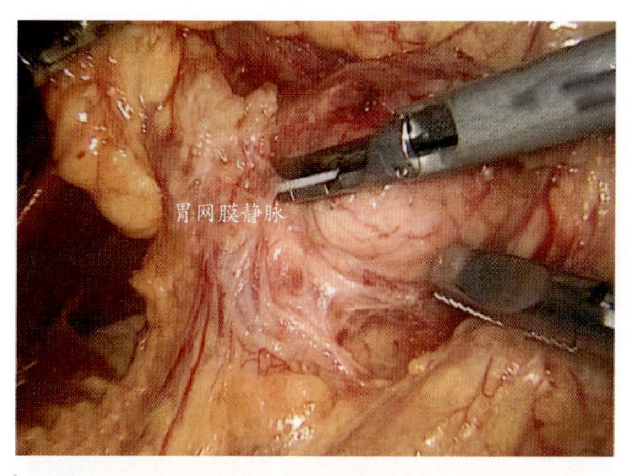

图 11-1-21　胰头部肿瘤与周围大血管的关系

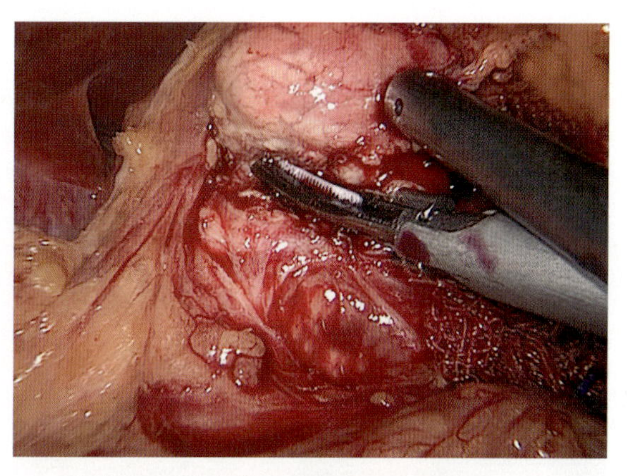

图 11-1-22　超声刀分离肿瘤

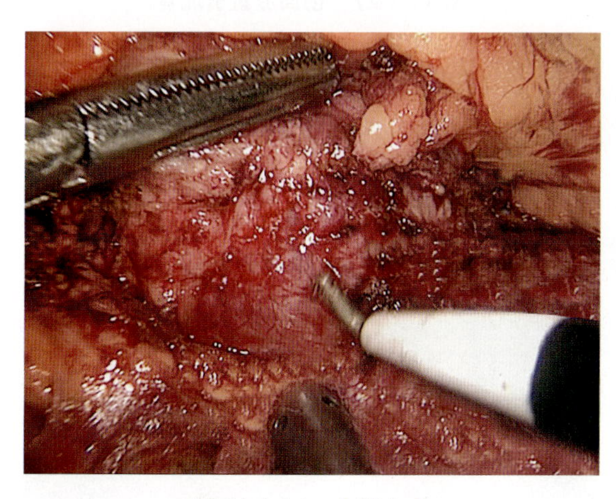

图 11-1-23　电凝止血

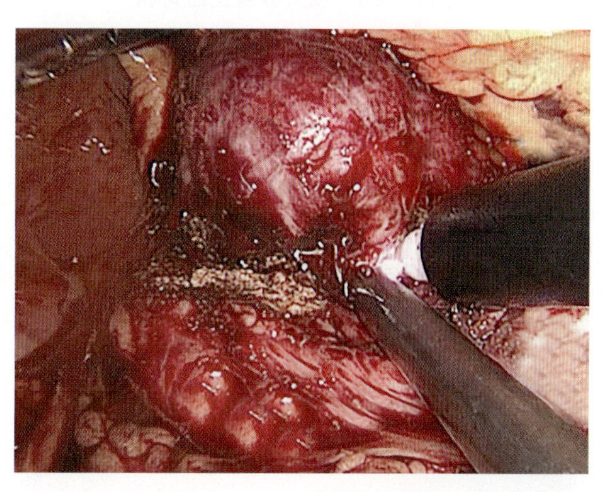

图 11-1-24　结扎肿瘤血管

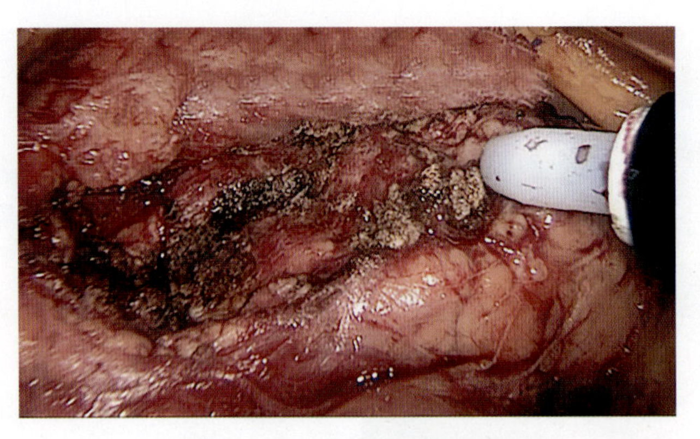

图 11-1-25　氩气刀喷凝止血

3. 创面止血，放置止血材料并引流（图 11-1-26、图 11-1-27）。术后病理：胰腺实性假乳头状瘤。

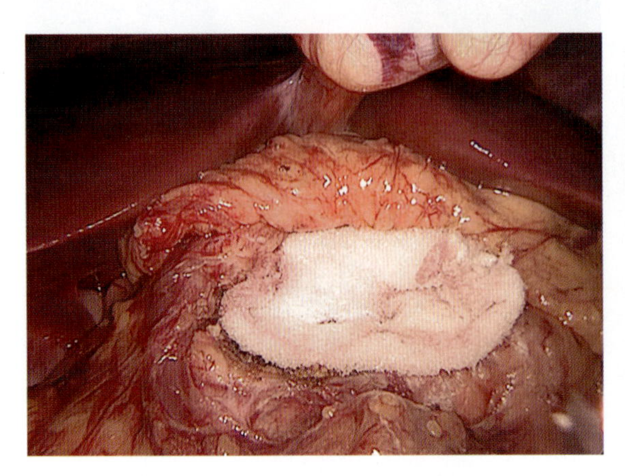

图 11-1-26　创面放置止血材料

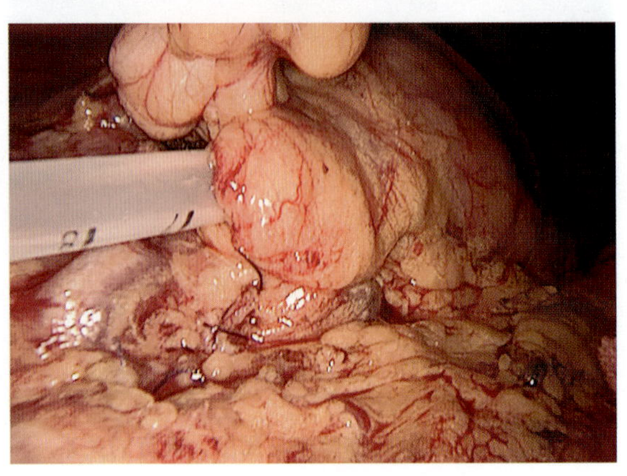

图 11-1-27　创面放置引流管

典型病例四：胰头部肿瘤切除术

肿瘤为囊实性，位于胰头部，呈外生性生长。沿肿瘤包膜仔细游离肿瘤，完整切除。术后病理：胰腺实性假乳头状瘤（图 11-1-28～图 11-1-32）。

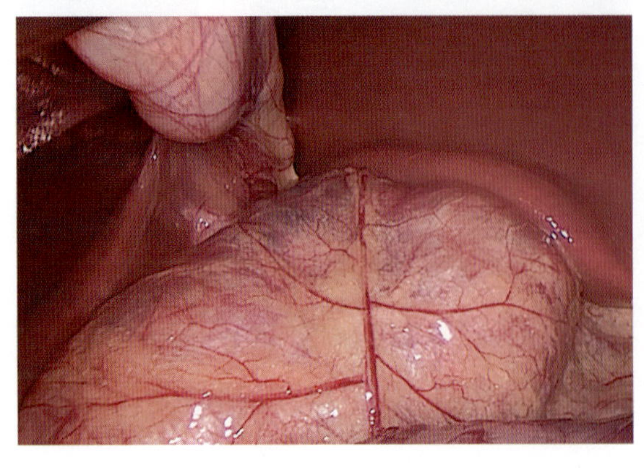

图 11-1-28　术中探查

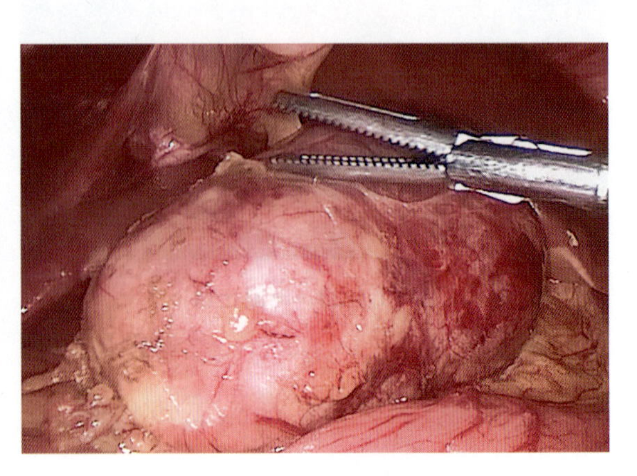

图 11-1-29　打开胰腺被膜

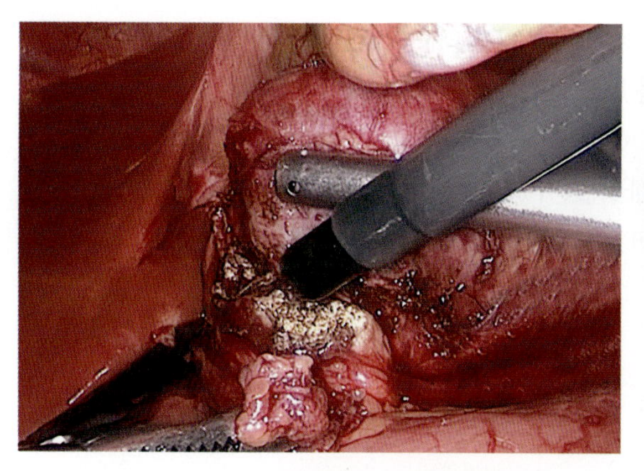

图 11-1-30　喷凝止血，保持创面清晰

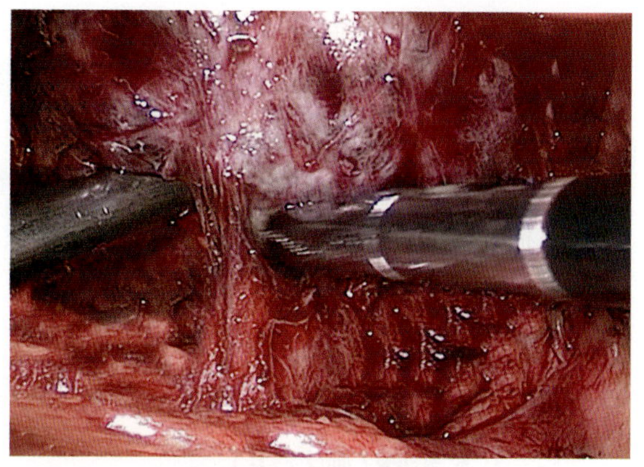

图 11-1-31　分离肿瘤

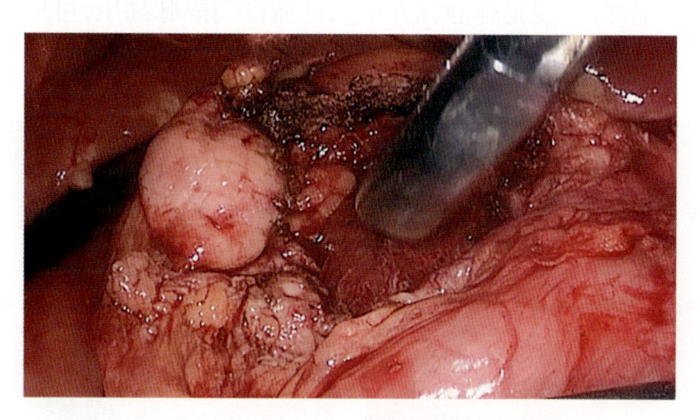

图 11-1-32　创面处理

第二节　腹腔镜胰体尾联合脾脏切除

腹腔镜胰体尾切除已经成为临床比较常见、操作比较规范的腹腔镜胰腺手术，分为保留脾脏和联合脾脏切除两种手术方式。文献统计 800 余例腹腔镜胰体尾手术，保留脾脏和切除脾脏手术各占一半。良性病变应该尽量保留脾脏，虽然离断脾脏血管不一定造成脾脏的缺血坏死（Warshaw 手术），但是大多数情况下将脾脏血管分离并加以保留更加安全。联合脾脏切除无须游离脾脏血管，操作简单安全，病变切除彻底，对恶性疾病比较适用。腹腔镜下胰体尾联合脾脏切除可以分为顺行切除和逆行切除两种手术方式。顺行切除为胰腺颈部离断后由右至左进行，逆行切除为联合脾脏自左向右分离，最后离断胰腺颈部。

一、适应证及禁忌证

1. 适应证

将腹腔镜技术用于胰体尾癌尚有争议。对于一些无胰外浸润的胰腺癌或者虽然有胰外浸润但是胰体尾部活动度可，没有粘连固定的肿瘤，可以选择腹腔镜下胰体尾（联合脾脏）切除术。

各种胰体尾部囊实性肿瘤（包括黏液性、浆液性囊腺瘤及实性假乳头状瘤）、诊断不明的真性或假性囊肿，局部切除有一定困难者，同样可以选择该术式。

上述情况可以根据肿瘤与脾脏血管的粘连浸润情况，选择保留或者切除脾脏的腹腔镜胰体尾切除术。一般胰体尾癌多选择联合脾脏的胰体尾切除术，以保障肿瘤根治的彻底性。

2. 禁忌证

胰腺炎发作史及上腹部手术史为相对禁忌证。除开放手术禁忌证外，肿瘤浸润固定、与重要血管侵犯等情况，估计腹腔镜下处理困难者应及时中转开腹。

二、术前评估、准备

同本章第一节腹腔镜下胰腺肿瘤切除术。

三、手术步骤（顺行法）

1. 肿瘤位于胰腺体尾部，已侵犯脾静脉并形成区域性门静脉高压，可见曲张静脉（图 11-2-1）。打开胃结肠韧带，游离胰腺下缘（图 11-2-2）。

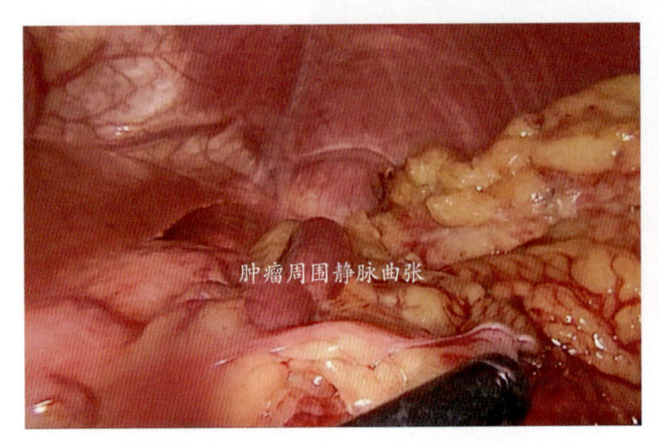

图 11-2-1　肿瘤位于胰腺体尾部

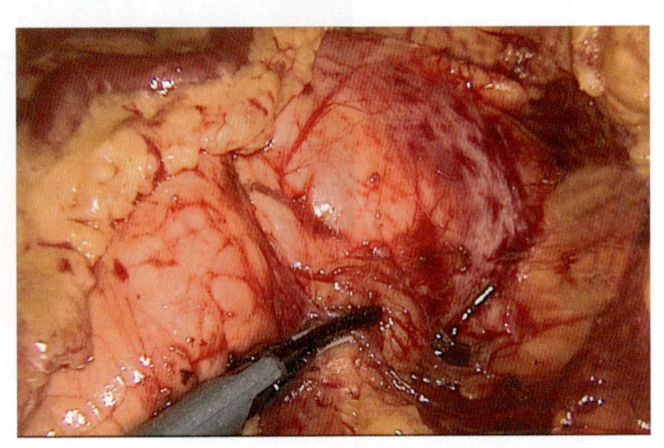
图 11-2-2　打开胃结肠韧带，游离胰腺下缘

2. 游离胰腺后方的疏松间隙，显露脾静脉（图 11-2-3）。肿瘤与左肾上腺粘连紧密，予以分离（图 11-2-4）。

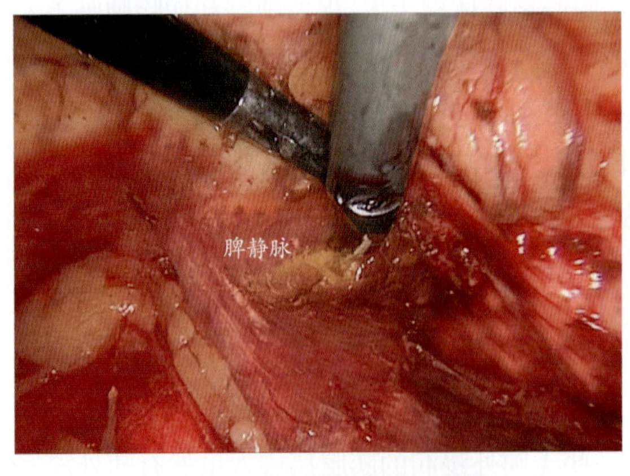

图 11-2-3　脾静脉自后方显露

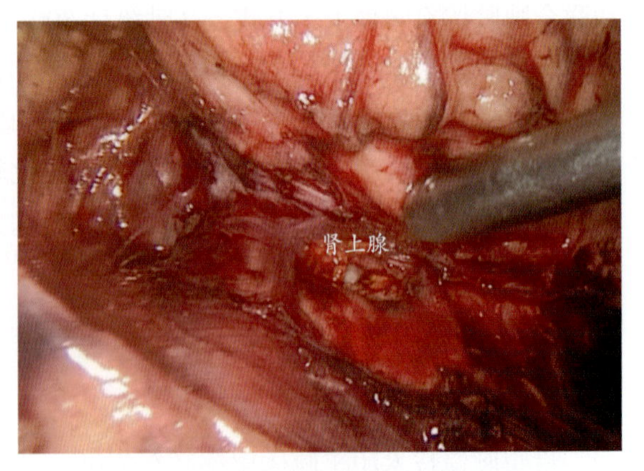

图 11-2-4　分离肾上腺与肿瘤

3. 游离胰腺上方，探查脾动静脉已经被肿瘤浸润，无法保留，用 Endo-GIA 予以切断（图 11-2-5）。

4. 观察脾上极尚有部分血运，予以保留。观察确定切断脾动静脉后形成的缺血线，用超声刀离断脾脏（图 11-2-6、图 11-2-7）。

5. 将切除后的标本置入标本袋（图 11-2-8、图 11-2-9），经下腹部 Pfannenstiel 切口取出（图 11-2-10）。术后病理：黏液性囊腺瘤。

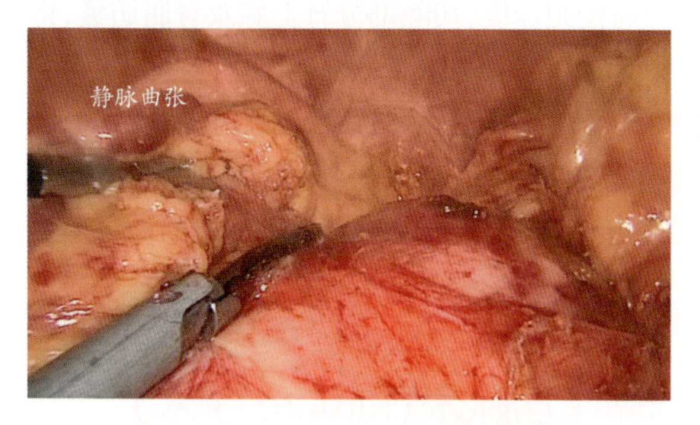

图 11-2-5　Endo-GIA 切断脾动静脉

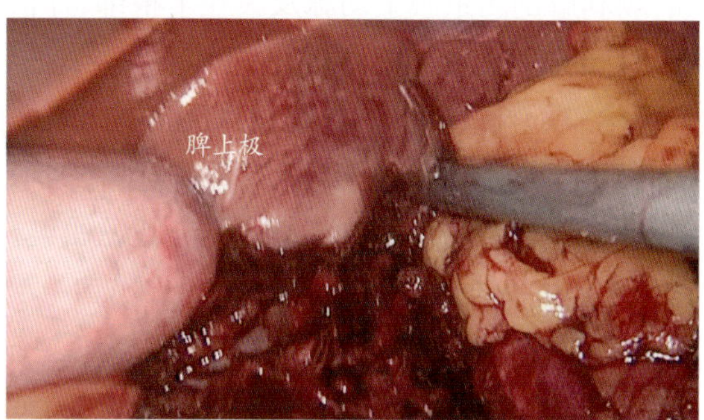

图 11-2-6　观察确定切断脾动静脉后形成的缺血线

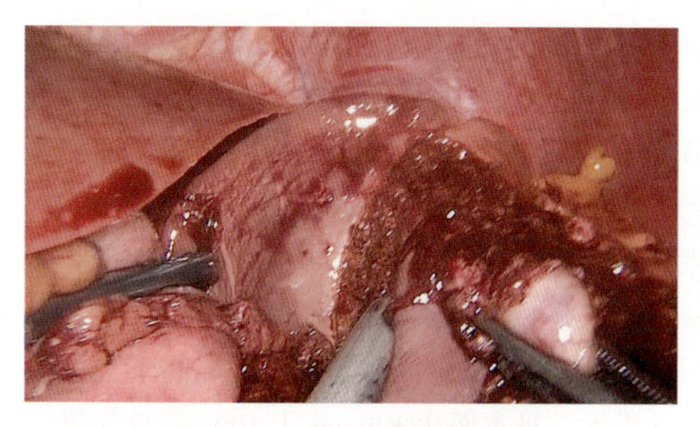

图 11-2-7　沿缺血线离断脾脏

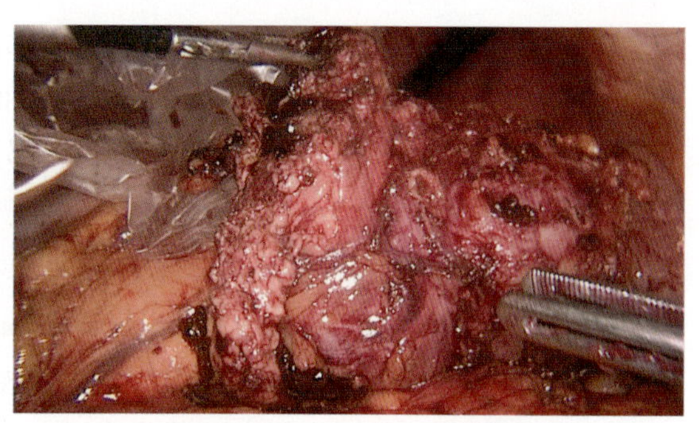

图 11-2-8　标本置入标本袋

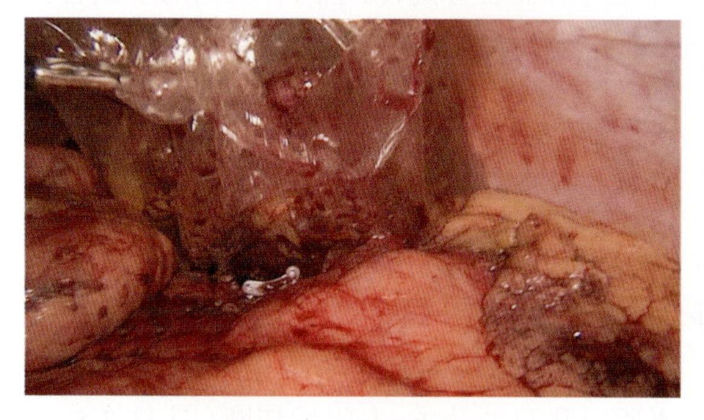

图 11-2-9　收紧标本袋

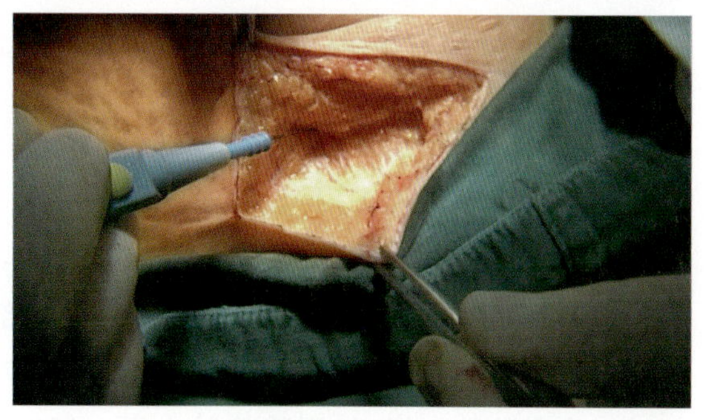

图 11-2-10　经下腹部 Pfannenstiel 切口取出标本

难点及对策：

胰体尾与脾脏切除手术是最先得到认可的腹腔镜胰腺手术，血管处理相对简单，平面比较单一，无须重建，利于推广普及。但在实践中，仍需注意以下几点：

（1）与开放手术不同，腹腔镜下多采用顺行入路，一般从胰颈部处理较易，但应注意肝总动脉、门静脉的保护，防止损伤，尤其是肿瘤较为接近胰颈部时。虽然 Endo-GIA 切断胰腺比较简捷，但考虑到损伤血管特别是肝总动脉的可能性，用超声刀直接切断胰腺是安全的选择，此时脾动静脉的处理往往更加清晰。

(2)该术式用于低度恶性肿瘤指征明确,也可作为临床试验,用于胰腺癌的手术治疗;应将重要血管悬吊保护,并清扫周围淋巴结。根治性顺行模块化胰体尾加脾脏切除术(radical antegrade modular pancreatosplenectomy,RAMPS)在腹腔镜下实施完全可行,要点在于确定左肾静脉所在平面,顺利解剖肠系膜上动脉及腹腔干根部,并根据肿瘤侵犯深度,切除部分肾上腺及肾脂肪囊,得到阴性的腹膜后切缘。

(3)联合脾脏切除时,可以采用不同于单纯腹腔镜脾脏切除手术的路径,沿胰体尾切除平面自侧后方游离脾脏裸区后,再行游离胃脾韧带。部分患者可以实施部分脾切除术。

(4)胰腺断面处理多采用 Endo-GIA,如果存在直接通向胰腺断面的血管,则加缝断面可望提高手术的安全性。

第三节　保留脾脏的腹腔镜胰体尾切除术(Kimura 手术)

保留脾脏的腹腔镜胰体尾切除术适用于无法局部切除的、胰体尾良性或低度恶性病灶。对于恶性肿瘤,目前主流观点是不适宜保脾,一方面,保脾会影响病灶的切除及淋巴结清扫;另一方面,恶性病灶常侵犯脾血管或脾门,并引起局部无菌性炎症及区域性门静脉高压,技术层面也很难施行保脾手术。

保留脾脏的腹腔镜胰体尾切除术包括两种术式,即保留脾血管(Kimura 手术)与不保留脾血管(Warshaw 手术)。与 Kimura 手术相比,Warshaw 手术操作相对容易,在手术时间、控制出血等方面均存在一定优势,但 Warshaw 手术后发生脾梗死及区域性门静脉高压的概率明显高于 Kimura 手术。因此,部分外科医生倾向于优先尝试 Kimura 手术。日本医生 Kimura 于 1996 年首先报道了该术式。该手术的难点在于将含肿瘤在内的胰体尾与脾血管分离,由于两者之间的小血管分支较多且短,分离中容易造成脾脏动静脉破裂出血,因此对手术技巧要求更高。良好的腹腔镜基本功是完成 Kimura 手术的重要条件。

一、手术步骤

1. 打开胃结肠韧带,进入小网膜囊(图 11-3-1)。

2. 游离脾结肠韧带,进一步显露胰尾,可见部分脾下极缺血(图 11-3-2)。

3. 分离胰尾后方与脾门间隙,注意保护脾脏(图 11-3-3、图 11-3-4)。

4. 分离胰腺上缘,显露脾静脉主干。仔细游离通向胰腺的分支,夹闭后切断(图 11-3-5、图 11-3-6)。

5. 脾静脉分离后,可以看到脾动脉通向胰尾的分支,同样予以分离后切断,完整分离肿瘤(图 11-3-7、图 11-3-8)。

6. 脾动静脉分离完毕后,用 Endo-GIA 距离肿瘤 1cm 切断胰腺,注意保护脾动静脉。创面放置止血纱布后放置引流管(图 11-3-9～图 11-3-11)。

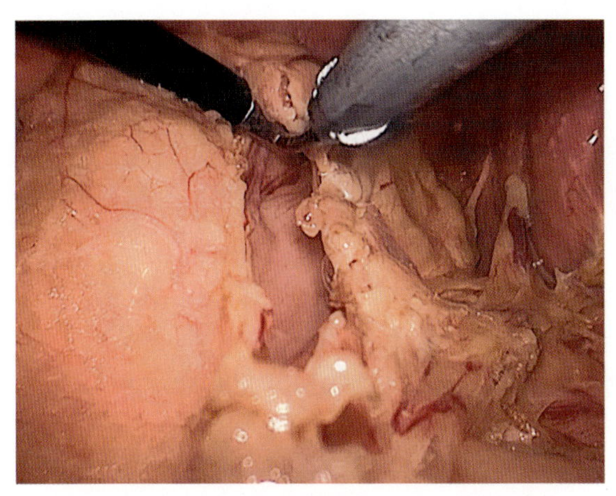
图 11-3-1　打开胃结肠韧带，进入小网膜囊

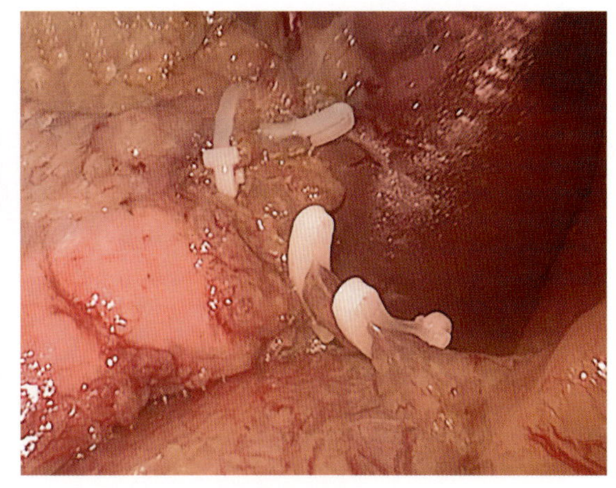
图 11-3-2　游离脾结肠韧带，进一步显露胰尾

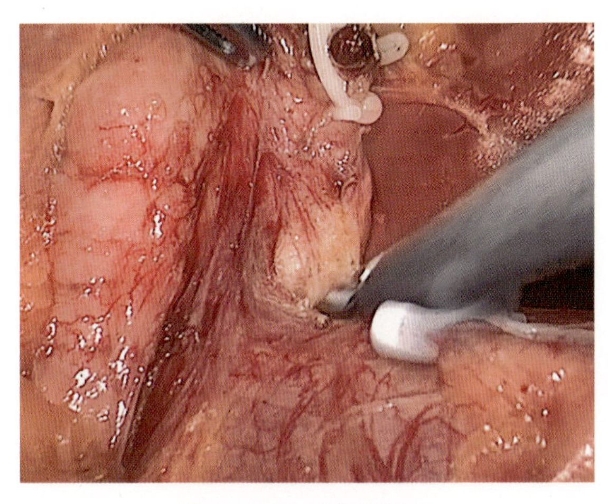
图 11-3-3　胰尾的游离

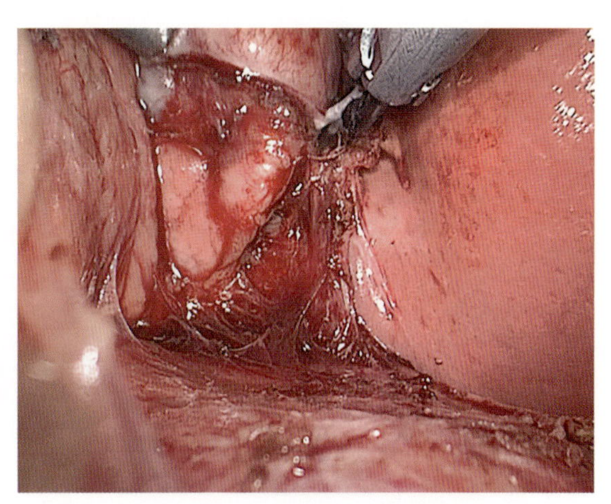
图 11-3-4　在脾门附近游离胰尾

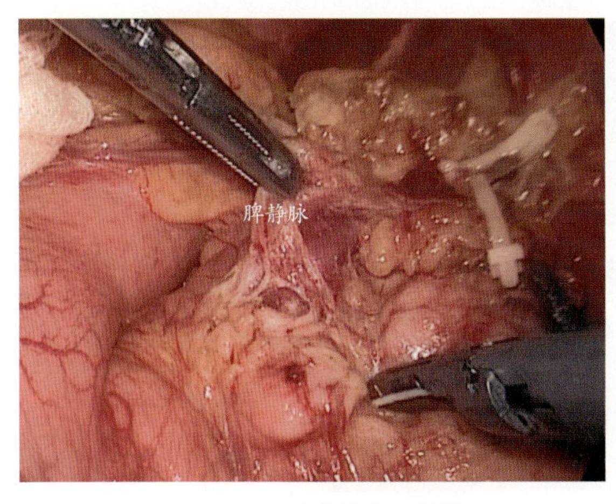

图 11-3-5　脾静脉主干显露

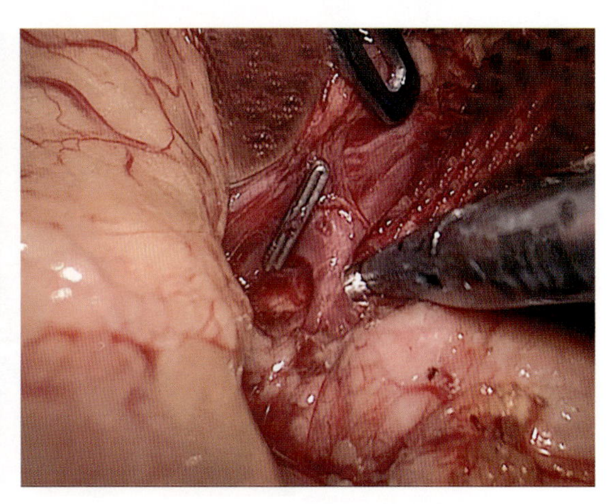
图 11-3-6　脾静脉分支处理

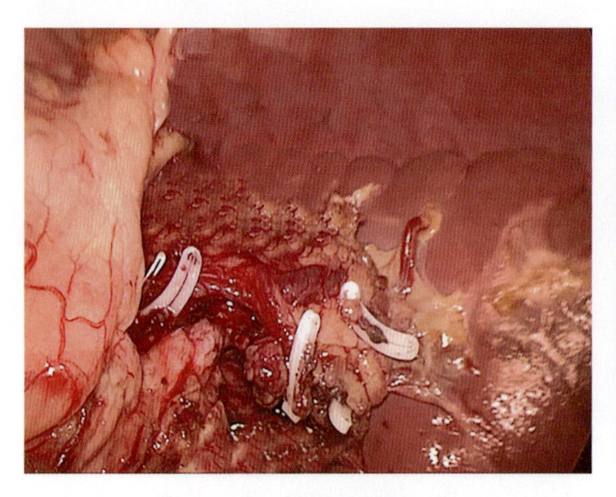

图 11-3-7　脾动脉分支处理

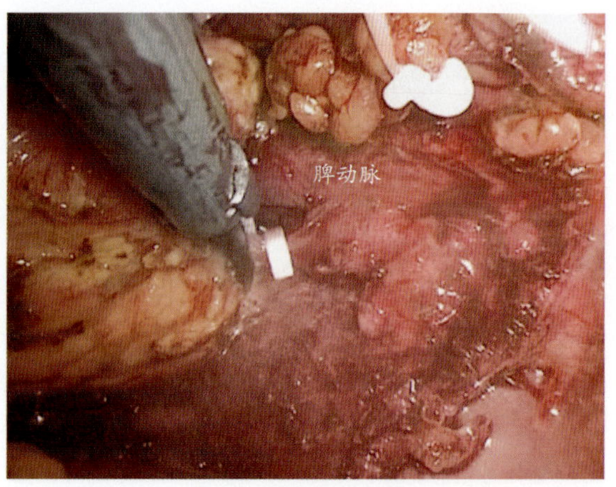

图 11-3-8　脾动脉通向胰尾的主要分支

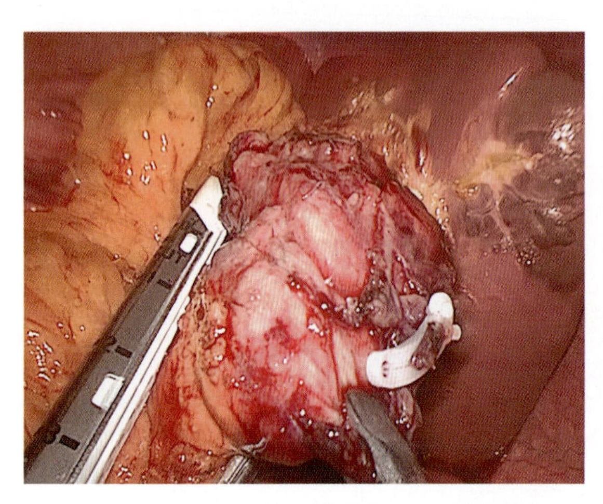

图 11-3-9　Endo-GIA 距离肿瘤 1cm 切断胰腺

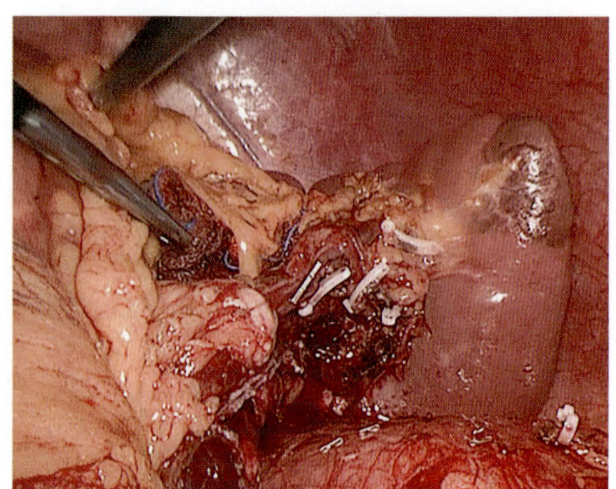

图 11-3-10　观察胰腺断端

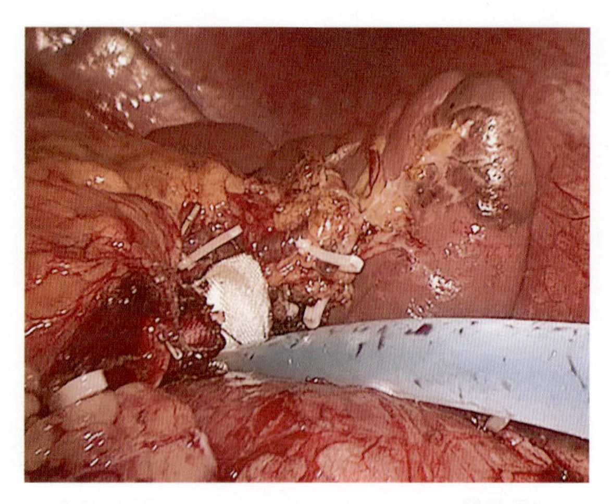

图 11-3-11　创面放置止血纱布后放置引流管

难点及对策：

静脉的分离和保留是该术式的难点。从脾门到胰腺颈部，一般存在 4～7 个分支，只有充分打开血管鞘，才能精细解剖脾静脉分支。与脾动脉相比，脾静脉的壁非常薄弱，分离中非常容易突然出血，准备不足时常需紧急中转开腹。事实上，静脉系统的压力不高，较小的破口压迫后出血可以明显减缓，可以从容缝合止血。此时更应当避免强行操作引起的静脉壁撕裂，造成难以控制的出血。也可以将脾静脉的远近端进行游离，一旦出血时用血管夹阻断下缝合修补（图 11-3-12）。

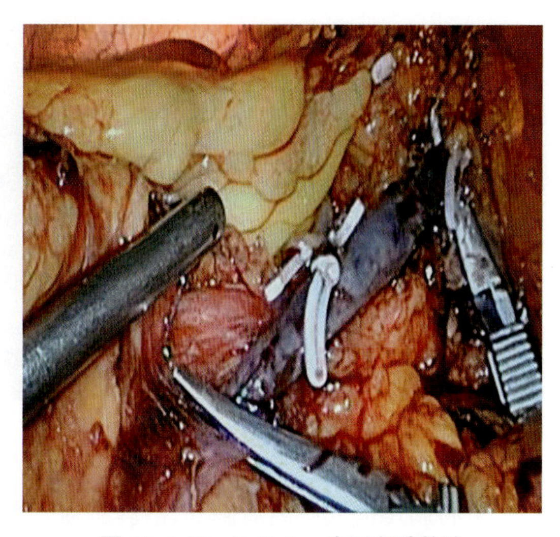

图 11-3-12　Bull-dog 夹阻断脾静脉

与脾静脉相比，脾动脉与胰腺实质关系更加密切，加之位于胰腺的上缘，操作不及脾静脉方便。接近脾门处，脾动静脉的关系更加密切，可能缠绕在一起。由于存在坚实的血管鞘，脾动脉分支多可以夹闭处理；而脾静脉分支薄弱，缝合处理更为稳妥。

二、典型病例介绍

典型病例：多发性胰岛素瘤的腹腔镜保留脾脏胰体尾切除（手术步骤）

胰岛素瘤以单发为主，多发胰岛素瘤不足 10%。随着影像学的发展，发现胰岛素瘤多发现象并不少见。对于相对集中于体尾部的胰岛素瘤，保留脾脏的胰体尾切除术是比较合理的选择。

1. 胰体尾多发胰岛素瘤，与脾静脉关系密切。显露肿瘤并沿血管鞘游离脾静脉（图 11-3-13、图 11-3-14）。

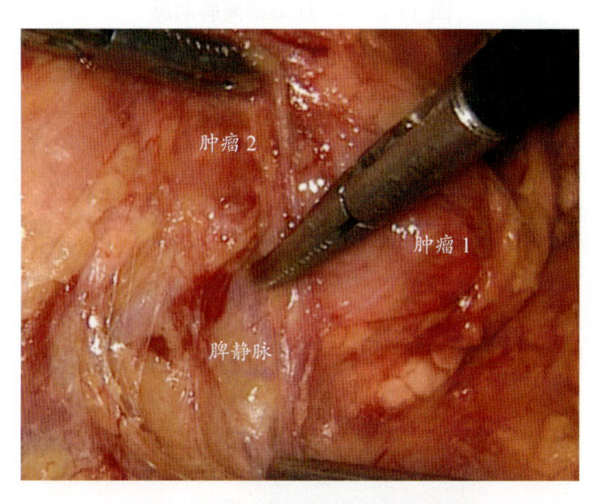

图 11-3-13　胰体尾多发胰岛素瘤

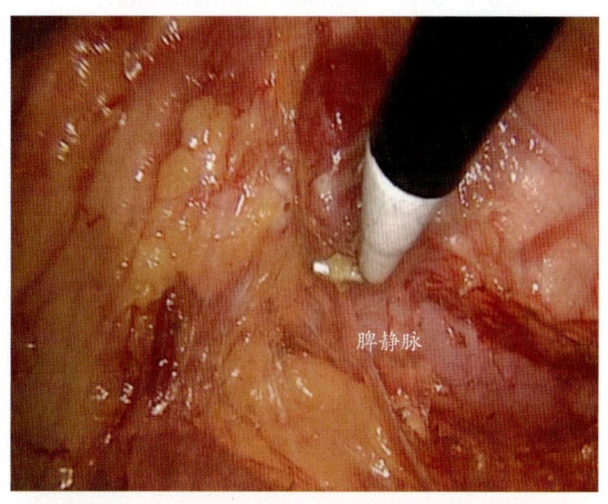

图 11-3-14　显露肿瘤并沿血管鞘游离脾静脉

2. 游离脾静脉分支。此处粘连比较紧密，用丝线悬吊后夹闭近心端（图 11-3-15、图 11-3-16）。

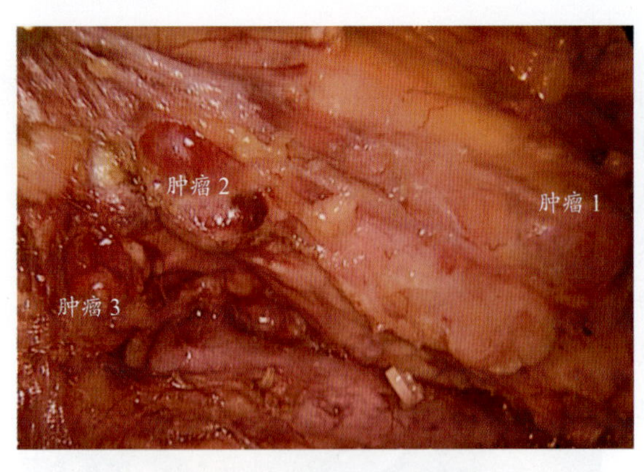

图 11-3-15　脾静脉分支处理

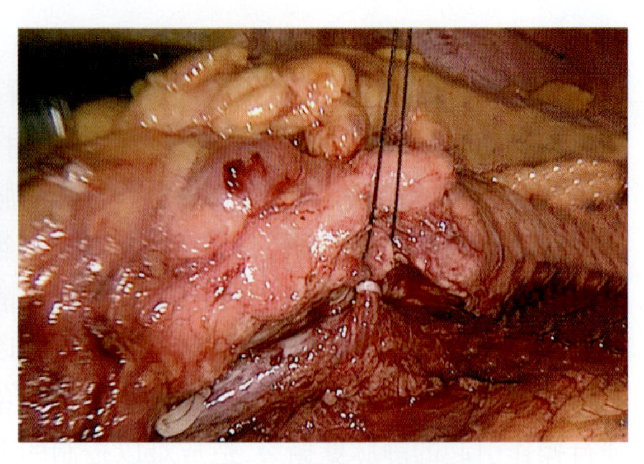

图 11-3-16　丝线处理脾静脉分支

3. 将胰尾彻底游离后翻起，沿脾脏血管鞘游离胰腺后方。仔细游离脾动脉，用 Endo-GIA 切断后，完整切除标本（图 11-3-17～图 11-3-20）。术后病理：多发性胰岛素瘤。

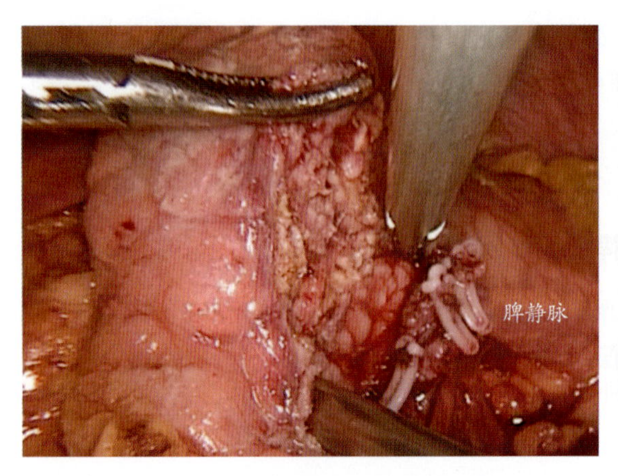

图 11-3-17　将胰尾彻底游离后翻起，沿脾脏血管鞘游离胰腺后方

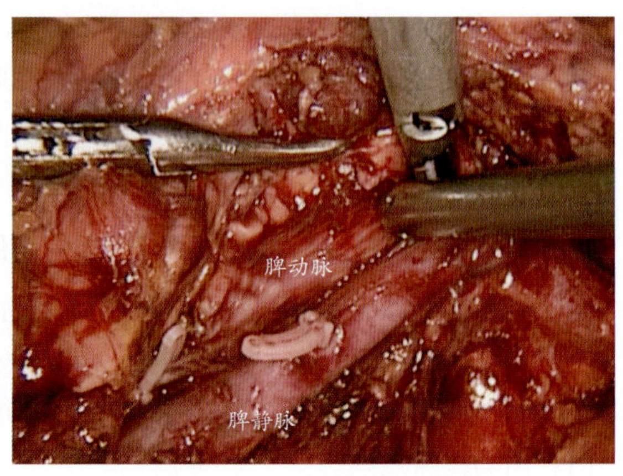

图 11-3-18　仔细游离脾动脉

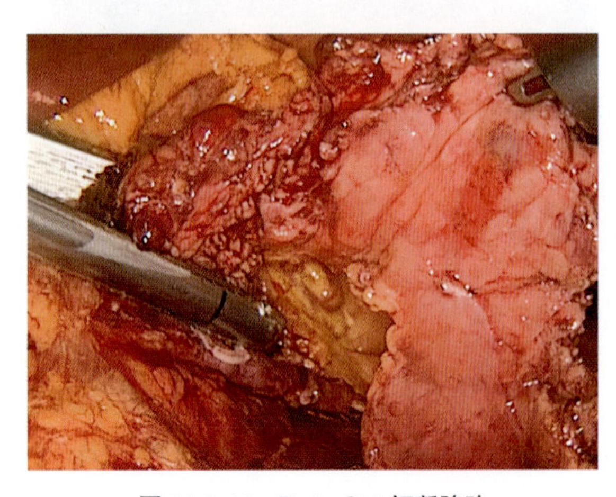

图 11-3-19　Endo-GIA 切断胰腺

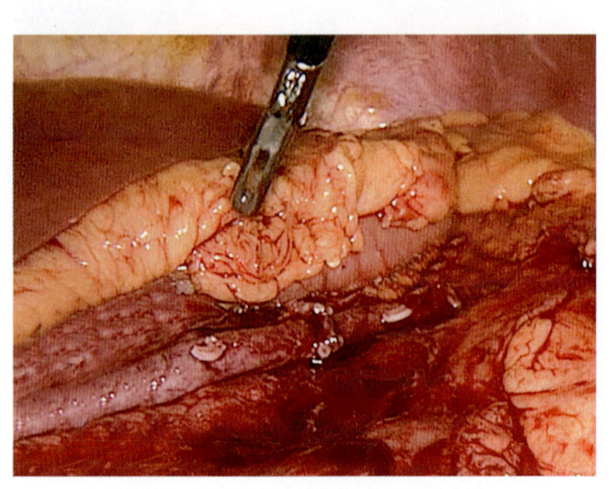

图 11-3-20　切除标本后观察

第四节 不保留脾脏的腹腔镜胰体尾切除术(Warshaw 手术)

Warshaw 手术于 1988 年由 Warshaw 首先报道,提高了保脾成功率。该术式的特点是切断脾脏动静脉,脾脏血运来源于胃短血管、胃网膜左血管等侧支循环。其手术原理类似 Appleby 手术。Warshaw 手术操作比较简单,与 Kimura 手术相比,学习曲线短,容易掌握,能够减少因为技术原因造成的保脾失败。

手术步骤(图 11-4-1～图 11-4-6):

1. 显露胰腺及肿瘤。

2. 解剖肿瘤远端胰腺,将胰尾至脾门分离,切割闭合器切断脾蒂,注意保护脾门处循环,观察脾脏的血运。

3. 向近端游离胰腺,切断胰腺及脾动静脉。

4. 进一步观察脾脏血运,血运良好。

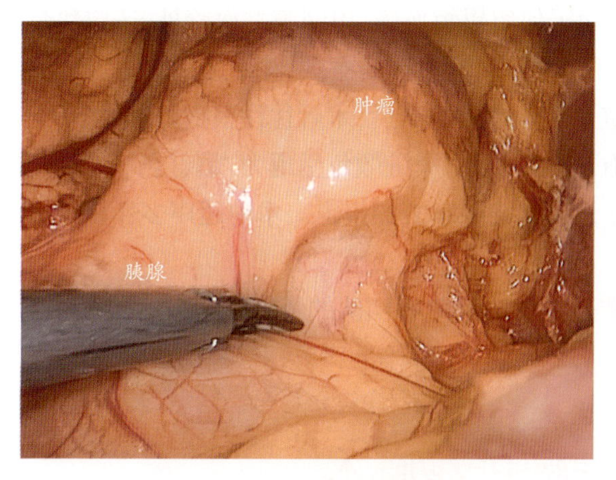

图 11-4-1 显露胰腺及肿瘤

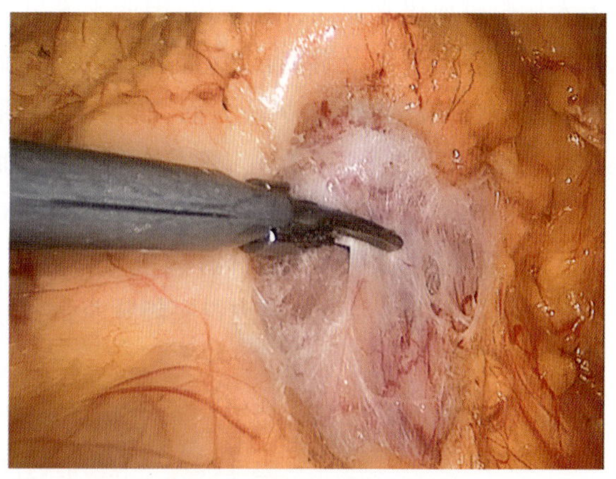

图 11-4-2 沿胰腺下缘解剖

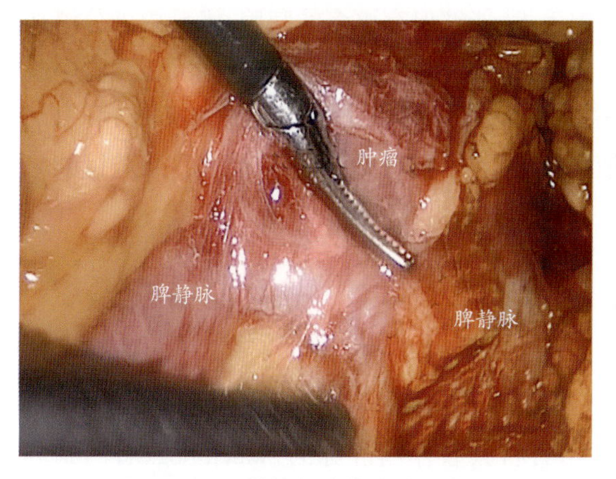

图 11-4-3 肿瘤与脾静脉关系密切

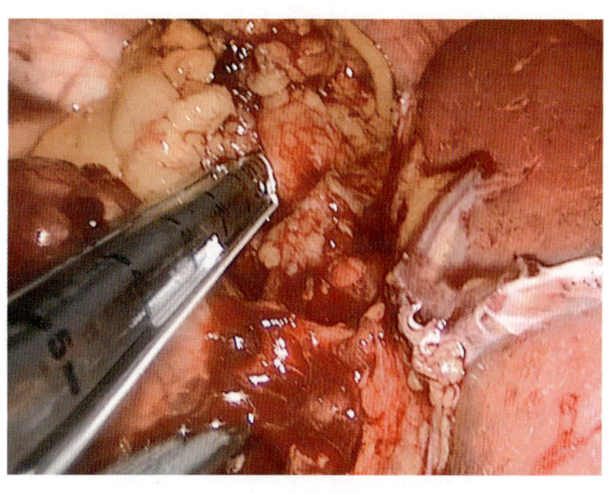

图 11-4-4 切断脾门处脾血管

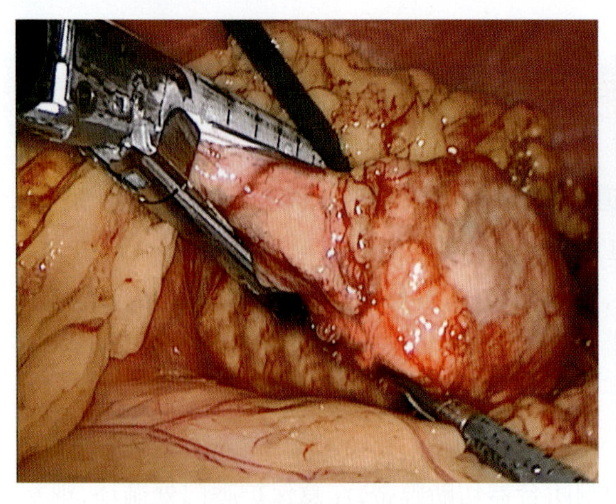

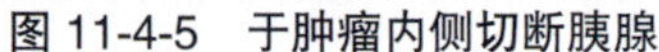

图 11-4-5　于肿瘤内侧切断胰腺

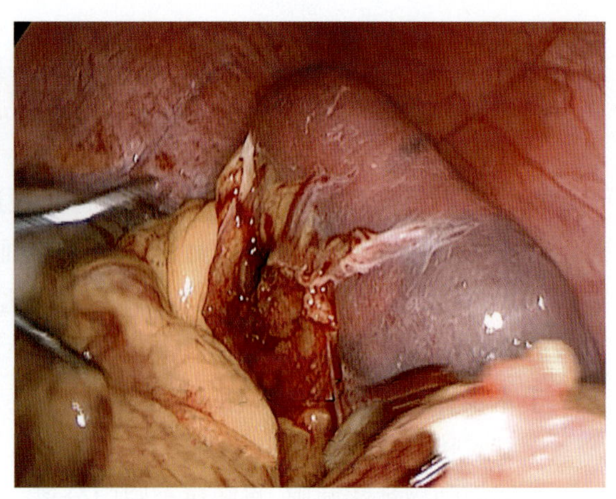

图 11-4-6　检查脾脏血运

难点及对策：

成功的 Warshaw 手术需要注意两个方面。一方面，脾脏侧支循环的保留。目前对于 Warshaw 手术后脾脏血供来源尚存在争议，因此手术过程除了保留胃短血管、胃网膜左血管外，还应尽量减少不必要的解剖及游离，以免破坏其他潜在血供，比如网膜来源的血供、脾结肠韧带来源的血供、脾脏上下极动脉等。另一方面，准确判断脾脏血运。脾蒂离断后，术者往往根据脾脏颜色，经验性判断能否保脾成功，但是，脾蒂离断后脾脏血运立即下降，脾脏颜色呈现为“酒红色”，单纯依靠经验并不可靠。Warshaw 本人也有手术后 100 天再次切除脾脏的报道。术中超声多普勒检查对于评估脾脏血供具有一定价值。

Warshaw 手术后可能出现胃底静脉曲张，但是文献报道和笔者团队的经验都没有发现术后消化道出血的病例。

第五节　腹腔镜胰腺中段切除术

腹腔镜胰腺中段切除术是一种保留脏器的胰腺手术，能够保存更多的胰腺，术后内外分泌功能不全发生率低；多适用于胰腺颈部的、无法局部切除的良性和低度恶性病变。腹腔镜胰腺中段切除术既涉及胰腺切除、重建，也要面对复杂的解剖结构（邻近门静脉、肠系膜上动静脉、肝总动脉、脾动脉、脾静脉等重要血管）及柔软的胰腺、细胰管，对手术技巧要求高，较能体现腹腔镜胰腺手术的微创与精准优势。

手术步骤（图 11-5-1～图 11-5-14）：

1. 打开小网膜囊，显露胰腺及肿瘤。

2. 于胰腺下缘打开，解剖显露肠系膜上静脉。

手术要点：

胰腺下缘常有通向肠系膜上静脉的分支，有术者将其看作门静脉的“watch-dog（看门狗静脉）”，这些分支纤细，分离时容易牵扯撕裂，应轻柔处理。建议 Prolene 线缝合处理。

3. 贯穿胰后隧道（难点一）。

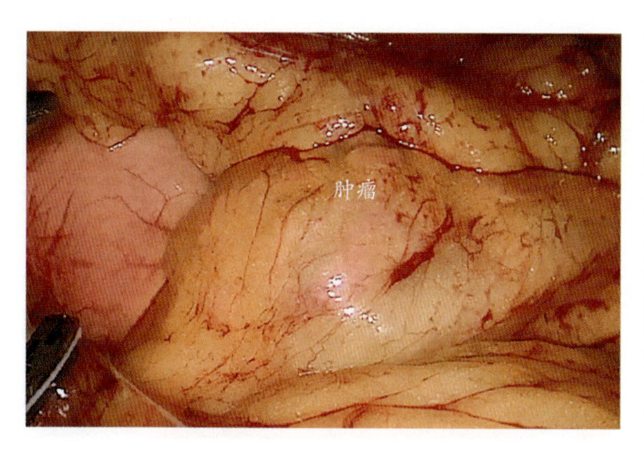

图 11-5-1 显露胰腺及肿瘤

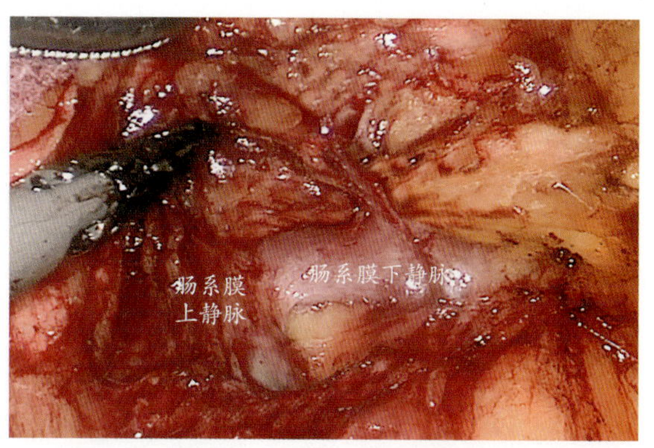

图 11-5-2 于胰腺下缘解剖

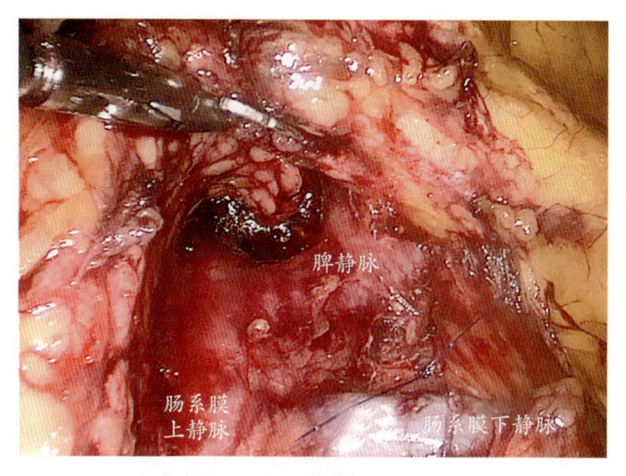

图 11-5-3 贯穿胰后隧道

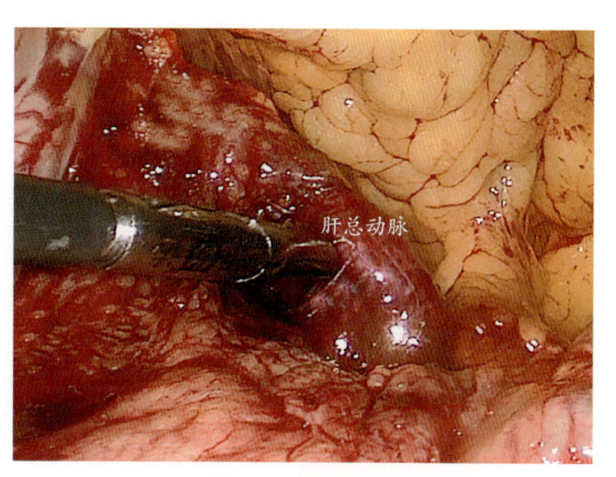

图 11-5-4 显露肝动脉并保护

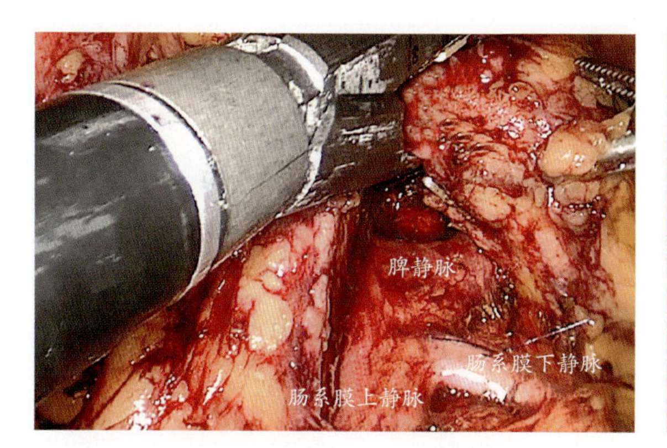

图 11-5-5 Endo-GIA 切断胰腺

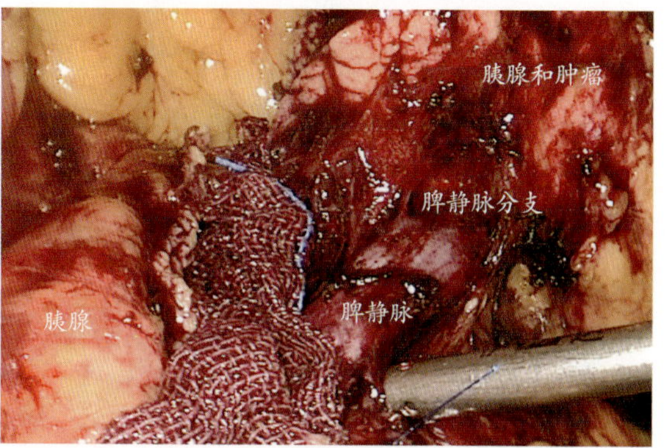

图 11-5-6 提起胰腺远端，向尾侧解剖

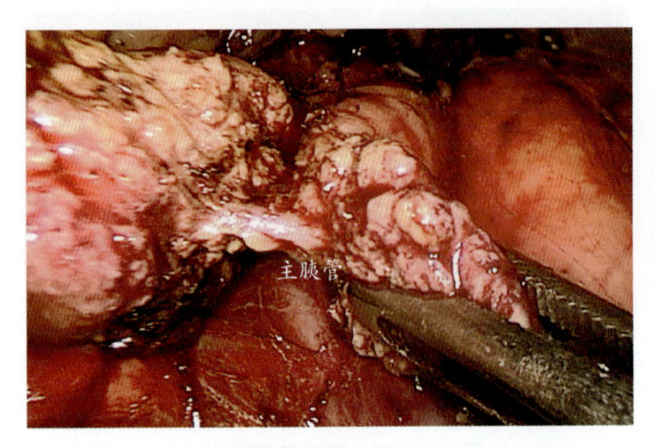

图 11-5-7　压榨法切断胰腺，寻找主胰管

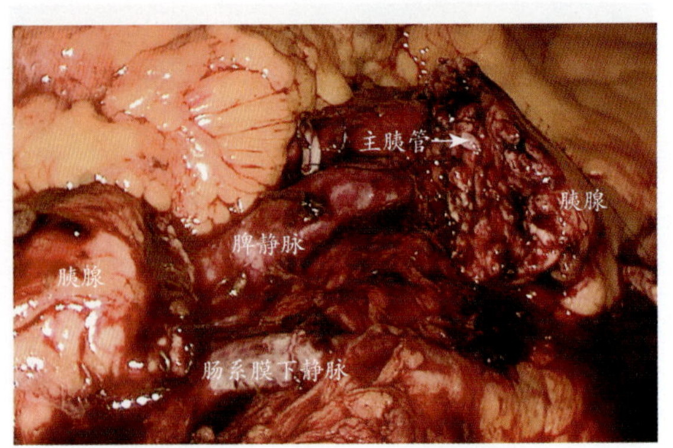

图 11-5-8　移除标本，观察创面

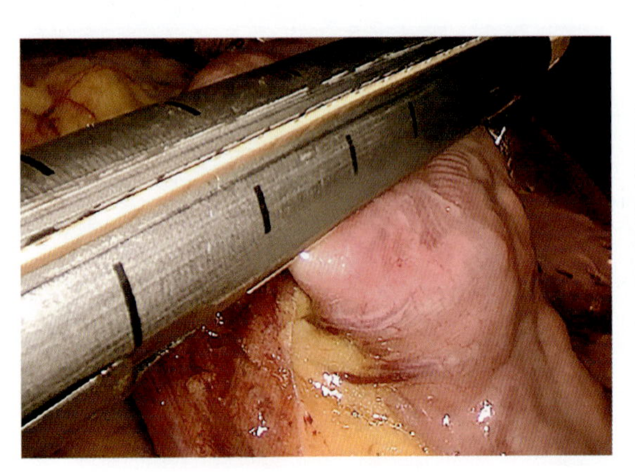
图 11-5-9　Endo-GIA 切断空肠

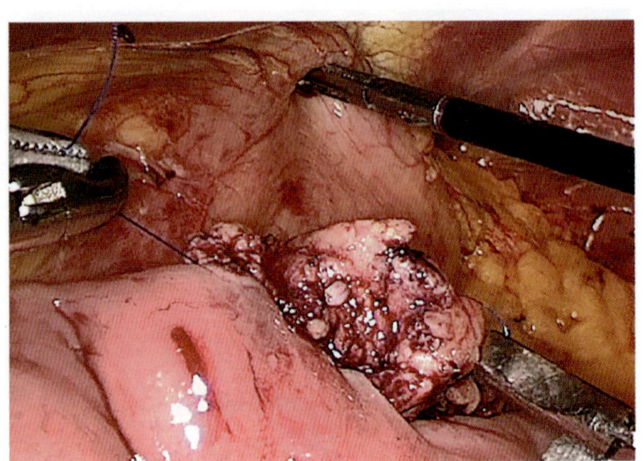
图 11-5-10　胰肠吻合（后壁缝合）

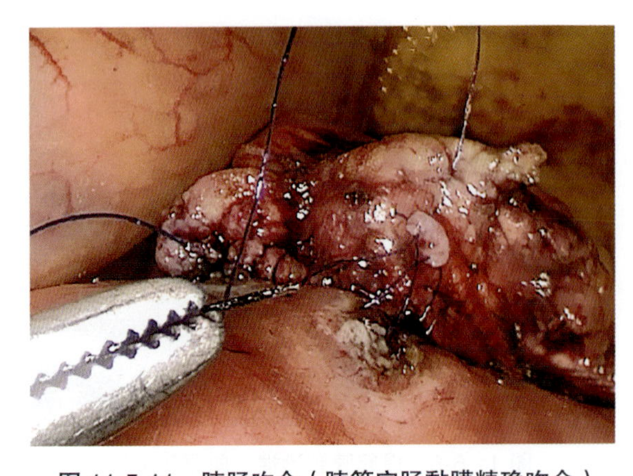
图 11-5-11　胰肠吻合（胰管空肠黏膜精确吻合）

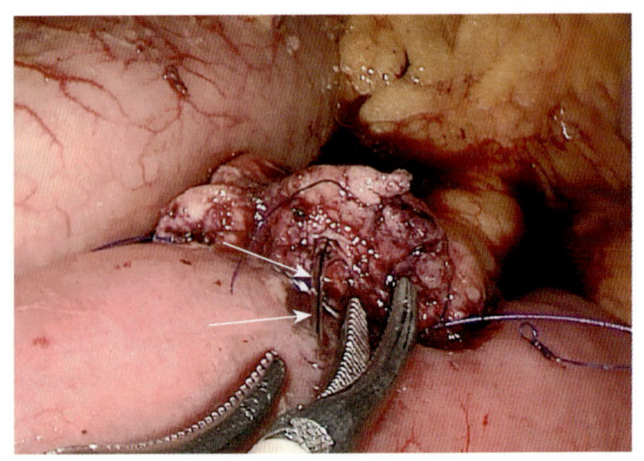
图 11-5-12　胰肠吻合（箭头示胰管支撑管）

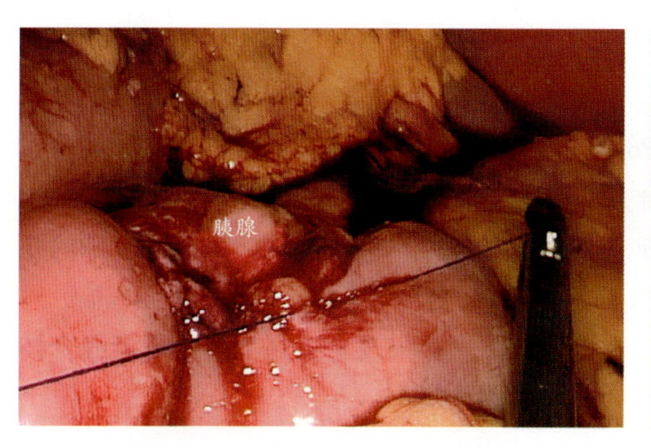

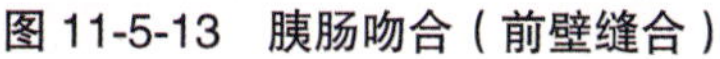
图 11-5-13　胰肠吻合（前壁缝合）

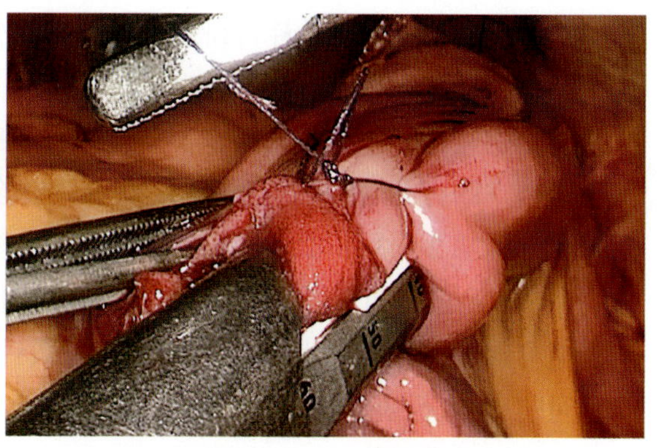
图 11-5-14　肠肠吻合

难点及对策：

建议直视下贯穿隧道，避免强行分离。该操作与 Belghiti 操作类似，胰腺后方的门静脉并没有通向胰腺的分支，一般来说分离是安全的。但是，如果勉强操作，可能因为肿瘤与门静脉粘连造成门静脉撕裂。

4. 于胰腺上缘解剖肝总动脉。

手术要点：

主动解剖、显露肝总动脉，可避免用 Endo-GIA 切断胰腺时误伤肝总动脉。肝总动脉表面经常有 No.8 组淋巴结，动脉鞘内解剖可避免淋巴结出血。

5. 于肿瘤右侧，切割闭合器切断胰腺，将胰腺向左上方牵拉，继续向尾侧解剖，注意保护脾动静脉（难点二）。

难点及对策：

（1）对于胰颈偏头侧的肿瘤，肿瘤邻近胃十二指肠动脉及胆总管，笔者倾向于采取一种“扩大的胰腺中段切除术”或“胰头次全切除手术”，即在胰腺中段切除术基础上切除部分胰头，这种情况下应该避免使用内镜切割闭合器，以免造成严重损伤。可使用超声刀沿肿瘤仔细分离，注意保护胃十二指肠动脉及胆总管，特别应该注意胆总管胰腺段的解剖和保护方式。

（2）重视近端胰腺断面的处理。对于使用切割闭合器离断的患者，应结合胰腺质地、厚度，选用合适的钉匣，避免过度压榨导致胰瘘发生率增高；断面可用 Prolene 线加强缝合，但应避免过度缝合，以免导致胰腺坏死、胰瘘及出血。对于超声刀切断的创面，采用 Prolene 线缝合关闭创面，如果发现主胰管断端则予缝扎。对于“扩大的胰腺中段切除术”的病例，创面往往不规则，关闭比较困难，需要在缝合前将胰腺至胃十二指肠动脉、肠系膜上静脉分离，创造缝合创面。

6. 于肿瘤远端切断胰腺，注意寻找主胰管。尽量将主胰管留长（0.3～0.5cm），利于吻合（难点三）。

难点及对策：

胰腺中段切除患者远端主胰管一般不扩张，电器械可能在切断胰腺过程中烧闭主胰管，为胰腺重建带来困难。借鉴肝脏离断的方法，“压榨”胰腺组织，将主胰管和稍大的血管主动显露，并留取一定长度，剪刀离断主胰管。

7. 于屈氏韧带下 20cm 左右离断空肠，依次完成胰肠吻合及肠肠吻合。

8. 结肠后上提远端肠袢，行胰管空肠端侧吻合（难点三）。

难点及对策：

胰腺重建是手术的关键步骤。首先用4-0 Prolene线连续缝合后壁，将缝针放于肝下；然后在胰管对侧空肠打孔，行胰管空肠黏膜对黏膜吻合，一般用5-0 PDS Ⅱ缝线连续缝合。缝针缝合于距离胰管末端2～3mm处，收紧时可以外翻胰管，方便看清胰管内部。这样的操作对于较细的胰管缝合是有利的。可以置入硬膜外导管作为支撑。完成胰管空肠吻合后，再用前述4-0 Prolene线连续缝合前壁。根据情况在吻合口外加缝数针，加固吻合口。如果没有找到主胰管或者缝合技术有问题，也可行胰腺空肠套入式吻合。

9. 关闭系膜裂孔，放置引流。

手术要点：

常规在胰腺断端、胰肠吻合口下方各放置引流管，保证术后的引流通畅。

第六节　腹腔镜胰十二指肠切除术

胰十二指肠切除术兼具烦琐的切除和消化道重建过程，是普外科最复杂的手术之一。腹腔镜技术自诞生以来，完成腹腔镜胰十二指肠切除术（laparoscopic pancreaticoduodenectomy，LPD）就成为外科医师的理想。1994年美国医师Ganger报道了全球首例保留幽门的LPD，印度医师Palanivelu最先有大宗病例报道（62例），近5年已出现数个超过200例LPD的单中心，其中不乏血管切除重建的报道。胡三元教授在2007年开展了山东省第1例LPD。笔者从2008年起开始LPD的探索，业已完成120余例。

对于常规开展LPD的胰腺中心，其适应证与传统的手术相同。但需要注意的是，LPD的安全性与疗效具有明显的阶段性，学习曲线期间完成的LPD与渡过学习曲线后的LPD相比，无论是术中出血、手术时间、围手术期并发症，还是长期预后都存在显著的差异。因此，对于刚开展LPD的中心，最好选择胰胆管均扩张的壶腹周围肿瘤，有利于消化道重建。待技术逐步成熟后，胰头良性及低度恶性肿瘤、十二指肠乳头癌、胆总管下端癌、壶腹癌、十二指肠癌或间质瘤等可行LPD。学习曲线阶段，尽量避免选择胰头癌，即使是没有局部侵犯、肿瘤较小的T_1或T_2期肿瘤。这类病例，胰头周围往往有比较严重的炎症，切除难度较大，切除过程中易出血，而且可能导致门静脉、肠系膜上静脉撕裂、大出血，初学者往往无力控制。

手术步骤（图11-6-1～图11-6-19）：

1. 探查，腹腔镜下观察肝脏及腹膜、大网膜有无肿瘤转移。

2. 打开胃结肠韧带，游离直至肝结肠韧带，充分显露胰头与十二指肠。

手术要点：

自胃结肠韧带薄弱区进入小网膜囊，逐渐游离至肝结肠韧带。建立充足的解剖空间。

3. 提起十二指肠，行Kocher切口，分离十二指肠与横结肠系膜，逐渐翻起十二指肠直至腹主动脉前方。

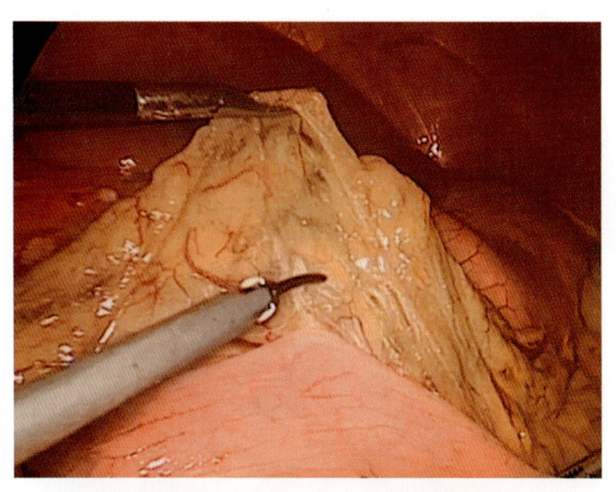

图 11-6-1　沿横结肠打开胃结肠韧带

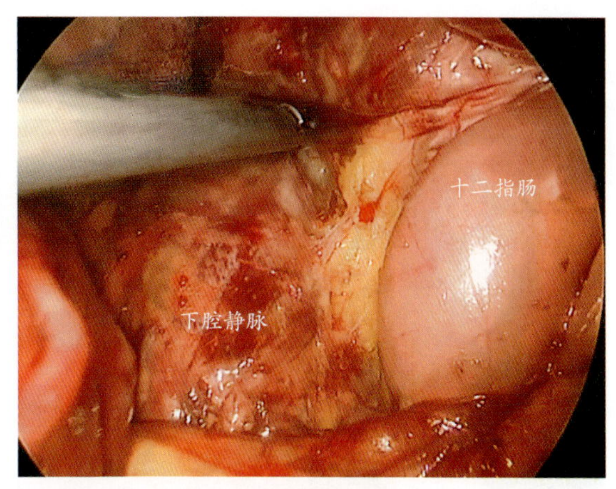

图 11-6-2　Kocher 切口，游离十二指肠降部

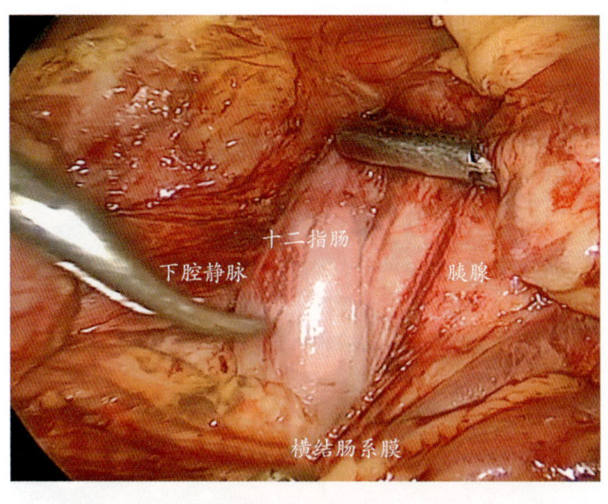

图 11-6-3　将横结肠系膜至十二指肠分离，游离十二指肠水平部

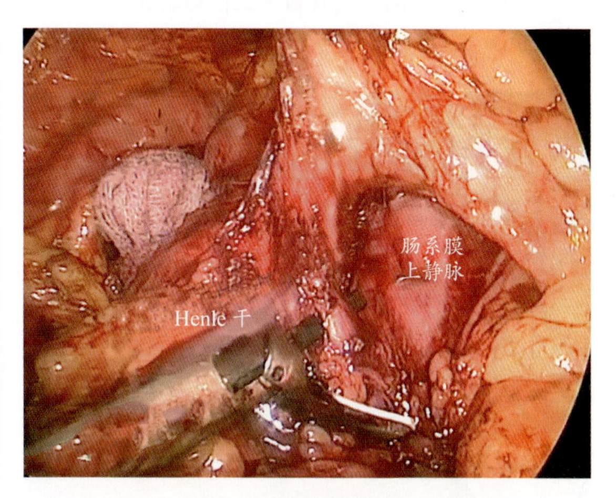

图 11-6-4　以肠系膜上静脉为轴心，解剖显露肠系膜上静脉

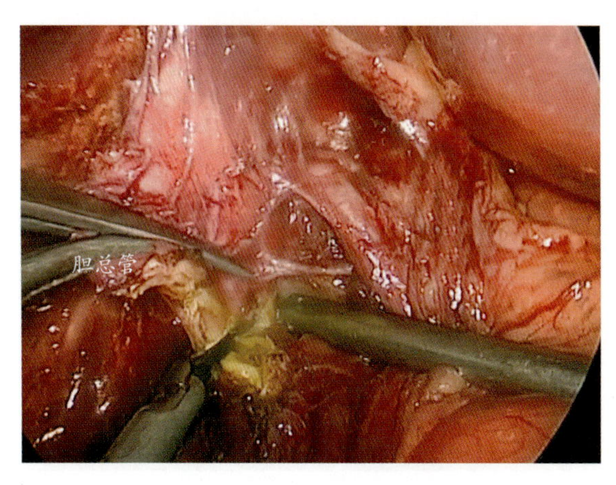

图 11-6-5　切断胆总管

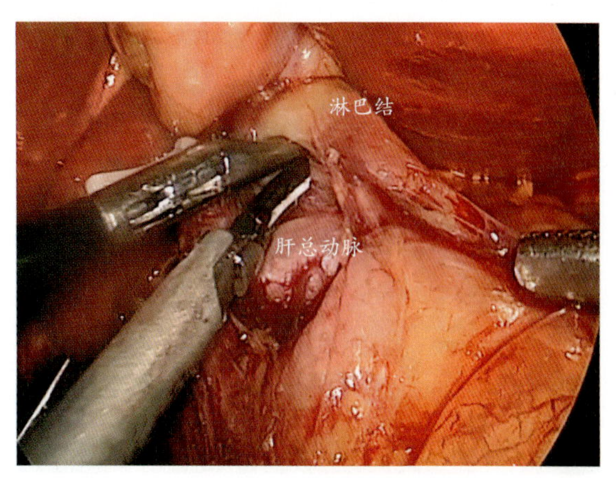

图 11-6-6　清扫淋巴结

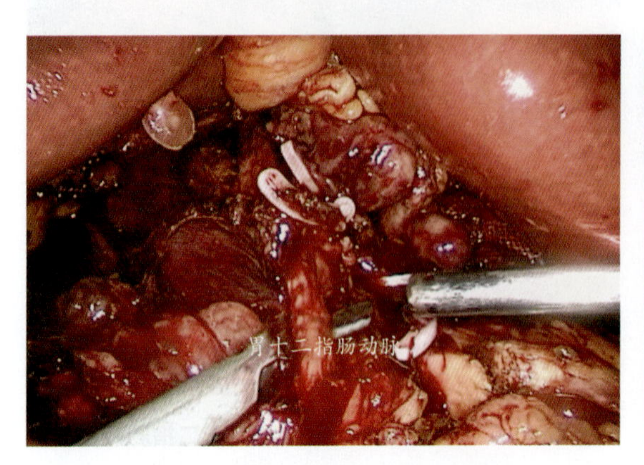

图 11-6-7　处理胃十二指肠动脉

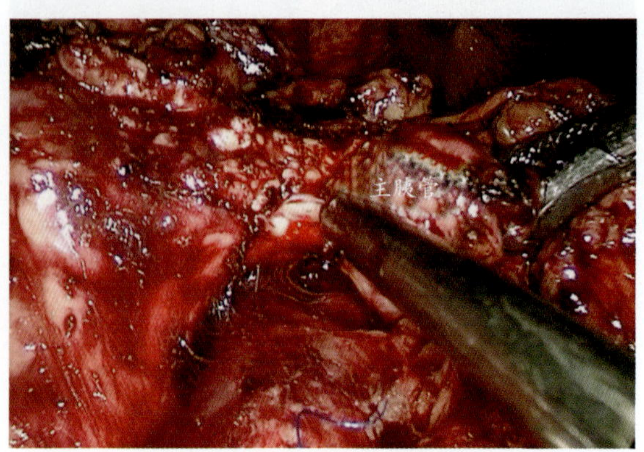

图 11-6-8　切断胰腺

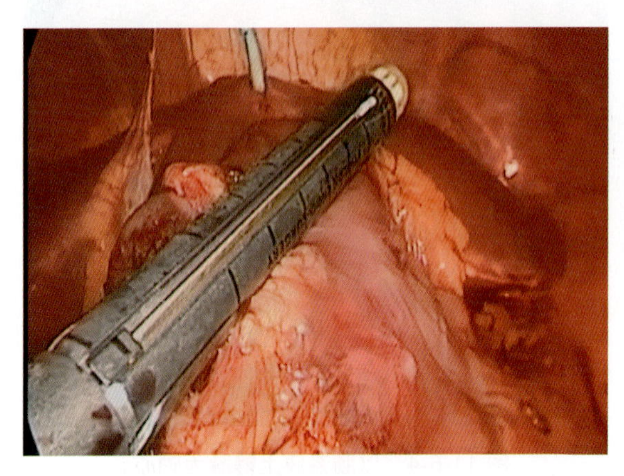

图 11-6-9　切断胃

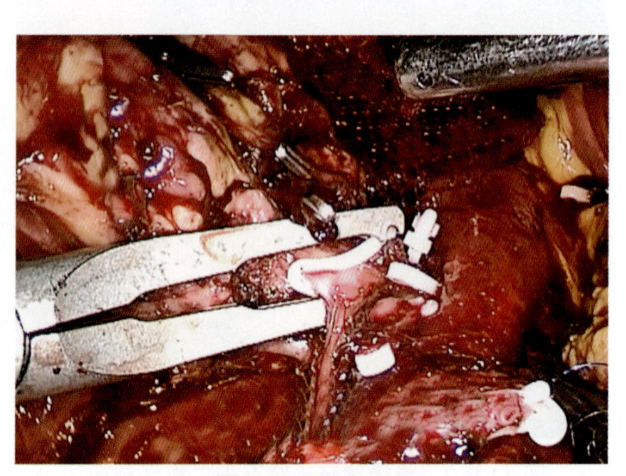

图 11-6-10　处理钩突

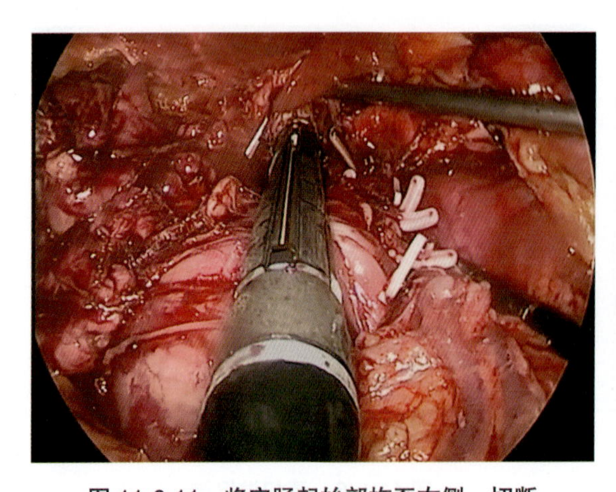

图 11-6-11　将空肠起始部拖至右侧，切断

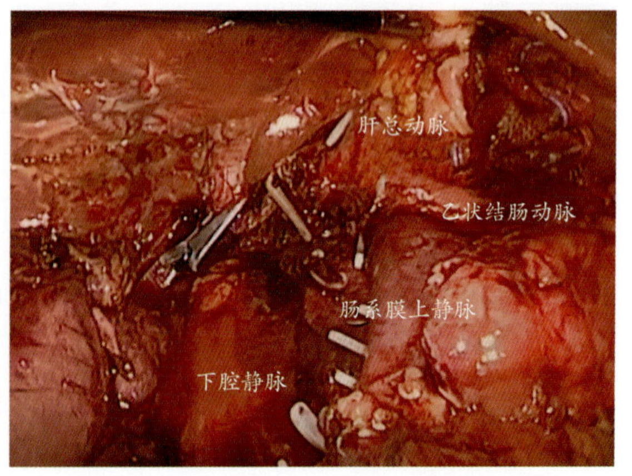

图 11-6-12　移除标本后，观察创面

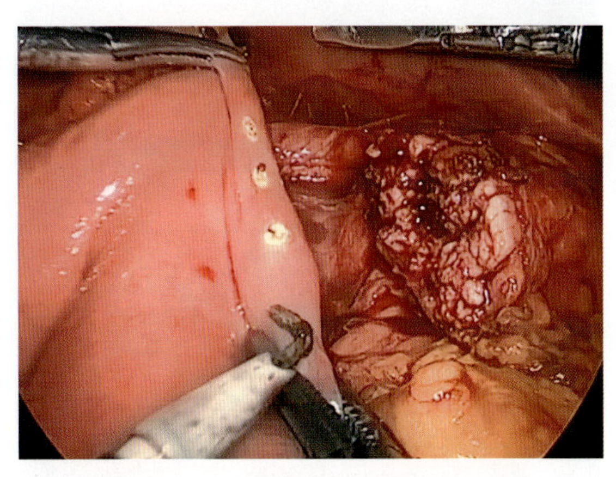
图 11-6-13　胰肠吻合（预做标记线）

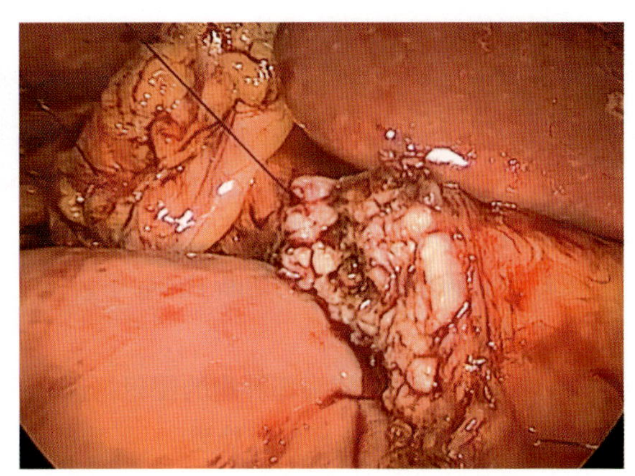
图 11-6-14　胰肠吻合（后壁连续缝合）

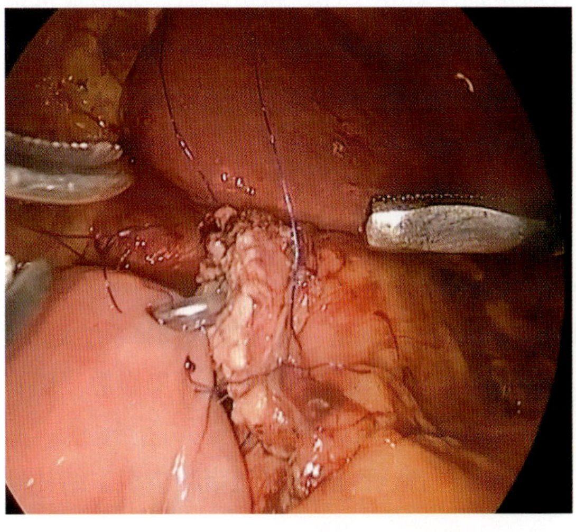
图 11-6-15　胰肠吻合（胰管空肠黏膜精确吻合）

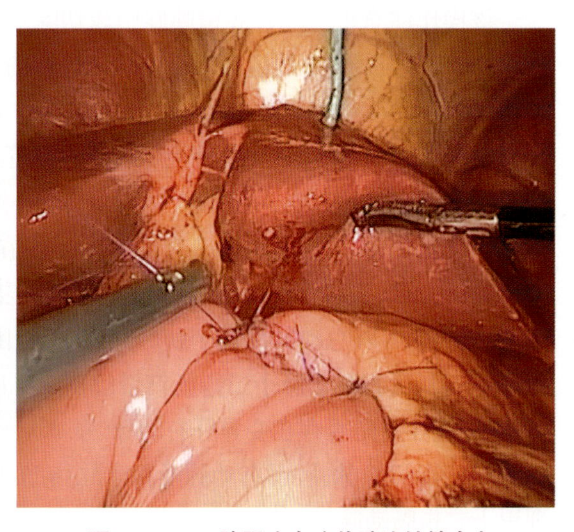
图 11-6-16　胰肠吻合（前壁连续缝合）

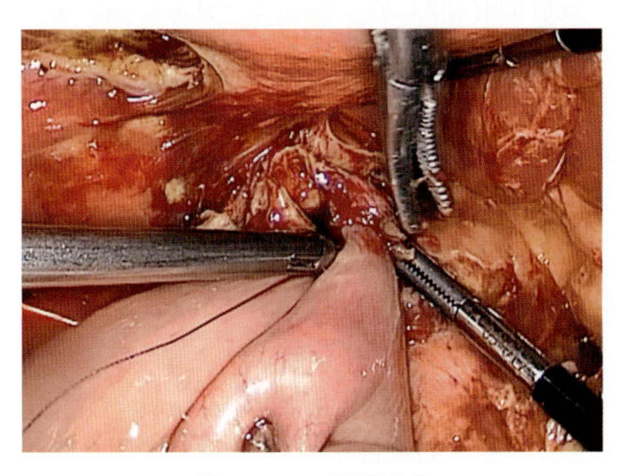
图 11-6-17　胆肠吻合

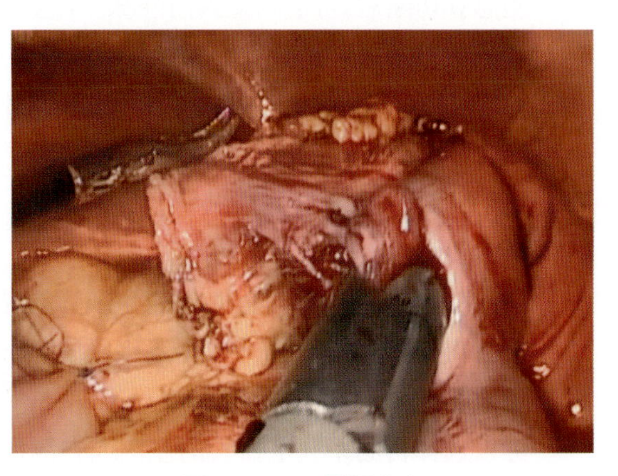
图 11-6-18　胃肠吻合

手术要点:

利用腹腔镜视野的优势,可以游离胰头后方直至腹主动脉前方,做一个扩大的 Kocher 切口有利于后续的操作。此处十二指肠已经到达水平部,前方为肠系膜根部。这种操作对于寻找肠系膜上静脉非常方便。

4. 游离肠系膜上静脉,切断 Helen 干。

手术要点:

Helen 干有时受胰头部肿瘤的侵犯,分离中容易出血,进行缝扎处理比较稳妥。

5. 贯穿胰后隧道(难点一)。

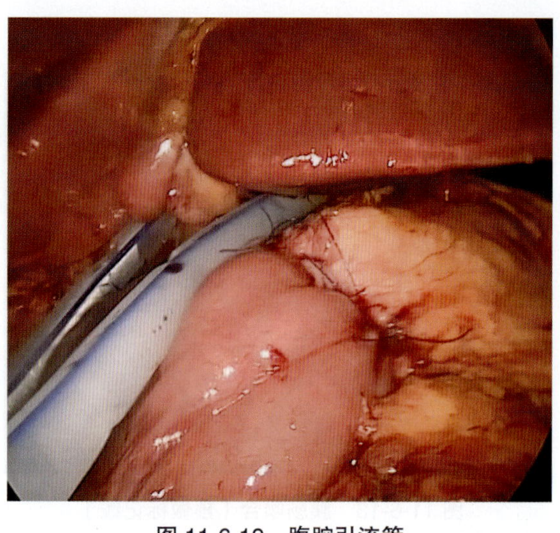

图 11-6-19 腹腔引流管

难点及对策:

该操作注意事项同腹腔镜胰腺中段切除术,且应更加注意安全性。胰头肿瘤经常造成远端胰腺的炎症,强行贯穿隧道可以引起难以控制的大出血。对于困难病例,可先行切除钩突,最后离断胰腺。

6. 游离切除胆囊,沿胆囊管上缘切断肝总管。

手术要点:

胆管离断顺序因人而异。有的术者习惯在贯穿隧道后游离肝总动脉,然后自左侧解剖肝十二指肠韧带,胆总管的切断留到最后,以免污染腹腔,这种操作更适用于比较消瘦的患者(左入路)。肥胖患者肝总动脉深在于胰后间隙,解剖困难,从右侧处理也是一种合理的选择(右入路)。胆总管切断后有利于肝十二指肠韧带解剖。可以用 Bull-dog 夹夹闭胆总管避免污染腹腔。胆管解剖时,应注意是否存在变异肝右动脉。

7. 显露门静脉、肝固有动脉及胃十二指肠动脉,切断胃右血管,清扫淋巴脂肪组织。结扎处理胃十二指肠动脉。

手术要点:

胆总管切断后,可清晰显露门静脉。在上方发现肝固有动脉,悬吊后顺其一直清扫到肝总动脉。牵拉十二指肠有利于胃十二指肠动脉的显露。胃十二指肠动脉是胰十二指肠切除术术后出血高发部位,我们采用 Hem-o-lok 夹夹闭后,再用 Prolene 线贯穿缝合。

8. 打开小网膜囊,清扫 No.5、No.6 组淋巴结,切断胃。

9. 切断胰腺,注意显露主胰管。

手术要点:

同腹腔镜胰腺中段切除术,注意主胰管的寻找,为胰肠吻合做准备。

10. 切断空肠起始端或十二指肠水平段。

手术要点:

可以选择自肠系膜上血管的左侧或右侧切断十二指肠。如果自左侧切断,注意关闭系膜裂孔,考虑到肠系膜血管对于空肠可能的压迫,一般自结肠系膜薄弱处上提空肠。

11. 提起门静脉,沿钩突系膜边缘游离,切断胰十二指肠下血管(难点二)。

难点及对策：钩突部的离断是整个胰十二指肠切除术的难点和重点，切除中经常遇到突发出血的情况，需要术者和助手的良好配合。此处第一空肠血管往往由肠系膜上血管发出，垂直下行，应与胰十二指肠下血管注意区分。

12. 沿肠系膜上动脉边缘切断胰十二指肠上血管，完整切断钩突，清扫肠系膜上动脉及腹腔干周围淋巴结。

手术要点：

顺肠系膜上动脉的轮廓可以追踪至肠系膜上动脉和腹腔干根部，腹腔镜的视野有利于淋巴结的彻底清扫。

13. 仔细检查创面，特别是门静脉及肠系膜上静脉。

手术要点：

移除标本后，需仔细检查门静脉及肠系膜上静脉，特别是右后壁，必要时用纱布擦拭，对出血部位或静脉残端进行缝扎。

14. 经结肠后上提空肠，行胰肠吻合（难点三）。

难点及对策：

胰肠吻合是腔镜领域的高难度操作，关系到手术的成败。高质量的胰肠吻合，应该在切断胰腺过程中就开始准备。精细化地离断胰腺，尽量获得理想的主胰管长度，为一个良好的胰肠吻合打好基础。根据胰腺的质地、厚度，主胰管位置，选用间断或连续缝合。充分了解和利用缝线的性能，才能获得一个高质量的胰肠吻合口。胰肠吻合方式众多，笔者推荐精确的导管黏膜吻合。方法详见腹腔镜胰腺中段切除术。

15. 胆肠吻合。

手术要点：

推荐 4-0 可吸收缝线连续缝合，如 PDS Ⅱ缝线。Prolene 线便于掌控，但是不推荐用于胆肠吻合，以免导致吻合口狭窄。

16. 胃肠吻合。

17. 放置引流。

推荐阅读资料

[1] ADAM J P, JACQUIN A, LAURENT C, et al. Laparoscopic spleen-preserving distal pancreatectomy: splenic vessel preservation compared with the Warshaw technique. JAMA Surg, 2013, 148(3): 246-252.

[2] ALY M Y, TSUTSUMI K, NAKAMURA M, et al. Comparative study of laparoscopic and open distal pancreatectomy. J Laparoendosc Adv Surg Tech A, 2010, 20(5): 435-440.

[3] ASBUN H J, STAUFFER J A. Laparoscopic vs open pancreaticoduodenectomy: overall outcomes and severity of complications using the Accordion Severity Grading System. J Am Coll Surg, 2012, 215(6): 810-819.

[4] BASSI C, DERVENIS C, BUTTURINI G, et al. Postoperative pancreatic fistula: an international study group (ISGPF) definition. Surgery, 2005, 138(1): 8-13.

[5] BORJA-CACHO D, A1-RETIE W B, VICKERS S M, et al. Laparoscopic distal pancreatectomy. J Am Coll Surg, 2009, 209(8):758-765.

[6] ESPAT N J, BRENNAN M F, CONLON K C. Patients with laparoscopically staged unresectable pancreatic adenocarcinoma do not require subsequent surgical biliary or gastric-bypass. J Am Coll Surg, 1999, 188(6):649-655.

[7] FERNANDEZ-CRUZ L, COSA R, BLANCO L, et al. Curative laparoscopic resection for pancreatic neoplasms: a critical analysis from a single institution. J Gastrointest Surg, 2007, 11(12):1607-1621.

[8] FERRONE C R, KONSTANTINIDIS I T, SAHANI D V, et al. Twenty-three years of the Warshaw operation for distal pancreatectomy with preservation of the spleen. Ann Surg, 2011, 253(6):1136-1139.

[9] GAGNAER M, POMP A. Laparoscopic pylorus-preserving pancreatoduodenectomy. Surg Endosc, 1994, 8(5):408-410.

[10] KENDRICK M L, CUSATI D. Total laparoscopic pancreaticoduodenectomy feasibility and outcome in an early experience. Arch Surg, 2010, 145(1):19-23.

[11] KIM S W, KIM K H, JANG J Y, et al. Practical guidelines for the preservation of the pancreaticoduodenal arteries during duodenum-preserving resection of the head of the pancreas: clinical experience and a study using resected specimens from pancreaticoduodenectomy. Hepato-gastroenterology, 2001, 48(37):264-269.

[12] KIMURA Y, HIRATA K, MUKAIYA M, et al. Hand-assisted laparoscopic pylorus preserving pancreaticoduodenectomy for pancreas head disease. Am J Surg, 2005, 189(6):734-737.

[13] KOOBY D A, GIHESPIE T, BENTREM D, et al. Left-sided pancreatectomy: a multicenter comparison of laparoscopic and open approaches. Ann Surg, 2008, 248(3):438-446.

[14] KOOBY D A, HAWKINS W G, SEHMIDT C M, et al. A multicenter analysis of distal pancreatectomy for adenocarcinoma: is laparoscopic resection appropriate? J Am Coll Surg, 2010, 210(5):779-787.

[15] LEE S E, JANG J Y, HWANG D W, et al. Clinical efficacy of organ-preserving pancreatectomy for benign or low-grade malignant potential lesion. J Korean Med Sci, 2010, 25(1):97-103.

[16] MACHADO M A C, SURJAN R C, EPSTEIN M G, et al. Laparoscopic central pancreatectomy: a review of 51 cases. Surg Laparosc Endosc Percutan Tech, 2013, 23(6):486-490.

[17] NAKAMURA Y, UCHIDA E, AIMOTO T, et al.Clinical outcome of laparoscopic distal pancreatectomy. J Hepatobiliary Pancreat Surg, 2009, 16(1):35-41.

[18] NORTON J A. Surgery for primary pancreatic neuroendocrine tumors. J Gastrointest Surg, 2006, 10(3):327-331.

[19] ORSENIGO E, BACCARI P, BISSOLOTTI G, et al. Laparoscopic central pancreatectomy. Am J Surg, 2006, 191(4):549-552.

[20] PAIELLA S, DE PASTENA M, KORREL M, et al. Long term outcome after minimally invasive and open Warshaw and Kimura techniques for spleen-preserving distal pancreatectomy: international multicenter retrospective study. Eur J Surg Oncol, 2019, 45(9):1668-1673.

[21] PALANIVELU C, JANI K, SENTHILNATHAN P, et al. Laparoscopic pancreaticoduodenectomy: technique and outcomes. J Am Coll Surg, 2007, 205(2): 222-230.

[22] PALANIVELU C, RAJAN P S, RANGARAJAN M, et al. Evolution in techniques of laparoscopic pancreaticoduodenectomy: a decade long experience from a tertiary center. J Hepatobiliary Pancreat Surg, 2009, 16(6): 731-740.

[23] PLÖCKINGER U, WIEDENMANN B. Neuroendocrine tumors of the gastro-entero-pancreatic system: the role of early diagnosis, genetic testing and preventive surgery. Dig Dis, 2002, 20(1): 49-60.

[24] ROTELLAR F, PARDO F. Laparoscopic middle pancreatectomy minimizes the procedure and maximizes the benefit. Surgery, 2010, 147(6): 895.

[25] SCHWARZ R E, HARRISON L E, CONLON K C, et al. The impact of splenectomy on outcomes after resection of pancreatic adenocarcinoma. J Am Coll Surg, 1999, 188(5): 516-521.

[26] SUZUMURA K, HATANO E, OKADA T, et al. Perioperative and long-term outcome of the Warshaw technique in laparoscopic spleen-preserving distal pancreatectomy. Surg Laparosc Endosc Percutan Tech, 2017, 27(6): 474-478.

[27] TUCKER O N, CROTTY P L, CONLON K C. The management of insulinoma. Br J Surg, 2006, 93(3): 264-275.

[28] VIJAN S S, AHMED K A, HARMSEN W S, et al. Laparoscopic vs open distal pancreatectomy: a single-institution comparative study. Arch Surg, 2010, 145(7): 616-621.

[29] WARSHAW A L. Distal pancreatectomy with preservation of the spleen. J Hepatobiliary Pancreat Sci, 2010, 17(6): 808-812.

[30] ZHANG R C, ZHANG B, MOU Y P, et al. Comparison of clinical outcomes and quality of life between laparoscopic and open central pancreatectomy with pancreaticojejunostomy. Surg Endosc, 2017, 31(11): 4756-4763.

（李峰　徐建威　王磊）

第十二章 腹腔镜探查术

近年来CT、MRI、PET/CT等影像学技术有了迅猛发展，使得消化系统疾病的诊断及治疗效果获得很大进步，但临床上经常遇到不明原因的腹痛、腹水、发热患者，经多项实验室及影像学检查，仍无法明确病因。另外对于腹盆腔器官恶性肿瘤患者，肿瘤局部浸润情况及有无远处转移，术前查体及影像学手段仍无法准确、全面判断。对于上述情况，腹腔镜探查可在腹腔镜直视下对腹盆腔各脏器进行全面探查，可取组织病理学活检等，从而明确病因，确定病变部位及性质，继而指导进一步的手术或内科治疗。

一、适应证及禁忌证

1. 适应证

(1)不明原因腹痛、腹胀，各项影像学检查无法明确诊断。

(2)腹水原因不明。

(3)腹腔及腹膜后淋巴结肿大，性质不明。

(4)腹盆腔恶性肿瘤不能除外远处转移者。

(5)腹部闭合性损伤，损伤部位及程度不明确者。

2. 禁忌证

(1)高龄、心肺功能差，无法耐受全身麻醉或硬膜外麻醉者。

(2)血流动力学不稳定，休克患者。

(3)一般情况差，肝肾功能不全。

(4)凝血功能明显异常。

(5)腹胀明显，影响手术操作。

(6)既往腹部手术史为相对禁忌。

二、术前评估、准备

1. 病史询问及体格检查

详细询问患者病史及相关检查结果，进行全面的体格检查，了解有无合并其他疾病。对于外伤患者，应严密监测生命体征，如有休克，应积极抗休克治疗，保持血流动力学稳定，纠正水电解质酸碱失衡。

2. 辅助检查

常规行术前实验室及心肺肾功能检查。注意术前应和患者及家属交流沟通，有探查阴性的可能。

3. 皮肤及肠道准备

术前常规清洁腹部皮肤，尤其是脐孔处皮肤，刮除会阴区毛发，对于便秘患者术前可给予灌肠，避免术后腹胀。患者去手术室前排空尿液。

三、手术步骤

1. 体位和站位

患者取水平仰卧位，术者及助手位置无特殊，可根据具体情况决定。

2. 建立气腹，置入腹腔镜

取脐下缘弧形切口，长约 10mm，采用 Veress 气腹针穿刺，充入 CO_2 气体，建立气腹，压力维持在 12mmHg。

3. 操作孔布局

一般选用三孔法，观察孔一般选择脐下（10mm），操作孔位置可根据探查具体情况决定（图 12-0-1）。

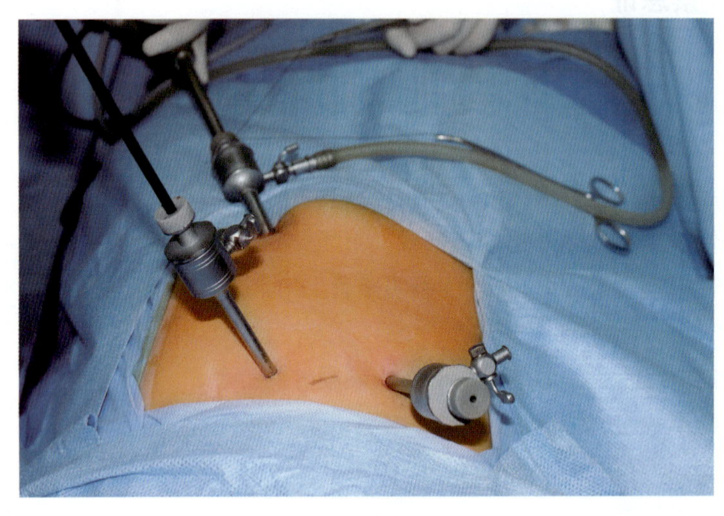

图 12-0-1　套管针位置

4. 腹腔探查、活检病理

了解腹盆腔有无腹水，腹水颜色及量（图 12-0-2）；腹腔内有无粘连及粘连程度；壁腹膜、肠系膜、肝脏等有无结节；对于外伤患者，应重点观察空腔脏器有无穿孔、实质脏器有无破裂、腹腔有无活动性出血等。

在腹腔镜监视下穿刺操作孔，可根据患者病情及术中探查情况选择部位，穿刺 5mm 或 10mm 套管针，置入腹腔镜操作器械，分解粘连，抽取腹水，对可疑病灶或肿大淋巴结完整切除或切除部分组织行病理检查（图 12-0-3）。

对于恶性肿瘤广泛转移，无法行根治性手术者，可注入蒸馏水行腹腔灌洗，或注入化疗药物经腹腔灌注化疗。

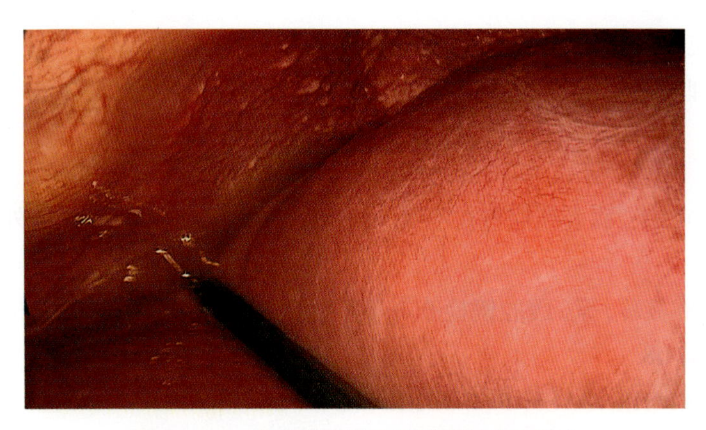

图 12-0-2　胃癌伴腹腔广泛种植及腹水形成

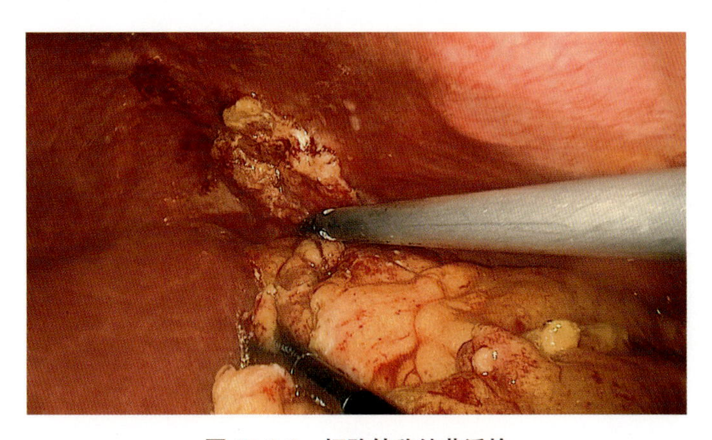

图 12-0-3　切除转移结节活检

手术要点：

（1）腹腔镜探查可帮助各种影像学及实验室检查仍无法确诊的患者明确诊断，但该技术有创，需全身麻醉，费用较高，应严格掌握适应证，另外，有探查阴性的可能，术前应和患者及家属充分沟通。

（2）对于活检患者尽量多点取材，提高病理结果准确性。

（3）对于腹盆腔恶性肿瘤患者，术前亦可采用腹腔镜探查，除外远处转移及腹盆腔种植，进行临床分期。如肿瘤已广泛转移，无法根治，可在腹腔镜下取活检明确诊断，避免不必要的开放手术。

5. 冲洗，检查，留置腹腔引流管

必要时可放置腹腔引流管，术后可经引流管放腹水，减轻腹胀，或给予注入化疗药物等治疗。

6. 缝合腹壁切口

撤出鞘管，观察穿刺孔处有无出血，缝合关闭套管针穿刺孔，结束手术。

四、术后处理要点

1. 腹胀严重患者可给予灌肠，必要时给予胃肠减压。
2. 腹水患者应根据病情限制钠盐及液体入量，必要时输注白蛋白及血浆，并给予利尿。

3. 观察腹腔引流管的量及性状，保持引流通畅。

4. 追查活检病理结果，决定下一步治疗方案。

推荐阅读资料

[1] 李波，贺凯，于文滨，等．腹腔镜探查在不明原因腹水诊断中的应用．腹腔镜外科杂志，2009，14(8)：633-635.

[2] 刘崇忠，胡三元，乔筱玲，等．腹腔镜检查在不明原因腹水诊断中的临床分析．腹腔镜外科杂志，2006，11(1)：47-48.

[3] CAMACHO D，REICHENBACH D，DUERR G D，et al. Value of laparoscopy in the staging of pancreatic cancer. JOP，2005，6(6)：552-561.

（胡三元　展翰翔）